— 全国高等职业教育口腔医学 / 口腔医学技术专业新形态规划教材 —

口腔修复学

（供口腔医学、口腔医学技术、口腔卫生保健等专业使用）

主　编　张海洋

中国协和医科大学出版社
北　京

内容提要

本教材是“全国高等职业教育口腔医学 / 口腔医学技术专业新形态规划教材”之一，系根据本套教材的编写指导思想和原则要求，结合专业培养目标和本课程要求的教学目标编写而成，内容涵盖了口腔解剖生理学、生物力学、材料科学等基础知识，牙体缺损、牙列缺损、牙列缺失等各类口腔缺损的修复方法和技巧，以及数字化修复技术的应用。此外，本教材还增加了丰富的数字资源，包括教学视频、微课、课件、思维导图、岗位对标考试等知识点总结、能力测试等，丰富了教材内容，增强了线上和线下教学的联动性，以提升学生学习的主动性和积极性。

本教材主要供口腔医学、口腔医学技术、口腔卫生保健等专业使用，还可作为口腔修复考试辅导工具书。

图书在版编目（CIP）数据

口腔修复学 / 张海洋主编. -- 北京：中国协和医科大学出版社，2025. 7. --（全国高等职业教育口腔医学、口腔医学技术专业新形态规划教材）. -- ISBN 978-7-5679-2628-8

Ⅰ. R783

中国国家版本馆 CIP 数据核字第 2025WY9569 号

主　　编　张海洋
策划编辑　张秋艳
责任编辑　张秋艳
封面设计　邱晓俐
责任校对　张　麓
责任印制　黄艳霞
出版发行　**中国协和医科大学出版社**
（北京市东城区东单三条 9 号　邮编 100730　电话 010-65260431）
网　　址　www.pumcp.com
印　　刷　三河市龙大印装有限公司
开　　本　889mm×1194mm　1/16
印　　张　21.25
字　　数　550 千字
版　　次　2025 年 7 月第 1 版
印　　次　2025 年 7 月第 1 次印刷
定　　价　65.00 元

全国高等职业教育口腔医学/口腔医学技术专业新形态规划教材建设指导委员会

编者名单

主　　编　张海洋

副 主 编　徐锦佳　解丽华　宋　楠　安　静

编　　者（按姓氏笔画排序）

白　银（西安外事学院）

刘卓冉（襄阳职业技术学院）

安　静（菏泽家政职业学院）

李红霞（北京瑞泰口腔医院）

李丽沙（遵义市中医院）

宋　楠（东南大学附属中大医院江北院区）

张海洋（江苏医药职业学院）

陈阳梅（湘潭医卫职业技术学院）

赵　越（齐齐哈尔市第一医院）

徐锦佳（红河卫生职业学院）

常爱增（菏泽医学专科学校）

蒋尚飞（江苏医药职业学院）

解丽华（湘潭医卫职业技术学院）

数字教材编者名单

主　　编　张海洋

副 主 编　董竞男　张孝霞

编　　者（按姓氏笔画排序）

宋　楠（东南大学附属中大医院江北院区）

张孝霞（西安外事学院）

张海洋（江苏医药职业学院）

修旭东（黑龙江莲雅义齿制作有限公司）

董竞男（遵义医药高等专科学校）

解丽华（湘潭医卫职业技术学院）

出版说明

随着我国人口老龄化进程的加速和居民口腔健康意识的显著提升，口腔医疗行业正迎来前所未有的发展机遇与挑战。人工智能辅助诊断系统、口内扫描仪、3D 打印技术等创新工具的应用，正在重塑传统诊疗模式。然而，很多基层医疗机构虽配备了先进设备，却面临专业人才短缺的困境。在此背景下，系统化培养掌握数字化技术、熟悉新型材料与设备操作的专业人才，是填补供需缺口、提升医疗服务质量的核心路径。作为衔接前沿技术与临床实践的核心纽带，新型教材体系将成为破解“技术迭代快于人才培养”困局、实现“数字技术下沉”与“基层能力提升”双向奔赴的核心支撑。

本套教材以实践科学发展观为指导思想，以服务教学、指导教学、规范教学、适应我国医学教育改革为宗旨，立足高等职业教育教学实际，以胜任能力培养为目标，使课程设置与理论实践紧密衔接，突出教材内容的实用性、先进性、科学性和通用性。本套教材为新形态教材，具体体现为：体现教育改革精神与职业教育特色；注重产教融合，突出实践教学；以实际操作技能为导向，融入新技术、新方法；融合思政，强化价值引领；以学生为中心，丰富模块设计；纸质教材与数字教材融合；教材编写在贯彻职业教育理念的同时，亦充分体现现代化的教育思想和方法，以全面提升学生的创新精神、人文素养、胜任能力等综合素质，培养适应医疗卫生体制改革的复合型和应用型人才。

同时，本套教材的编写遵循教材编写的基本规律，秉持“三基、五性、三特定”的原则，注重基础理论、基本知识和基本技能的培养，内容深度和广度适应全国高等职业教育的需求。教材编写以口腔医学 / 口腔医学技术专业的培养目标为导向，着重培养学生的职业技能，满足职业岗位需求、学生学习需求和社会需求。教材内容涵盖了口腔医学 / 口腔医学技术领域工作岗位所需的知识、技能和素质，帮助学生全面理解工作岗位，培养学生科学的临床思维和学习方法，以满足社会对学生知识和技能的要求，强调培养学生的创新能力、信息获取技能和终身学习能力，确保教材的启发性。在编写过程中，我们充分考虑到高等职业教育的多样性，确保教材既能适应不同院校的需求，又能满足学生毕业时的知识和技能要求。

本套教材涵盖口腔内科学、口腔颌面外科学、全口义齿工艺技术、数字化口腔修复技术等 16 门课程，定位清晰、特色鲜明，具有以下特点。

一、构建高质量、互动性强的创新形态教材体系

本系列教材为创新形态教材，教材所有内容，均实现数字化呈现；同时，为纸质教材提供配套教学视频、微课、思维导图、教学课件、在线练习等丰富教学资源，学生可直接获取与教材内容相关联的课程资源；支持多媒体资源嵌入与实时更新；配套的数字教材平台，支持在线教学、资源共享、数据分析等功能，实现教学全流程数字化管理，满足多样化教学需求。这种创新的学习方式，不仅提高了教学效果，也丰富了学习体验，使学习更加便捷，提升了学生的学习积极性和主动性。

二、强化价值引领，助推专业教育与思政教育相融合

本套教材以专业知识为载体，以思政教育为引领，深度挖掘专业课程蕴含的思政资源，巧妙融入教材内容，全方位助推专业教育与思政教育深度交融，培育德技兼修人才。在教材编写中，我们注重以口腔案例为切入点，将社会主义核心价值观、医者仁心的职业精神、中华优秀传统文化等思政元素自然融入专业知识点。引导学生树立正确的职业价值观，具备社会责任感，在实践教学环节强化人文关怀培养，使学生在掌握专业技能的同时，自觉践行“健康所系，性命相托”的医者担当。

三、体现教育改革精神与职业教育特色

本套教材深入贯彻国家职业教育改革精神，坚持以人为本、能力为重，强调实践操作和技能培训，注重培养学生的职业素养和实际工作能力。内容贴近职业实践，力求使学生能够顺利进入职业领域，成为胜任基层医疗机构或口腔医学 / 口腔医学技术相关岗位的高级技术型专业人才。编写过程中，我们注重教材内容与实际工作岗位匹配，确保教材内容符合基层实际工作的需求。

四、注重产教融合，突出实践教学

高等职业教育强调产教深度融合，创新培养模式，这是职业教育的重要发展方向。本套教材的建设始终把提高人才培养质量放在首位，密切联系实际，突出实践教学，将专业内容设置与行业需求对接；推动教学与行业技术发展同步，使课程内容与职业标准对接；完善职业教育教学过程机制，使教学过程与实际工作过程对接。

五、贴合考试，对接行业需求

本教材严格遵循《国家职业教育改革实施方案》及职业教育规划教材建设要求，以口腔医疗及相关行业职业标准为核心，将岗位技能、职业技能竞赛、职业资格考试内容有机融入教材，实现“岗课赛证”融通，助力学生无缝对接行业需求。

六、以学生为中心，丰富模块设计

考虑到职业教育学生的年龄和学习特点，本套教材的模块设置丰富多样，包括案例导入、思维导图、考试知识点总结、习题等模块。这种结构不仅有助于学生理解和记忆知识点，还能提高学生的学习兴趣和学习效果。每个模块设计精细，既有理论讲解，又有实践应用，旨在全面提升学生的综合素质。

希望本套教材的出版，能够推动高质量口腔医学 / 口腔医学技术专业人才的培养，促进我国口腔医学 / 口腔医学技术专业领域的教材建设与教育发展，为促进我国口腔医疗事业的发展和保障人民健康作出积极贡献。

前　言

随着人们对健康和美的追求不断提高，口腔医学领域的发展日新月异，其中，口腔修复学作为口腔医学的重要组成部分，扮演着至关重要的角色。它不仅关乎患者的口腔健康，还直接影响到其生活质量和社交自信。对于高等职业教育口腔医学及口腔医学技术专业的学生而言，掌握扎实的口腔修复学知识和技能，是成为一名合格口腔医疗工作者的基石。

本教材是专为高等职业教育口腔医学、口腔医学技术、口腔卫生保健等专业的师生量身定制的教材，旨在提供一个系统、全面且实用的知识体系，帮助学生深入理解口腔修复学的原理、方法和技巧，掌握各类修复体的设计和制作，为未来的临床实践工作打下坚实的基础。

在编写过程中，我们充分考虑了高等职业教育的特点和要求，注重理论与实践相结合，既强调基础理论的讲解，又突出实践技能的培养，详细介绍了口腔修复学的基本概念和原则，包括口腔解剖生理学、生物力学、材料科学等基础知识，以及牙体缺损、牙列缺损、牙列缺失等各类口腔缺损的修复方法和技巧。同时，我们还特别引入了最新的修复技术和研究成果，如数字化口腔修复技术、计算机辅助设计 / 计算机辅助制造系统的应用等，旨在帮助学生紧跟学科前沿，提升专业素养。

为了增强教材的实用性和可读性，我们配备了丰富的教学资源，适配多种教学方法和手段。例如，设置案例导入，让学生在真实的临床情境中学习修复计划的制订和修复体的选择；通过教学视频、微课课件等多媒体教学资源，将复杂的修复过程以图文并茂的方式展现给学生，便于其理解和记忆；通过理实一体化内容设计，将理论与实践紧密结合，让学生在实践中掌握技能；通过讨论式教学和技能型教学内容相结合，激发学生的思考能力和动手能力，培养其分析问题和解决问题的能力。

此外，本教材还特别注重培养学生的职业素养和人文关怀精神。我们强调，在追求技术精湛的同时，更要关注患者的心理需求和整体健康，实现真正的“以患者为中心”的治疗理念。这不仅是对学生专业技能的要求，更是对其职业道德和人文关怀精神的塑造。本教材主要供口腔医学、口腔医学技术、口腔卫生保健等专业师生使用，也可作为口腔修复考试辅导工具书。

我们衷心希望，通过对本教材的学习，学生们能够全面掌握口腔修复学的基础知识和技能，具备独立处理常见口腔缺损修复问题的能力，为未来的临床实践做好充分准备。同时，我们也期待与广大师生共同探讨、交流，共同推动口腔修复学教育事业的发展。

感谢各编委所在单位的大力支持、感谢每位编委的辛勤付出，特此致谢。

尽管力臻完善，但难免有疏漏之处，请广大师生多提宝贵意见，以便于我们进一步完善。

编　者

2025 年 4 月

目　录

第一章　绪　论

教学课件

微课：绪论

学习目标

素质目标

热爱口腔事业，具有端正的学习态度，树立全心全意为人民服务的意识。

知识目标

（1）掌握：口腔修复学的概念及临床内容。

（2）熟悉：口腔修复学的任务和特点。

（3）了解：口腔修复学的发展和展望。

能力目标

能够充分认识掌握口腔修复学的基础知识和基本技能。

案例导入

【案例】

学生，女，19 岁。某医学院口腔医学专业学生，大二，新学期开始学习“口腔修复学”这门专业核心课程。她对这门课程并不了解，怀着对口腔医学的热爱，她对这门课程十分憧憬，希望更多地了解“口腔修复学”。

【问题】

口腔修复学的概念及临床内容包括哪些？

·核心知识拆解·

第一节　口腔修复学概述

一、口腔修复学中常用的概念

1. 口腔修复学的概念　口腔修复学（prosthodontics）是研究用符合口腔生理和生物力学的方法修复牙体缺损、牙列缺损、牙列缺失及颌面部缺损的一门学科。它是口腔医学的重要分支和主要组成部分。

2. 牙体缺损的概念　牙体缺损是指由于各种原因引起的，牙体硬组织不同程度的外形和结构的破坏和异常，表现为牙体失去了正常的生理解剖外形，造成牙体形态、咬合及邻接关系破坏。主要修复方式：贴面修复、嵌体修复、冠修复、桩核修复。

3. 牙列缺损的概念　牙列缺损是指上颌或下颌的牙列内，有数目不等的牙缺失，同时仍有不同数目的天然牙存在。主要修复方式：固定义齿修复、可摘局部义齿修复、固定－可摘义齿修复、覆盖义齿修复、种植支持式义齿修复。

4. 牙列缺失的概念　牙列缺失是指各种原因导致的上颌或下颌牙列全部缺失，牙列缺失后的颌骨又称为无牙颌。主要修复方式：全口义齿修复、种植支持式全口义齿修复、固定活动义齿修复、覆盖义齿修复。

5. 颌面部缺损修复的概念　颌面部缺损是指利用口腔修复学的基本原理和操作技术，使用人工材料修复难以用自体组织和外科手术方法重建的颌面部软硬组织缺损的修复方法。

二、口腔修复学的临床内容

口腔修复学的临床内容主要包括以下几个方面。

1. 牙体缺损、畸形的修复治疗　冠修复（图 1-1）、贴面修复（图 1-2）、嵌体修复（图 1-3）、桩核修复等。

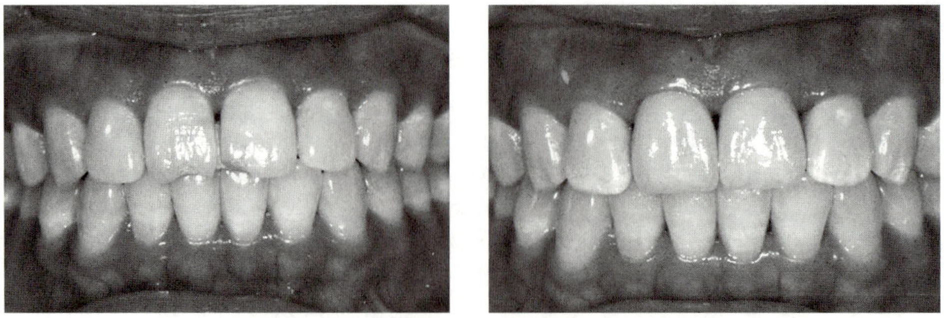

A　　　　B

图 1-1　牙体缺损全瓷冠修复

A. 牙体缺损修复前；B. 牙体缺损全瓷冠修复后。

2. 牙列缺损的修复治疗　固定义齿修复（图 1-4）、可摘局部义齿修复（图 1-5、图 1-6）、种植支持式义齿修复（图 1-7）、固定 – 活动义齿修复、覆盖义齿修复等。

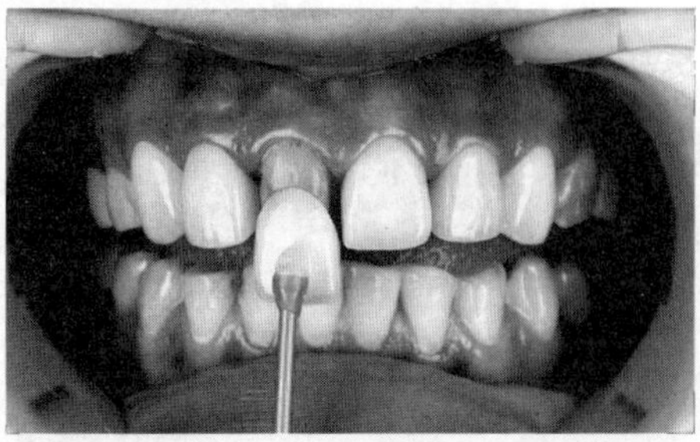

图 1-2　牙体缺损瓷贴面修复

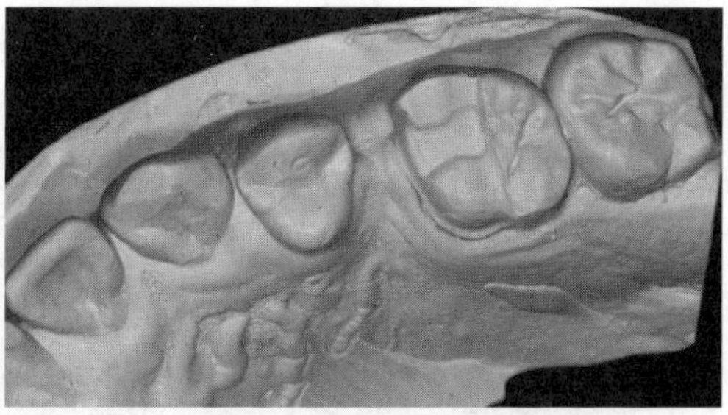

图 1-3　牙体缺损高嵌体牙体预备后模型

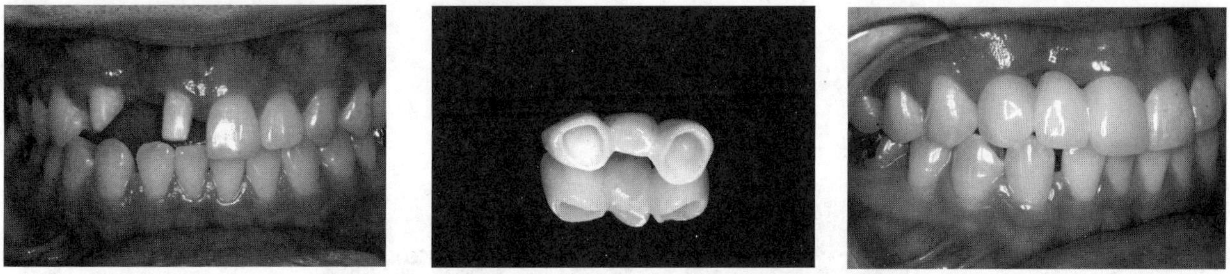

A　　B　　C

图 1-4　牙列缺损固定义齿修复

A. 牙列缺损固定修复前；B. 牙列缺损固定修复体；C. 牙列缺损固定修复后。

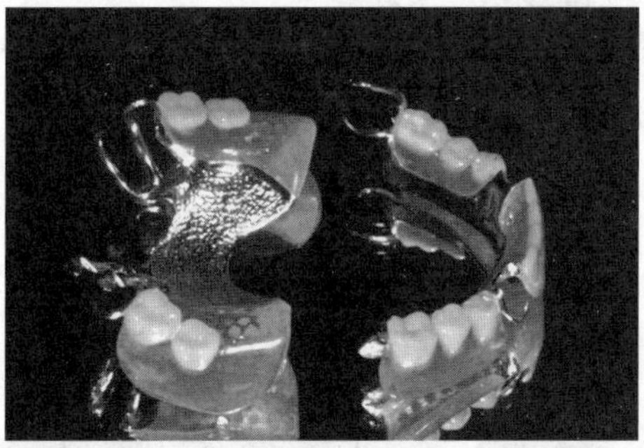

图 1-5　牙列缺损可摘局部义齿修复体

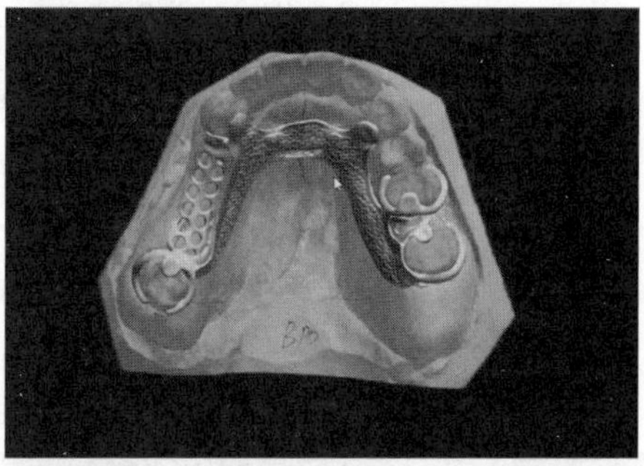

图 1-6　可摘局部义齿数字化设计

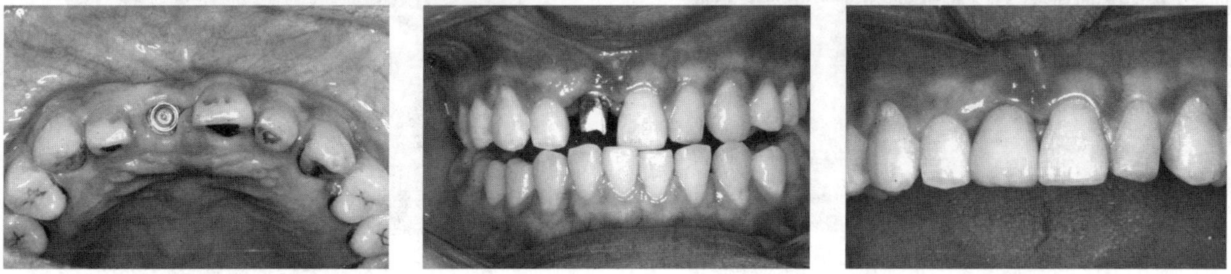

A　　B　　C

图 1-7　牙列缺损种植义齿修复

A. 牙列缺损种植修复植入种植体；B. 牙列缺损安装种植个性化基台；C. 牙列缺损种植修复体粘固后。

3. 牙列缺失的修复治疗 全口义齿修复（图 1-8）、种植全口义齿修复（图 1-9）、固定活动义齿修复、覆盖义齿修复等。

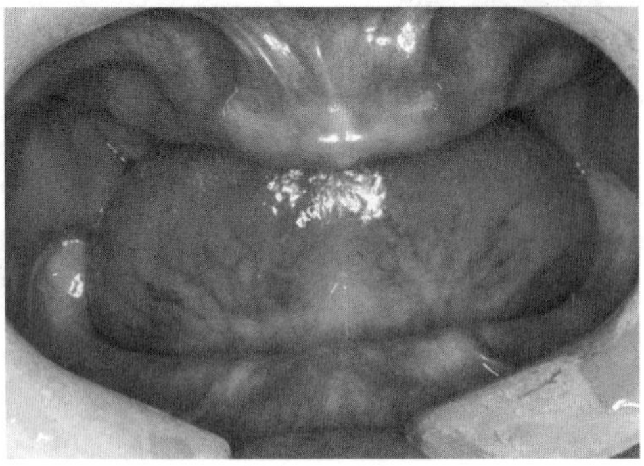

A

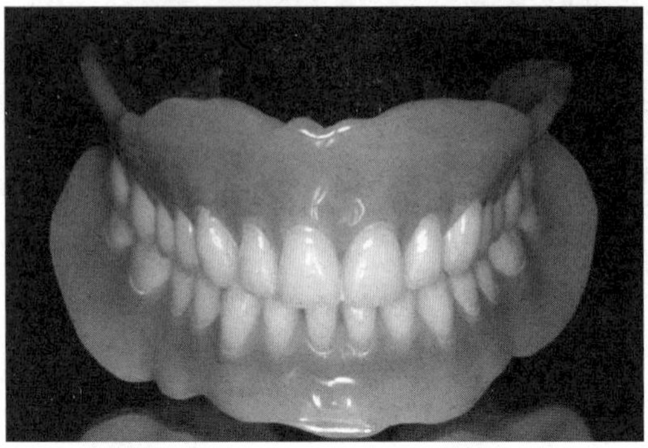

B

图 1-8 牙列缺失全口义齿修复

A. 无牙颌；B. 全口义齿修复后。

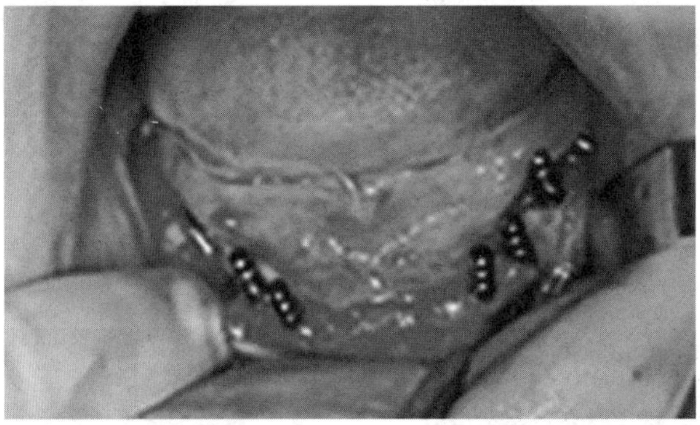

图 1-9 牙列缺失种植全口义齿修复

4. 牙周病、颞下颌关节疾病、殆异常的修复治疗 可摘牙周夹板修复（图 1-10）、功能性殆垫（图 1-11、图 1-12）等。

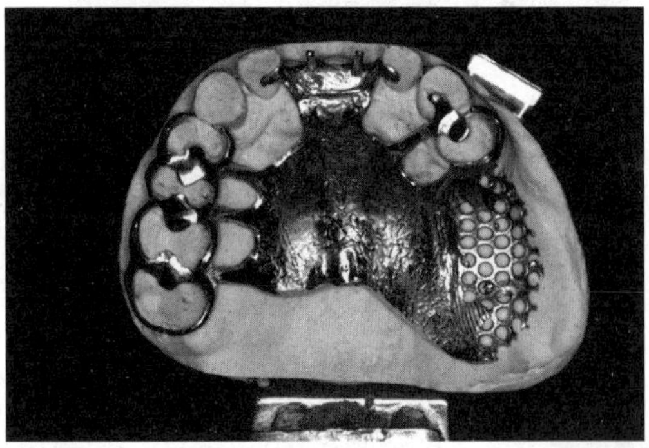

图 1-10 牙周病修复治疗之可摘牙周夹板修复

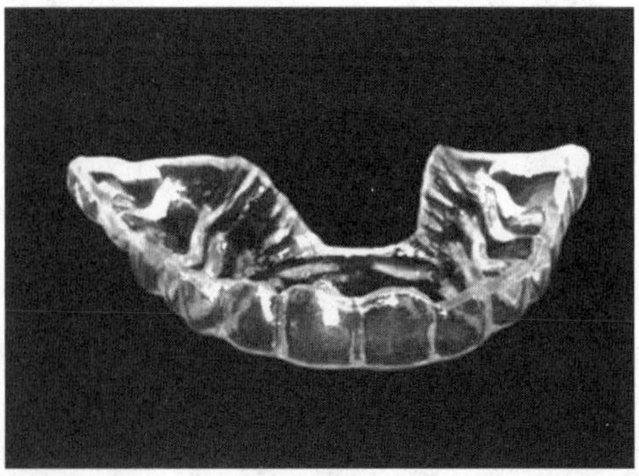

图 1-11 颞下颌关节疾病修复治疗之软殆垫

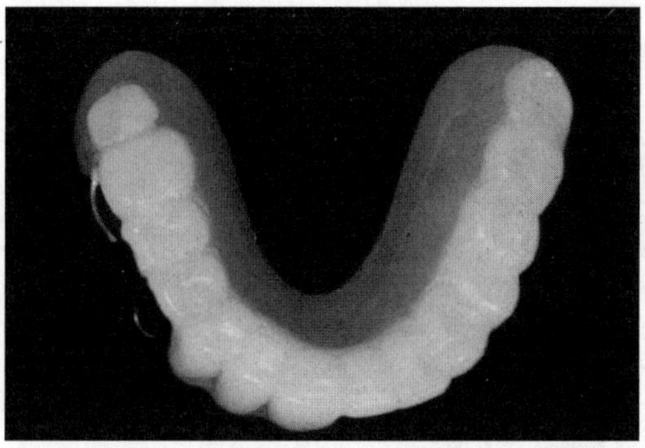

图 1-12 颞下颌关节疾病修复治疗之𬌗垫

5. 颌面部缺损的修复治疗 颌骨缺损修复、颌面部赝复体修复等。

三、口腔修复学的任务

口腔修复学一般研究口腔及颌面部各种缺损的病因、机制、症状、诊断和防治方法，以更好地用于制作各种修复体或人工装置，修复各类缺损和防治口颌系统疾病，恢复口颌系统的正常形态和功能，促进患者的口颌系统和身心健康。

四、口腔修复学的特点

口腔修复学与口腔基础医学、临床医学、工程学、口腔材料学、口腔生物力学、口腔修复工艺学、口腔医学美学、计算机科学与技术等多个学科息息相关（图 1-13），是一门以多学科为基础的口腔临床医学学科。

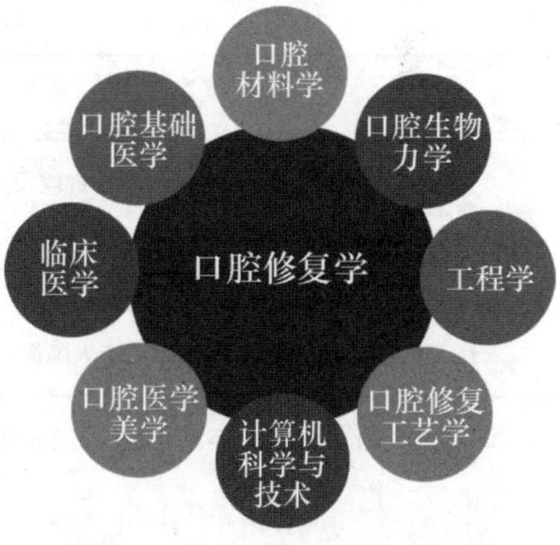

图 1-13 口腔修复学与交叉学科

口腔修复学是一门口腔临床的核心课程，有很高的实践操作能力要求，随着人们对美的追求的不断提高，患者不仅仅追求修复体的功能美，更追求修复体的形式美，这就要求口腔修复医师要提高自身对美的理解，提高美学素养，指导患者理性追求美。口腔修复医师还要拥有多学科知识的积累，同时口腔修复治疗过程依靠医师、技师、护士、患者四方通力合作完成，知识基础广，实践性强，美学素养要求高也成了此学科的特点。

第二节 口腔修复学的起源、发展与展望

一、口腔修复学的起源和发展

口腔修复学的起源可以追溯到古代文明时期。在古代，人们已经开始使用天然材料来修复牙齿，如木制牙签、动物骨头和象牙等。这些材料被用来填补牙齿的空洞或修复牙齿的损伤。公元前450～公元前218年罗马人对可摘局部义齿已有记载；18世纪以前，已出现用象甲、龟甲或动物牙齿雕刻成牙的形状，再用丝绒或金属丝拴在邻牙上作成义齿的案例；我国早在宋代已有竹木片作成牙形，以恢复牙间隙的修复方法；随着时间的推移，口腔修复学逐渐发展成为一门独立的口腔医学专业。在19世纪，牙科医师开始使用金属合金来修复牙齿，如银汞合金和金合金，这些材料具有较好的强度和耐用性，但颜色较深，不太美观。20世纪初期，牙科医师开始使用陶瓷材料来修复牙齿，如瓷质牙冠和瓷质贴面，这些材料具有较好的美观性和生物相容性，但强度较低，容易破裂。20世纪中期以后，随着牙科技术和材料的发展，口腔修复学逐渐变得更加精细，牙科医师可以使用多种材料来修复牙齿，如复合树脂、陶瓷、金属合金、陶瓷贴面等。此外，牙科医师还可以使用计算机辅助设计和制造技术来制作个性化的修复体，以更好地满足患者的需求。其发展简史见表1-1。

表1-1 口腔修复学发展简史

年代	代表性事件
公元前	公元前1000年，古埃及人用金属丝结扎牙齿
	公元前400年，已经有使用义齿来代替缺失牙的记载
十二世纪	1125年，南宋诗人陆游在诗中记载了关于镶牙牙医的内容
十八世纪	1728年，法国著名牙医编撰了关于口腔修复体的医学书籍
	1746年，法国巴黎牙医提及了金冠的使用
	1750年，梁玉绳著作中，记录了“补齿铺”，此时已将牙齿修复术与牙再植术相区别
	1756年，最早的“石膏𬌗架”出现
	1770年，让·达尔塞特（Jean Darcet）将低熔合金应用于牙科
	1792年，德赫姆（De Chemat）研制出瓷牙
	18世纪末期，桩冠得到报道

续　表

年代	代表性事件
十九世纪	1898 年底，低熔金属烧附烤瓷冠研制成功
二十世纪	1907 年，加拿大医师将西方牙科知识传入中国
	1908 年，林则（Lindsay）在中国成都建立了牙科诊所
	1911 年，牙科诊所升为牙症医院
	1912 年，牙病医院开办了第一个修复技工训练班
	1917 年，华西协合大学牙医系成立
	1924 年，树脂首次被用作义齿基托材料
	1925 年，局部义齿体系建立。肯尼迪（Kennedy）首次提出牙列缺损的分类
	1934 年，上海设立了牙科学校
	1935 年，国立牙科专科学校（第四军医大学口腔医学院前身）在南京成立
	1939 年，哈尔滨北满医大设齿学部
	1943 年，北平大学医学院设齿学系
	1949 年，一批海归学者将先进的理论技术带到全国各地
	1954 年，朱希涛教授主编的《冠桥学》出版发行
	1952 年，布伦马克（Branemark）教授发现了钛金属与动物骨骼的“骨结合”现象
	1955 年，欧阳官主编的《全口义齿学》出版发行
	1955 年，王征寿教授提出牙列缺损可摘局部义齿六分类法
	1962 年，毛燮均教授、朱希涛教授主编第一本口腔修复统编教材《口腔矫形学》
	1987 年，世界第一台义齿修复 CAD/CAM 系统应用于口腔修复临床
	1996 年，中华口腔医学会于北京成立
二十一世纪	2002 年，口腔修复学首次在部分院校作为自主设置的二级学科培养研究生
	2003 年，氧化锆产品出现并应用于口腔临床
	21 世纪以来，数字化技术逐渐兴起，全口数字化修复、数字化印模技术、计算机辅助设计与计算机辅助制造等技术提高了修复的精准度
	2025 年，数字化美学修复、种植修复、微创修复技术逐渐成为口腔修复学的重要研究方向

二、口腔修复学的发展趋势

（一）数字化

随着科技的进步，数字化诊断与治疗正在掀起一场革命。数字化口腔扫描、数字化影像技术和电子病历的使用、3D 打印技术、计算机辅助设计及计算机辅助制造（CAD/CAM）系统等在口腔修复的应用将变得更加广泛。数字化口腔扫描技术能够快速、精确地获取患者口腔的三维数据，为诊断和治疗提供可靠依据。数字化影像技术则通过高清图像展示口腔内部结构，帮助医师发现潜在问题，同时清晰地反馈给患者。医师们可以使用电子病历系统轻松管理患者信息，实现了治疗计划的个性化。数字化微笑设计（digital smile design，DSD）是目前口腔美学领域较前沿的美学修复设计方法之一（图 1-14），该方法是将口腔美学标准作为准则，利用患者颜面部及口内、口外数码照片，结合专业的图像处理系统，对患者正面微笑、侧面 45°及侧面 90°微笑等进行美学分析和设计，最终得到以诊断蜡型为核心的一系列美容治疗计划与数据，这一技术给患者提供了更为直观的美学体验。

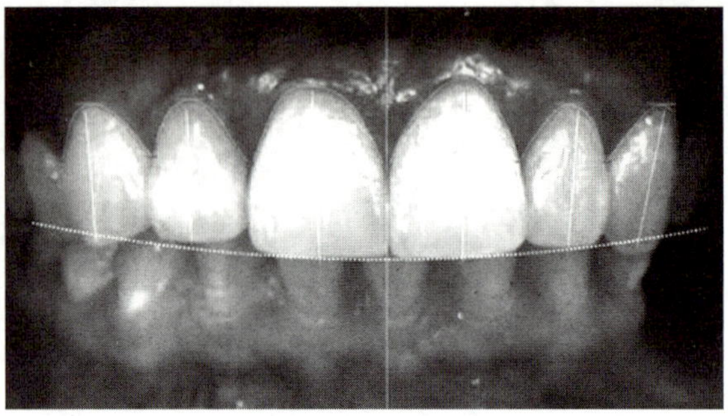

图 1-14　前牙数字化微笑美学设计

（二）种植化

19 世纪以前，口腔医学的治疗以拔牙为主，口腔修复则以全口义齿、可摘局部义齿居多。20 世纪初期由于牙体修复技术不断进步，固定义齿修复得到发展，更多的患牙被保留下来。20 世纪末期种植支持式义齿的发展突飞猛进。保留牙髓活力，尽量不磨除活髓牙，不伤害邻牙的种植修复成为不二之选（图 1-15）。4 颗种植体支持式、6 颗种植体支持式全口种植技术很好地解决了复杂无牙颌患者的修复难题。

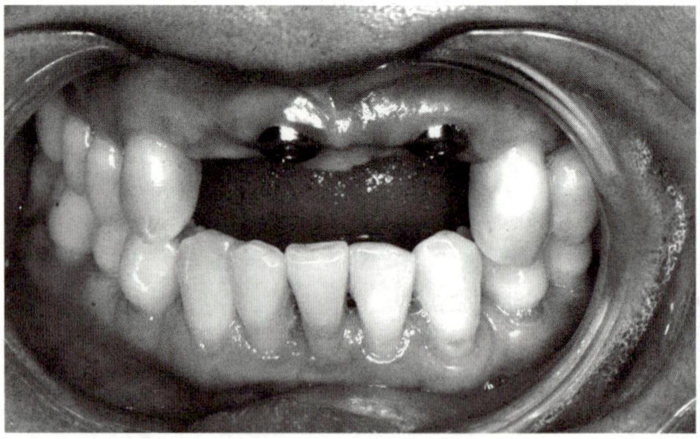

图 1-15　种植修复

（三）粘接化

随着口腔粘接技术的不断发展，微创粘接美学修复技术应运而生。微创美学修复是指用瓷粘接性修复体（全瓷贴面、全瓷嵌体、全瓷粘接桥等）（图 1-16），用微创的牙体预备量，最大限度保存牙髓活力，尽量保留原有牙体组织的一种修复方式。粘接性瓷修复方法可以协调前牙的功能，满足美观的要求。全瓷材料有较合适的硬度、理想的表面特性，其生物力学强度可以产生较高的粘接性能。瓷的乳光效应和荧光效应等特性，使其在生物力学、组织结构、色彩学和光学视觉等方面均接近原有的天然牙，医师和患者都对这种修复方法有极佳的美学满意度，因此粘接性瓷修复方法被誉为一种仿生修复技术。

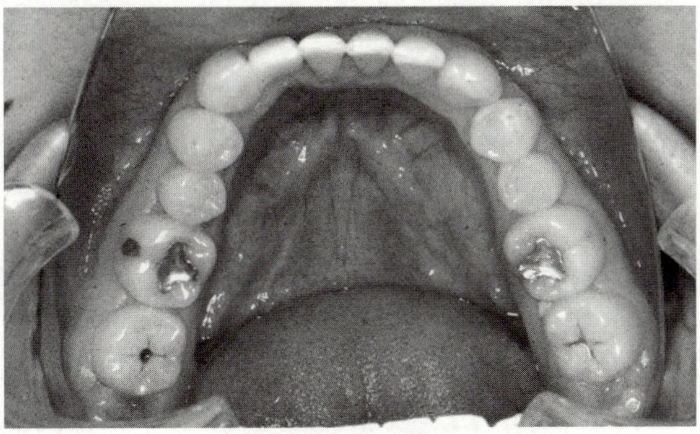

图 1-16　全瓷粘接桥

▶知识拓展

口腔修复学与医学美学

口腔修复学与美学、口腔医学美学息息相关。美学是研究美的本质、美感产生的原理和规律及审美实践活动的学科。美学既是哲学的一个分支，也和心理学密切相关。口腔医学美学是以美学和口腔医学的理论为指导，应用医学方法，维护和增进口腔颌面健美的一门学科。口腔医学美学审美包括三个层次：功能美层次、形式美（外形美）层次、理性美层次。三个层次层层递进。例如，一位老年女性，要求全口义齿修复，首先我们要考虑解决她咀嚼食物的功能问题，只有保证了全口义齿的平衡与稳定，接下来才能考虑形式美，最后才是更高层次的理性美。

—• 考试知识点总结 •—

—• 本章小结 •—

—• 协和云课堂……　拓展练习及参考答案 •—

（张海洋）

教学课件

第二章　口腔修复前期诊疗与准备

学习目标

素质目标

树立终身学习的理念，在进行口腔检查及修复时，恪守伦理规范，具备团队协作能力与法律风险防范意识。

知识目标

（1）掌握：病史采集、口腔专科病历的书写要求及口腔检查的方法。

（2）熟悉：诊断、预后及治疗计划的制订、修复前口腔的一般处理。

（3）了解：修复前的外科处理。

能力目标

能够模拟进行患者临床接诊，完成口腔检查及病历书写。

案例导入

【案例】

患者，女，25岁。因上颌前牙缺失来院就诊。她表示自己一年前因意外摔伤导致上颌中切牙缺失，目前使用活动义齿进行临时修复，但美观效果不佳，且佩戴舒适度较差。该患者希望通过固定义齿修复缺失牙齿，恢复美观和咀嚼功能。

【问题】

1．接诊医师需要收集哪些信息来评估该患者的口腔健康状况和治疗需求？

2．如何进行口腔检查，以确定该患者是否适合进行固定义齿修复？

3．修复前需要进行哪些准备工作？

第一节　口腔检查

微课：
口腔检查

临床接诊是指临床医师在与患者展开沟通交流的基础上，针对患者主诉，运用病史采集和临床检查等手段，明确诊断，从而制订并逐步完成治疗方案的过程。这一过程要求临床医师不仅要掌握丰富的专业知识，同时还应具备良好的职业素质和深厚的医学人文素养，以此确保接诊流程的顺畅与高效。

临床接诊按照诊疗程序可大致分为初诊、复诊和复查三个阶段。初诊是临床接诊过程的起始环节，也是后续诊疗过程的基础。患者初次向接诊医师主诉疾病的主要症状及就诊要求，同时接受医师的系统检查，共同商讨决定治疗方案。在此过程中临床医师应秉持良好的职业素养和道德操守，加强医患沟通，构建和谐的医患关系，为顺利开展后续的系列治疗打下坚实的基础。

一、初诊医师的主要任务

初诊医师的主要任务是通过与患者进行细致且深入的交流，获取患者相关患病资料，进而制订出全面、科学且符合医疗规范的治疗方案。初诊流程涉及内容包括以下几个方面。

1．准确记录患者的主诉，保证信息的准确性和可靠性。

2．详细且全面地收集患者的疾病相关病史，包括现病史、既往史等。

3．系统全面地完成相关口腔检查及必要的全身检查。

4．依据检查结果及患者主诉得出初步诊断。

5．针对患者的主诉、要求和期望，根据患者的检查情况提出初步且全面的治疗计划和备选方案。

6．就各种方案的成效、疗程及费用等向患者做详尽的阐述，如不同方案的治疗程序、术中的意外情况、术后可能的并发症、治疗周期与费用等，在与患者达成一致后确定最终的治疗方案。

7．规范且全面地完成初诊病历书写，详细且全面地记录患者的主要症状、检查情况、治疗方案及术中术后并发症，随后与患者或其监护人签署知情同意书，规范诊疗程序，减少和预防医疗纠纷的发生（如固定义齿修复中，活髓牙的牙体预备可能出现意外穿髓或继发性牙髓炎；桩核冠固定修复时，因部分根管的形状变异可能导致预备过程中根管侧穿等均应提前告知患者）。

8．为患者提供必要的专业指导，提供各科室合理化转诊建议，优化诊疗程序。

二、初诊准备及初诊顺序

微课：
初诊准备

（一）初诊准备

1．人员及思想准备

（1）患者准备：患者可以依照自身意愿选择信任的医师进行诊疗。

（2）医师准备：医师在进行诊疗流程之前应全面掌握患者的具体情况，开展个性化诊疗，以确保治疗计划的顺利开展。

2. 器械准备

（1）常用物品种类：器械盒（口镜、镊子、探针）及辅助检查用的药品、咬合纸、棉球、牙线、蜡片等常用物品。

（2）器械摆放位置：将器械置于操作者便于取用的位置，确保器械的尖端和刃口部分远离患者和医师。

3. 椅位准备

（1）椅位高度与角度：调整医师和助手的椅位至适宜高度，并将治疗椅的靠背调整至与地面成45°。

（2）注意事项：在调整椅位，尤其是转换为平躺位时，应提前通知患者，随后缓慢调整椅位高度或角度，避免造成患者的不适。

4. 灯光准备

（1）灯光的范围：治疗过程中确保治疗照明灯的焦点对准手术视野范围，避免灯光直射患者眼部或其他非操作区域。

（2）光源的选择：尽量使用不妨碍比色的标准光源（4000K）或冷光源。

5. 感染防护

（1）感染来源：口腔诊疗过程中有接触患者的唾液和血液可能，存在职业暴露和交叉感染的风险（例如艾滋病、乙型病毒性肝炎、梅毒等）。

（2）防护措施：应在专用诊疗诊室对患有传染病的患者进行治疗，术前在治疗椅上铺一次性治疗巾与防护套，同时医师与护士均需穿隔离衣，佩戴防护面罩，减小职业暴露的风险。在本次诊疗过程结束后应立即将相关物品进行集中销毁，同时对专用诊疗室进行消毒灭菌。

（二）初诊顺序

1. 系统检查 与患者初次见面时应注意观察其颌面部（包括神态、面容、比例等），在引导过程中观察其动作流畅性，避免出现只着眼主诉症状，而遗漏其他相关病症的情况；如只见患牙不见牙列，只见口腔忽略口颌系统，只强调病症而忽视患者整体等情况。

2. 局部检查 检查过程应遵循一定顺序，一般按照先整体后局部，由外向内，自上而下，先左后右，先一般后特殊的顺序进行，同时进行望、问、探、叩、触、听、测的系列检查。

3. 心理评价 医师应该把解决患者的主诉作为诊疗工作的核心内容，并应通过患者的言行举止评估其心理及精神状态。对于可能存在心理疾病或精神疾病的患者应请相关专家诊治后再考虑是否进行口腔修复治疗。

（三）患者一般资料的获得与管理

患者的一般资料内容主要包括姓名、性别、年龄、民族、籍贯、职业、婚姻状况、住址、联系方式、门诊号及就诊日期等。

电子病历是指医务人员在进行医疗活动过程中，通过医疗机构的信息系统记录生成的文字、符号、数据、影像等数字化信息，并依靠数字化系统进行存储、管理、传输和重现医疗记录，是病历的记录形式之一。医师可以通过询问患者或患者家属获得基本信息，通过电子病历建立患者就医档案，提供个性化诊疗服务。

三、复诊

复诊是患者遵循初诊时确定的治疗计划再次接受治疗并完成修复治疗的过程，可以一次或分数次完成。

（一）复诊的目标

复诊的目标是将初诊时确定的治疗计划依照医疗规范与医疗质量完成。

（二）复诊的内容

1．确认其他科室的治疗后效果，对患者目前的口腔条件进行重新评估，依据检查结果修改或调整治疗方案。

2．按照治疗计划进行修复体设计、牙体预备或种植手术等。

3．试戴修复体，修改修复体至合适后戴入。

四、复查

复查是患者定期或不定期地回到医院，通过专业的检查、信息反馈、健康指导甚至相关治疗，从而对修复体的使用和临床效果进行长期观察的过程。

（一）复查的作用

1．对于不同类型义齿，如可摘局部义齿、全口义齿等，修复体戴入后常会出现不同程度的疼痛、不适与松动，复查能够解决此类问题。

2．复查能够及时跟踪修复体使用情况，结合患者自述与口腔专业检查结果，及时分析并解决问题，指导患者掌握修复体的正常使用方法，从而提升修复体的远期效果与成功率。

3．良好的口腔卫生是保证修复体长期使用的必要条件，复查可以了解患者口腔健康状态，督促患者维护口腔卫生。

4．复查也可以帮助医师对患者的治疗情况进行分析，并对其疗效进行评价，这对于医师的临床信息搜集、研究数据搜集及循证医学病例的整合具有重要意义。

5．复查能够体现医学伦理学的要求，使患者得到持续关怀，从而构建和谐的医患关系。

（二）复查的形式

1．让患者掌握主动权　在治疗结束后，交代患者定期联系诊疗医师预约复查时间，术后半年至一年需遵循医嘱复查。

2．医师主动和患者接触　在完成治疗后，医师在患者同意的情况下，将复查的日期标注在病历中。届时主动联系患者，提醒患者及时复查。同时在记录患者的联络信息时，要特别注意保留永久的联络信息，例如固定地址和电话。

微课：
病史采集

第二节　病史采集

病史采集主要由医师通过询问或填写调查表获取，其主要内容有主诉、现病史、既往史、家族史等。

一、主诉

主诉是患者就诊的主要原因和迫切要求解决的主要问题。

口腔修复科患者的主诉通常包括牙齿缺损或缺失的修复、咀嚼功能的恢复、面容美观的提升及发音功能的改善。颞下颌关节紊乱综合征的患者临床表现常是咀嚼肌的疼痛、关节活动时有弹响或杂音、开口度或开口型异常等。在接诊过程中医师应全面了解患者主诉，根据患者需求，为其制订个性化的诊疗方案。

二、现病史

现病史一般包括患者主诉疾病开始发病的时间、原因、发展进程和曾经接受过的检查和治疗。医师应详细记录导致患者牙体缺损、牙列缺损或缺失、颞下颌关节病等疾病的原因、持续时间，过往的修复方式、修复次数、修复效果等。

三、既往史

医师在采集既往史时要侧重了解与本病有关的部分。比如要了解患者的全身健康状况、营养情况及饮食习惯，同时也要询问口腔疾病情况等。由于患者的精神及心理状态对于修复治疗效果有直接影响，因此也应注意询问。具体来说，采集既往病史应注意从全身系统病史和口腔专科病史两方面进行。

（一）全身系统病史

全身系统病史的采集可通过直接询问患者或填写问卷表格的形式进行，无论使用何种方式都需简单明了。问卷表格填写完成后，医师应认真检查，最后由医患双方签名，同时标明日期。全身系统病史应从以下几个方面进行询问和记录。

1. 全身系统性疾病与慢性疾病　如心血管、内分泌、呼吸、消化、神经、泌尿和免疫系统疾病的患者可能在诊疗过程中发生血压变化、心律失常、种植治疗失败、呛咳、凝血功能障碍、认知障碍、肢体震颤等风险。医师应在评估患者系统疾病与口腔修复治疗相关性后采取相应的预防措施，如缩短治疗过程、避免误吸、取得家属同意等，确保治疗安全有效。

2. 影响口腔组织支持、固位能力的疾病或生理状态 口腔组织支持、固位能力受部分全身系统性疾病的影响。例如，骨质疏松症患者剩余牙槽骨的吸收可能更加严重，使全口义齿或者可摘局部义齿的稳定性与固位力下降；糖尿病患者牙周组织可能受到损伤，从而影响义齿基牙的支持；舍格伦综合征患者由于口腔唾液分泌量减少，义齿基牙容易患龋，对修复体长期支持和固位能力产生不利影响；绝经期、妊娠状态或使用抗惊厥药物的患者牙周炎的进展可能会更快，进而影响口腔修复治疗的效果。

3. 长期服药史与药物过敏史 如使用抗凝、激素类、免疫调节类、镇静安眠和双膦酸盐药物，需有针对性地调整修复方案以降低出血、免疫力下降和误吞风险。同时，对于过敏史，尤其是口腔治疗相关的过敏反应，都应明确标注于病历中，以确保治疗安全，避免出现因药物选择不当导致的过敏事件。

4. 全身治疗史 接受过放化疗患者，如果行有创操作可能出现伤口不愈合、骨坏死等情况；有心脏支架的患者常规服用抗血小板药物或抗凝药物，在有创操作前应进行相关专科会诊；有心脏起搏器的患者不建议进行超声洁牙及根测仪测量操作。

5. 了解患者传染病史 乙型病毒性肝炎、艾滋病、梅毒等传染病的患者或病毒携带者，也可成为交叉感染的高危因素，对于医护人员及其他患者来说，构成了潜在健康威胁。因此，要采取适当的防范措施以避免疾病传播。

6. 心理状态和精神疾病史 患者的心理、精神状态对于修复效果，特别是全口义齿的修复效果有着显著影响。了解患者的心理和精神健康情况对于制订治疗计划及预测治疗效果至关重要。

（二）口腔专科病史

口腔专科病史主要包括开始发病的时间、病因、发展过程及曾经是否接受过相关检查和治疗，对于牙齿缺失的患者还应了解牙缺失具体原因及时间。侧重了解患者对之前口腔治疗过程或修复方式方法的感受与评价，同时明确患者对于本次诊疗的期待效果，以便制订个性化的口腔修复方案。

完整的口腔专科病史资料包括以下内容。

1. 口腔修复治疗史 曾经是否进行过修复治疗，以往采取何种修复方式、修复体使用年限及修复体使用效果等。修复治疗史的采集有利于本次治疗计划的制订，避免重复过往修复体制作中出现的缺陷。

2. 牙体牙髓治疗情况 完善的牙体牙髓治疗通常是牙体缺损、牙列缺损或缺失修复治疗的基础。对于牙体牙髓治疗情况不详或无完整病历记录的患者，应拍摄 X 线片辅助诊断，必要时也可请牙体牙髓医师会诊协助诊断。

3. 牙周病史 明确患者的牙周健康状况及口腔卫生情况对于修复体的远期治疗十分重要。采集患者既往是否患牙周疾病及做过何种治疗的信息，有助于明确下一步的治疗流程及今后的预期修复效果。

4. 正畸治疗史 对于正畸 – 修复联合治疗的病例，其前期治疗效果和并发症可能会直接影响后期修复治疗的疗效与预后。因此对于有正畸治疗史的患者要把握好最佳修复时机，遵循口腔正畸、口腔修复等学科的相关原则。

5. 口腔外科治疗史 对于正颌手术、颌面部结构切除术、植骨术、拔牙及牙槽骨修整术后的患者，在修复前应结合外科治疗的相关病历，将外科治疗与修复治疗计划相结合。

6. 放射影像资料 患者既往的影像学资料（如 X 线片、CT 片及 MRI 检查结果等）对于了解其既往牙科治疗史有重要意义，为完善修复治疗提供参考依据。

7. 颞下颌关节紊乱综合征史 颞下颌关节紊乱综合征会影响修复体的设计和咬合调整，同时在忽略颞下颌关节紊乱综合征史的情况下制作的修复体也可能会加重颞下颌关节疾病的病情。因此，应仔细检查患者颞下颌关节是否存在疼痛、弹响、肌肉紧张及开口受限等症状。

四、家族史

采集患者的家族病史，有助于疾病诊断和治疗方案的制订。某些口腔疾病，如先天性缺牙、遗传性乳光牙本质、外胚叶发育不良、颅骨锁骨发育不全等疾病均与遗传因素相关。

第三节 口腔检查方法

对口腔修复患者的口腔检查，其基本原理与口腔颌面外科等其他学科相似，本节仅结合口腔修复学的特点，着重介绍口腔修复临床检查的一般要求和方法。

一、口腔一般检查

一般性临床检查手段包括视诊、触诊、听诊等，借此获取有价值的临床信息资料。

（一）口腔外部检查

1. 颌面部检查 通过视诊观察患者颌面部的外形及其他特征，观察内容主要包括以下内容。

（1）皮肤色泽，营养状况。

（2）颌、面的形态有无异常，是否对称，有无畸形。

（3）观察颌面部不同部位的比例，面下 1/3 的高度与面部关系是否协调。

（4）上下唇的外形突度，笑线的高低，上下颌前牙位置与口唇的关系。

（5）侧面轮廓是直面形、凸面形还是凹面形，颅、面、颌、牙各部分的前后位置和大小比例是否正常，上下颌有无前突或后缩等异常情况。

2. 颞下颌关节区检查 通过视、触和听诊嘱患者做开闭口、侧方、前伸等咬合运动，检查以下项目。

（1）两侧颞下颌关节的活动度：用双手手指触摸患者两侧颞下颌关节区，检查双侧髁突活动度的大小及对称性，患者有无压痛反应，若出现压痛，记录疼痛的部位、疼痛的性质和触发区等。

（2）颞下颌关节听诊：运动过程中有无弹响、弹响的性质、发生于何种时期、有无疼痛等。

（3）外耳道前壁触诊：将两手小指置于外耳道的前壁，指导患者做开闭口咬合，观察上下颌紧密咬合时，两侧髁突与外耳道前壁的碰撞力是否一致。

（4）开口度及开口型：开口度是患者张开大口时，上、下中切牙切缘的间距。正常人的开口度为 3.7 ～ 4.5cm，为患者的三指宽度。若大于 4.5cm，表明开口度过大；若不足 3.7cm 则表明存在开口受限。开口型是指下颌自闭口到张大的整个过程中下颌运动的轨迹。主要检查患者在整个开口运动中下颌有无左右偏斜，正常的开口型正面观是垂直向下的。若患者出现开口受限或下颌偏斜等异常现象，建议用下颌运动轨迹图进一步检查。

（5）下颌侧方运动：正常人下颌最大侧方运动范围约为 12mm，向左右两侧的运动范围基本相等。

3. 咀嚼肌检查　一般为咬肌、颞肌触诊，以确定是否有压痛，以及疼痛的位置。在此过程中，嘱咐患者保持紧咬，观察左右两侧肌肉收缩的强度及对称性，判断是否存在干扰而引起的咀嚼肌功能紊乱，若发现异常则须对翼内肌及颈部诸肌肉进行扪诊（图 2-1）和进一步检查。

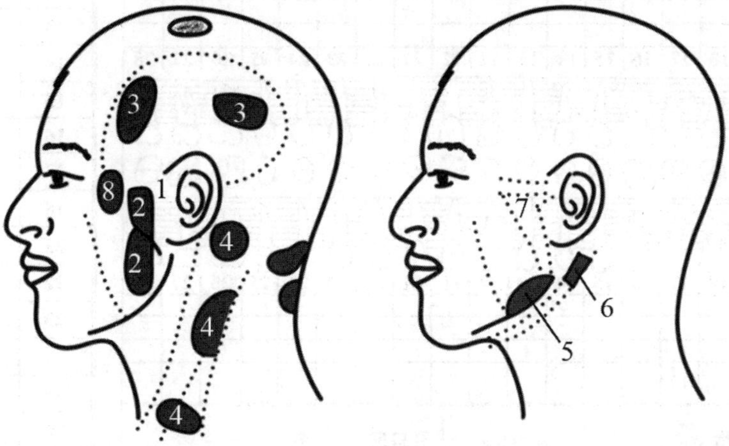

1. 关节囊；2. 咬肌；3. 颞肌；4. 胸锁乳突肌；5. 翼内肌；6. 二腹肌后腹；7. 翼外肌；8. 颞肌腱。

图 2-1　颌面、颈部肌扪诊的部位

（二）口腔内部检查

1. 口腔整体状况　包括牙列的完整性，牙体缺损的种类和程度，口腔卫生状况，是否有修复体，修复体的质量，舌、口底、颊、唇、舌系带、软硬腭等是否存在异常。

2. 牙周组织检查　牙周组织的检查对于基牙的选择及判断修复的预后效果十分重要。牙龈检查通常在稍干燥的条件下进行，避免湿润的环境掩盖牙龈组织的细微变化。牙龈检查的内容主要包括牙龈组织的颜色、质地、形态，轻轻挤压龈袋，检查是否有渗出物或脓液溢出。牙周检查通常采用牙周探针对每颗牙齿的 6 个位点的牙周袋深度进行测量和记录，6 个位点分别是：颊面近中、中央、远中，舌 / 腭面近中、中央、远中。同时也应记录有无牙龈增生或萎缩现象，探查根分叉受累的分度及牙的松动度，以便在进行修复治疗前对相应的牙周组织疾病进行有效的治疗和控制。

临床上牙松动度的测量工具为镊子，记录方式一般以Ⅰ、Ⅱ、Ⅲ度记录，主要方式分为以下两种。

（1）以松动度幅度计算

1）Ⅰ度松动：松动幅度不超过 1mm。

2）Ⅱ度松动：松动幅度为 1 ～ 2mm。

3）Ⅲ度松动：松动幅度大于 2mm。

（2）以牙齿松动方向计算

1）Ⅰ度松动：仅有唇（颊）舌向松动。

2）Ⅱ度松动：唇（颊）舌向和近远中向均有松动。

3）Ⅲ度松动：唇（颊）舌向、近远中向及垂直向均有松动。

3. 牙列检查 其项目内容包括牙列缺损的部位及数目，天然牙的颜色及健康状况，有无龋坏、牙髓活力的损伤，有无牙折裂、牙缺损及磨耗，口内充填及修复情况。另外，检查还包括牙列的大小、形状、基牙是否移位、倾斜或伸长，有无拥挤、扭转等错殆畸形（图 2-2）。

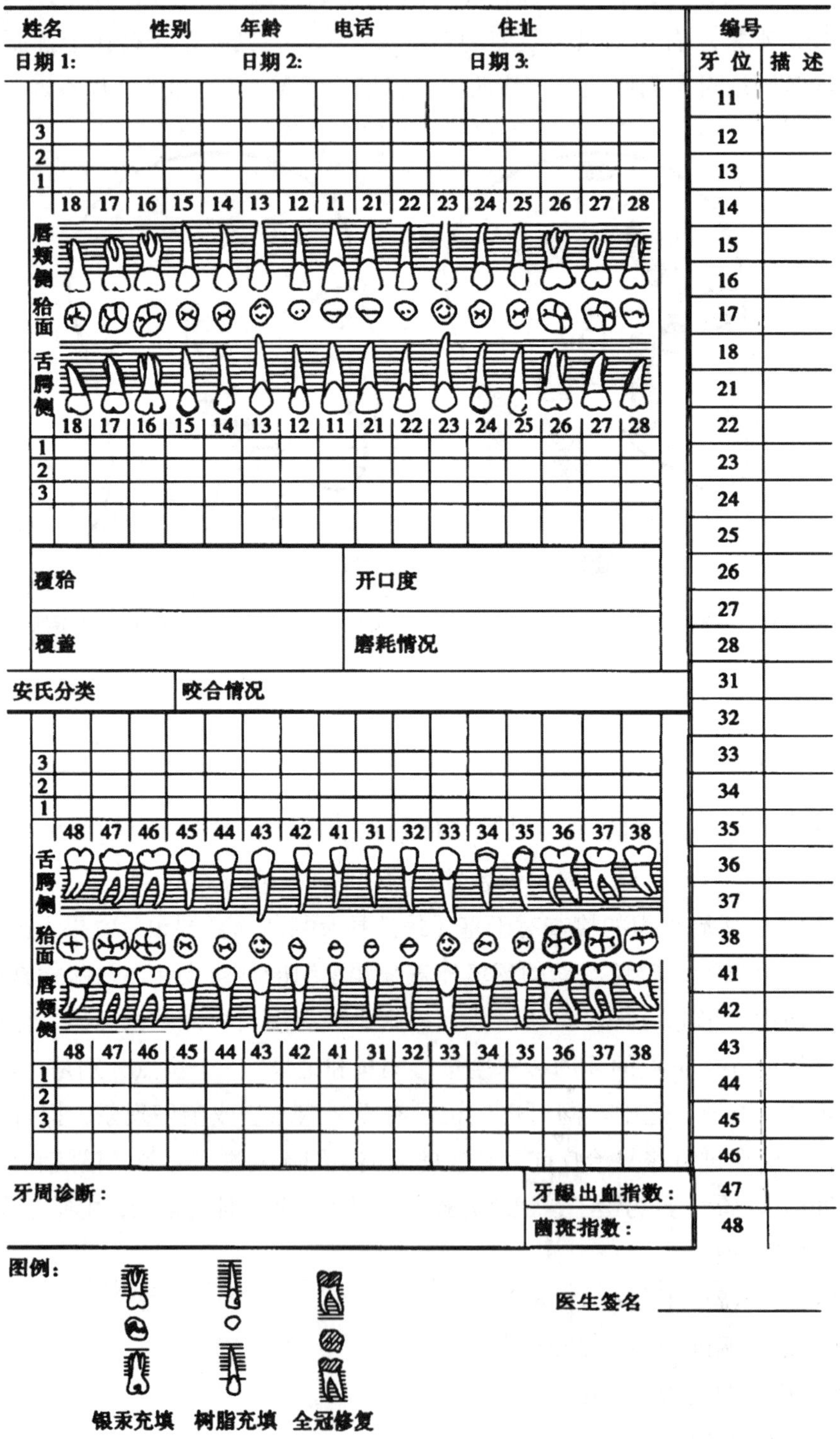

图 2-2 口腔检查表

4. 殆关系

（1）牙尖交错殆的检查：检查上下颌牙列是否有广泛均匀的殆接触关系；检查牙尖交错位时上下颌前后牙的覆殆、覆盖关系，是否存在深覆殆、深覆盖；检查下颌骨有无前突现象；检查上下颌第一磨牙关系是中性殆还是近中殆或远中殆；检查上下颌牙列中线是否一致；左右侧殆平面是否匀称，横殆及纵殆曲线是否正常。

（2）息止颌位的检查：比较息止颌位与牙尖交错位时，下颌牙列中线是否发生变化；息止殆间隙的大小有无异常。当牙齿出现磨耗等因素致面下 1/3 垂直距离降低时，要注意检查息止殆间隙的大小，测量垂直距离，在修复或咬合重建时判断咬合抬高的量。

（3）牙尖交错殆的侧方殆、前伸殆的殆干扰检查：仔细检查正中咬合时是否存在早接触，下颌做前伸、侧向咬合运动时，有无干扰殆及创伤殆。

5. 缺牙区域的情况

（1）缺牙区间隙：检查缺牙区域的近远中间隙、颌间距离的大小是否会影响修复体的设计颌制作。

（2）剩余牙槽嵴的情况：牙槽嵴的吸收程度决定了义齿支持力的大小，根据牙槽嵴吸收程度的不同分为以下四型。

1）Ⅰ型：高圆形牙槽嵴。

2）Ⅱ型：刃状牙槽嵴。

3）Ⅲ型：低圆形牙槽嵴。

4）Ⅳ型：低平型牙槽嵴。

同时还应检查牙槽嵴是否存在骨尖、骨棱、残根等，若存在上述情况均应在修复前进行相关处理。

（3）缺牙区愈合情况：通过缺牙区的整体愈合情况判断义齿修复的最佳时机。通常牙齿拔除 3 个月后，创面基本愈合，此时牙槽嵴吸收速度趋于稳定，有利于义齿的稳定。若拔牙后患者无法接受牙列缺损期间对美观、咀嚼和发音等功能的影响，可以进行术后即刻义齿修复，待 3~6 个月牙槽嵴速度吸收稳定后进行重衬或重新制作。

6. 黏膜及软组织的情况

（1）检查口腔黏膜色泽是否正常，黏膜的厚度、移动度和韧性情况。检查黏膜有无炎症、溃疡、瘢痕及角化，对于戴过义齿的患者，应判断有无义齿性口炎、松软牙槽嵴等。

（2）检查唇、颊、舌系带的形状及附着点位置，注意其是否会影响修复体的固位及义齿基托边缘伸展。

（3）检查舌体的大小、形状、静止状态时的位置，以及功能活动的情况。

（4）检查唾液分泌量及黏稠度，有无舍格伦综合征现象。

7. 原有修复体的检查　如果患者佩戴了义齿，应了解患者为何要求重新制作，应检查原来的义齿有没有松动，边缘密合情况，有无咬合关系的异常，美观程度，颜色如何，对牙龈和黏膜有无刺激，是否能够进行正常的咀嚼。对原有义齿的成败进行分析和评估，为重新制作义齿提供依据。如果原有义齿不适合，需要停止佩戴旧义齿一周以上再重新取模制作，如果已经出现了义齿性口炎等情况，需要及时处理。

8. 发音检查　在前牙美学修复中，通过让患者发“f”“v”“e”音，有助于医师确定上颌中切牙的长度及唇舌向位置。全口义齿或局部活动义齿修复时，由于牙排列位置不正确，患者会出现发音不清。

医师在临床检查中，既要具有整体的观念，又要有人文关怀，对年老体弱、全身健康状况差，尤其是患严重心血管疾病患者的检查，动作应轻巧，以缩短患者就诊时间。

二、口腔影像学检查

影像学检查是诊断口腔颌面部疾病的一种重要的常规检查方法，能为口腔修复临床检查提供十分有用的补充信息。

（一）X 线根尖检查

X 线检查可明确牙根及其周围支持组织的健康状况，同时可明确患牙根管的数量、形状和长度，是否有根折，根管的充填状况等。对于比较隐蔽的位置如牙齿邻面、牙颈部、牙根部等，一般都能通过该检查发现是否存在龋齿。除此之外，X 线片是重要的检查资料，可以作为治疗的依据。若患者或其监护人拒绝 X 线检查，须在病历中注明。

（二）X 线曲面断层检查

通过全口牙曲面断层检查，可以更好地掌握颌骨、牙列和牙周状况，对于判断牙槽骨内有无残根残留、埋伏牙的阻生情况、颌骨中有无肿物等异常情况有十分重要的意义。但曲面断层片对图像有较大的放大作用，因此容易造成较大形变，所以无法对牙槽骨支持组织的状态，牙根的形态，以及是否患有龋病或龋损的程度进行精细的评估，只能作为一个初步的参考。

（三）锥形束 CT（CBCT）检查

近年来，CBCT 技术因其高敏感度和精确性，在诊断牙根折裂等疑难问题方面优于 X 线根尖检查。CBCT 具备辐射剂量低、投照时间短、空间分辨率高和测量结果准确等优势，在牙种植治疗中辅助分析牙槽骨和邻近结构，制作种植导板，显著提升了术前设计能力，降低了手术风险，同时辅助诊断多种口腔疾病。

（四）其他 X 线检查方法

1. 颞下颌关节侧斜位片（许勒位） 可了解关节凹、髁突的外形及髁突与关节凹的位置关系。颞下颌关节系列断层摄影、关节造影等能提供更为详细的关节影像信息。

2. 头颅侧位定位片 可以分析颅、面、颌、牙的形态、位置及其相互间的变化关系，对了解𬌗平面的位置关系有一定的价值。

三、口腔模型检查

模型检查可以弥补口腔内一般检查的不足，便于医师仔细观察牙的位置、形态、牙体组织磨耗印迹等。医师还可借助观测仪观测模型基牙及骨组织倒凹大小，特别是就位倒凹的观测，必要时可将上下颌模型在𬌗架上进行研究，便于制订治疗计划和设计修复体等。

第四节　诊断、预后及治疗计划

微课：诊断及预后

一、诊断及预后

诊断是医师在搜集患者的信息资料、检查发现、影像学数据、研究模型、检验结果、会诊结论的基础上，对患者的病情进行全面的分析后，对患者的病情作出判断的过程，其为制订合理的治疗方案和预后评价奠定基础。

预后是对疾病进展可能性的评估结果，它受到系统、局部、非临床等多种因素的共同作用。系统因素主要有患者年龄、免疫力与耐受能力的差异、一般健康因素和心理因素等。系统性的因素会影响患者对修复治疗的耐受程度及整个修复治疗的结果，比如有糖尿病等全身性疾病的患者，他们患牙周病或口腔黏膜病的概率很高，而且很难治愈，剩余口腔修复条件在长期内较差，影响修复结果。局部因素主要是牙齿的受力大小等。非临床因素主要包括口腔清洁能力、个人卫生习惯，以及患者的经济条件、时间和精力等，这些都对患者的预后有一定的影响。

二、治疗计划

制订治疗计划是指根据患者的一般情况，通过口颌系统的检查结果，作出诊断，判断患者的预后，制订综合、系统的治疗方案。治疗计划应当根据诊断和治疗的先后顺序和优先顺序进行制订，可根据下列步骤执行。

1．在制订治疗计划之前应充分了解患者的要求、就诊目的和期待值。分析患者的要求是否符合修复原则，若不符合则耐心劝说患者调整方案，若无法说服患者则应及时终止治疗，避免后续可能出现医患纠纷情况。

2．根据口腔检查情况制订符合患者情况的所有方案后向患者及家属说明其患病情况、自身修复条件、可行的修复方案优缺点、所需时间和费用等信息。

3．患者有修复方案意向后，医师应就该方案做更详细告知，包括修复所用材料、具体流程（包括修复前其他科室的转诊治疗要求、顺序等）、预期就诊次数、可能出现的并发症或医疗意外情况，必要时请患者签署知情同意书。

4．将双方认可的治疗计划记录在病历中，根据以上所述的步骤，详细地记录并形成病历，医师对患者履行了告知和注意义务，患者充分了解并作出选择以最大限度地减少医疗纠纷。

微课：修复前准备

第五节　修复前准备

一、修复前口腔的一般处理

修复前口腔的一般处理就是在经过全面的检查和诊断后，根据预定的口腔修复方案，对口腔组织的病理状况作出相应的调整，从而达到理想的治疗效果。

（一）急症的处理

对于牙外伤、急性牙髓炎、慢性牙髓炎急性发作、牙槽脓肿、急性冠周炎或龈炎，以及颞下颌关节紊乱综合征引起的不适，应及时处理。

（二）维持良好的口腔卫生

口腔卫生是影响牙周健康及修复效果的重要因素。牙齿表面形成的牙垢、牙石等，会影响口腔印模的精度。

（三）不良修复体的拆除

对于无法行使功能且对周围组织产生不良刺激但不能进行修整的修复体，以及设计不合理、制造粗糙、质量低劣、危害口腔健康的修复体，应该将其拆除。

（四）治疗、控制龋病和牙周病

1. 龋病治疗　对余留牙中的龋齿，应根据牙髓的具体情况，采用充填法或进行根管治疗。部分残根，例如牙槽骨高度正常，牙根表面至少与龈齐平，经过完善的根管治疗，可以作为根托的基台，或覆盖基牙者应予以保留。对于疑似患有牙髓病的患者，应先对其进行临床检查，判断是否需要根管治疗，然后选择合适的时间进行修复，以免修复后需要重新进行修复，造成不必要的损失。

2. 牙周治疗　牙周组织的健康对于修复体的远期成功至关重要，因此治疗前应该进行牙周系统治疗并嘱患者保持良好的口腔卫生。

二、余留牙的保留与拔除

（一）松动牙

松动牙应根据治疗计划决定是否拔除，部分松动牙由不良修复体或创伤所致，病因去除后可逐渐恢复稳定。一般来说，对于牙槽骨吸收达到根 2/3 以上，牙松动达Ⅲ度者予以拔除；对未达到这一严重程度的松动牙，经有效治疗后尽量予以保留。

（二）残根

残根的拔除或保留，要评估牙根的损伤程度，根尖周组织的健康状况，以及疗效和修复之间的关系后确定。对于严重的牙体缺损，如牙体缺损达龈下而不能通过冠延长、正畸等方法达到生物宽度，且根尖周组织损伤面积大，疗效差的患者，则应予以拔除；对于根管完整、根尖周组织没有明显损害或损伤不大、对修复体有支持、固定效果好的患者，可以通过根管治疗术来保存。

（三）根分叉病变牙

正常成人的牙槽骨嵴顶部距釉牙骨质交界的根尖方向为 1.5mm，根分叉病的发生与发展应以探诊数据及 X 线片为依据。牙根分叉病变轻者，可采用龈上刮治、龈下刮治、龈切术或牙龈成形术等方法治疗，同时注意口腔卫生，可使病情得到有效控制，预后良好。对于根分叉损伤较大的患者，需要附加牙－骨成型术，根切断术，或者根分离术，以最大限度地保存患病的牙齿。

（四）其他情况

在预期错位牙、额外牙（又称多生牙）、倾斜牙、阻生牙等经过调磨或正畸治疗后，仍然严重影响修复治疗时应考虑拔除。

三、修复前正畸治疗

对各种原因引起的牙错位（扭转牙、低位牙等），尤其是牙缺失后长期未曾修复造成缺隙，导致两侧牙齿倾斜移位的情况，在修复前，用牙少量移动的正畸（minor orthodontic tooth movement，MTM）技术（图 2-3）将有关牙矫正到正常位置后再进行修复，能扩大修复治疗的范围，尽量保存牙体组织，明显改善修复预后。

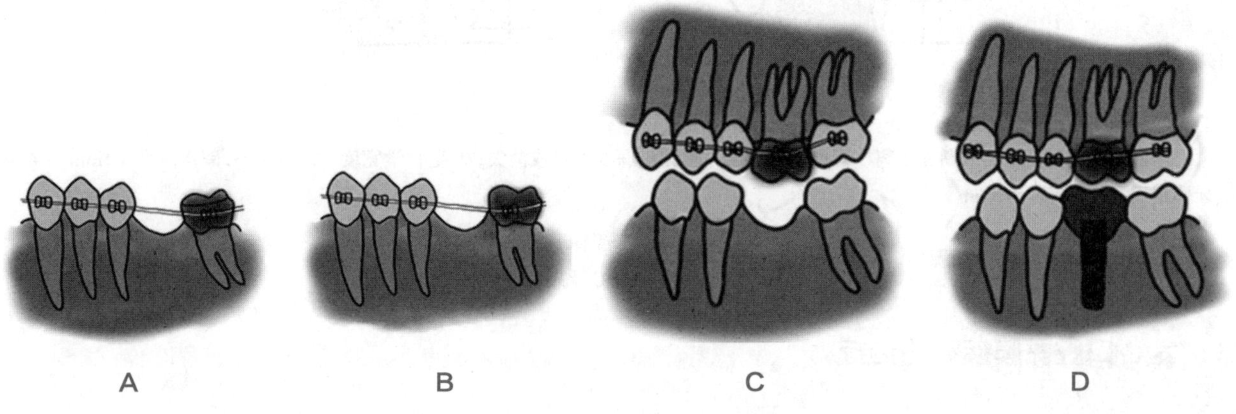

图 2-3　MTM 矫正牙齿移位

A. 左下第二磨牙前倾矫正开始；B. 左下第二磨牙位置恢复完成；C. 上颌第一磨牙过长下垂矫正开始；D. 上颌第一磨牙压低完成后种植修复下颌缺失牙。

对于已经到达龈下或有穿孔的牙根，MTM 技术可将其牵引至合适的位置，在露出牙根侧穿的地方进行修补，以保留患牙。在正畸牵引中，为了避免龈下缘过度伸展，有利于形成良好的紧箍效果，需对牵引距离进行精确的估算。对于伴有前牙间隙的牙齿缺失者，应先闭合缝隙，然后进行修复。

MTM 技术简单，无须改变整个牙列的关系，修复医师可在修复前独立完成。但是，对较为复杂的错𬌗畸形，需请正畸医师正畸后再行修复。

四、咬合调整与选磨

咬合调整是通过调磨过长牙、不均匀磨耗牙尖、边缘嵴及造成𬌗干扰的早接触点，引导力沿牙长轴传导的过程。其使所有牙在牙尖交错位时均有接触；使正中关系位与牙尖交错位协调一致；建立尖牙保护𬌗或组牙功能𬌗。对咬合异常并有相关症状的患者，修复前可以通过𬌗垫、诊断性调𬌗、临床调𬌗进行纠正。

五、临床牙冠延长

被修复牙临床牙冠过短，与邻牙龈缘曲线不协调时，会影响到修复的美观效果，应考虑临床牙冠延长处理（图 2-4）。正常情况下，从龈沟底到牙槽嵴顶的距离是恒定的，该距离称为生物学宽度，一般约为 2mm。如果进行牙冠延长术没有满足生物学宽度的要求，往往会出现术后牙龈增生、红肿等炎症表现及牙槽骨吸收等现象。患牙牙根过短、过细或者没有足够的骨组织支持不是牙冠延长的适应证。

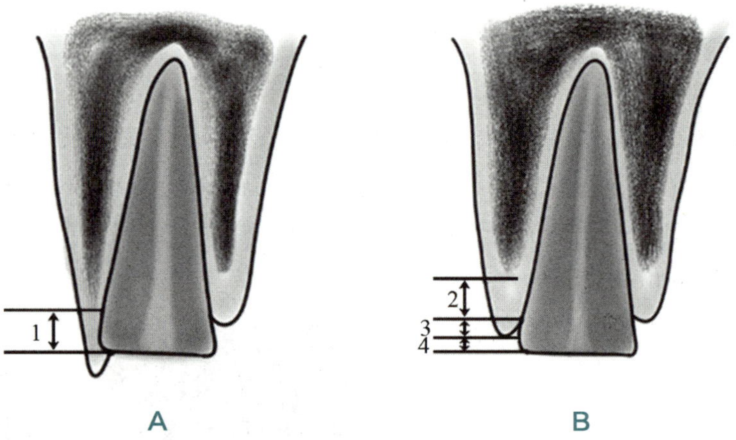

1. 术前牙槽嵴顶至根面或断面距离小于生物学宽度，且龈沟深度不足或消失；2. 生物学宽度（2mm）；3. 龈沟深度（1mm）；4. 龈上牙体组织高度（至少 0.5mm）。

图 2-4　牙冠延长术

A. 牙冠延长术前；B. 牙冠延长术后。

六、口腔黏膜疾病的治疗

对于黏膜疾病如口腔黏膜溃疡、白斑、炎症等，需要进行系统的修复治疗，避免口腔修复操作及修复体对黏膜的刺激，从而导致疾病的恶化。对于因佩戴义齿而引起的义齿性口腔炎，需针对病因进行全面治疗，以防止其再次发生。

七、修复前外科处理

维持口腔软、硬组织的形态结构是保证口腔缺损修复效果的关键。

理想的口腔条件包括：缺牙区骨质正常，较丰满，无尖锐的骨突或骨嵴；无影响牙稳定、固位的瘢痕结构，无增生的软组织和系带；无妨碍义齿就位的倒凹或悬突；上下颌牙槽嵴关系良好和足够的唇颊沟深度。对有些条件较差的患者可以通过修复前的外科手术创造较为理想的条件。

1. 唇、舌系带的矫正术　唇、舌系带接近牙槽嵴顶或舌系带过短，影响义齿的固位和功能活动时应进行系带矫正术。

2. 瘢痕或松动软组织的切除修整术　对于影响义齿稳定性及固位性的口腔瘢痕，应予以切除修复。部分患者因长期佩戴质量欠佳的义齿，造成了严重的骨吸收，使牙槽嵴表面被柔软的可活动的软组织覆盖。这些软组织不仅无法对义齿起到支持作用，而且在受到压迫时，可能会出现发炎和疼痛的症状，因此需要先将其切除，然后再进行修复。

3. 牙槽嵴修整术　在拔牙过程中，因外伤引起的牙槽嵴变形、断裂，不能及时复位，或拔除后出现的骨吸收不均匀，往往会导致齿尖或骨突的产生。如果治疗后症状没有消失，出现疼痛，或者出现了严重的倒凹，影响了义齿的正常使用，需要做牙槽嵴整形手术来清除过度突出的骨尖和骨突。手术的时间通常是在拔牙后 2~3 个月。

4. 骨性隆突修整术　骨隆突是正常骨骼上的骨性隆起，组织学上与正常骨组织无区别。过大的骨隆突在义齿摘戴时可引起组织破溃疼痛，严重者义齿无法戴入使用。修复前应有充分的估计和判断，及时施行修整术。骨隆突常发生在：①下颌磨牙和前磨牙舌侧，一般双侧对称，也可为单侧，其大小不一，也称为下颌隆突。②腭中缝处，可呈分叶状，称为腭隆突。③上颌结节，结节过度增生形成较大的骨性倒凹。对双侧上颌结节肥大的情况，常常只需修整一侧上颌结节，解决妨碍义齿就位的问题即可。

5. 前庭沟加深术　对于因牙槽嵴过度吸收而导致固位不良的患者，可采用前庭沟加深治疗。本手术可通过调整口腔黏膜与肌肉附着的部位（在上颌位置上移，在下颌位置下移）增加牙槽嵴的相对高度，提高义齿基托的延伸范围，增大基托间的接触面，实现稳定与固位的目的。

6. 牙槽嵴重建术　该手术是治疗无牙颌牙槽嵴严重吸收、萎缩的一种方法。方法包括自体骨移植、骨替代材料植入及骨牵引等。

第六节　口腔修复病历书写

病历是记录疾病检查、诊断、治疗等全过程的一项重要记录，详细、全面的病历记录有利于医疗工作的顺利开展。通过对病历数据的维护，医务人员和有关研究人员能够持续获得临床经验，并能进行临床科研工作。同时，病历也是医疗纠纷和司法鉴定的重要证据。医护人员要认真、真实、详细地填写病案资料，并妥善保存。

微课：
口腔修复
病历书写

一、病历书写格式

病历的书写可以采用表格形式，也可以采用文字或文字与表格图形相结合的形式，完整的病历应包括下列内容。

1. 一般项目 包括姓名、性别、年龄、民族、籍贯、职业、婚姻状况、住址、联系方式、病历号、影像检查编号、门诊号及就诊日期等。

2. 主诉 患者主要症状、持续时间及就诊的主要目的和要求，应简明扼要。

3. 现病史 与主诉有关的疾病发生发展情况，包括自觉症状、治疗经过及疗效等。

4. 既往史 包括过去健康情况、曾患疾病、治疗情况、生活习惯及有无传染病和过敏史等。

5. 家族史 与患者疾病有关的家族情况。

6. 检查 按前述检查方法及检查内容，根据患者疾病的具体情况，全面而有重点地将检查结果记录在病历上。

7. 诊断 根据检查所得的资料，经过综合分析和判断，对疾病作出合乎客观实际的结论，称为诊断。如对疾病不能确诊时，可用初步诊断或印象诊断等名称代之。

8. 治疗计划和修复设计 根据病情，结合患者要求，制订出治疗计划和修复体的具体设计，可用绘图、表格及文字等形式表示。此外，还应认真填写修复卡或义齿加工单，将临床有关的信息详细、准确地传递给义齿加工单位。

9. 治疗过程记录 记录在患者修复治疗过程中每次就诊时所做的具体工作及治疗效果、患者的反应、下次预计进行的工作。记载要简明扼要，每次复诊必须写明日期，医师必须签名。

为了便于病历记录和资料总结，在病历书写时，对牙部位的记载要用统一符号表示。常用的牙记录方法有两种。

（1）国际通用记录方法：国际牙科联盟（Federation Dentale International，FDI）提出以二位数字系统来记录牙位，其第一个数字表示象限，恒牙以 1 ～ 4 分别表示左右上下四个象限，即 1（右上）、2（左上）、3（左下）、4（右下）。乳牙则按同样顺序以 5 ～ 8 分别表示象限；其第二个数字则表示该牙在象限内的位置，恒牙以 1 ～ 8 表示，乳牙以 1 ～ 5 表示（图 2-5）。

例如，右侧上颌第一前磨牙的记录是 14；左侧下颌第一前磨牙的记录是 34。

	右上	左上
恒牙	18 17 16 15 14 13 12 11	21 22 23 24 25 26 27 28
	48 47 46 45 44 43 42 41	31 32 33 34 35 36 37 38
	右下	左下

A

	右上	左上
乳牙	55 54 53 52 51	61 62 63 64 65
	85 84 83 82 81	71 72 73 74 75
	右下	左下

B

图 2-5 国际通用记录法

A. 恒牙记录法；B 乳牙记录法。

此法简单易学，适宜于计算机使用，已被多个世界性组织接受，并被许多国家牙医协会和牙科杂志采用。

（2）国内普遍应用的记录方法：将恒牙用阿拉伯数字表示（图 2-6），乳牙用罗马数字或用 ABCDE 字母表示（图 2-7），习惯上还将右上、左上、右下、左下四个区以 A、B、C、D 代表。

	右上（A）	左上（B）	
右	8 7 6 5 4 3 2 1	1 2 3 4 5 6 7 8	左
	8 7 6 5 4 3 2 1	1 2 3 4 5 6 7 8	
	右下（C）	左下（D）	

图 2-6　国内普遍采用的恒牙记录法

例如，上颌左侧第一磨牙的记录为⌊6；下颌右侧第一磨牙的记录为6⌉。上颌左侧第一乳磨牙的记录为⌊Ⅳ或⌊D；下颌右侧第一乳磨牙的记录为Ⅳ⌉或D⌉。

	右上（A）	左上（B）	
右	Ⅴ Ⅳ Ⅲ Ⅱ Ⅰ	Ⅰ Ⅱ Ⅲ Ⅳ Ⅴ	左
	Ⅴ Ⅳ Ⅲ Ⅱ Ⅰ	Ⅰ Ⅱ Ⅲ Ⅳ Ⅴ	
	右下（C）	左下（D）	

A

	右上（A）	左上（B）	
右	E D C B A	A B C D E	左
	E D C B A	A B C D E	
	右下（C）	左下（D）	

B

图 2-7　国内普遍采用的乳牙记录法

A. 用罗马文字记录；B 用字母记录。

二、病历书写注意事项

病历对患者病情的记录要准确、全面、完整。重要检查项目的阴性结果及体征应有记录，不要遗漏；支持诊断的异常发现、检查结果、X 线片、研究模型等必须充分详细地记录下来，并标注清楚以防混淆。

病历是一种有法律根据的文件，其书写必须字迹清晰，不能有错字，也不能随意修改，否则会给患者带来无法弥补的损失。

在书写诊断及治疗方案时，务必要清晰，不应忽略记录其他口腔病情的诊治方案，以避免因书写太过简单化而引起争议。要向患者或监护人如实地告知治疗期间可能出现的并发症和意外情况等治疗风险，各种治疗方案的优缺点及预期效果、费用等，并在病历上进行详细的记录，同时还应与患者或家属签署知情同意书。

若患者不愿意接受某种治疗方案，或执意要执行与治疗原则不符的治疗方案，应向患者详述其利害关系。若患者仍不同意，可以解除和患者的医疗关系，并将以上过程记录在病历中。

微课：医师、患者、技师的交流

第七节　医师、患者、技师的交流

口腔修复治疗的完整性依赖于医师、患者与技师的协同合作。医师在这一过程中扮演着患者口腔健康状况信息的搜集者和传递者的角色，因此，良好的沟通技巧对于保障治疗流程的顺畅至关重要。

一、医师与患者之间的沟通

1．医师应始终秉持“以患者为中心，以人为本”的原则，使用易懂的语言，耐心倾听，保护隐私，建立信任，实现共识。

2．医师应体现人文精神，对于患者的病痛、不适应及时进行安慰。

3．医师应用通俗易懂的语言、模型、示意图等介绍病情及治疗方案。对疾病的预后、治疗程序、治疗效果等做到全面的知情同意，对于高风险治疗，必须请患者或其监护人签署知情同意书。

4．在问诊时注意提问的方式，避免以诘问、审问或质问的口吻提问，合理采用“开放式”和“封闭式”提问，既能掌握谈话节奏也能把握患者的心态。

5．诊疗过程体现“舒适诊疗”模式，严格遵循“三无理念”，即无菌操作、无痛治疗、无近远期障害。

二、医师与技师之间的交流

医师和技师应相互尊重对方的专业知识和技能，对待对方的意见和建议持开放态度，共同解决问题，以提高修复体的质量和患者的满意度。

医师应向技师提供能够反映患者口内实际情况的模型、图片、详细的设计单等信息，帮助技师准确理解和复制患者的口腔环境。

医师与技师通过邮件、电话等多种渠道确保信息传递的及时性和可追溯性，建立长期的合作关系，增进彼此的了解和专业成长。

▶知识拓展

口腔修复诊疗中的新技术

口腔修复科的诊疗流程随着科技的发展逐步实现数字化。其中口内三维扫描技术与电子化病历数据创新了诊疗模式，可为患者展开个性化诊疗服务。

口内三维扫描技术简称口扫，利用激光或光学扫描技术，将口腔内部的形态、颜色等信息转化为数字信号，通过计算机软件进行处理和分析，生成高精度的三维口腔模型。

电子病历即用电子设备保存、管理、传输和重现的数字化的患者的医疗记录与口扫技术相结合，帮助患者建立属于自己的“口腔健康档案”，记录初诊、复诊及复查的全过程，在提高医患之间沟通效率的同时方便医师对患者的随访与长期管理。

考试知识点总结

本章小结

协和云课堂…… 拓展练习及参考答案

（刘卓冉）

第三章　牙体缺损的修复

教学课件

学习目标

素质目标

（1）强化口腔美学在牙体缺损修复中的应用，提高医疗服务质量。

（2）树立终身学习的理念，不断提高医疗技术水平，努力成为符合时代要求的医者。

知识目标

（1）掌握：牙体缺损的病因、修复原则、固位原理及临床应用；嵌体与部分冠、贴面、铸造金属全冠、烤瓷熔附金属全冠、全瓷冠、桩核冠的适应证及临床注意事项、牙体预备方法；印模制取与模型灌注的步骤；修复后可能出现的问题及处理。

（2）熟悉：牙体缺损的影响、修复体类型；常用比色板的使用方法；不同类型修复体的试戴与粘固；印模制取与模型灌注的注意事项。

（3）了解：牙体缺损修复体的制作工艺；口腔修复学的前沿技术。

能力目标

（1）具有正确筛选不同类型牙体缺损修复体适用范围的能力。

（2）具有利用理论知识与患者进行沟通的能力。

案例导入

【案例】

患者，男，25 岁。2 天前打篮球外伤导致右上前牙折断，影响美观及功能，要求治疗。

专科检查：11 牙冠近中切角折断，叩痛（–），无松动。X 线片示 11 牙根无折断线，根尖无异常。

【问题】

此病例有哪些治疗方案，哪种治疗方案最好？

第一节 概 述

一、牙体缺损的概念及病因

（一）牙体缺损的概念

牙体缺损是指各种原因引起的牙体硬组织不同程度的外形和结构的破坏、缺损或发育畸形，造成牙体形态、咬合及邻接关系的异常，影响牙髓牙周及全身的健康，对咀嚼、发育、美观等产生不同程度的影响。

牙体缺损是口腔疾病中的常见病，有时可以采用充填治疗的方法，但是当牙体大面积缺损，或充填物充填后易脱落，或患者对治疗效果的要求较高时（如对美观要求较高），采用修复治疗的方法则更好。修复治疗即利用人工材料制作的修复体，如嵌体、贴面、全冠和桩核冠等，恢复缺损牙的形态、功能和美观。

（二）牙体缺损的病因

牙体缺损的原因包括龋病、外伤、楔状缺损、发育畸形、磨损、酸蚀症等，其中龋病为最主要的原因。

1. 龋病 龋病为发生在牙体硬组织的慢性破坏性疾病，可导致牙体不同程度的缺损，疾病前期表现为龋洞逐渐形成，随着病情的发展，后期可导致牙冠大部分或全部丧失，表现为残冠或残根状态。

2. 牙外伤 意外撞击、交通事故等情况均可造成牙折，前牙发病率相对较高。轻则累及切角或局部牙尖，重则导致冠折、根折或冠根折。日常咀嚼食物时，较硬的食物也可导致牙折，另外，隐裂牙和无髓牙等情况会增加牙折的概率。

3. 楔状缺损 多发生在尖牙和前磨牙的唇颊面牙颈部，表现为此位置牙体组织的缺损。疾病前期常伴有牙本质敏感的症状，后期可出现牙龈退缩、牙髓暴露等症状，甚至出现牙颈部折断。

4. 发育畸形 发育畸形包括牙体形态、结构的发育异常。牙形态发育异常有过小牙、锥形牙等；牙结构发育畸形有牙本质发育不全、釉质发育不全、氟斑牙、四环素牙等。

5. 磨损 磨损包括生理性磨损和病理性磨损。生理性磨损指牙齿在日常正常咀嚼时产生的慢性磨损。病理性磨损指因不良习惯、夜磨牙等原因造成的磨损。磨损可表现为牙体咬合面的缺损，导致牙冠殆龈距离降低，垂直距离变短，可引起咀嚼功能障碍及颞下颌关节紊乱。

6. 酸蚀症 指牙齿长期处于酸性环境中，造成牙体硬组织逐渐丧失。多见于经常接触盐酸和硝酸等强酸的特殊工作人群，以及长期大量饮用碳酸饮料的人群。

二、牙体缺损的影响

牙体缺损可产生多种不良影响，具体如下。

1. 牙本质敏感 当缺损达牙本质层时，患牙受到温度、机械刺激，可出现不同程度的牙本质敏感症状。

2. 牙髓症状 当缺损累及牙本质深层且未予处理时，患牙后期可出现牙髓发炎、牙髓坏死，最终引起根尖周疾病。

3. 咬合症状 大面积牙体缺损后可影响咀嚼效率。当口内牙体缺损侧未采取及时治疗时，咀嚼效率较低，患者则多采用健侧咀嚼，诱发偏侧咀嚼习惯，可造成面部不对称的畸形表现。

4. 牙周症状 缺损累及邻面和轴面均可引起相应的症状，当缺损导致邻接关系被破坏时，可引起食物嵌塞，长期的食物嵌塞可导致局部牙周组织炎症，也可导致患牙和邻牙的倾斜移位，造成咬合关系的异常，诱发创伤𬌗，加重牙周组织的损伤。当缺损累及轴面导致正常的牙轴面外形被破坏时，可影响牙体自洁作用，诱发牙龈炎。

5. 其他影响 牙体缺损可导致牙体局部位置出现锐利边缘，若不及时处理，可反复刮伤对应的口腔颊黏膜和舌组织。若牙体缺损表现为全牙列的严重磨损，可诱发颞下颌关节疾病。

三、修复体的种类

牙体缺损后，可利用修复体恢复牙体形态与功能。根据修复体形态特点、应用范围，可将其分为以下类型。

1. 嵌体 指嵌入牙冠内部的修复体。其中嵌入牙冠内，且覆盖牙冠𬌗面的修复体，称为高嵌体。根据嵌体制作材料不同，可分为金属嵌体、瓷嵌体和树脂嵌体。

2. 部分冠 指未完全覆盖牙冠表面的修复体。

3. 贴面 指覆盖牙冠唇颊侧的修复体，根据材料不同可分为树脂贴面和瓷贴面，临床上瓷贴面应用较多。瓷贴面根据材料和制作工艺的不同，可以分为烤瓷贴面、热压铸瓷贴面、CAD/CAM 瓷贴面。

4. 全冠 指完全覆盖牙冠表面的修复体，临床较为常见，根据材料不同可分为铸造金属全冠、烤瓷熔附金属全冠、全瓷冠。

5. 桩核冠 指在残冠或残根完成根管治疗后，利用桩来固位，同时形成金属桩核或树脂核，最后再采用全冠进行修复的修复体。

第二节 牙体缺损的修复原则

微课：
牙体缺损
的修复
原则

牙体缺损的修复，首先应去除造成牙体缺损的病因，正确恢复患牙的生理形态，同时要求修复体应有良好的固位力使修复体被粘接在患牙后不松动脱落，要求修复体本身和预备后的患牙具有抵抗咬合力而不致破碎的抗力性。

一、正确恢复形态与功能

正确恢复牙形态的主要目的是恢复牙的生理功能，保护牙周组织的健康。

（一）轴面形态

正常牙冠轴面有一定的凸度，此凸度对于维护牙周组织健康有重要作用。有学者认为牙齿外形在轴面颈 1/3 应有保护性凸度，食物顺着牙冠轴面凸度滑过，对牙龈起着生理性的按摩作用。凸度过大则不能发挥食物的按摩作用；凸度过小，食物将直接冲击牙龈，产生创伤，进而诱发炎症（图 3-1）。

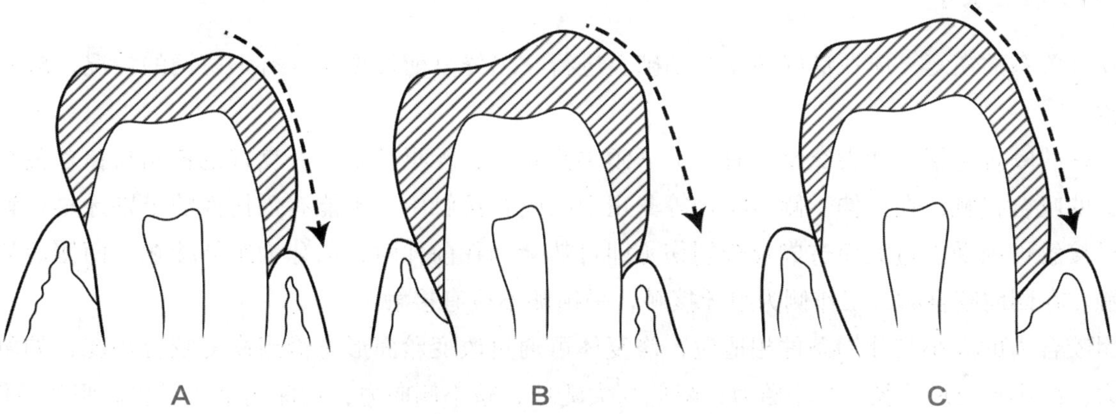

图 3-1 牙体解剖外形凸度对龈组织的影响

A. 正常外形凸度；B. 凸度过大，龈组织得不到食物的按摩；C. 凸度过小，损伤龈组织。

（二）邻接关系

牙齿良好的邻面接触关系，可防止食物嵌塞，维持牙位、牙弓的稳定，使邻牙相互支持并分散咀嚼压力。年轻恒牙初期，邻面接触形态为点状，故称邻接点，后因牙的生理运动，邻面接触形态由点状扩大为面状。

（三）外展隙和邻间隙

外展隙指环绕在邻接区四周的间隙。当间隙向切缘或𬌗面展开，称其为切或𬌗外展隙；当间隙向唇、颊侧展开，称其为唇或颊外展隙；当间隙向舌侧展开，称其为舌外展隙。食物可由外展隙排溢，因此外展隙也是食物的溢出道之一。

邻间隙指容纳龈乳头的间隙。龈乳头随年龄的增长而逐渐退缩，邻间隙随邻面的磨耗而逐渐变小。

修复时应根据具体情况，正确恢复外展隙和邻间隙形态（图 3-2）。

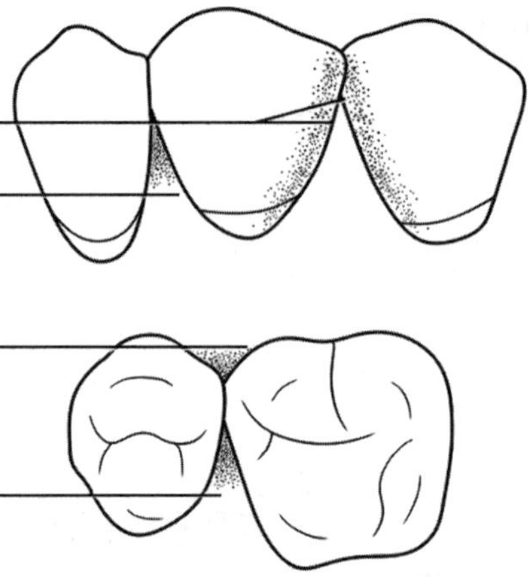

图 3-2 外展隙与邻间隙

（四）咬合关系

咬合关系的恢复，应在良好的咬合基础上进行，当修复前发现咬合有不协调的情况，应先做咬合调整。

良好的咬合包括：牙尖交错位时，上下颌尖窝相对，无早接触，有良好的覆𬌗与覆盖关系，且有广泛的咬合接触；在前伸、侧向咬合等非正中的咬合接触中，不能有创伤性的个别牙早接触，个别牙早接触可因受力过大而造成咬合创伤（即自然牙列在前伸时，前牙为组牙接触，两侧后牙不应有接触。在侧向咬合时，工作侧为组牙接触，平衡侧不应有接触）。

因咬合力的大小与牙周条件相适应，修复体可通过改变𬌗面形态恰当恢复咬合功能，如争取轴向给力；减小𬌗面颊舌径，减小𬌗力；降低高尖陡坡，减小侧向力；加深沟槽，以提高咀嚼效能。

二、患牙预备中应尽量保存组织、保护牙髓

（一）尽量保存健康牙体硬组织

牙体预备的标准和要求，具体包括以下几方面。

1. 去除病变组织 龋病是牙体缺损最主要的病因，牙体预备时需去除龋坏腐质和软化牙本质，以免患牙继发龋坏。

2. 防止损伤邻牙 邻面进行牙体预备时，若邻牙邻面受损不仅造成牙体形态破坏，同时会增加邻牙患龋的概率，应防止邻牙受损。

3. 适当磨除牙体组织 牙体预备即通过正确磨除轴面牙体组织，消除轴面倒凹，使轴面最大周径降到修复体边缘处，以获得良好就位道。同时也应尽可能保存健康的牙体组织，避免牙体磨除过多，因此牙体预备时应遵循以下原则：因全冠牙体预备量较大，能用部分冠修复时尽量不选择全冠修复；牙体𬌗面应按其解剖外形均匀磨除；全冠轴面的聚合度为 2°～ 5°，不宜过大；严重错位的牙，建议先进行正畸治疗；避免将修复体边缘位置设计过深。

（二）保护软组织及牙髓

1. 保护软组织 正确握持手机，正确使用口镜、吸引器，防止因操作不当对患者颊、舌及牙龈

等软组织造成损伤。

2. 保护牙髓　避免牙体预备过多，牙体预备时间过长，牙体预备应一次性完成，以防诱发牙髓炎。

（1）防止温度过高：牙体制备时，金刚砂车针切割牙体会产热，必须喷水冷却，防止温度过热。精修时，若因水雾较大而视线受到影响，可降低手机转速。

（2）避免化学性刺激：部分材料在新鲜牙本质表面对牙髓的刺激性较大，对这种情况应采取护髓措施。

（3）暂时冠保护：活髓患牙牙体预备完成后，应给予暂时冠保护，以免刺激牙髓。

三、修复体应合乎保护组织健康的要求

（一）修复体龈边缘位置的设置

根据修复体边缘与牙龈龈缘的关系，可将边缘分为三类：龈下边缘、齐龈边缘、龈上边缘。龈下边缘可增进美观，加强固位，但要防止修复体边缘超过龈沟底，破坏生物学宽度诱发牙周疾病。龈上边缘牙体预备时不易损伤牙龈，便于检查修复体边缘位置，并能减少或消除对牙龈的刺激。

▶知识拓展

生物学宽度

生物学宽度（biological width，BW）是指从龈沟底（结合上皮的冠方）到牙槽嵴顶之间的恒定距离，这段距离包括结合上皮和牙槽嵴顶以上的牙龈结缔组织，总附着约为2.04mm。随着年龄的增大或在病变情况下，结合上皮附着向根方迁移，牙槽嵴顶亦随之下降，但沟（袋）底与嵴顶间的生物学宽度保持不变。生物学宽度的临床意义如下。

（1）保护作用：生物学宽度保护龈下牙周组织，防止微生物侵入，维持牙槽骨的稳定。

（2）指导修复设计：在进行修复治疗时，维持正常的生物学宽度极其重要。修复体边缘位置的设置不应破坏生物学宽度，生物学宽度的破坏将诱发牙周疾病的产生。良好的生物学宽度是牙周组织健康的前提，因此肩台预备时应避免破坏患牙的生物学宽度。

（3）牙冠延长术的基础：临床牙冠延长术的理论基础是维护生物学宽度的稳定，手术时可依据临床需要和生物学宽度的均值重新确定理想的龈缘位置。

了解和尊重生物学宽度的原则，可以帮助临床医师在进行修复设计时，更好地保护患者的牙周健康，避免并发症的发生。

（二）修复体边缘外形

修复体边缘外形各有优缺点，常见的修复体边缘形态包括以下几种（图3-3）。

1. 刃状边缘　优点是牙体组织磨除量少，缺点是位置不易确定，强度不足（因此多采用强度高的金属材料制作），技师在制作修复体蜡型时会因边缘薄而导致蜡型变形。刃状边缘可用于倾斜牙的

倾斜面或年轻恒牙。

2. 斜面边缘 优点是能消除无基釉，缺点是只能采用强度高、边缘性能良好的金属材料，多用于嵌体、部分冠唇面的边缘。

3. 凹槽边缘 优点是修复体边缘厚度合适，牙体预备时容易掌控，边缘清晰，缺点是可能产生无基釉，临床上常用于铸造金属全冠、烤瓷熔附金属冠及全瓷冠等。

4. 肩台边缘 宽度约为 1mm 的直角肩台，边缘位置清晰。因其宽度满足了陶瓷的要求，所以边缘强度和美观性较好，但是牙体预备量较多。多用于烤瓷熔附金属冠唇侧边缘及全瓷冠边缘。

5. 带斜坡肩台边缘 斜面可去除无基釉，但也减小了肩台厚度，可用于烤瓷熔附金属冠，但不能用于全瓷冠。

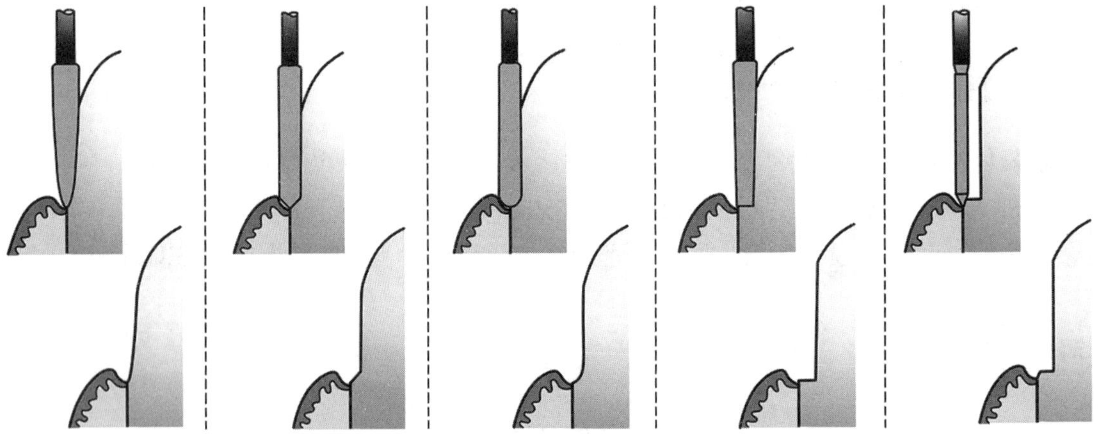

图 3-3 修复体边缘外形设计

A. 刃状边缘；B. 斜面边缘；C. 凹槽边缘；D. 肩台边缘；D. 带斜坡肩台边缘。

四、修复体应合乎抗力形与固位形的要求

1. 抗力形 良好的修复治疗应确保在修复完成后，修复体和患牙均能抵抗不同方向的咬合力而不出现折裂、破损等现象。

患牙预备时应在不影响修复效果的前提下，尽量保存健康的牙体组织。但牙体组织应去除无釉柱支持的无基釉和薄壁弱尖，避免形成锐角和锐边，必要时可在根管内植入纤维桩或金属桩以增强患牙的抗力性。

修复体抗力性与牙体预备空间是否足够和选择的材料强度密切相关。牙体殆面预备量不足，可导致修复体殆面穿孔。

2. 固位形 修复体固定在患牙上，不因咬合力而使其移位、脱落，这种抵御移位脱落的力称为固位力。在患牙预备的各种几何形状中，具有增强固位力的几何形状，称为固位形。

第三节　人造冠的固位原理及临床应用

一、固位原理

（一）约束和约束反力

约束是指物体位移时受到限制的现象。约束加给被约束物体的力称为约束力或约束反力。约束力因约束物体与被约束物体之间相互接触而产生，与接触面的物理性质、约束的结构形式等有关。

为了使全冠只在某一方向就位与脱位，可以通过合理设计患牙预备后形状来限制全冠的脱位，同时也可通过沟、洞、钉洞等辅助固位形来增大约束力。

（二）摩擦力

摩擦力是牙体缺损修复后的重要固位力。摩擦力产生于两个相接触而有相对运动或相对运动趋势的物体。摩擦力的大小与接触面积和压力成正比，接触面积越大，压力越大，摩擦力也越大；还与两接触物体材料的性质有关，摩擦系数越大的物体，产生的摩擦力越大；此外，与表面粗糙程度有关，表面越粗糙，摩擦力越大。

牙体预备后的聚合度不同，所产生的摩擦力亦不同，聚合度越大，脱位的约束限制越小，产生摩擦力的机会越小；聚合度越小，产生摩擦力的机会越多。例如在垂直方向，形态类似长方形的修复体所产生的摩擦力比形态类似梯形的大。理论上患牙制备时轴面应近于平行，越平行固位越好。但为了便于修复体的取戴，各轴面可向𬌗方聚合 2°～ 5°。

（三）粘接力

粘接力是修复体固位的辅助固位力。修复体与预备完成后的患牙通过粘接剂粘接在一起。粘接强度的大小受固位形式的影响，即机械固位力和化学固位力。例如磷酸锌水门汀与牙面及修复体表面的粘接，就是通过表面粗糙的凸凹结构发生的机械固位；玻璃离子、树脂等水门汀不仅有机械固位，还有化学结合，大大提高了水门汀和牙表面及修复材料之间的粘接强度。

粘接强度与很多的因素相关，如粘接厚度、粘接面积、粘接面粗糙程度、粘接剂的黏稠度等。粘接力与粘接面积成正比，与粘接剂的厚度成反比，适度粗糙的粘接面可加强机械嵌合而增强粘接力，粘接剂的黏稠度应恰当，过稀、过稠都影响粘接力的强度。

二、临床上常用的固位形

（一）环抱面固位形

该固位形是最基本最常用的固位形式。具有固位力强、牙体切割表浅、提供的粘接面积大等特点。其固位力的大小主要取决于患牙的𬌗龈高度，越高固位力越大。在脱位力作用下，𬌗龈高度越高，形成非脱位道方向的约束力越大，因此越不易脱落。(图 3-4)。

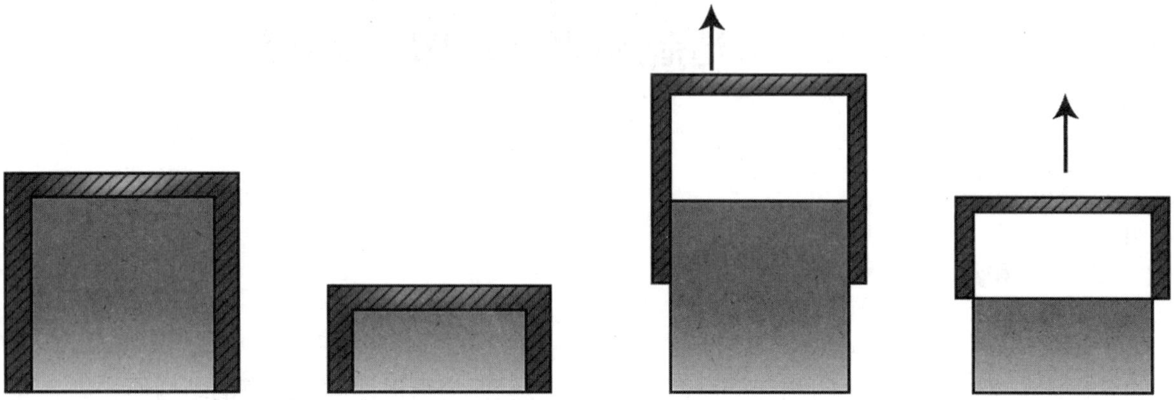

图 3-4 𬌗龈高度与环抱面固位力的关系

（二）钉洞固位形

该固位形主要利用固位钉深入牙体内部而发挥固位作用。有牙体磨除少、固位力较强的特点，常和其他固位形联合应用。钉洞固位形预备要求如下。

1. **深度** 深达牙本质内，一般为 1.5 ～ 2.0mm，活髓牙勿伤及牙髓。
2. **直径** 一般约为 1mm，过细易折断。
3. **位置** 注意避开易损伤牙髓的部位（图 3-5）。
4. **钉洞的方向** 钉洞之间应相互平行，并与修复体的就位道一致。

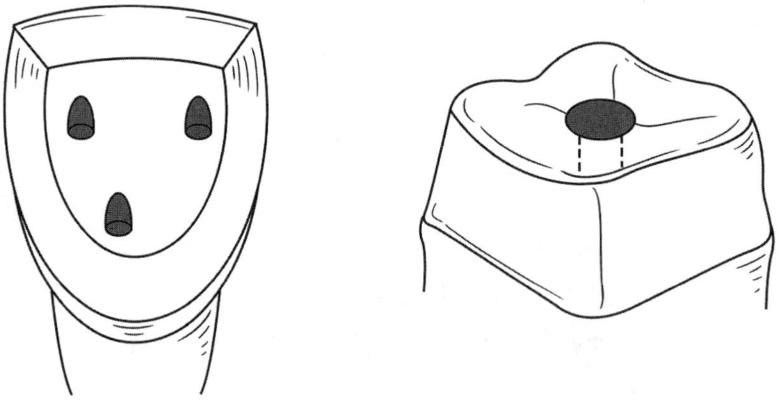

图 3-5 钉洞在牙上的位置

（三）沟固位形

该固位形为牙体表面的沟状固位形。具有牙体磨除少、切割表浅的特点，常应用于患牙轴面。沟固位形预备要求如下。

1. **深度** 多为 1mm，过深可损伤牙髓。
2. **长度** 沟越长，固位力越大。

3. **方向**　多条沟状固位形，应相互平行，与修复体就位道方向一致。

4. **外形**　纵向呈锥形，从殆面到龈方逐渐变小、变浅。

（四）洞固位形

当牙体殆面中间有缺损时，可制作洞固位形以增加固位力（图 3-6）。洞固位力的大小与洞的形状、洞的深度、洞壁的平行性等有关。洞固位形预备要求如下。

1. **深度**　洞深应该在 2mm 以上，越深固位力越强。

2. **洞壁**　所有轴壁应与就位道一致或向外敞开 2°～ 5°，不能存在倒凹。

3. **洞缘斜面**　可预备 45°的洞缘斜面。

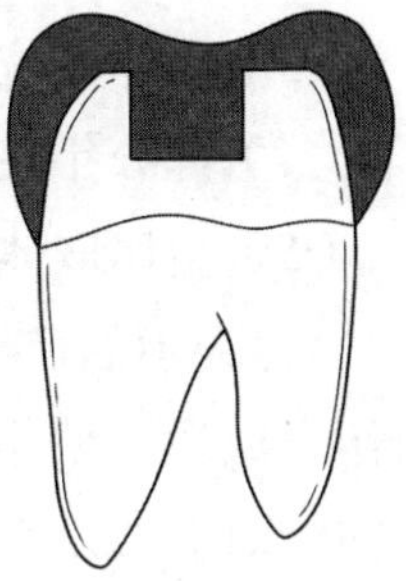

图 3-6　洞辅助固位形

第四节　嵌体、高嵌体与部分冠

一、嵌体、高嵌体

（一）嵌体

嵌体是牙体缺损后，一种安置于牙体内部以恢复其牙体形态和功能的修复体。与充填治疗不同，嵌体是在模型上完成制作，通过粘接剂粘固在患牙上的间接修复体。

1. **嵌体的分类**　根据制作材质分类，可分为金属嵌体、树脂嵌体、瓷嵌体；根据覆盖牙面数进行分类，可分为单面嵌体、双面嵌体、多面嵌体（图 3-7）。

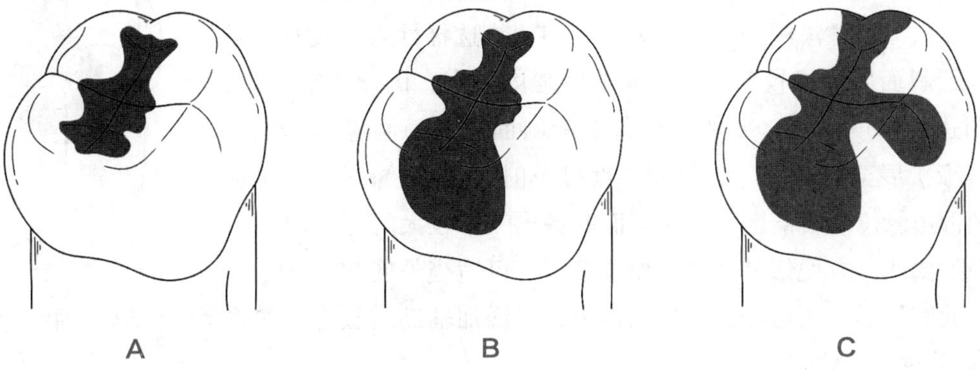

图 3-7　嵌体图

A. 单面嵌体；B. 双面嵌体；C. 多面嵌体。

2. **嵌体的适应证**　牙体缺损的患者，经过牙体预备，剩余部分的牙体可以耐受功能状态下的殆力而不折裂，并且能够继续为嵌体提供足够的固位形，此时可进行嵌体修复。一般可以采用充填治疗的患牙，也可采用嵌体修复其缺损。但嵌体的外形线较长，只能在龋坏率低、口腔卫生好的情况下应用。

3. 嵌体的临床注意事项

（1）若患者龋坏率高，不宜采用嵌体。

（2）牙体缺损大、剩余牙体薄弱不宜嵌体修复。

（3）嵌体固位力差，当患者咬合力大、磨耗重或有磨牙症时不宜制作嵌体。

（4）部分年轻恒牙因髓角高而不宜采用嵌体修复。

（5）金属嵌体导热率高，不宜用于深龋患牙修复。

4. 充填治疗与嵌体修复的区别 充填治疗是直接在口内备洞、充填，嵌体则是通过在口外加工制作完成后，使用粘接剂把嵌体粘固在患牙上的修复方式。充填体的𬌗面形态在口内修整形成；嵌体的𬌗面形态是在模型上精细雕刻形成，更容易与对颌牙形成良好的咬合关系。充填体邻、轴面不易完全正确恢复患牙的外形凸度，邻面可能形成悬突，且不能高度抛光，菌斑易附着；而嵌体因在口外完成制作，可恢复良好的邻面接触关系、轴面凸度、边缘密合性，可高度抛光，不易导致菌斑附着。相比于充填治疗，瓷、树脂嵌体修复后的美观与功能可恢复得更好。但是当龋洞较小时，嵌体修复可能会因其固位的要求而去除较多牙体组织，反而不如充填治疗理想。

5. 嵌体的牙体预备

（1）拍摄 X 线片：判断缺损牙体组织的范围，牙髓情况等。

（2）去尽腐坏牙体组织：彻底去除感染的牙体组织，但特殊情况（如避免暴露牙髓）可以保留少量的脱矿牙本质层。

（3）𬌗面洞形制备：根据缺损的深度与缺损边缘的位置，形成𬌗面的洞形，同时去除无基釉，颊舌向的扩展应尽量保证颊舌壁的抗力形。如果𬌗面洞形最深处接近髓腔，应该先使用盖髓剂垫底，再用材料将洞底填平整。

（4）邻面洞形制备：根据邻面缺损的宽度制备箱状洞形，洞形的龈向宽度应小于𬌗向宽度，形成倒梯形形状。洞缘的龈阶和颊舌壁应位于邻面接触区外。

（5）洞缘斜面：在金属嵌体洞形的洞缘处，可预备 45°洞缘斜面（图 3-8）。洞缘斜面的作用是通过去除洞形边缘无釉柱支持的牙釉质以防止牙体折裂；减少微渗漏的发生概率；可使边缘选择性避开咬合接触区。预备洞缘斜面后边缘较薄，但金属材料强度较高，因此不会折裂，但瓷嵌体因边缘强度不足，一般不预备洞缘斜面。邻面洞缘斜面制备后，可使边缘扩展至自洁区。当邻面凸度过小时，45°洞缘斜面不足以使邻面洞颊舌边缘位于自洁区，应在邻面制备出一个较大的片切面。

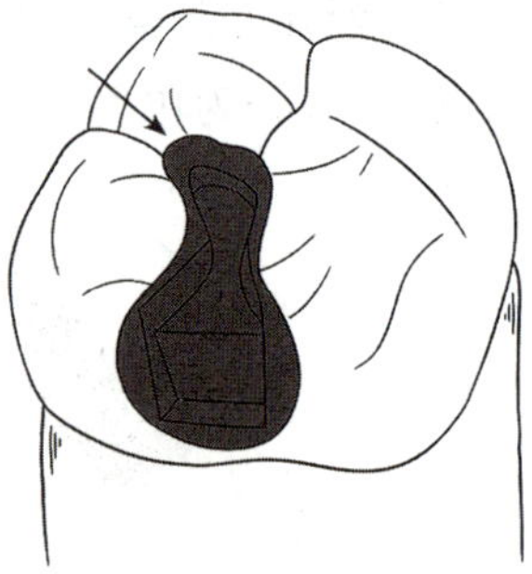

图 3-8　嵌体洞缘斜面

（6）去除倒凹：方便修复体的制作及粘接，可适当外展 2°～ 5°。

（7）辅助固位形：为增加嵌体的固位力，可增加辅助固位形，如鸠尾固位形、轴沟固位形等。

6. 嵌体的试戴与粘固

（1）检查嵌体组织面有无缺陷或瘤体。

（2）去除暂时充填物，清洗并消毒、干燥。

（3）试戴嵌体避免施加过大压力，检查其是否能够顺利就位。不能顺利就位的嵌体，应使用薄咬合纸或压力指示剂找出影响就位的部位并调磨，直至完全就位。

（4）检查有无翘动、边缘封闭性及邻接关系是否良好。

（5）调整咬合关系，调𬌗过程中嘱患者分别做正中、前伸、侧方等咬合，检查咬合高点并调磨。

（6）用粘棒取下试戴好的嵌体，重新消毒以待粘固。

（7）根据嵌体材质的不同，选择合适的粘接剂。

（8）清除溢出的粘接剂，尤其是邻骀嵌体邻面多余的粘接剂。

（9）完成抛光工序。

（二）高嵌体

部分嵌入牙体内部，部分覆盖整个骀面或大部分骀面且同时恢复牙体形态与功能的嵌体称为高嵌体。相比于嵌体，高嵌体可预防患牙折裂，但其牙体预备难度较大，边缘线较长。

1．高嵌体的适应证　骀面严重缺损，牙尖不完整需要修复者。①后牙多面嵌体（图 3-9）。②骀面洞形宽大者。

2．高嵌体的预备

（1）骀面磨除：根据对颌牙的情况，制备出与对颌牙面较均匀的间隙。支持尖处磨除量约 1.5mm，非支持尖处磨除量约 1mm。牙体预备应顺应牙冠原有骀面外形，制备时可作指示沟，制备后检查制备出的间隙。

（2）制备支持尖外斜面：在斜面下形成轴壁与肩台，建立边缘终止线。为使支持尖内外斜面与对颌牙有均匀间隙。预备体牙尖位置应位于原牙尖的位置处，不偏颊侧，不偏舌侧。原则上同嵌体一样，也要求将高嵌体的边缘远离骀接触区 1mm。

（3）洞缘斜面：金属嵌体需要预备洞缘斜面，陶瓷则不必。

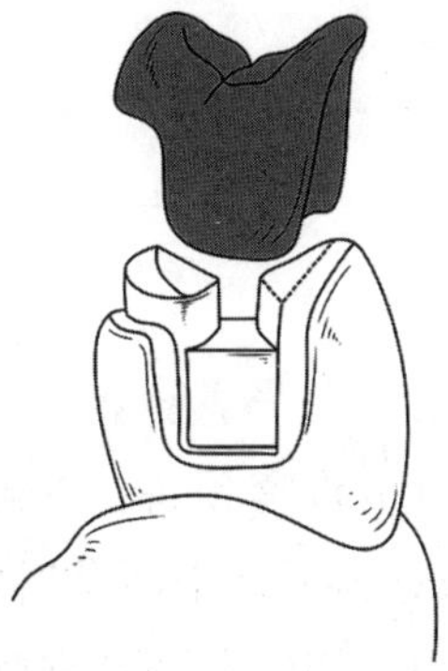

图 3-9　前磨牙MOD高嵌体

二、部分冠

部分冠是覆盖于部分牙冠表面的冠外固定修复体。对比全冠，部分冠可保留更多的牙体组织，是针对少量牙体组织缺损而采取的保守性修复方法。在不影响固位形与抗力形时，部分冠比全冠更加符合保存修复的原则。

（一）部分冠的分类

根据牙面覆盖范围，部分冠可分为前牙 3/4 冠，后牙 3/4 冠、7/8 冠等；根据材料的不同，可分为金属部分冠和非金属部分冠。

（二）部分冠的适应证与临床注意事项

1．适应证

（1）有牙体缺损但不适合嵌体修复者。

（2）保留特定完整牙面（多为唇颊面）后不会降低修复体的固位能力与抵抗力者。

（3）为减少牙体预备量而设计部分冠。

2．临床注意事项

（1）患者有较高的美学要求，希望改变唇颊面的牙齿形态或色泽。

（2）牙体缺损较多，唇颊面可能形成薄壁弱尖或者已经缺损者。

（3）不宜作为多单位长固定桥的固位体者。

（4）部分冠边缘线较长，龋坏率高者不宜使用

（三）部分冠的牙体预备

（1）前牙 3/4 冠：保留唇面，预备舌面、邻面及切端（图 3-10），具体如下。

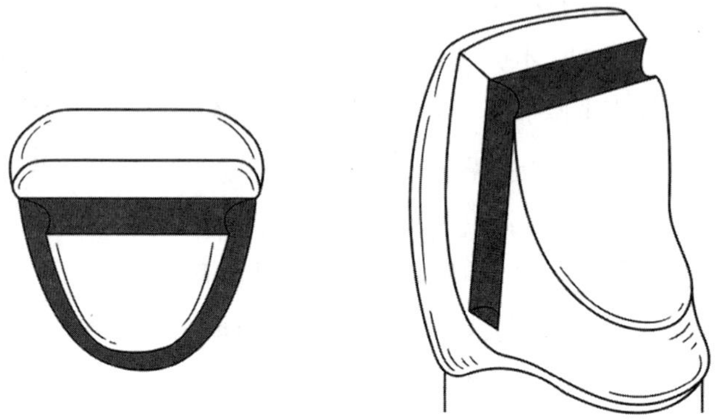

图 3-10　前牙 3/4 冠预备体

1）舌窝预备：一般选择橄榄形、轮形金刚砂车针均匀磨除 0.7mm。尖牙的舌面预备应沿着舌轴嵴分为近远中两个斜面。

2）切缘预备：在切缘的舌侧均匀磨除约 0.7mm 牙体组织，尖牙设计成近远中的两个平面。尽可能不磨除唇切线角，避免从唇侧暴露修复体。

3）舌轴面预备：选择圆头柱状车针，轴壁与唇面的切 2/3 平行。舌轴面过短者，可考虑钉道固位形，舌轴面过短会降低固位，影响修复体使用。

4）邻面轴沟预备：预备目的是抵抗修复体的舌向脱位，需在左右两侧分别预备一条，且需平行于唇面切 2/3 及舌轴面，龈端在边缘线 0.5mm 以上。

5）切端沟预备：切端沟是在切端深约 0.5mm、宽约 1mm 的沟状结构，平行于切嵴，沟的两端要与轴沟相连。

6）修整抛光：选用细颗粒金刚砂车针或抛光钨钢车针去除过锐的线角，使之圆钝光滑。

（2）后牙 3/4 冠：保留颊面，预备𬌗面、邻面、舌面，具体如下。

1）𬌗面预备：按照𬌗面的原有形态均匀磨除 1.0 ～ 1.5mm 的牙体组织，维持预备后的牙尖位置，颊𬌗线角处磨除不超过 0.5mm。

2）舌面预备：舌面磨除时去除倒凹，同时形成约 0.5mm 的浅凹形肩台，肩台止于龈上或齐龈缘。轴壁应与牙长轴（就位道）平行。

3）邻面预备：去除倒凹，在邻颊线角前停止预备，需与舌面自然过渡，肩台相延续，宽约 0.5mm，操作中不得伤及邻牙或牙龈。

4）邻面轴沟预备：在靠近颊面的邻面上，沿肩台上 0.5mm 开始预备轴沟，深度不小于 1mm，左右两侧应相互平行且平行于牙体长轴（就位道）。

5）𬌗面沟预备：在颊尖舌斜面上预备深约 1mm 的“V”形𬌗面沟，此沟与两侧轴沟相连，可

以增强固位。

6）修整抛光：抛光各预备面，去除较锐的线角，肩台也应光滑连续。

（四）试戴与粘固

试戴与粘固参见本章第十一节内容。

第五节　贴　　面

一、贴面的概念及种类

贴面是用树脂或瓷制作的覆盖于牙冠唇颊侧的修复体。贴面修复指在不磨牙或少磨牙的情况下，采用复合树脂、铸瓷、烤瓷等材料修复牙体表面少量缺损、牙齿内源性着色等，从而修复牙体形态或颜色的一种修复方式。

贴面按照修复材料不同可分为复合树脂贴面、烤瓷贴面、铸瓷贴面、CAD/CAM 玻璃陶瓷贴面等；按照修复方法可分为直接贴面和间接贴面两种。直接贴面通常采用复合树脂直接在口内完成全过程。间接贴面是在口腔外完成修复体的制作，然后再进行口内试戴、粘接。

二、贴面适应证和临床注意事项

（一）适应证

1．牙釉质发育不全、龋齿、外伤等原因导致的牙齿唇面大面积的浅表缺损、切缘少量缺损等。

2．变色牙，包括死髓牙、四环素牙、氟斑牙等。

3．牙体形态异常，如过小牙、畸形牙等。

4．轻度的牙齿位置异常，如不接受正畸治疗的轻度扭转牙。

5．关闭牙间隙，轻度中线偏移。

（二）临床注意事项

1．上颌牙严重唇、舌向错位或唇向移位者。

2．安氏Ⅲ类错殆畸形者。

3．牙列排列严重拥挤者。

4．严重深覆殆，咬合紧者。

5．有夜磨牙、咬硬物等口腔不良咬合习惯且不能纠正者。

6．釉质缺损较多，无法获得足够粘接力者。

三、贴面牙体预备的要求及步骤

（一）检查与诊断

通过沟通了解患者的主诉、现病史、既往史、专科病史，运用诊断蜡型、诊断饰面（Mock-up）、DSD 数字化微笑美学分析等技术向患者展示修复后效果，进行术后效果沟通。术前病例资料采集包括术前照片的采集、术前模型的制取。分析记录患者咬合关系、牙周状况、是否龋齿易感人群、皮肤颜色、微笑线、上唇曲线、牙冠显露量、牙龈显露量等美学参数（图 3-11）。

制订治疗计划并向患者说明，具体内容包括治疗方法与时间、修复范围、牙色及牙体形态等。

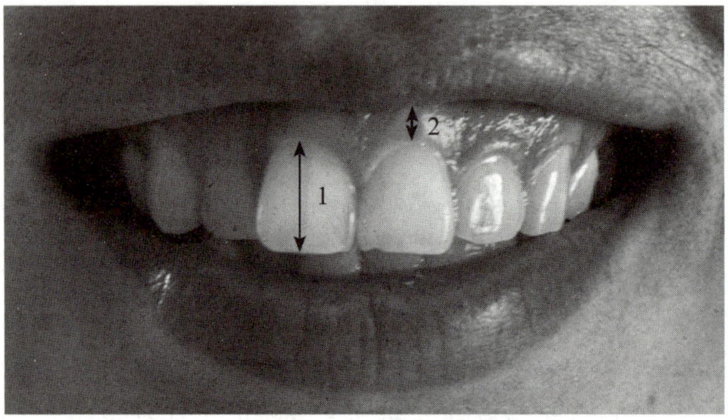

1. 牙冠显露量；2. 牙龈显露量。

图 3-11　牙冠显露量及牙龈显露量

（二）贴面术前比色

贴面的颜色受修复材料、粘接剂颜色、牙齿颜色等多方面因素影响，因此确定颜色时应综合考虑。同时，临床工作中对于非变色牙和变色牙，颜色的确定方法有所不同。

1. 非变色的颜色选择　在旋转牙、过小牙等非变色牙的情况下，可采用常规比色方法，参照邻牙及对侧同名牙的颜色。

2. 变色牙的颜色选择

（1）当变色仅限于个别牙时，如死髓变色牙，按上面的常规方法来确定颜色。

（2）当变色牙涉及多个牙位或全口时，确定颜色时必须确定贴面的修复范围，同时根据患者的要求、年龄、皮肤颜色、着色程度等信息作出综合的判断。当基牙的颜色必须进行遮色时，着色的部位和程度等应通过照片正确地传达给技师，以便采用遮色材料进行修复。

（三）牙的磨切量设计

贴面的牙体磨切量的设计要同时兼顾以下两点。

1．牙体制备应止于牙釉质内，尽量少磨除牙体组织，使贴面与牙体可牢固粘接在一起，并起到防止牙过敏的作用。

2．基牙的磨切量应能保证贴面有一定的厚度，进而使贴面的适合性、美观性达到要求。

（四）边缘位置及形态设计

1. 边缘的位置设计　颈部边缘一般设计在平齐龈缘或龈缘以上，对于严重变色牙，为了更好地恢复牙颈部的美观，可将边缘设计在龈缘下方。邻面的边缘通常设计在邻接点的稍前方，不破坏原有邻接关系。对于严重变色牙、邻面大面积龋坏、牙间隙过大等情况，需要借助贴面来恢复邻接关系，这时贴面必须超过邻接点终止于舌侧，但应注意不要形成倒凹。

2. 边缘的形态设计　边缘应设计成光滑的浅凹形，同时避免出现尖锐的线角，以防形成应力集中区，造成修复体边缘折断。

（五）切端形态设计

切缘形态包括三种：开窗型、对接型、包绕型（图 3-12）。开窗型切端预备范围在患牙唇侧；对接型预备范围为唇侧切缘，预备量较开窗型多，修复体切端边缘与基牙为对接状；包绕型切端预备范围为切缘及与切缘相邻的少量舌侧牙体组织，预备量较对接型多。开窗型因牙体预备量较少，有利于保留健康牙体组织；但如果基牙残余切缘非常薄时，应磨切薄而锐利的切缘部分，用对接型或包绕型贴面来修复。切缘是否磨除，由多种因素决定，如咬合关系、美观要求、牙冠切端外形等。

微课：贴面的切端形态设计

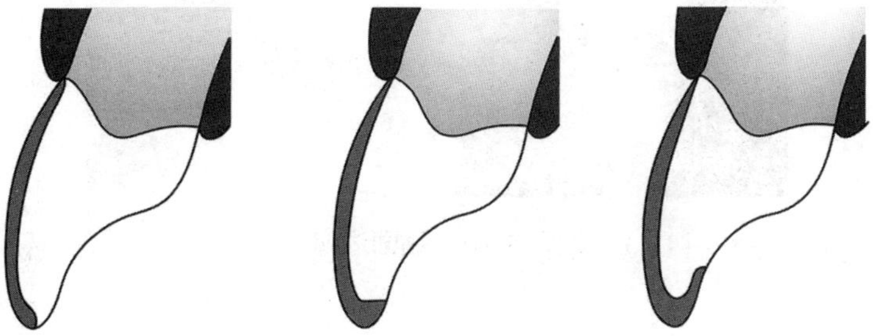

A　　B　　C

图 3-12　贴面牙体预备的设计

A. 开窗型；B. 对接型；C. 包绕型。

（六）贴面牙体预备

1. 唇面引导沟的形成　用直径 1mm 的球形金刚砂车针或贴面专用深度指示沟车针，在牙冠的切端、中间、颈部分别横向磨出 0.7mm、0.5mm、0.3mm 三条引导沟（图 3-13）。引导沟形成时可少磨切一些牙体组织，这样在最终完成阶段就可以达到预期的基牙制备深度。

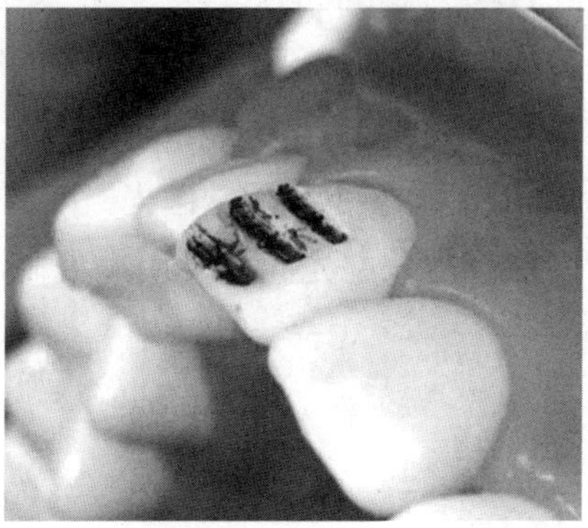

图 3-13　引导沟

2. 肩台的形成　用车针圆形末端进行预备，在邻面和颈部肩台形成光滑的浅凹形外形（图 3-14、图 3-15）。如果颈部肩台设计为龈下肩台，需要排龈后进行颈部肩台预备。

3. 唇面的磨切　用柱状金刚砂车针，以引导沟为基准，从颈部到切端分两段预备，要注意从颈部到切端贴面逐渐增厚的形态要求。

4. 精修　用粒度细的金刚砂车针修整牙磨切面，同时去除尖锐点线角，邻面边缘修整时不要伤及邻牙（图 3-16）。

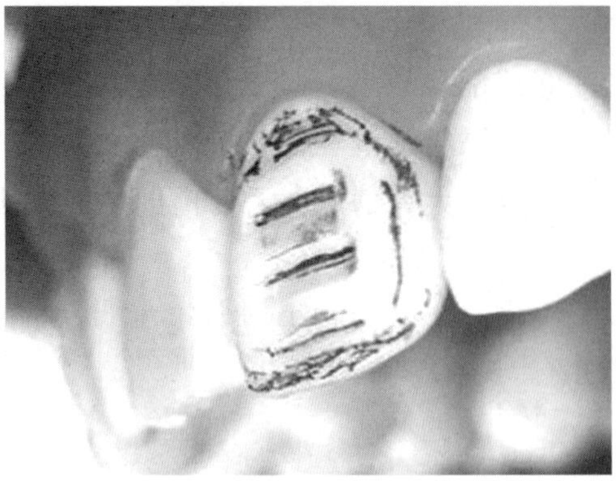

图 3-14　贴面定深沟

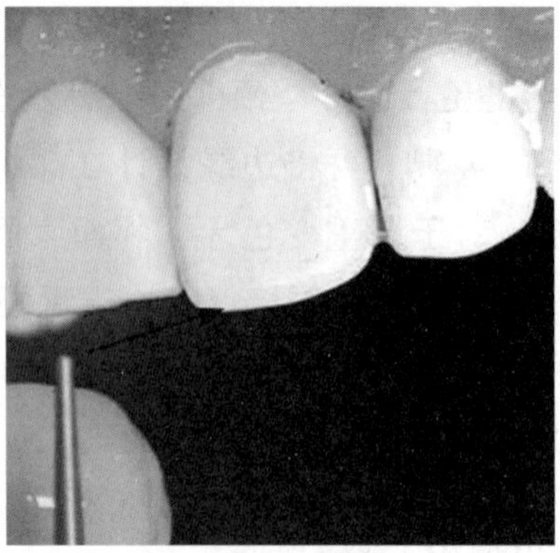

图 3-15　磨除定深沟

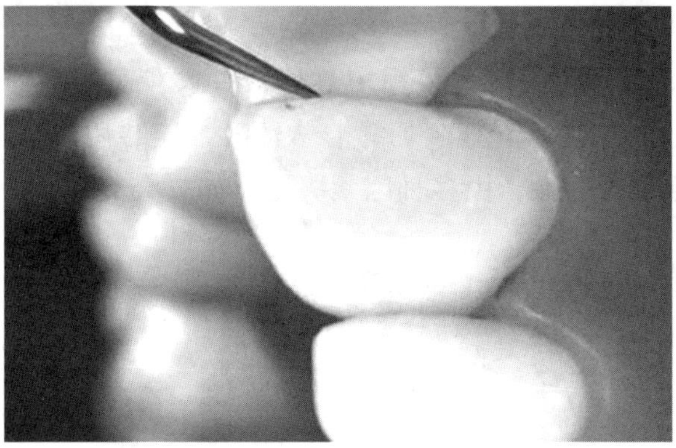

图 3-16　贴面边缘

四、贴面粘接流程

1. 贴面的试戴　瓷贴面试戴要检查其边缘密合性是否达到要求，形态、颜色、大小是否协调，是否存在咬合干扰等。

2. 树脂水门汀颜色的选择　每一种树脂水门汀系统均具有不同的颜色供选择，并配有相对应的试色糊剂供试色用，粘接前应确定好用什么颜色。

3. 牙预备体的处理　釉质表面处理通常采用 37% 磷酸酸蚀 30 秒。酸蚀完毕冲洗干净，干燥备用。

4. 瓷贴面的处理　一般采用 5% 氢氟酸酸蚀贴面组织 60 秒，注意不要遗漏边缘位置，否则可造成边缘处理不当，影响边缘的粘接，最终形成微渗漏。酸蚀后用 95% 乙醇超声清洗 5 分钟，干燥备用，并涂上硅烷偶联剂。

5. 粘接、固化、磨光　隔离修复牙的近远中，将适当颜色的树脂水门汀涂在硅烷化后的贴面内表面，就位并光固化，用小毛刷清除多余的水门汀，最后再进行彻底光固化，粘接完毕后调𬌗。

第六节　全　　冠

一、全冠的概念及种类

全冠指牙体预备完成后，完全覆盖牙冠表面的修复体类型，可恢复牙冠的外形和功能。全冠是牙体缺损后应用最为广泛的修复体类型，也可在牙列缺损时作为固定桥的固位体应用于修复治疗中。

根据制作材料不同，全冠可分为以下几种：金属全冠、烤瓷熔附金属全冠、全瓷冠、树脂全冠等。本节重点介绍临床常用的铸造金属全冠、烤瓷熔附金属全冠及全瓷冠。

二、全冠的适应证和临床注意事项

（一）适应证

1. 牙体严重缺损，固位形、抗力形较差者，或者充填后牙体或充填物的固位形、抗力形较差者。

2. 后牙存在低𬌗、邻接不良、牙冠短小、位置异常、牙冠折断或半切除术后需要以修复体恢复正常解剖外形、咬合、邻接及排列关系者。

3. 固定桥的固位体。

4. 后牙牙隐裂或根管治疗术后。

5. 牙体颜色或形态异常者，如氟牙症、四环素牙、锥形牙、过小牙、牙釉质发育不全等。

6. 不宜或不能做正畸治疗的前后错位、扭转的患牙可以采用烤瓷熔附金属全冠或者全瓷冠修复。

7. 可摘局部义齿基牙的缺损需要保护、改变形态者。

8. 牙本质过敏严重，不能通过其他方法处理者。

（二）临床注意事项

1. 对金属材料过敏者禁用金属全冠及烤瓷熔附金属全冠。

2. 前牙及前磨牙避免采用金属全冠。

3. 对美观要求高，要求口内不暴露金属的患者，采用全瓷冠。

4. 牙体缺损过大，无足够固位形、抗力形者，应先采取辅助固位、抗力措施后再修复。

5. 尚未发育完全的年轻恒牙，应注意保护牙髓。

6. 深覆𬌗、咬合紧，没有矫治而且无法预备出足够间隙的患牙，应注意修复体的固位、抗力设计。

7．有夜磨牙情况者，应重视修复体咬合设计。

8．身心不能接受治疗过程或不能配合完成治疗者禁用。

三、铸造金属全冠

（一）牙体预备

1．𬌗面预备

（1）预备目的：为金属全冠修复体预备出𬌗面，开辟厚度为 0.8 ～ 1.5mm 的空间，且预备完成后应保留原𬌗面的大致形态，为后期修复体恢复正常的𬌗面解剖外形和咬合功能创造条件。

（2）预备方法

1）𬌗面预备时，先用球形金刚砂车针在牙体𬌗面中央窝磨出几个深约 1.0mm 的定深窝（图 3-17），并连接形成引导沟（图 3-18）。

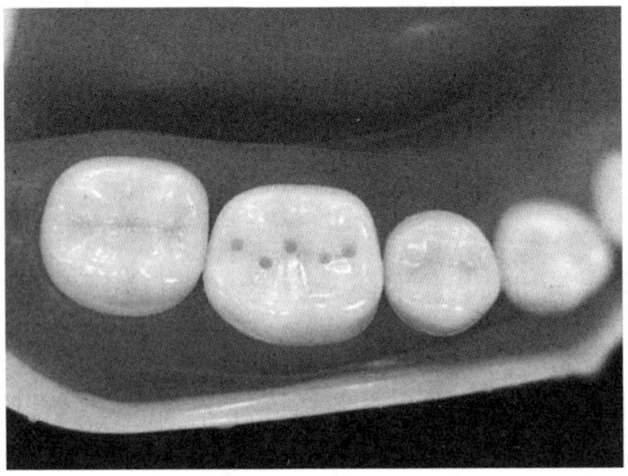

图 3-17　𬌗面定深窝

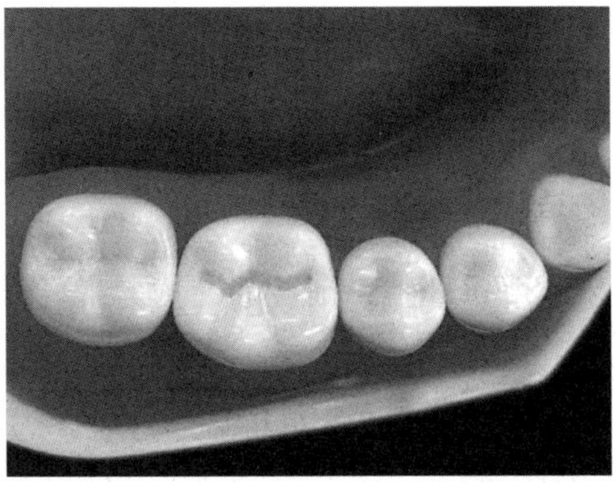

图 3-18　将定深窝连成引导沟

2）金刚砂车针在牙体𬌗面的颊舌侧发育沟、牙尖三角嵴处上分别磨出约 1mm 深的引导沟（图 3-19），以引导沟为参照进行磨除，磨除过程中保持𬌗面正常外形（图 3-20）。

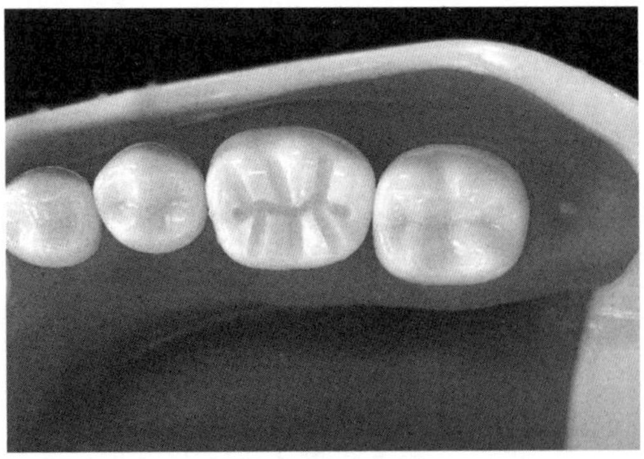

图 3-19　𬌗面引导沟

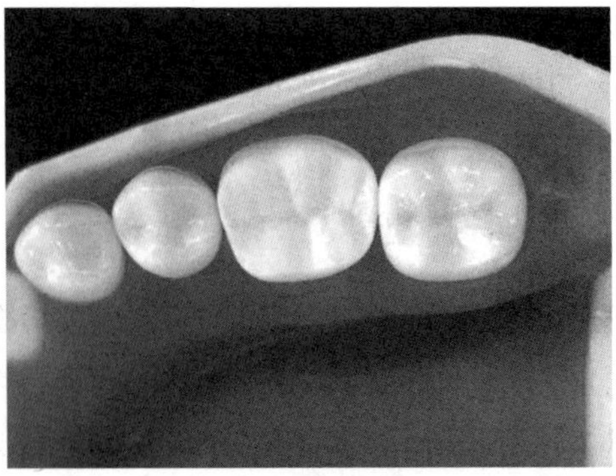

图 3-20　按引导沟磨除

3）为防止出现预备过多或不足的现象，可用软蜡片或咬合纸检查磨除的空间是否足够。预备不足会导致修复体局部过薄，强度变低。

2. 颊舌面预备

（1）预备目的：通过消除颊舌倒凹，并将最大周径降到设计的边缘处，预备出金属全冠颊舌面需要的厚度。

（2）预备方法：颊面预备分两步，第一步先沿就位道方向磨除颊舌面外形高点到边缘处的牙体组织，并保证冠边缘处预留应有的修复间隙（图 3-21）；第二步是磨除从外形高点到𬌗缘处的牙体组织，且要按这部分牙冠外形预备出修复体足够的间隙，同时注意咬合运动所需要的间隙（图 3-22）。具体方法如下。

1）用锥形金刚砂车针在颊舌侧外形高点与边缘之间的近中、中间和远中分别预备出一条引导沟，预备方向同就位道方向基本一致，且使基牙轴面向𬌗方聚合 2°～ 5°（图 3-23）。

2）用蓝标锥形金刚砂车针在颊面外形高点与𬌗缘之间分别预备 3 ～ 4 条引导沟（图 3-23），车针方向顺应牙体弧度方向，均匀磨除牙体组织。舌面预备在其近中、中间、远中分别预备三条引导沟，方向与就位道一致（图 3-24），磨除引导沟之间的牙体组织，将舌面外形高点降到肩台位置（图 3-25），与颊面形成 2°～ 5°的聚合度。

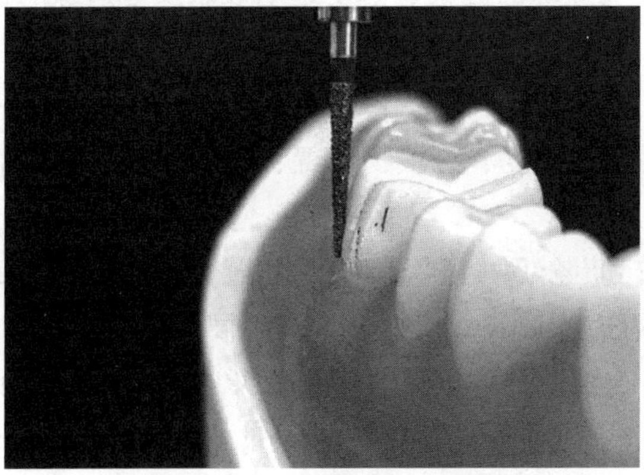

图 3-21　就位道方向消除倒凹

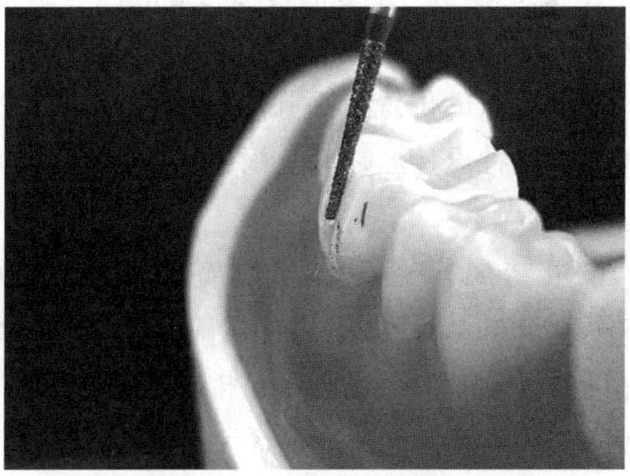

图 3-22　外形高点到𬌗缘处车针方向

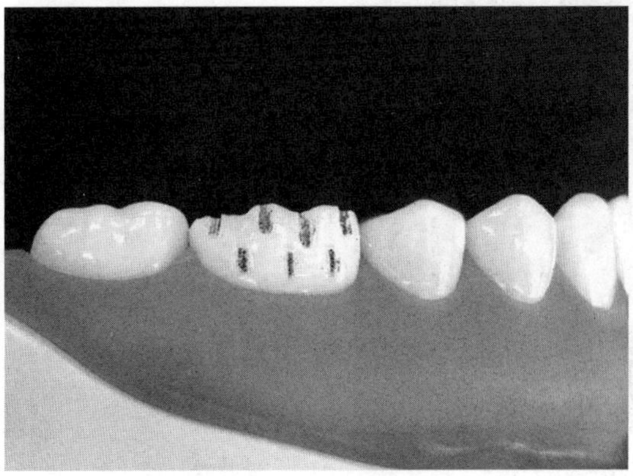

图 3-23　颊侧定深沟

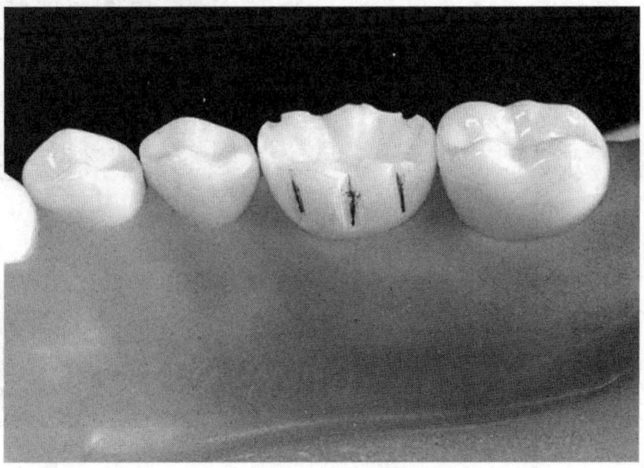

图 3-24　舌侧定深沟

3. 邻面预备

（1）预备目的：通过消除患牙邻面的倒凹，使患牙与邻牙完全分离，形成与颊舌面协调的就位道，并向𬌗方聚合 2°～ 5°，注意不要磨除过多。

（2）预备方法：预备时应注意方向与就位道一致，采用间断磨切除法从颊侧磨向舌侧，注意避免损伤邻牙（图 3-26）。

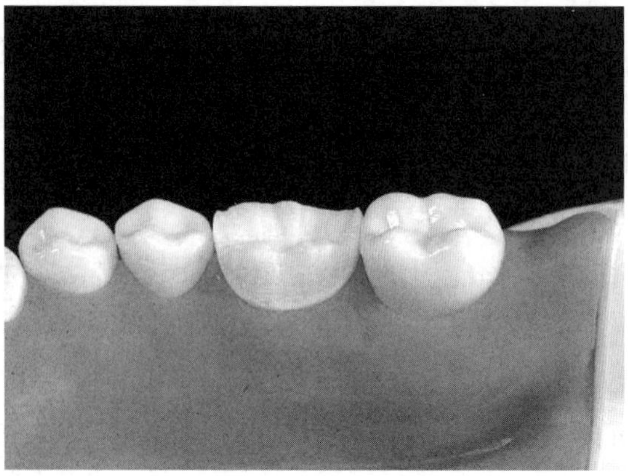

图 3-25　舌面预备

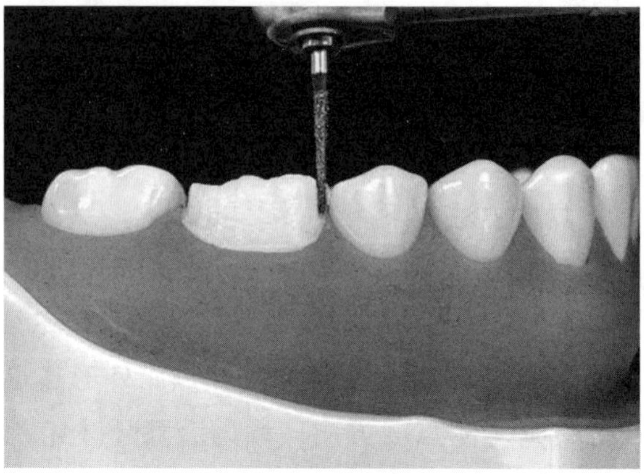

图 3-26　邻面预备

4. 边缘预备　全冠的边缘与冠的固位、美观、牙周组织的健康、修复远期效果及冠边缘的密合度有着紧密的联系，因此应重视全冠边缘的预备。

通常边缘的位置有平齐龈缘、龈缘线以上 1mm（即龈上肩台）、龈缘线以下 0.5 ～ 1.0mm（龈下肩台）三种设计。临床上根据修复体固位的需要、牙冠高度、充填物位置、美观等多种因素而选择边缘位置。

非贵金属全冠颈部肩台宽度为 0.5 ～ 0.8mm；贵金属材料制作的全冠颈部肩台宽度为 0.35 ～ 0.50mm。浅凹型肩台是最常见的铸造金属全冠边缘形式，但也可选择不同形式的边缘形态。为保证肩台预备的质量，可在排龈后再预备，排龈后视野清楚，也可避免损伤牙龈组织（图 3-27）。边缘应连续一致、光滑平整且无锐边。

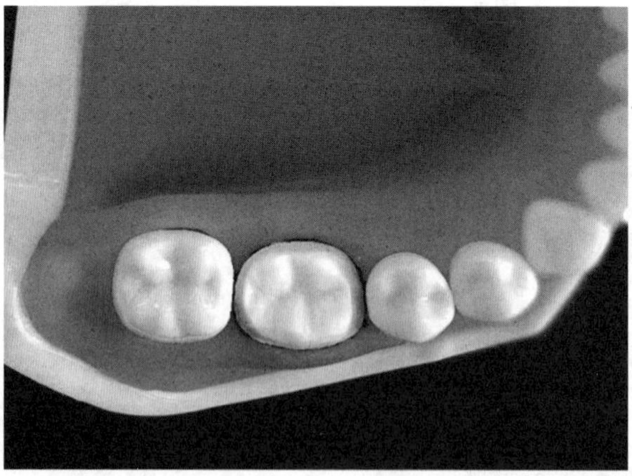

图 3-27　排龈

5. 轴面角预备　轴面角预备不足可在颊、舌面留下 4 个明显的线角，轴面角预备就是消除所有线角，将各个面连成一个整体。方法是用金刚砂车针切割消除四个轴面角，使轴面角处有足够的修复空间。轴面角预备不足会导致制作的修复体形态偏大，患者戴冠后会异物感明显，同时对牙冠外展隙形态、食物排溢也有不利影响。

6. 精修　精修时需对前期预备内容进行进一步的检查，检查内容包括𬌗面外形及修复空间是否足够（图 3-28）、各轴面聚合度是否合适、轴面角是否磨切、肩台是否光滑连续、轴面是否存在倒凹等。

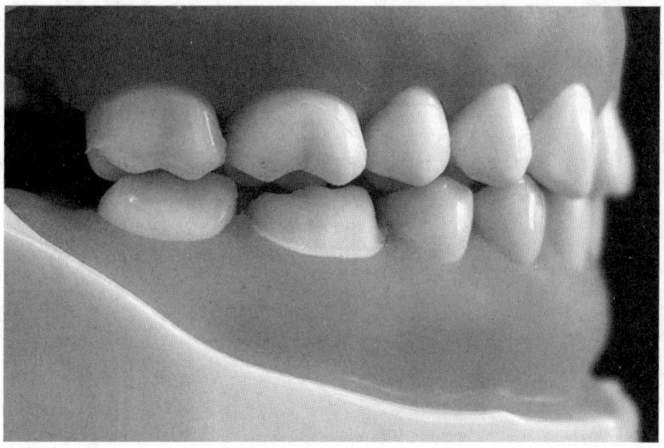

图 3-28　𬌗面检查

精修的具体方法是用颗粒度小的金刚砂车针将牙冠的点、线、角磨圆钝，抛磨切割面和局部粗糙面。

（二）印模与模型、暂时冠制作

印模与模型、暂时冠制作参见本章第九节、第十节。

（三）咬合关系的确定

确定颌位关系即通过一定方法在模型和𬌗架上准确反映出上、下颌牙的正中咬合关系，是重要的临床步骤。由于缺牙的数目和位置不同，确定颌位关系的操作方法、难易程度也不一样。确定正中咬合关系的方法具体有以下三种。

1. 在石膏模型上利用余留牙确定上、下颌牙的咬合关系　适用于少数牙缺失，余留牙上下颌咬合关系正常者，即通过将上、下颌石膏模型咬合对位，观察上下颌牙在口腔内的正确位置关系，用铅笔在模型上下颌的相关位置画出标志线，以记录咬合关系，并为技师制作全冠时提供验证咬合关系的参考。

2. 利用蜡、硅橡胶确定上、下颌关系　适用于在口内有保持上下颌垂直关系的后牙，但在石膏模型上却不能准确确定咬合关系者。采用蜡、硅橡胶记录咬合关系：首先将 2 层宽约 1cm 的软蜡片或硅橡胶，置于患者口内下颌牙列咬合面，然后嘱其做牙尖交错位咬合，确认无误后待其变硬，最后取出并放置于模型上，即可获得正确的咬合关系。

3. 利用𬌗堤记录上、下颌关系　适用于单侧、双侧游离端缺失，且每侧缺失 2 个牙以上；或是上下颌牙列所缺失的牙口内无对颌牙相对，余留牙因牙体缺损需要修复，但无法直接取得稳定咬合关系时。具体方法：首先在模型上制作暂基托及𬌗堤，然后放入患者口中嘱患者做正中关系位的咬合，最后取出𬌗堤放置在石膏模型上，依照𬌗堤咬合印迹，即可取得正确的咬合关系。

（四）铸造金属全冠的制作

1. 制作可卸模型代型　制作可卸模型代型以确保制作出的熔模冠边缘与工作模型的颈缘线完全

吻合，与预备牙密合无间隙，与邻牙有良好的接触关系。

2. 熔模制作 在制作熔模前，需要在工作模型的代型上均匀涂布一层薄薄的间隙涂料，厚度约为20μm，注意在颈缘处不要涂布，以保证颈缘的密合度。涂布间隙涂料的目的是为粘固剂预留出空间，间隙涂料的厚度约为粘固剂的厚度。涂布后在代型上用蜡雕刻出相应的牙体形态，等待包埋。

3. 包埋 指用包埋材料包埋熔模形成铸型，使其成为具有一定外形，便于熔模料熔化外流、挥发的铸型腔。

4. 铸造 是将金属加热熔化，浇铸入预备好的铸型内成为铸件的过程。

5. 铸件抛光完成

（1）铸件冷却、清理。

（2）铸件研磨前检查、调整邻接关系和研磨。

（3）铸件抛光。

（五）试戴与粘接

试戴与粘接参见本章第十一节。

四、烤瓷熔附金属全冠

（一）基本结构与瓷材料的组成

1. 基本结构 烤瓷熔附金属全冠是由低熔烤瓷粉在真空条件下熔附到铸造金属基底冠上形成的金－瓷复合结构。金属结构多采用铸造工艺制作而成，瓷结构是将瓷粉与配套液体混合形成糊状，层层堆积在金属基底上（图3-29），然后将金属和烤瓷一起置于烤瓷炉内，真空下烧结而完成。

2. 瓷材料的组成

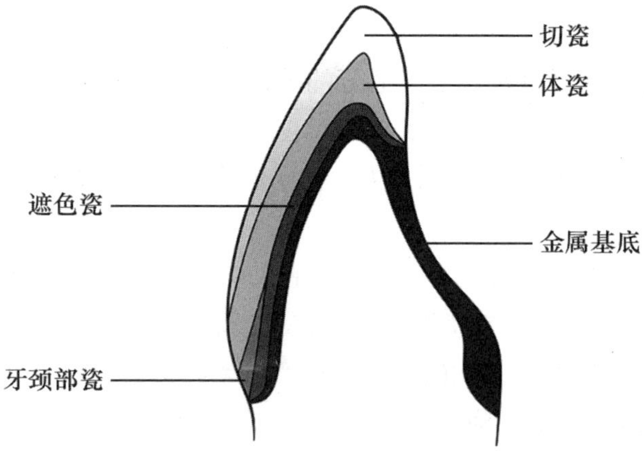

图3-29 烤瓷熔附金属全冠的结构与组成

（1）遮色瓷

1）位置：遮色瓷是与金属基底直接接触的瓷层。

2）功能：主要是遮盖金属的颜色，防止金属色透过瓷层影响修复体的美观。同时，遮色瓷还需要与牙本质瓷的颜色相协调，以确保修复体整体颜色的自然过渡。

3）特性：遮色瓷是金瓷结合的关键瓷层，需要具有良好的附着力，以确保与金属基底的牢固结合，从而保证金－瓷结合的稳定性。

（2）牙本质瓷

1）位置：牙本质瓷覆盖在遮色瓷的表面。

2）功能：是烤瓷熔附金属全冠的基本颜色层。能够再现牙本质的色泽，使修复体的颜色更加接近天然牙齿，因此又称为体瓷。

3）特性：牙本质瓷是一种半透明的瓷层，能够模拟天然牙本质的透光效果，使修复体更加逼真。

（3）牙釉质瓷

1）位置：牙釉质瓷是在牙本质瓷完成后，涂在其表面的瓷层。

2）功能：模拟天然牙釉质的外观和特性，使修复体的表面具有类似天然牙齿的光泽和透明度。

3）特性：牙釉质瓷是一种透明的瓷层，能够模拟天然牙釉质的透光效果，使修复体的表面更加逼真和美观。

（4）其他瓷材料

1）龈瓷：用于模拟萎缩的牙龈，使修复体与牙龈的过渡更加自然。

2）模仿折裂纹的瓷和着色瓷：提高修复体的仿真度，使其更加接近天然牙齿的外观。

（二）制作材料的要求

烤瓷熔附金属全冠兼顾了金属与瓷各自的优点。如果金属与瓷的接触面设计不合理或金－瓷结合不牢固，会导致瓷层出现裂纹，甚至破裂或脱落；色泽选择不当将会影响烤瓷修复体美观。因此金属与瓷的匹配性是影响修复体成功的重要因素，需要对烤瓷底部合金和表面瓷粉做相应要求，具体内容如下。

1. 烤瓷合金、烤瓷粉应具有良好生物相容性。

2. 两种材料均应具有良好的机械强度，使修复体在正常使用过程中不易变形和磨损。烤瓷合金应具备较高的弹性模量，良好的铸造性能、润湿性，以便可以与瓷粉牢固结合。

3. 两者可以实现化学结合。

4. 严格把握烤瓷合金与烤瓷粉的热膨胀系数。

5. 烤瓷粉的熔点应小于烤瓷合金的熔点，以防止烤瓷制作时金属基底变形、熔化。

6. 烤瓷粉的色泽应稳定不变，同时具有可调配性。

（三）金－瓷结合机制

1. 金－瓷结合的理论　烤瓷合金与瓷之间的结合力主要由化学结合力、界面压缩应力、机械结合力、范德瓦耳斯力组成。

（1）化学结合力：这是金－瓷结合力的主要组成部分，由烤瓷合金在预氧化处理过程中形成的氧化膜与瓷产生化学结合而产生。

（2）界面压缩应力：烤瓷熔附金属全冠制作完成冷却后，合金收缩大于瓷粉，瓷粉内部产生压缩力，此力增加了金瓷界面的机械嵌合力。

（3）机械结合力：通过增加金－瓷结合面的粗糙度，增加界面接触面积，增加瓷粉对烤瓷合金的润湿性，以提高机械结合力。

（4）范德瓦耳斯力：烤瓷合金与瓷结合后产生的分子间引力，即范德瓦耳斯力。

2. 金－瓷结合的影响因素 影响金－瓷结合的因素包括两者界面的润湿性和金－瓷热膨胀系数的匹配性。热膨胀系数受以下因素影响：①烤瓷合金、瓷材料本身的热膨胀系数值不匹配。②产品质量问题。③瓷粉调和或筑瓷时受到污染。④制作过程中的烧结温度、升温速率及烧结次数。⑥环境温度。

（四）烤瓷冠的设计

1. 瓷覆盖面的设计 主要有两种设计形式，具体如下。

（1）全瓷覆盖：指金属基底表面基本全部被烤瓷覆盖，适用于咬合关系正常的前牙及殆龈距离正常的后牙。注意咬合接触应避开金－瓷衔接线，以保证瓷层不因咬合力而折裂、脱落。

（2）部分瓷覆盖：指用瓷覆盖金属基底的唇颊面及邻面，后牙殆面及前牙舌面暴露出金属，适合于咬合紧、覆盖小、殆力大、后牙殆龈距离小等情况。

2. 金属基底冠的设计 金属基底冠具有固位作用，同时还对美观、咬合、金瓷结合质量等产生影响，其设计要求具体如下。

（1）完全覆盖患牙牙冠表面，且能提供良好固位力。

（2）具有一定厚度、强度，贵金属基底通常厚度为 0.3 ～ 0.5mm，非贵金属基底最低厚度约为 0.5mm；同时可以为瓷层提供足够的修复空间。

（3）金属基底表面形态：无尖锐线、角等，以免导致应力集中破坏金－瓷结合。

（4）可通过调整金属基底厚度来保证瓷层厚度均匀，避免瓷层厚度突变。

（5）颈缘处光滑无毛边。

3. 金－瓷结合部的设计 需要避开咬合功能区，以防发生瓷裂；需要避开唇颊侧，以免影响美观；还需要保证此区域的瓷层有足够厚度，有利于金属肩台承受、传导来自瓷层的殆力。

4. 冠边缘的设计 按冠边缘与龈缘的关系，可将冠边缘分为龈上边缘、龈下边缘和齐龈边缘。按照结构也可分为三种形式：瓷颈环、金属颈环、金瓷混合颈环，其各自优点、缺点、适用范围见表 3-1。

表 3-1 常见的冠边缘类型

类型	优点	缺点	适用情况及特点
瓷颈环	美观，不会因金属氧化出现氧化物龈染色的问题	制作工艺复杂	适用于前牙、前磨牙唇颊侧龈沟浅，要求不显露金属者。要求颈部肩台宽度在 0.8mm 以上，以保证瓷层的厚度
金属颈环	密合性和强度均较好	显露金属不美观	适应于后牙及前牙舌侧全瓷覆盖型金瓷冠。金属颈环通常为 0.5mm 宽的肩台，以保证冠边缘的强度
金瓷混合颈环	保证了瓷层有足够的金属支撑，比较美观	要求颈部肩台有足够的宽度，否则会因冠边缘厚度不足、瓷层过薄而影响美观	适用于牙体能保证足够的肩台厚度、金瓷冠的颈缘位于龈沟内时。有牙龈退缩倾向者慎用此设计

（五）烤瓷冠的牙体预备

牙体预备目的是开辟修复需要的间隙，同时满足修复材料、咬合功能及美观的要求。牙体预备的基本方法、原则与铸造全冠类似，具体如下。

1. 前牙牙体预备的要求

（1）切缘预备

1）预备要求：预备出 2.0mm 的间隙，上前牙切缘预备与牙长轴成 45°，并向腭侧形成小斜面，下前牙切缘要求同上牙，但切缘斜面斜向舌侧。

2）预备方法：金刚砂车针在切端预备三条 1.8mm 深的定深沟（图 3-30），根据定深沟深度均匀磨除切端牙体组织（图 3-31）。

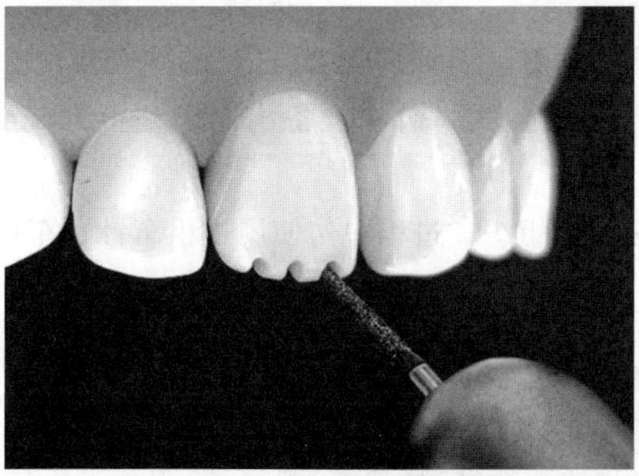

图 3-30 切端定深

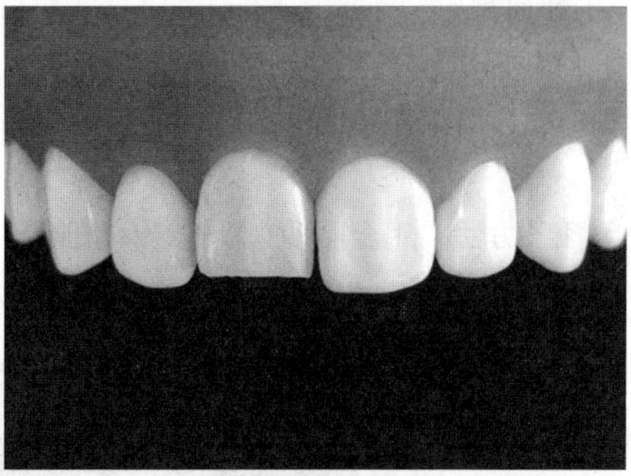

图 3-31 切端预备

（2）唇面预备

1）预备要求：均匀磨除 1.2 ～ 1.5mm 的牙体组织，并在牙冠唇面切 1/3 磨除少量牙体组织以保证切缘瓷层厚度和透明度。

2）预备方法：在唇面龈端按照牙体长轴方向预备引导沟，在唇面切端按照平行于唇面外形的方向预备引导沟（图 3-32），深度约为 1.3mm。然后按照引导沟均匀磨除牙体组织，唇面颈部形成 2°～ 5°的聚合，消除唇面倒凹，使唇面外形高点降到边缘位置（图 3-33、图 3-34）。在预备唇面的同时，肩台初步形成。

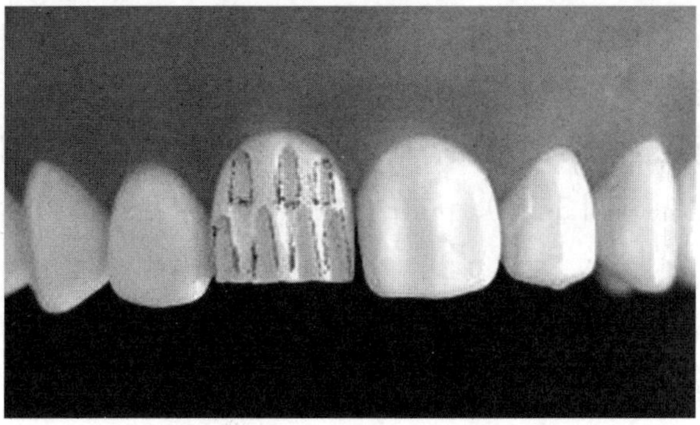

图 3-32 唇侧定深沟

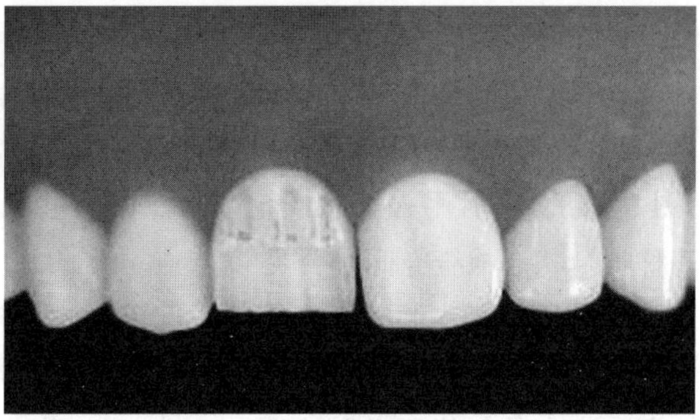

图 3-33 唇侧切端面的预备

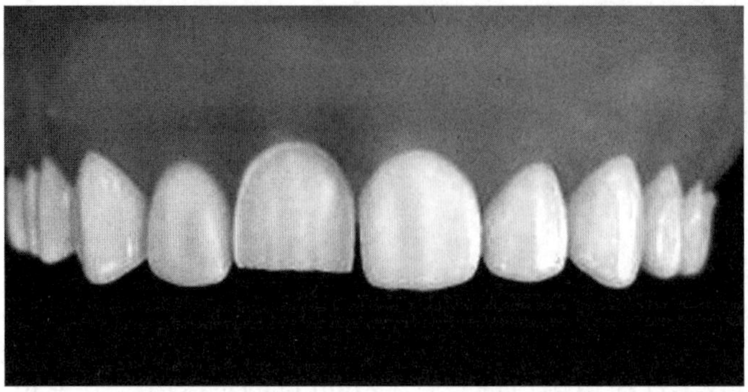

图 3-34 唇侧颈部面的预备

（3）邻面预备

1）预备要求：去除邻面倒凹，预备出金 – 瓷修复间隙，保证切向 2°～ 5°的聚合度。上前牙邻面切割量为 1.8 ～ 2.0mm，下前牙为 1.6 ～ 1.0mm，并在颈部初步预备出 0.35 ～ 0.50mm 宽的肩台。

2）预备方法：用金刚砂车针按牙体长轴方向磨除牙体组织，过程中勿使用过粗车针，车针与邻牙间可保留釉质薄片，以防损伤邻牙（图 3-35）。

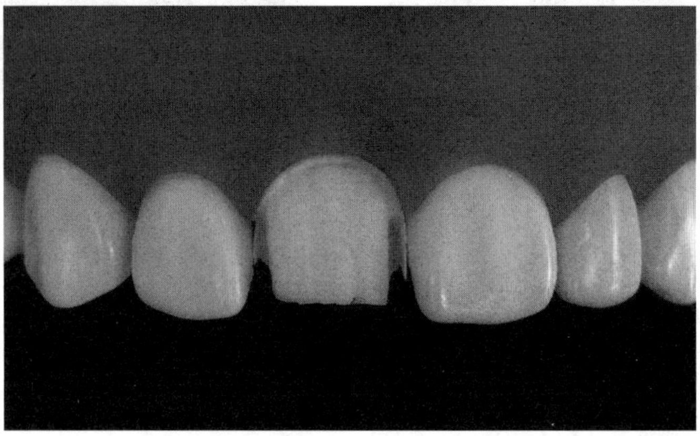

图 3-35 邻面预备

（4）舌面预备

1）预备要求：若设计舌侧不覆盖瓷，只预备出金属的修复空间，需要均匀磨除约 1mm；若设计金瓷层覆盖，则要求在保证金属厚度的基础上增加瓷层的空隙，需要均匀磨除约 1.5mm。

2）预备方法：舌面预备分为舌面窝预备和舌轴面预备。舌面窝预备时，用球形车针预备定深洞（图 3-36），然后用火焰状或轮型车针均匀磨除牙体组织（图 3-37），并在正中𬌗、前伸𬌗、侧方𬌗三种咬合状态检查空间是否足够。

舌轴面预备先制备 2 ～ 3 条平行于牙体长轴的定深沟，深度约为 0.5mm，并按照引导沟深度均匀磨除牙体组织，磨除牙体组织后初步形成 0.5mm 宽的肩台（图 3-38），与唇面龈端面形成 2°～ 5°的聚合度，并与邻面肩台相连。

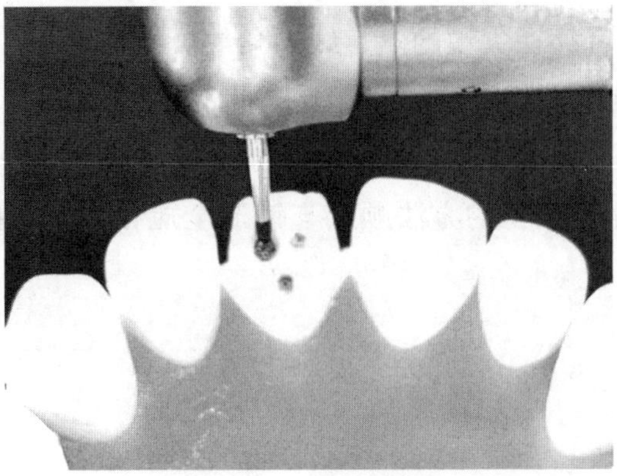

图 3-36 舌侧定深洞

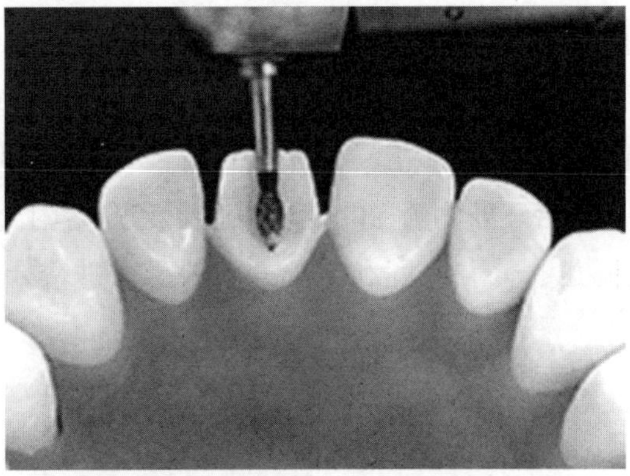

图 3-37 舌侧预备

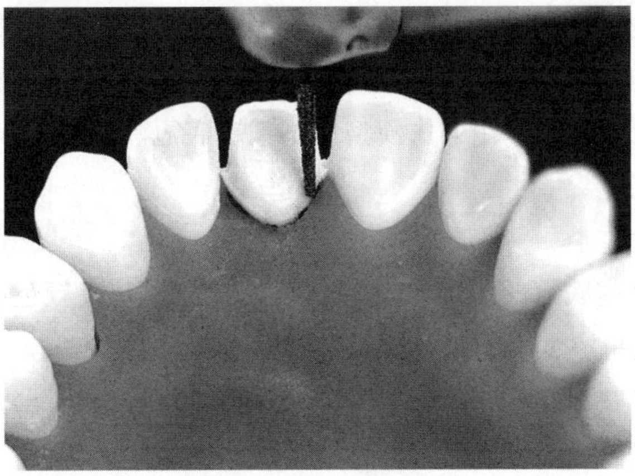

图 3-38 肩台预备

（5）颈部肩台预备

1）预备要求：前牙唇面边缘位置一般放在龈下 0.5 ～ 0.8mm。金瓷冠肩台形态多选择肩台型、浅凹型。

2）预备方法：为保护牙龈和暴露肩台，首先需要排龈（图 3-39），然后选择细颗粒的圆头柱状车针形成凹型肩台，或选择平头柱状车针形成肩台颈缘。

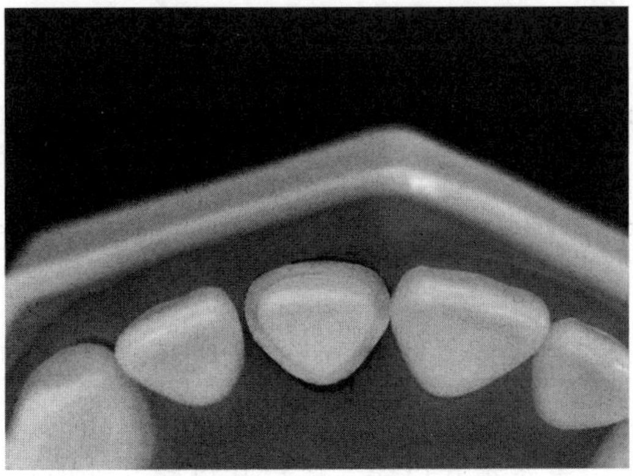

图 3-39 排龈预备肩台

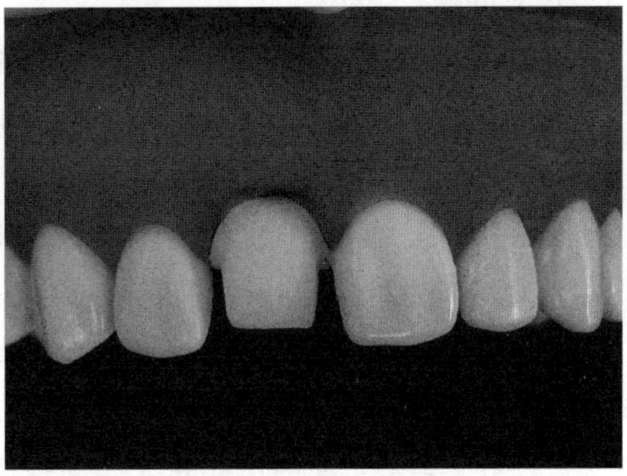

图 3-40 精修完成

（6）精修：同金属冠一样，对前期预备内容进行进一步的检查，包括修复空间是否足够、外形、各轴面聚合度、肩台是否光滑连续、是否存在倒凹，是否存在尖锐的点、线、角等。

具体方法是用颗粒度小的金刚砂车针（如黄标金刚砂车针）进一步精修，将牙冠的点、线、角磨圆钝，磨除局部粗糙面，抛光肩台（图 3-40）。

2．后牙牙体预备的要求 后牙烤瓷熔附金属全冠牙体预备的方法顺序与铸造全冠相近，即按照满足固位、修复空间和美观方面的要求进行牙体预备。

（六）烤瓷冠的制作工艺

1．金属基底冠的制作

（1）工作模型和代型的制备：工作模型修整，打孔加钉，灌注底座，制作可卸代型，依次涂石膏硬化剂、间隙剂、分离剂。

（2）蜡型制作：用蜡制作基底冠形态，在保证基底冠蜡型足够厚度的同时留出瓷修复空间。精修蜡型，使蜡型表面光滑连续，点、线、角等交界处圆钝，边缘清晰连续，最后安插铸道和底座。

（3）包埋、铸造、开圈、喷砂、在工作模型上试戴基底冠。

（4）打磨、抛光、完成。

2．涂瓷和烧结

（1）遮色瓷的涂塑：在基底冠的表面涂布一层可遮盖金属基底颜色的瓷层。烧结后形成均匀的一薄层覆盖，一般不透明瓷总厚度不超过 0.2mm。

（2）牙本质瓷的堆筑：在遮色瓷上从牙颈部向切端方向堆筑，析出瓷粉中水分，使瓷粉堆筑致密，减少瓷粉烧结时的收缩程度。

（3）釉质瓷的堆筑：釉质瓷的应用需要根据患者牙齿特征进行堆筑。将釉质瓷调成糊状铺开，吸除水分，用小毛刷刷出唇侧外形并刷光滑。

（4）咬合的调整：调整舌侧咬合至适合。

（5）烧结：将完成的烤瓷冠放在烤瓷炉边干燥，待水分充分蒸发再进行炉内烧结；烧结完成后，烤瓷冠需要缓慢冷却至室温。

（七）修复后问题及处理

1．色彩问题

（1）色相、色度或明度不匹配：主要原因及常用预防措施为以下几方面。

1）比色环境未满足要求：主要是由于来自工作室环境、患者口腔周围环境颜色的干扰，预防办法是严格按照比色要求设置比色环境。

2）比色时间、取光方向有误：最佳比色时间为中午 12 时前后 2 小时，应避开直射的自然光。

3）比色者视觉产生误差，如视觉疲劳，应避免连续比色。

4）色彩再现有误：比色记录不准，比色结果传递失误，是修复体制作过程中的技术问题，应加强修复体制作技术。

（2）透明度异常：原因可能是牙体预备切割量不足、金属基底过厚、遮色瓷过厚、牙体唇舌径过薄等。牙体预备、修复体制作时应避免以上问题的出现。

2. 瓷崩裂问题

（1）烤瓷熔附金属冠瓷崩裂的原因很多，具体如下。

1）内冠设计、制作不合理：如金属基底冠表面形成尖锐棱角产生应力集中，导致瓷裂；金属过薄，强度不足以支持瓷层，造成瓷层崩裂、脱落；金－瓷衔接部没有避开咬合接触区。

2）咬合问题：切端、𬌗面瓷层在前伸、侧方咬合运动中有早接触点；咬合紧、𬌗力大，特别是夜磨牙患者戴用烤瓷修复体易引起崩瓷；另外，不良咬合习惯也可使切端的瓷层崩裂。

3）临床及制作技术的因素：牙体预备不足、瓷层厚度不均匀可引起瓷层碎裂。

4）金属处理不当：汗渍、油污、粘接剂等造成金属基底冠表面污染；金属基底表面的氧化层过厚或过薄；烤瓷反复烧结引起金瓷的理化性能改变；瓷粉与金属热膨胀系数不匹配。

（2）金－瓷修复体瓷层崩裂的修理具体方法如下。

1）制作瓷饰片：可制作瓷饰片，并将它粘接到患牙上，但制作工序复杂。

2）使用复合树脂修复崩裂的瓷质：因光固化复合树脂有多种颜色可选择，操作相对简便，所以多采用此方法，适用于小范围缺损。

3. 龈缘不对称问题 牙龈形态因牙槽骨吸收、牙龈退缩等原因，与对侧同名牙颈部不对称，直接修复会影响美观，应在修复前进行牙槽骨修整、牙龈成形手术等，或在修复体牙龈端设计龈瓷。

4. 龈染色问题

（1）牙龈染色：金属冠及烤瓷冠容易出现的修复后并发症，多表现为龈缘呈青灰色或暗褐色。其原因为金属基底的氧化物渗透到龈组织中，或多种原因引起腐蚀而产生氧化物，或由龈缘炎症诱发。

（2）预防办法：牙体预备时保证肩台有良好的厚度、外形；选择有质量保证的金属材料；粘固前及时清除修复体内表面的氧化物；采用高质量的粘接剂；粘接后及时清除多余残留在颈缘附近的粘固剂；建议患者选择贵金属烤瓷合金；采用全瓷颈缘等。

五、全瓷冠

（一）全瓷冠的结构与分类

全瓷冠是以陶瓷材料制成的覆盖整个牙冠表面的修复体。早期全瓷冠因脆性大没有得到广泛使用，主要应用于前牙。后因全瓷材料得到迅速发展，现已广泛应用于临床各类修复体的制作中，如贴面、嵌体、单冠、多单位桥体等修复体的制作，并因美观性好，性能稳定，生物相容性好等原因，逐渐成为临床全冠修复体的首选。

1. 全瓷冠的结构

（1）单层瓷结构：多采用透明度较高的玻璃基全瓷材料，通过常规烧结法、铸造法或CAD/CAM等制作而成。

（2）双层瓷结构：由基底冠、饰面瓷两种瓷材料构成，先制作强度较高的瓷基底冠，然后在其表面常规涂塑烧结饰面瓷或压铸饰面瓷。

2. 全瓷材料的分类 当前市场上可供选择的全瓷产品种类和品牌非常多，掌握好这些全瓷材料的性能，可以使它们的功能得到最大最长久的发挥。将全瓷材料按组成成分、加工工艺进行分类，大致可以分为以下几类。

（1）基于陶瓷主要成分的分类

1）玻璃基全瓷材料：透光性好且美学性能突出，但机械强度较其他种类低，适用于贴面、嵌体、单冠的制作。

2）氧化铝基全瓷材料：透光性介于玻璃基类全瓷材料与氧化锆基全瓷材料之间，机械强度通常高于玻璃基类全瓷材料，但低于氧化锆基全瓷材料，适用于嵌体、单冠、前牙三单位桥的制作。具体分为以下两类：①以氧化铝为主要成分的复相陶瓷。②高纯氧化铝陶瓷，其氧化铝含量大于99%。

3）氧化锆基全瓷材料：透光性相对较差，但其机械强度是口腔陶瓷材料中最高的，适用于单冠、多单位固定桥的制作。具体分为以下两类：①高纯氧化锆。②氧化钇稳定四方相氧化锆。

（2）基于制作工艺的分类

1）烧结类全瓷材料：又称传统粉浆类全瓷材料，采用烧结技术制作全瓷修复体的材料。

2）铸造全瓷材料：即采用失蜡铸造工艺成型的材料。

3）热压铸全瓷材料：又称注射成形全瓷材料，将陶瓷在融化状态加压注入型腔，制作全瓷修复体的材料。

4）粉浆涂塑与玻璃渗透类全瓷材料：即先制作一多孔陶瓷修复体，随后浸渗上玻璃。

5）机械加工全瓷材料：主要指用于计算机辅助设计与计算机辅助制作的一类全瓷材料。

（二）全瓷冠的优点与缺点

1. 优点

（1）美学性能明显，半透明性佳，具有与天然牙相似的仿真效果。

（2）透明度高的全瓷冠，制作完成后仍可通过改变粘接剂的颜色来纠正修复体的颜色。

（3）不存在金属成分，不存在金属的龈染着色问题，不存在金属过敏现象。

（4）生物相容性好，无毒性。

（5）陶瓷为电的绝缘体，在口腔复杂潮湿的环境中化学性能稳定，不因唾液、龈沟液、食物、微生物及其代谢产物的作用而产生腐蚀、溶解等现象。

（6）可避免金属对磁共振成像检查的影响。

2. 缺点

（1）因陶瓷机械性能的影响，为防止修复体折裂，部分类型的全瓷冠预备量大于金属烤瓷冠。

（2）全瓷冠的修复效果与粘接性能密切相关，对粘接操作技术要求较高。

（3）与金属边缘相比，其边缘强度略差。

（4）高强度全瓷材料的基底核瓷与饰瓷之间的结合力有限。

（5）部分类型全瓷冠可能造成对殆牙的磨损。

（三）牙体预备

1. 全瓷冠的牙体预备要求 全瓷冠牙体预备的基本要求类似金属烤瓷冠，包括去除倒凹、去净腐质、良好的聚合度、边缘光滑连续、良好的抗力形与固位形等，但由于全瓷材料机械性能的特点，牙体预备量和形态仍有一些差别。

（1）全瓷冠切端或殆面、邻面、唇颊舌面的厚度应均匀，切端为1.5～2.0mm，唇舌面及邻面约为1.0mm。

（2）修复体边缘的形态、厚度等设计不仅影响修复体自身的边缘强度，同时还影响𬌗力作用下边缘区的应力分布。因此修复体边缘应为有角肩台或浅凹形，宽约 1.0mm，内线角圆钝。

（3）咬合接触区应设计在有基牙牙体硬组织支持的部位，远离冠边缘。

（4）避免修复后形成前伸和侧方𬌗干扰，尽量设计为多牙接触或组牙功能𬌗。

2. 牙体预备的具体步骤

（1）切端、𬌗面预备：先预备引导沟，前牙切缘或后牙𬌗面的引导沟深度约为 1.5mm，可预备多条引导沟，以便均匀磨除牙体组织，确保牙尖交错位及前伸、侧方𬌗运动时与对颌牙有足够的间隙。玻璃基全瓷冠切端预备量为 2mm, 氧化铝或氧化锆基全瓷冠切端预备量为 1.5 ～ 2.0mm。

（2）唇（颊）面预备：在唇面龈端按照牙体长轴方向预备多条引导沟，在唇面切端按照牙体形态预备多条引导沟，引导沟深度约为 1.0mm，唇（颊）面预备量为 1.0 ～ 1.5mm。然后按照引导沟均匀磨除牙体组织，消除唇面倒凹，使唇面外形高点移动到边缘位置。同时初步形成颈部边缘，边缘先终止于龈上或齐龈缘，宽 0.8 ～ 1.0mm。

（3）邻面预备：邻面的磨除量≥ 1.0mm，颈部边缘与唇（颊）面颈部边缘连续，位于龈上或齐龈缘，宽度为 0.8 ～ 1.0mm。

（4）舌面预备：上前牙用火焰状金刚砂车针按正常舌面窝外形磨除 1.0 ～ 1.5mm，下前牙舌面窝不明显，根据其外形预备出 1.0 ～ 1.5mm 的均匀空间即可。颈部边缘与邻面颈部边缘连续，位于龈上或齐龈缘，宽度为 0.8 ～ 1.0mm。

（5）颈部预备：全瓷冠修复常见的牙体预备边缘形态为有角肩台或浅凹形肩台，宽度通常为 0.8 ～ 1.0mm。

（6）精修完成：牙体预备完成后，认真检查修复空间是否足够，肩台是否光滑连续，外形不能有棱角，不能有倒凹。

（四）全瓷冠的试戴与粘接

1. 全瓷冠的试戴　全瓷冠的试戴步骤与金属烤瓷冠大致相同，但以下几点需要注意。

（1）玻璃基类全瓷冠强度较低，试戴时切忌用力过大造成修复体折裂；必要时需要在粘固完成之后进行咬合调整。

（2）全瓷冠的透明度高，修复体最终修复效果受修复体本身颜色及树脂水门汀颜色、基牙颜色等多因素的影响。因此，试戴时需使用与树脂水门汀配套的试色糊剂模拟粘固后的效果，必要时可在粘接环节通过选择恰当颜色的树脂水门汀对修复后色彩予以调整。

（3）暂时冠粘接时应尽量避免使用含有丁香油的暂时性粘接水门汀。粘固前应去除残留在基牙上的暂时粘接水门汀，建议使用不含油或氟化物的浮石粉彻底清洁基牙。

2. 全瓷冠的粘接　全瓷材料首选树脂类水门汀粘接材料。树脂类粘固剂机械强度高、水溶性低、可选色、边缘封闭性好，与牙体硬组织和陶瓷的粘接性能好。为提高全瓷冠粘接强度，需要对粘接面进行处理，包括表面粗化、硅涂层处理、硅烷化处理，具体如下。

（1）表面粗化：即通过增加陶瓷表面微孔结构，扩大粘接面积，增强湿润性。目前常用的表面粗化方法包括机械打磨、喷砂和酸蚀。喷砂即使用氧化铝细砂在高压力的气流下蚀刻陶瓷表面以获得粗化效果。酸蚀指使用氢氟酸选择性地溶解玻璃基陶瓷表面的氧化硅成分以获得粗化效果。对于玻璃基陶瓷，喷砂与酸蚀均可使其表面粗化。氧化铝或氧化锆基瓷由于不含或仅含微量的氧化硅成分，酸蚀不能起到粗化表面的作用，主要采用喷砂的方式粗化其表面。

（2）硅涂层处理：因氧化铝、氧化锆基陶瓷中不含或仅含微量的氧化硅成分，硅烷偶联剂无法直接与之形成化学键，因此可在此类陶瓷表面增加硅涂层来提高全瓷材料的粘接强度。

（3）硅烷化处理：在粗化的陶瓷表面使用硅烷偶联剂能够通过形成化学共价键和氢键来提高粘接作用。

全瓷冠的粘接步骤参见本章第十一节内容。

第七节　桩核冠

一、桩核冠的概念及种类

（一）桩核冠的概念

桩核冠是指当牙体缺损范围较大，剩余的可利用牙体组织量不足，无法满足全冠修复所需的固位形和抗力形时，通过增加桩核来为全冠提供支持和固位的一种全冠修复体。按照牙体缺损范围由小到大，选择修复方法遵循如下顺序：嵌体—高嵌体—部分冠—全冠—桩核冠。

相对于桩冠，桩核冠是一种更加合理、更为方便的设计，先做桩核再做冠，有以下几个好处：桩核与冠分别戴入，固位良好，边缘密合度高；如需要更换修复体，可以换冠而不用换桩核，重做及修改容易；作为基牙，即使牙体长轴与其他基牙不一致，可将核的方向进行调整，容易获得共同就位道；桩核与冠分别完成，可很好地解决多根后牙牙冠大面积缺损以全冠修复的问题。

（二）桩核冠的种类

桩核冠即利用桩插入根管内以获得固位的一种全冠修复体，其桩和冠为一整体。随着根管治疗技术和水平不断成熟和提高，大量不同程度缺损的患牙得以保存，加之各类粘接材料、桩核材料及制作工艺的进步，桩核冠的概念逐渐完善和丰富，已逐渐代替桩冠。相对于桩冠，桩核冠（图 3-41）是一种更加合理、更为方便的设计，分为桩、核、冠三个部分，可根据具体缺损范围和材料进行不同的组合，使牙体缺损修复更显多样性和个性化。

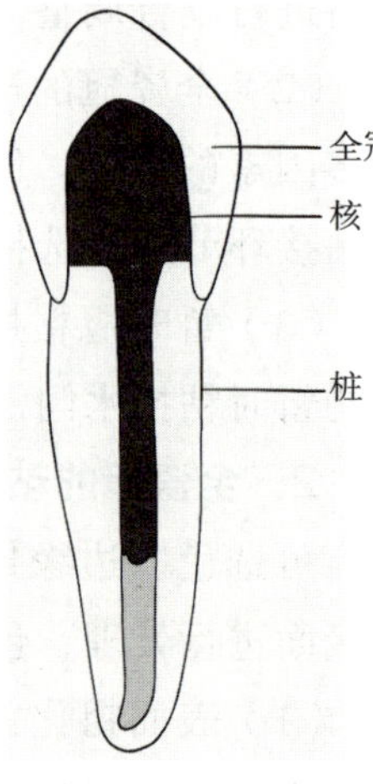

图 3-41　桩核冠的基本结构

1. 桩核冠的组成

（1）桩：插入根管内的部分，其冠部与核相连，尾部连接根管封闭区。利用摩擦力和粘固力获得固位。桩还可传递应力，改变牙根的应力分布。桩分为金属桩、陶瓷桩和纤维桩。

（2）核：替代临床牙冠缺损的部分，固定于桩上，并与桩的冠部相连使桩核成为一体，为冠修复体提供良好的固位和稳定作用。核分为金属核、银汞合金核、复合树脂核、陶瓷核。

（3）冠：覆盖核和剩余牙冠的部分，作用是恢复牙齿形态、功能和美观。冠分为金属冠、陶瓷冠、复合树脂冠。

2．桩核冠的种类

（1）按修复体结构分类：①桩、核、冠三体结构，其桩、核、冠为不同材料的分体结构，如纤维桩－树脂核－烤瓷冠（图 3-42）。②桩核、冠二体结构，其桩核为同种材料的整体结构，但与冠分体，如陶瓷桩核 - 全瓷冠、铸造金属桩核－金属烤瓷冠等。③桩核冠一体结构，桩核冠为一整体结构，如金属核烤瓷桩冠、金属桩冠。

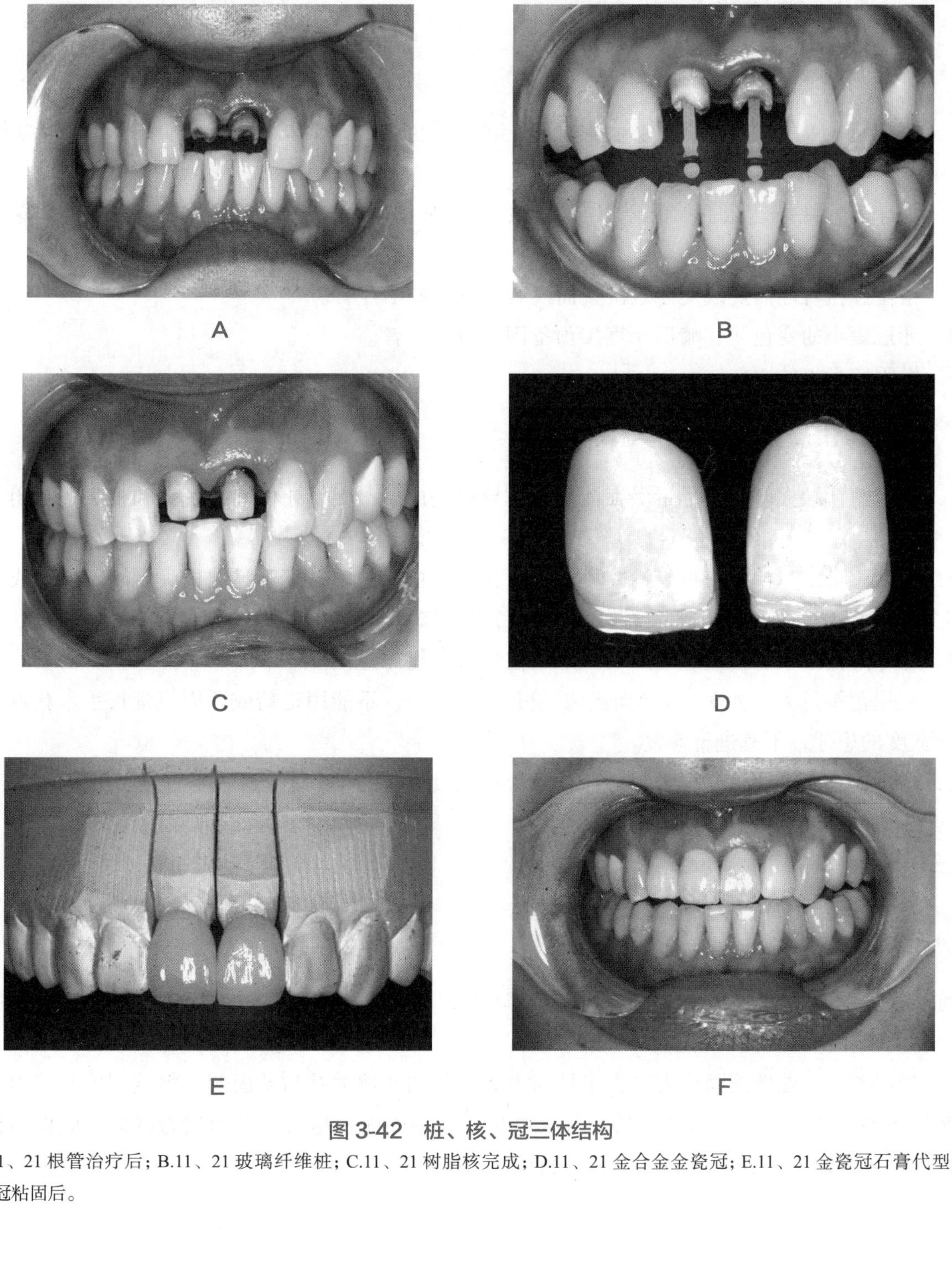

图 3-42　桩、核、冠三体结构

A.11、21 根管治疗后；B.11、21 玻璃纤维桩；C.11、21 树脂核完成；D.11、21 金合金金瓷冠；E.11、21 金瓷冠石膏代型；F.11、21 金瓷冠粘固后。

（2）按修复材料分类

1）桩：包括以下两种。①金属桩：铸造金属桩、成品金属桩。②非金属桩：纤维桩、陶瓷桩。

2）核：包括以下两种。①金属核：铸造金属核、银汞合金核。②非金属核：复合树脂核、陶瓷核。

3）冠：包括以下三种。①金属冠：铸造金属冠。②非金属冠：全瓷冠、聚酯冠。③复合冠：金属烤瓷冠、金属树脂冠。

二、桩核冠的适应证和临床注意事项

（一）适应证

1. 临床牙冠大部分缺损，剩余牙体无足够的固位条件，直接充填后无法提供冠修复体固位力者。

2. 临床牙冠缺损达龈下，但牙根有足够长度，牙周健康，经冠延长术或牵引术后暴露出缺损面者。

3. 错位、扭转牙需要改变牙冠位置而没有条件正畸治疗者。

4. 牙冠短小的变色牙、畸形牙直接预备固位形不良者。

5. 做固定义齿的固位体。

（二）临床注意事项

1. 年轻恒牙缺损时，应尽量保存活髓，诱导根尖成形，促使牙根继续发育和根尖孔封闭，再行修复。

2. 根管感染未行治疗或根管治疗不完善，如欠充填或充填密度不足致根尖封闭不良，或根尖阴影过大，瘘管未消者，宜在根管治疗效果肯定时再行修复。

3. 牙根弯曲致根管桩道过短等，则采用桩核冠修复需谨慎。

4. 缺损范围过大，如 3 ～ 4 个轴壁缺损并深达龈下，不能用正畸或牙周冠延长手术获得足够的生物学宽度的患牙，不宜进行修复。

5. 严重的根尖吸收致牙根过短，牙槽骨吸收超过根长的 1/3 以上者，不宜进行修复。

微课：桩核冠牙体预备的要求

三、牙体预备的步骤及要求

（一）设计要求

桩核冠要修复的患牙，一般剩余牙体组织不足以为修复体提供足够的固位形，因此桩核的设计有其独特的固位形与抗力形要求。

1. 桩的长度　桩核冠固位力取决于桩与根管壁间的摩擦力及与粘固剂、粘接剂的黏着力。桩的长度是影响桩核固位的主要因素，桩越长，摩擦力与粘固面积越大，则固位力越强，但桩的长度受牙根总长度的限制（图 3-43）。其注意事项有以下几方面。

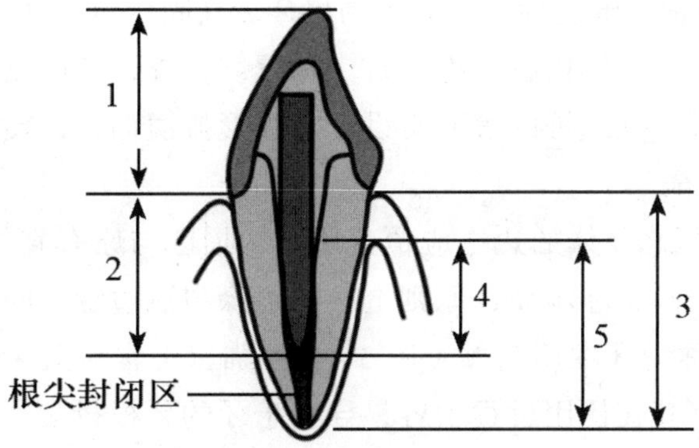

1. 冠长；2. 桩长；3. 根长；4. 桩在牙槽骨内的长度；5. 根在牙槽骨内的长度。

图 3-43 桩核冠的长度

（1）保证根尖封闭：根管治疗后，预防了根尖病变的发生，但口腔内是一个污染环境，根管内的所有操作都与口腔环境相通。因此必须保留 3 ～ 5mm 的根充材料隔离口腔与根尖周；如果余留根充材料过少则不利于根尖封闭，常导致重行根管充填。

（2）保证桩的长度不短于临床牙冠高度。

（3）桩在骨内桩长度大于根在骨内根长度的 1/2。

2. 桩的直径 桩的直径与桩核冠的固位及抗力都有关系。增大桩的直径，也就增大了桩与根管内壁的接触面积，既增加了固位力，又增加了抗力性；但根管壁的厚度有一定限制，根管壁过薄，易致受力时折断。但如果桩过细，不仅固位力不足，而且受力时桩易产生弯曲或折断（图 3-44）。一般来说，在桩材料强度足够的条件下，桩的直径在 1/4 ～ 1/3 根径范围内对牙根的抗折性无明显影响。

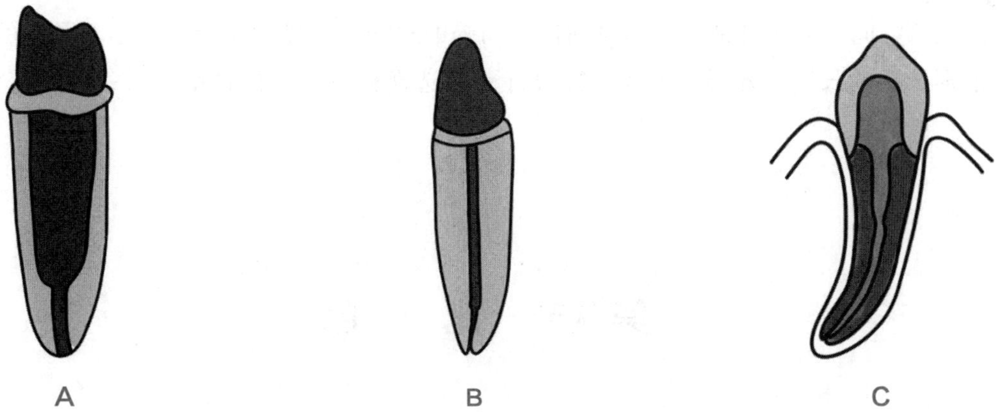

图 3-44 弯曲根管、过细根管

A. 根管壁过薄，桩过粗；B. 桩过细；C. 弯曲根管，可利用的长度过小。

3. 桩的形态 桩的形态取决于牙根的形态，牙根的三维形态制约着桩的长度、粗细及水平截面的外形。根管预备时应结合相应牙根的解剖学特点和实际情况仔细判断并做处理，从根管口到末端逐渐缩小呈锥形，与牙根形态一致，与根管壁密合。对于弯曲根，由于桩无法做成弯曲形状，须确保根的可利用长度满足桩核冠固位形和抗力形要求，否则预后不良。

桩的形态根据外形可分为平行桩和锥形桩。平行桩的聚合度小，固位力大，适用于根长且粗大者；锥形桩适用于细根、短根、继发性牙本质少的患牙，其固位力与密合度及粘接力有关。桩的形态根据表面纹理可分为光滑桩、锯齿桩、螺纹桩。除螺纹桩外，表面纹理对固位力的增加作用并不明显。预成桩的表面常设计有纵形排溢沟，方便粘接时粘接剂排溢而使桩就位完全。

4. 牙本质肩领 最终冠修复体的边缘应覆盖所有缺损区与原有修复体，并在其边缘上方保留足够的健康牙本质，原则上核的边缘与冠边缘之间应留有至少 1.5mm 的牙本质，称为牙本质肩领（图 3-45）。临床上常见无牙本质肩领设计的桩核冠修复体，其在使用过程中容易导致患牙的牙根折裂。因此当根面位于龈下时，需通过正畸方法行牙根牵引术或通过牙周手术行牙冠延长术来获得牙本质肩领。

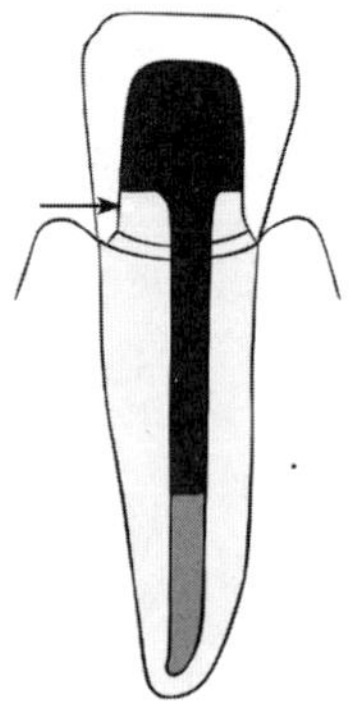

图 3-45 牙本质肩领

（二）牙体预备的步骤及要求

牙体预备前，对已确定为桩核冠适应证的患牙，再次检查口内情况并参照 X 线片，估计牙根的长度、方向、根管充填情况与根尖周情况，然后选择器械，调整体位。

1. 冠部余留牙体预备

（1）全冠的初始预备：无论还保留有多少牙体组织，都应按全冠预备要求与方法进行牙体预备，但此时不必做出龈沟内边缘，也无须精修。

（2）去除原有充填物及龋坏组织：去净残冠上所有的旧充填体及龋坏组织，暴露牙体组织。

（3）磨除薄弱牙体组织：去除无支持的薄壁弱尖，将余留的根面修磨平整，确定最终边缘线，保证牙本质肩领处牙体厚度不小于 1mm，高度不小于 1.5mm。

2. 根管桩道预备

（1）按 X 线片量好长度，标记在扩孔钻上，根据牙冠高度切除量适当降低标记的工作长度。

（2）按根管方向，低速进钻并做提拉动作将切碎的根管充填糊剂及牙胶带出至预定的深度。

（3）根据牙根的长度、外形、直径，按设计要求选择相应型号根管钻，预备至所需桩道的工作长度。

第八节 比　　色

一、天然牙的颜色特征

（一）增龄性改变

1. 天然牙的颜色由牙釉质、牙本质、牙髓和牙龈组织之间的关系及光折射和反射过程所决定（图 3-46）。釉质决定牙齿明度，牙本质决定牙齿的饱和度。当天然牙的组织结构发生改变时，颜色即会发生复杂的变化。

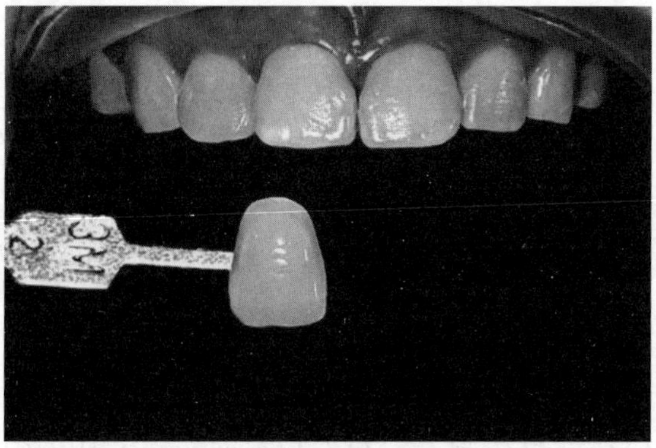

图 3-46 天然牙的颜色

2．随着年龄增加，在釉质因磨耗而丧失，牙本质小管逐渐狭窄封闭，牙本质细胞发生萎缩、矿化，外源性色素的附着等因素作用下，牙齿色泽变暗，颜色由白黄—黄橙—棕橙逐渐加深。

3．其他原因如牙本质的矿化，继发牙本质的形成，釉质结晶体过大引起排列不规则，使得短波区域中的光线反射减少，导致视觉牙体微呈红色。

（二）牙位、性别与牙颜色变化的关系

1．女性牙色的亮度高于男性，但饱和度较低，色调偏黄。

2．中切牙亮度最大，尖牙亮度最小，但尖牙的饱和度最高。

3．同一牙面上中 1/3 牙色最好，亮度较大，而牙颈部饱和度最大，切端饱和度最小。

（三）半透明性

釉质中的釉柱晶体具备高度透明性，釉柱间质中存在较多有机物而呈现不透明性，入射光照至天然牙冠可产生部分透射现象，产生半透明特性。釉质的分布、厚度与质量使这种半透明性变得复杂多变。

（四）天然牙的荧光效应

天然牙的荧光效应指天然牙中羟基磷灰石矿物质与有机物基质，在经过光的照射后吸收能量，以发光的形式释放出较长波长的能量（蓝白色光）。在紫外线或黑色光源下可观察到牙本质的荧光效应强于釉质。

（五）天然牙的乳光现象

乳光现象指自然界中的蛋白石在反射光下会出现乳蓝色，在透射光下会呈现橙红色的现象。天然牙的釉质有着与蛋白石相似的内部结构，可见光进入釉质内出现散射现象，只有波长较短的蓝光才能进入人眼形成肉眼所见的灰蓝色乳光效应。

（六）天然牙的表面质地

缺乏平行线及发育沟的光滑牙面会呈现较高亮度，原因是其影响了入射光线在牙面上的反射、散射和吸收。增加表面粗糙度可以减少牙面的亮度，改变牙面的色调、饱和度及半透明性。

（七）表面特征色

隐裂、染色、磨耗面、钙化不全的白垩色斑点等为表面特征色，要达到与邻牙的协调一致应准确复制出表面特征色。

二、常用比色板、比色仪的使用方法

（一）常用比色板及使用方法

比色板由能基本代表天然牙颜色色调、饱和度和亮度的标准牙面组成。目前比较常用的比色板有 Vitapan 3D-Master 比色板、Vitapan Classical 比色板等。

1. Vitapan 3D-Master 比色板

（1）优点：Vitapan 3D-Master 比色板依据亮度分为 1 ～ 5 级（图 3-47）；依据饱和度分为 1 ～ 3 级，中间也可有 1.5 级、2.5 级存在；依据色调分为 3 级，分别为 L、M 和 R，分别代表偏黄、中间色调和偏红，较 Vitapan Classical 比色板牙颜色覆盖区更大，精确度更高，比色更方便。

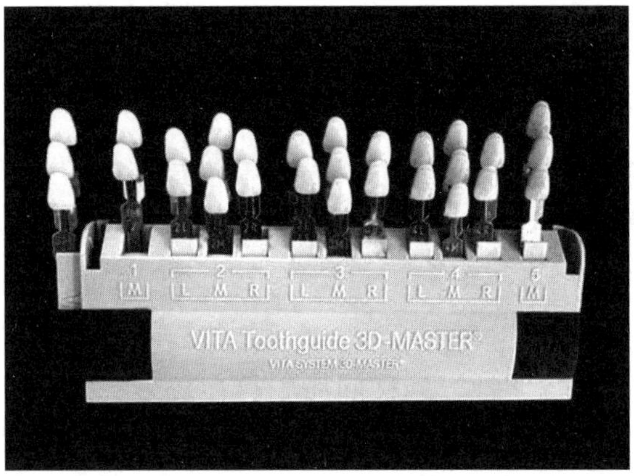

图 3-47　Vitapan 3D-Master 比色板

（2）使用方法：第一步是进行亮度的选择，从 1 ～ 5 五个亮度等级中选择与天然牙最接近的亮度，具体方法是选取出色调为 M、饱和度为 2 的色卡组，用于亮度选择。第二步是饱和度的选择，具体方法是在已决定的亮度组中，将中间色调 M 的色卡组取出，选择与天然牙最接近的饱和度。第三步是确定色调（L、M 或 R），具体方法是将天然牙的牙色与第二步中从 M 组里选中的、饱和度相对合适的色卡相比，看天然牙的牙色是偏黄（L）还是偏红（R）。确定好色卡后，将具体结果标注在技工加工单上，必要时用文字说明。

2. Vitapan Classical 比色板

（1）优缺点：该比色板根据色调的不同分成 A、B、C、D 四组，代表了红褐色、红黄色、灰色、红灰色四种色调。A 组的色调与天然牙正常色调吻合度较高，色调偏棕黄，常用于青年。B 组的色调接近纯黄色，天然牙中并不多见。A/B 组合常用于中年人，用来表达介于 A、B 之间的色调。C 组可看作 B 组的一个补充色调，与 D 组色调相似，但亮度较低、偏灰，常用于中、老年人或四环素牙。D 组可看作 A 组的补充，色调与 A 组相近，亮度较低，牙色偏红。该比色板存在很多缺陷。首先，比色板所包括的颜色范围较小。其次，比色板无金属基底，且瓷层厚度达 2 ～ 3mm，而金瓷冠有金属基底，须用遮色瓷遮色，瓷层厚度仅为 1.0 ～ 1.4mm。再次，比色卡的牙冠长度，与实际的牙长度不一致，比色板表现的颜色效果与金瓷冠缺乏一致性。另外，该比色板的颜色范围是以西方人的颜色数据制作的，与东方人牙色特征略有差异，不能完全满足临床要求（图 3-48）。

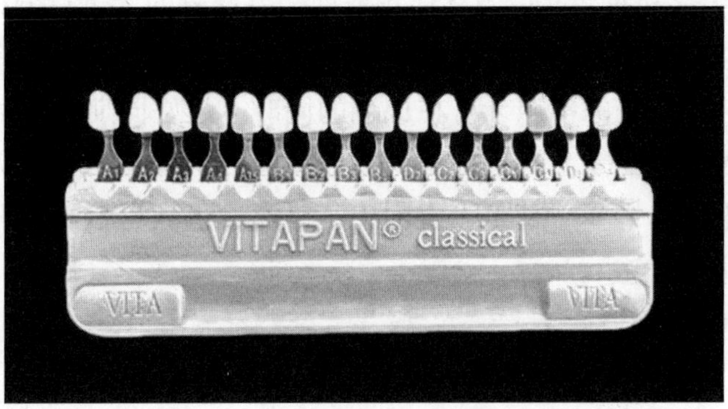

图 3-48 Vitapan Classical 比色板

（2）使用方法：首先在 A、B、C、D 四组牙面中选择最接近的色调，其次在已决定的色调组中选择与天然牙最接近的饱和度，最后选择合适的亮度。

（二）常用比色仪及使用方法

根据测色原理不同，比色仪主要分为分光光度计比色仪和色度计比色仪。

1. 分光光度计比色仪 分光光度计比色仪可以捕捉物体反射、散射和透射光的光谱，这些数据经过处理后可转换为物体的颜色信息，精确度高。

2. 色度计比色仪 色度计比色仪可直接测量颜色的三刺激值，通过过滤可见光谱中的 3 个或 4 个区域的光来确定物体的颜色。其特点是测色效率高，具有较好的稳定性，但精确性不如分光光度计比色仪。

三、比色注意事项

1. 医师与技师之间首先应建立良好的交流关系，尽量减少缺乏信息交流产生的误差。

2. 诊室中的比色环境应能模拟白色自然光条件或日光照射条件。四周的环境包括家具、物品等以灰色基调为好，不能有反光物或颜色鲜明的物品；去除或避免患者戴用影响比色的干扰物、饰品，如化妆品，鲜艳的衣物、闪亮的耳环、眼镜等；比色前充分清洁天然牙，去除邻牙烟斑、茶垢等，必要时用橡皮杯抛光。

3. 比色的时机应适宜。首先，比色的医师应该避免身体疲劳，否则视觉敏锐度下降；其次，比色的时间应在就诊开始时进行，减少医师眼疲劳产生的影响；再次，比色时间要短，前 5 秒的第一印象很重要，以免视锥细胞疲劳，因为凝视时间越长，视锥细胞激活后越容易对被观察到的颜色进行补偿。

4. 比色时医师位于患者与光源之间，眼应与所比较的牙在同一水平位置。比色时医师可先注视蓝色背景，因为视锥细胞对蓝色疲劳会增强其对互补色黄色的敏感性。选择亮度时环境光线不要过强，可半闭眼，使视杆细胞更为活跃。

5. 在自然光线条件下进行比色，以上午 10 时至下午 3 时之间为佳，该时间段较少受大气层干扰，光谱最全。有条件的情况下，先在标准光源下进行比色，然后在多种光源下进行综合评价，以避免同色异谱现象。对比色板稍稍湿润后再进行比色效果更好。

6. 对邻牙、对侧同名牙和对牙，以及牙体预备前需要修复的牙进行分析，根据表面颜色特征比色，并且将患者的年龄、性别综合考虑，帮助患者得到颜色最协调合适的烤瓷牙。由于尖牙的饱和度较高，可将尖牙作为选择色调的参照牙。在比色的同时，最好同期进行天然牙摄影以作为辅助手段观察牙颜色、形态及表面特征等。对于牙切缘、邻接面透明度的影响也需加以考虑，用不同透明度的比色卡给患者比色来选择烤瓷牙颜色，有助于正确的比色。尽量采用分区比色，尤其是将牙分为 9 分区而不是 3 分区进行比色。

第九节　印模与模型技术

口腔印模（impression）是指与口腔有关组织的阴模，反映了与修复有关的口腔软、硬组织的情况。将模型材料灌注于预备的印模内即得到与口腔内面形态完全一致的模型。各类口腔修复体的制作一般都要进行制取印模，灌注模型，然后在模型上制作完成，因此印模和模型反映的口腔组织真实情况与制作修复体的精确度紧密相关，可以说好的印模及模型质量是制作优良修复体的首要前提。

印模技术即在临床修复操作中通过印模材料和印模托盘来制取口腔有关组织印模的操作技术。

一、传统印模技术

（一）印模材料的选择

1. 聚醚橡胶（PE） PE 是理想的固定修复印模材料，具备精度高、变形小、抗撕裂性强、稳定性好的优点，有一定的亲水性。由于该类材料的硬度很高，当材料深入牙体倒凹区时，印模不易取出。因此必须在制取印模前，用软蜡或小棉球填充印模覆盖区域牙体颈部的倒凹。该类印模变形小，取模一周后仍可灌注石膏模型。

2. 聚乙烯硅氧烷橡胶（PVC） PVC 优点与 PE 材料类似，从口内取出印模时相对 PE 容易。该材料具备良好的湿润性，印模灌注前应吹干。特别要注意乳胶手套与该材料中添加的硅易发生化学反应产生阻聚作用，操作者在揉压低流动性重体时应戴乙烯基手套或将双手洗净直接操作。

3. 琼脂印模材料 是以琼脂为基质的可逆性水胶体印模材料。该材料常温下为凝胶状，加温到 60 ~ 70° C 则成为流动性好的溶胶，精确度优于藻酸盐印模材料。该材料强度低，渗润和凝溢作用可改变尺寸的稳定性，因而要求形成印模后尽快灌注模型。如果需要保存，应置于 2% 的硫酸钾溶液或相对潮湿的环境中。在单个患牙预备体的印模制取时，可通过与藻酸盐印模材料联合使用获得较精确的印模（图 3-49）。

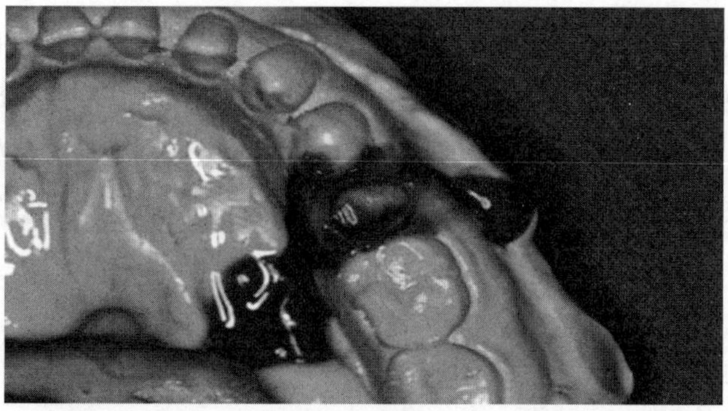

图 3-49　琼脂印模材料与藻酸盐印模材料联合使用

4．藻酸盐印模材料　其表面清晰度和尺寸稳定性较差，一般用作对颌印模的制取。

（二）托盘的选择

1．托盘的分类（图 3-50）

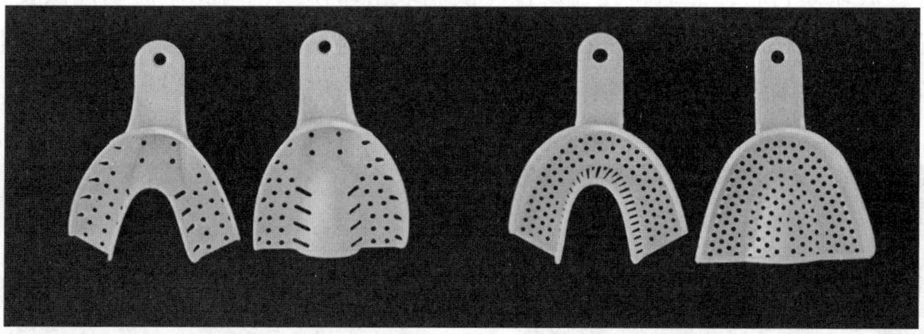

A

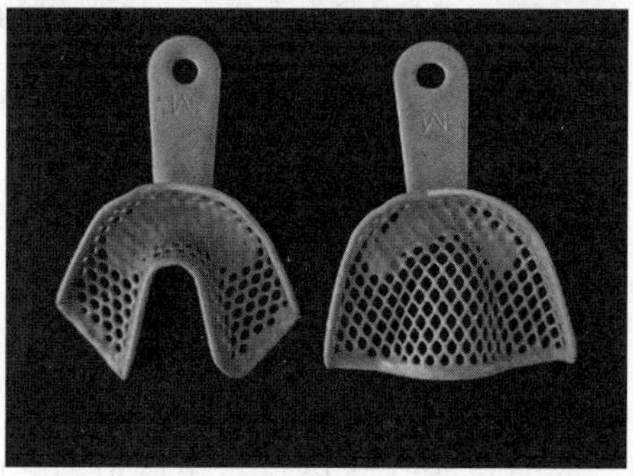

B

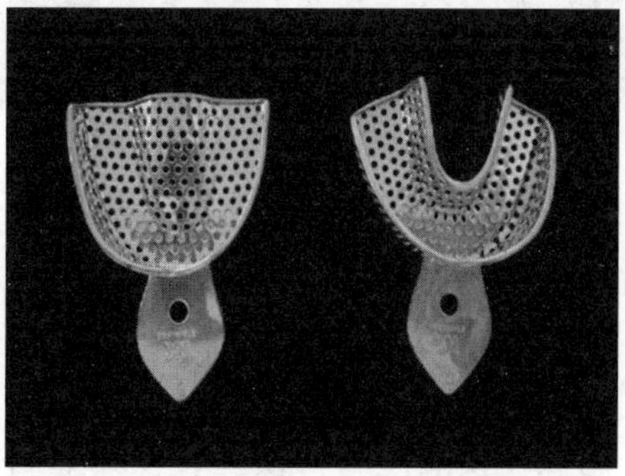

C

图 3-50　托盘的分类

A. 非金属托盘；B. 金属与非金属联合托盘；C. 金属有牙列有孔托盘。

（1）按照制作方法的不同，托盘分为普通托盘和个别托盘。

（2）按照制作材料的不同，托盘可分为钢托盘（有孔或无孔）、铝托盘等。

（3）根据覆盖牙列情况，托盘分为全牙列托盘和部分牙列托盘。

2. 托盘的选择

（1）所选择托盘的大小、形态必须与牙弓相一致。托盘略大于牙弓，托盘内面与组织之间留有 3 ～ 4mm 间隙以容纳印模材料，托盘边缘距黏膜转折处 2mm，且不能妨碍系带、唇、颊、舌及口底组织的功能活动。托盘的印模范围应包括所有基牙、邻牙、缺牙区牙槽嵴及相关软组织。

（2）根据修复的部位选择托盘。制作单个磨牙的全冠，当咬合关系稳定时，可以使用部分牙列托盘制取预备牙的印模，印模区应包括患牙近远中相隔的至少两个邻牙，并记录咬合关系。咬合关系不稳定时，必须使用全牙列托盘。

（3）当使用橡胶类印模材料时，应当使用不易变形的不锈钢托盘。为了防止该类材料与托盘分离，可以在托盘组织面涂布托盘粘接剂。

（三）印模分类

1. 根据印模次数分类

（1）一次印模：即采用合适的成品托盘及藻酸盐印模材料或其他印模材料一次完成工作印模。也可将混合好的油泥性硅橡胶或将低流动性硅橡胶注入或放入托盘，同时在预备过的患牙及周围注射高流动性硅橡胶印模材料，然后将托盘就位一次制取出印模。也可将中流动性橡胶材料（如聚醚橡胶）注入托盘，同时在患牙及周围注射中流动性橡胶材料，然后将托盘就位一次制取出。一次印模优点是节省时间，操作简单。要求操作者技术熟练，可一次完成工作模型的制取（图 3-51）。

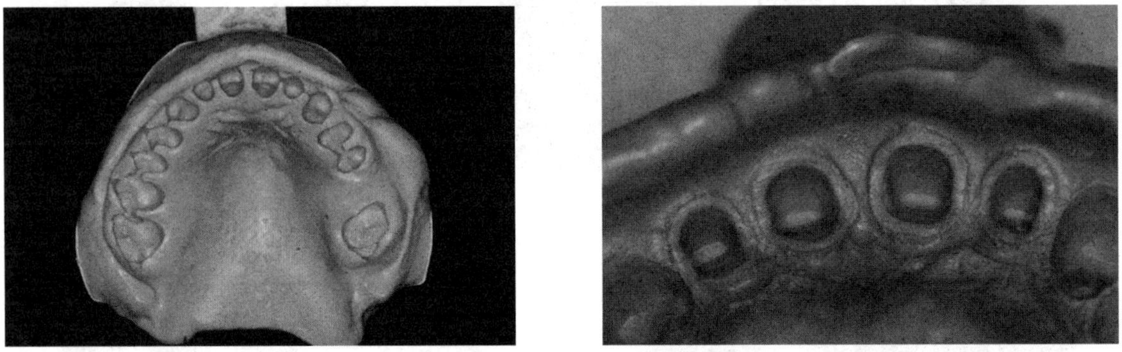

A　　B

图 3-51　一次印模

A. 藻酸盐一次印模；B. 硅橡胶一次印模。

（2）二次印模：又称联合印模，由初印模和终印模组成。先用印模膏或藻酸盐等印模材料制取初印模，用该印模灌注石膏模型，在其上制作个别托盘，然后再用终印模材料取得精确度高的终印模。也可先混合油泥性硅橡胶放入托盘并制取初印模，待初印模结固后取出，用修整刀修去印模中患牙周边 1 ～ 2mm 范围的印模材料及阻碍印模二次复位部分，并形成排溢沟，然后添加适量高流动性精细硅橡胶印模材料到修剪过的印模区，同时在预备过的患牙及周围注射高流动性硅橡胶印模材料，再将托盘重新在牙列上就位，待印模材料结固后取出即获得更精细的终印模。二次印模均为双组分印模（图 3-52）。该方法利于多个牙位修复体印模的制取，便于获得龈缘印模；缺点是取两次印模耗费时间长，初印模二次就位时易影响准确性。

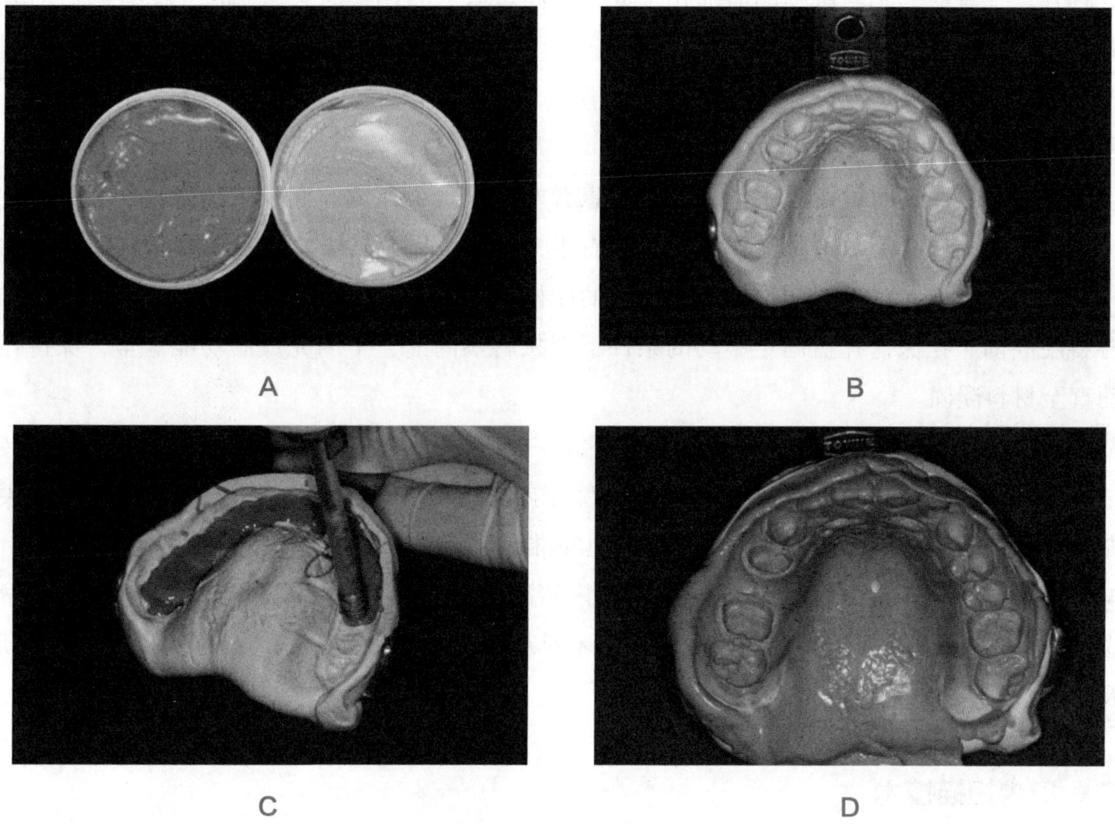

图 3-52　二次印模

A. 油泥性加成型硅橡胶；B. 硅橡胶初印模；C. 初印模上加入流动性硅橡胶印模材料；D. 硅橡胶终印模。

2. 根据患者开口或闭口分类

（1）开口式印模：患者在开口状态下制取印模，需要肌功能整塑，临床常采用此法。

（2）闭口式印模：患者在闭口状态下制取印模，需要肌功能整塑，临床常用旧义齿制作的个别托盘印模和全口义齿重衬。

3. 根据是否进行肌功能整塑分类

（1）解剖式印模：制取印模时不进行肌功能整塑，多用于制取工作印模的对颌印模。

（2）功能性印模：制取印模时进行肌功能整塑，制作修复体的工作印模都要进行肌功能整塑。

4. 根据是否对黏膜造成压力分类

（1）压力式印模：在制取印模时对组织施加一定压力，使印模能反映出咬合状态下组织受压的状况。

（2）非压力印模：在制取印模时不施加特别压力，使印模能反映出软组织无压力变形状态下的情况。

（3）选择性压力印模：制取印模时在印模的部分区域施压，在另一部分区域不施压，一般在义齿主要承托区施加一定压力，而非支持区和缓冲区不施加压力。该法多用于游离端缺失的可摘局部义齿修复。

（四）印模制取方法

1. 调整体位　患者的椅位应保持直立的状态，使殆平面与地面平行。取上颌印模时医师位于患者的右后方，患者的上颌与医师的肘部相平或者稍高。取下颌印模时，医师位于患者的右前方，患者的下颌与医师的上臂中部大致相平。

2. 选择托盘　参见本节托盘的选择部分内容。

3. 制取印模

（1）制取上颌印模时，用左手持口镜牵拉患者左侧口角，在倒凹区、较高的颊间隙处、上颌结节区、高穹隆者的硬腭上放适量的印模材料，右手持托盘，以旋转方式从左侧口角斜行旋转放入口内，托盘后部先就位，前部后就位，可使过多的印模材料由前部排出，托盘柄与面部中线对准。在印模材料硬固前，在保持托盘固定不动的条件下牵拉唇颊向前、下内完成肌功能修整，保持托盘静置不动直至材料凝固。

（2）制取下颌印模时，用左手持口镜牵拉患者右侧口角，以旋转方式从右侧口角斜行旋转放入口内，托盘后部先就位，前部后就位，牵拉唇颊向前、上内完成肌功能修整，并嘱咐患者舌尖向前上、左右做轻微活动，以确保舌侧口底部印模边缘准确。

4. 检查印模质量　印模取出后，应对照口内情况对印模进行检查，检查印模是否完整、清晰；修复覆盖区域是否取全，边缘伸展是否适度；牙列及周围组织表面形态、边缘是否有气泡、脱模、变形及缺损现象。

微课：口内扫描技术

二、口内扫描技术

（一）口内扫描技术概念

口内扫描技术是应用小型探入式扫描仪（图 3-53）直接在患者口腔内进行牙体及周围软组织表面形态获取的方法。

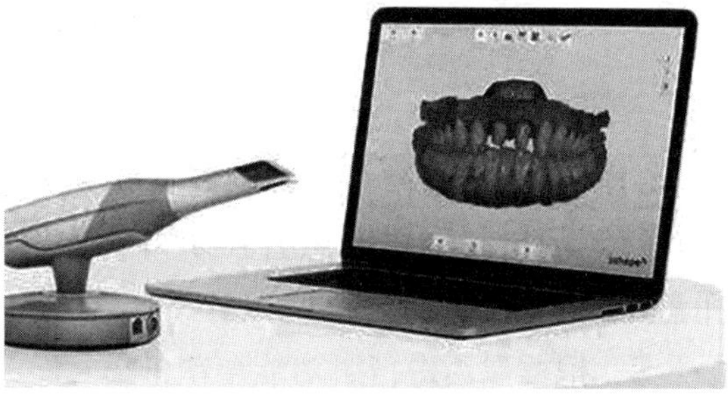

图 3-53　口内扫描仪

（二）口内扫描技术的优势

1. 省略了临床制取印模、翻制石膏模型的步骤。

2. 口内扫描可以使医师能够实时检查预备体的形态，医师可观察电脑中牙体预备的细节和质量，如检查聚合度、肩台、预备体边缘、倒凹和就位道等。如有不妥，医师可立即在患者口内进行调改，重新扫描检查。

3. 口内扫描技术减少了传统印模制取时患者的不适，且无传统耗材、更加环保。

4. 口内扫描技术可避免印模材料和石膏模型收缩膨胀，提高预备体的精确性和修复体的密合程度。

（三）口内扫描适用范围

口内扫描适用于获取固定修复体的基牙数据，既可用于单颗牙修复，如全冠、嵌体、高嵌体、贴面，也可用于多颗牙，如固定局部义齿修复。医师可利用口内扫描设备，借助椅旁 CAD/CAM 系统在一次就诊内完成最终修复体的制作，也可以将口内扫描获取的数据传送至义齿加工中心，由技师对最终修复体进行设计和加工。

（四）口腔扫描技术步骤

1. 准备工作

（1）患者沟通与准备：向患者详细解释口腔扫描的过程和目的，以消除患者的紧张情绪。例如，告知患者扫描过程中不会产生疼痛，但可能会有轻微的异物感。让患者坐在舒适的牙科治疗椅上，调整好座椅高度和椅背角度，方便操作且使患者感觉舒适。同时，如果是扫描天然牙列的情况，要求患者取下口腔内的义齿、牙套等异物。

（2）设备准备：检查口腔扫描仪是否正常工作。连接好电源，开启设备，等待设备完成自检程序。根据不同的扫描设备，安装或选择合适的扫描头。有些扫描头是一次性的，需要确保其无菌且安装正确；有些可重复使用的扫描头则需要在清洁和消毒处理后才能使用。校准扫描仪，这通常按照设备制造商的操作指南，通过扫描校准模型来完成，以确保扫描精度。

2. 扫描操作

（1）初始扫描定位：将扫描头轻轻放入患者口腔内，一般从一侧后牙区开始，如从左侧上颌磨牙区开始。要注意避免碰撞牙齿或口腔软组织，动作尽量轻柔。

调整扫描头的角度，使其与牙列表面大致垂直，以获得更准确的扫描数据。同时，使扫描头靠近牙齿和牙龈，但应保持适当的距离，一般在 2 ～ 3mm。

（2）连续扫描：开启扫描按钮后，缓慢地移动扫描头。沿着牙列的颊侧（外侧）或舌侧（内侧），以平稳、连续的动作从后向前扫描。例如，在扫描上颌牙列颊侧时，从左侧最后一颗磨牙开始，沿着牙弓的弧度向前移动扫描头，一直扫描到右侧最后一颗磨牙。

在扫描过程中，要确保扫描头覆盖整个牙列，包括牙齿的咬合面。对于一些复杂的牙齿形态，如多根牙、龋齿部位或者修复体边缘等，需要稍微放慢扫描速度，并且可以从不同角度进行扫描，以获取更详细准确的数据。

扫描完一侧牙列后，将扫描头移至另一侧牙列，重复上述扫描过程。如果需要扫描上下颌牙列的咬合关系，还需要让患者轻轻咬合，然后扫描咬合面（图 3-54）。

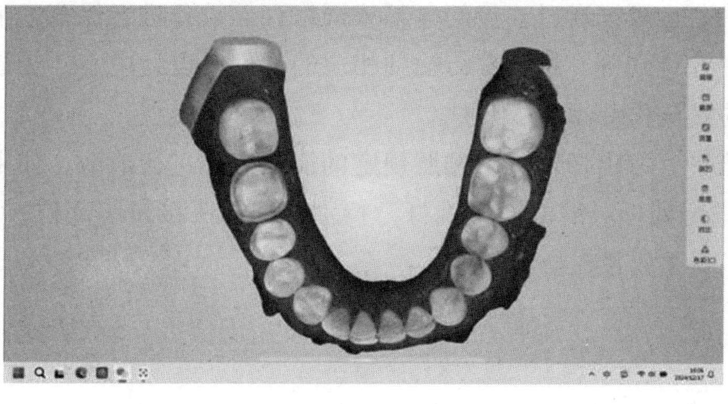

A

图 3-54　扫描上下颌牙列和咬合关系

A. 扫描下颌牙列；B. 扫描上颌牙列；C. 扫描咬合关系。

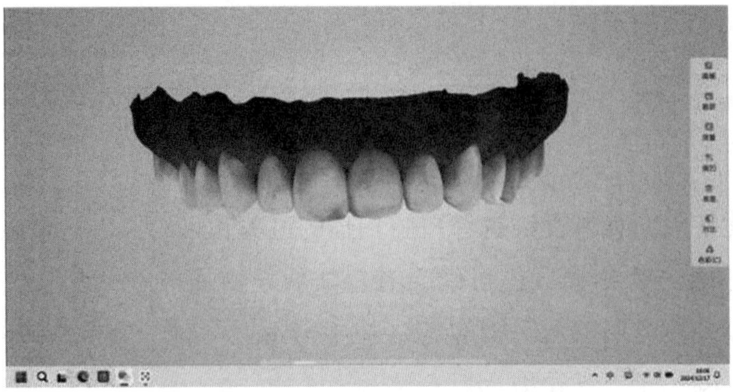

B

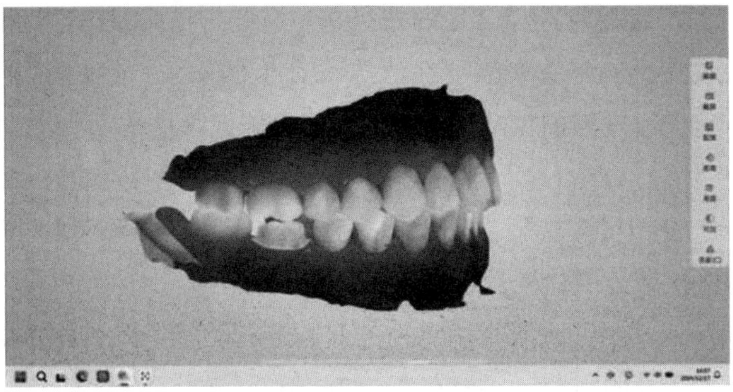

C

图 3-54 （续图）

（3）补充扫描和细节优化：对于口腔内一些难以扫描到的区域，如牙齿之间的邻间隙、牙龈下的部分牙体结构等，可以更换更小尺寸的扫描头或者调整扫描角度再次扫描。

（4）检查扫描数据的完整性：在扫描设备的显示屏上初步查看扫描图像，看是否有缺失或模糊的部分，如果有，及时对相应区域进行补充扫描。

3. 扫描完成后的工作

（1）数据保存和传输：完成扫描后，将扫描数据按照设备操作说明进行保存。通常可以保存在设备自带的存储系统中，也可以通过连接的电脑或网络存储设备进行保存。根据后续的用途，如制作口腔修复体、正畸治疗计划等，将数据传输到相应的软件或设计中心。传输过程要确保数据的完整性，并且注意数据的安全和患者隐私保护。

（2）设备清洁和维护：取出扫描头，按照规定的清洁流程进行清洁。如果是一次性扫描头，按照医疗废物处理程序进行处理。清洁设备机身，特别是扫描头接口等部位，防止交叉感染。最后，关闭设备电源，将设备妥善放置在指定位置。

三、模型技术

用于修复体制作的模型称为工作模型（master model, cast model），其通常由人造石或石膏灌注印模而成。

（一）模型的基本要求

1．模型要能准确反映口腔组织解剖的精细结构，即要求尺寸稳定，精确度高，模型清晰，无表面缺陷，如气泡、石膏瘤等。

2．模型要有一定的形状和厚度，以保证修复体的制作，即模型的最薄厚度应在 10mm 以上，模型的基底面要磨改成与假想𬌗平面相平行，模型的边缘宽度以 3 ～ 5mm 为宜。

3．模型表面应光滑，易脱模，表面硬度高，能经受修复体制作时的磨损，压缩强度大，不易破碎和破损。

（二）模型的灌注

牙体缺损修复体制作时，一般采用超硬石膏灌制模型，它具有硬度高、不易磨损、凝固时模型体积变化小、尺寸稳定的优点。

1．灌注方法

（1）一般灌注法：即印模制取后不做边缘处理直接灌注模型。将超硬石膏按要求的水 / 粉比混合调拌均匀后，少量灌注于印模内。灌注时，一般要求将印模置于专用振荡器上，并用手固定，避免气排不出而产生气泡。待超硬石膏不再流动时，将其翻置于盛有同样材料的、有特定形状的模型基座框上。待超硬石膏结固，即可获得规范的模型。

（2）围模灌注法：首先在制取的印模周缘下约 2mm 处，用直径 5mm 的软性粘接蜡条将印模包绕，如果是下颌印模则需在下颌舌侧口底部用蜡片封闭空隙。然后用蜡片沿蜡条外缘围绕一周，并使蜡片高于印模最高点以上 10mm。用蜡封闭蜡片与软性蜡条间的间隙，然后置于振荡器上，用调拌均匀的模型材料灌注于印模内。

2．灌注注意事项

（1）调拌模型材料要严格按产品说明中水 / 粉比和调和时间进行操作，否则会使模型质量下降。在调和材料过程中，若发现水 / 粉比不合适，中途再加入粉或水，会致使模型强度下降，应重新调拌。调拌时间不宜过长，时间过长会导致材料膨胀率变大，强度下降。

（2）灌注模型时应使模型材料从印模的高点处开始灌注，并逐渐从高处流向四周，以减少气泡形成，也可以采用从一侧向另一侧灌注的方法。

（3）调拌时搅拌速度不能过快，否则产生气泡增多，还会降低模型材料强度。

（4）最好采用真空搅拌机调拌超硬石膏，以减少石膏内部气泡的形成。

（5）不同的模型材料灌注模型后所要求的模型分离时间不同，过早地从印模中分离模型可致模型的薄弱部分折断。

灌制好的模型从印模中分离后，经过检查和模型修整，如果符合模型的要求，即可用于下一步的可卸代型模型的制作。

第十节　暂时性修复体

一、暂时性修复体的概念及种类

（一）暂时性修复体的概念

暂时性修复体（temporary restoration）是在固定修复的牙体预备后至最终固定修复体完成前，患者不能自由取戴的临时性修复体，包括暂时冠、暂时桥、暂时贴面及暂时嵌体等，以暂时冠最为常见。

（二）暂时修复体的种类

1. 根据是否在口腔内直接制作，暂时修复体可以被分为直接法和间接法两种制作类型。

（1）直接法：在患者口腔内预备牙上直接制作。优点是快速、方便，即刻恢复患牙形态。缺点是当预备牙及邻牙有较大倒凹，或多个预备牙就位道不同时易造成暂时修复体无法取出；塑形时不易控制外形等。该法适用于单个或少数牙的暂时修复体制作。

（2）间接法：牙体预备后取模，在模型上制作。优点是操作方便、制作质量较高；缺点是费工费时。该法适合预备基牙数多、就位道复杂的情况。

2. 根据暂时修复体使用材料的不同，暂时修复体可以分为金属暂时修复体和非金属暂时修复体两大类；其中非金属暂时修复体又可被分为甲基丙烯酸甲酯树脂（自凝树脂或热凝树脂）、双丙烯酸树脂、成品树脂牙面与自凝或热凝树脂的混合、成品树脂预成冠与自凝树脂的混合等多种类型。

二、暂时性修复体制作流程与方法

（一）直接法

1. 成品预成冠成形法　牙体预备完成后，修改大小、形态、颜色合适的成品预成冠，用自凝树脂口内重衬，待其初步硬固后取出，最后调磨、抛光并临时粘固。前牙和前磨牙一般选择树脂预成冠，后牙多选择软质合金预成冠。

2. 成品树脂牙面成形法　修改颜色、大小基本合适的树脂牙面（图 3-55）。针对单体湿润牙面组织面，将自凝树脂调拌至丝状期，把调制好的自凝树脂置于其各面，将调改的树脂牙面按正确位置压在唇（颊）侧，去除颈缘及邻间隙内多余的自凝树脂，嘱患者正中咬合。在其完全固化前，轻轻取出暂时修复体，放入温水中加速固化，待完全固化后，修整、调𬌗、抛光并临时粘固。

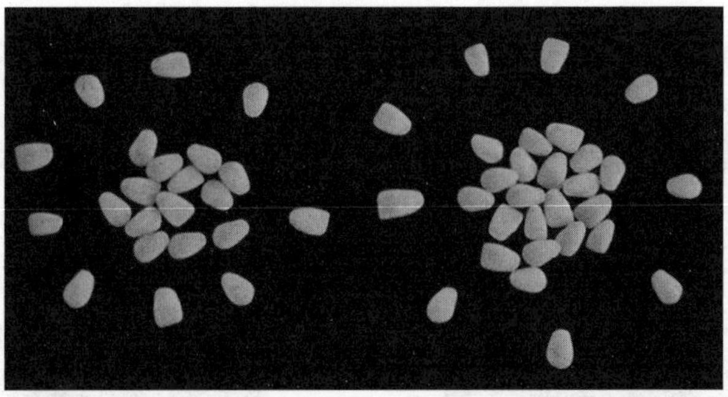

图 3-55　成品树脂牙面

3. 印模成形法

（1）在牙体预备前先取印模，如果基牙有缺损可用蜡暂时将牙冠形态恢复后再取模，也可取模后刮除缺损区印模材料（暂时固定桥桥体部分也可用同法完成）。

（2）修去任何影响印模重新就位的悬突、倒凹以备使用。

（3）牙体预备完成后，选择所需颜色的专用于暂时修复体的自凝树脂，调拌均匀，放入专用针筒内（也可直接使用专用输送枪），注入印模中暂时修复体的牙位，注入时保持注射头浸没于树脂材料中以避免出现气泡。

（4）清洁及吹干预备牙面，将印模重新准确复位于口内并保持约 3 分钟，待树脂基本硬化后取出印模，修改、试戴、调磨、抛光，最后临时粘固。

4. 真空薄膜印模直接成形法（图 3-56）

（1）牙体预备前先制取研究模型，要求模型边缘无空泡、倒凹及尖锐区域；如果有缺牙间隙，可用成品树脂牙或自凝树脂（避免用蜡）在模型上缺牙区恢复牙的形态。

（2）将一片厚 0.2mm 的复制树脂薄膜固定在真空压缩成形机的机架上，将研究模型放在成形机圆盘中，并将树脂薄膜逐渐加热烘软，再将烘软的薄膜移至模型上，抽真空压缩成形，制成薄膜印模，修整边缘。

（3）牙体预备完成后，将薄膜印模戴入口腔内，检查是否合适，将调制好的自凝树脂或双丙烯酸树脂缓慢注入薄膜印模所需牙位中，注意避免气泡。

（4）将印模置入口内就位，待树脂固化后取出，最后修整、调𬌗、抛光、暂时粘固。

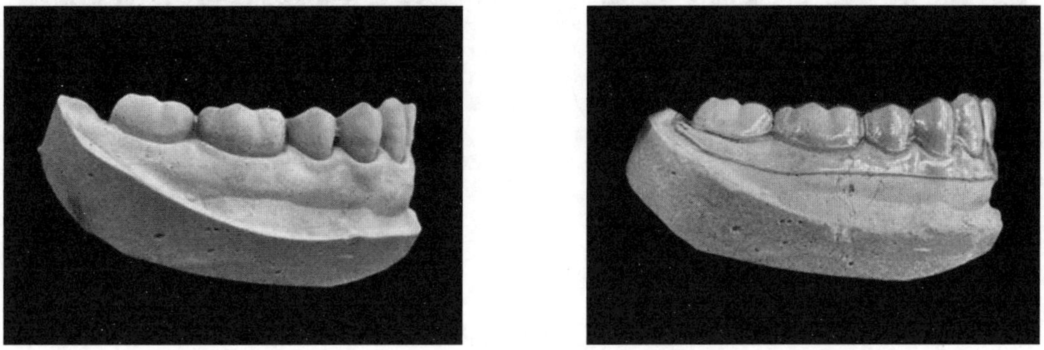

A　　B

图 3-56　真空薄膜印模直接成形法

A. 牙体预备前制取模型；B. 制成薄膜印模；C. 牙体预备完成；D 树脂注入薄膜印模；E 暂时冠戴入口腔。

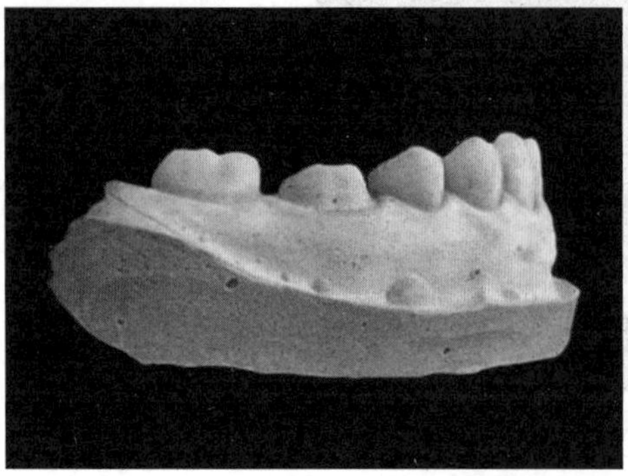

C

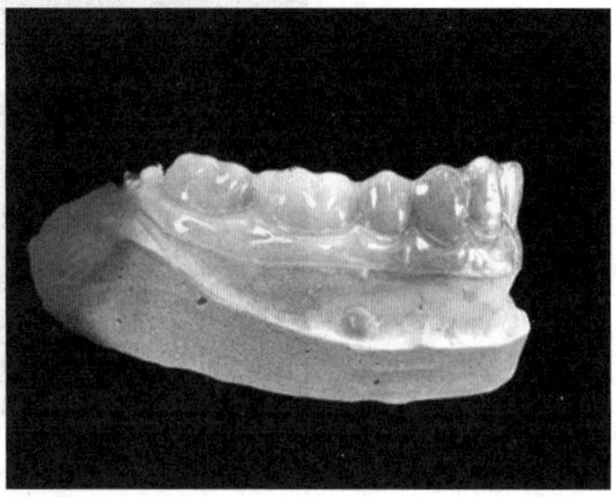

D

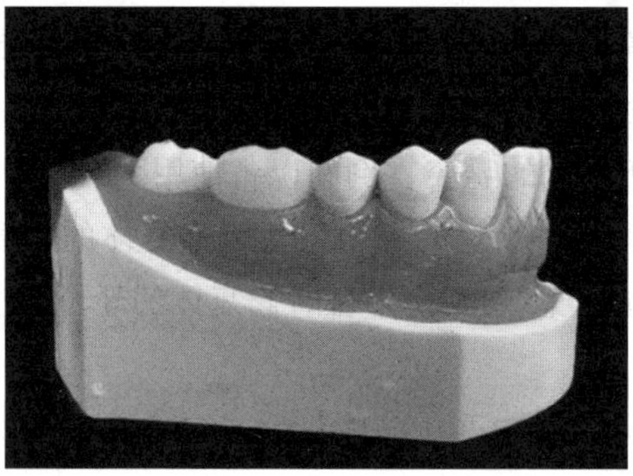

E

图 3-56 （续图）

（二）间接法（图 3-57）

间接法操作是在牙体预备后的模型上进行，间接法制作时需在模型预备牙及相邻牙上涂分离剂，其余步骤同直接法。口外制作完成的暂时修复体需在口内进行试戴、调改、调殆、抛光后才能暂时粘固于预备牙上。

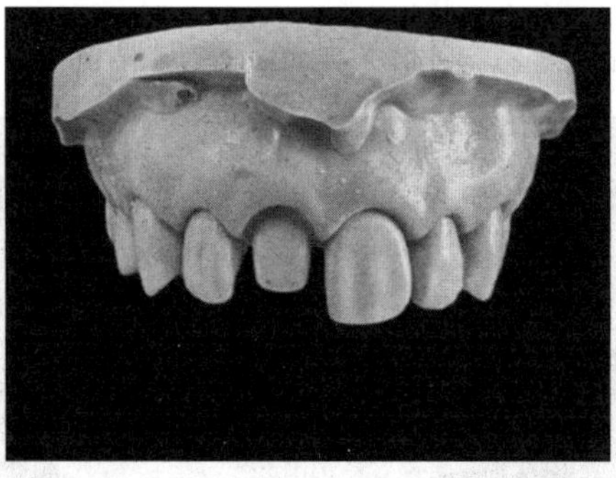

A

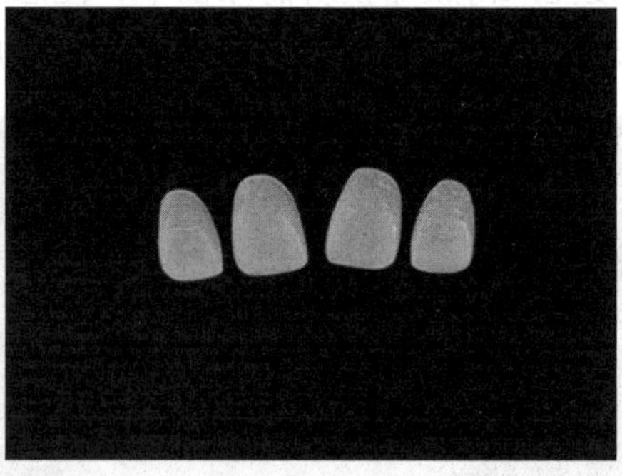

B

图 3-57　间接法制作暂时冠

A. 牙体预备后的模型；B. 选择大小合适的牙面；C. 调改牙面；D. 石膏模型涂分离剂 E. 自凝树脂置各面，贴上树脂牙面；F. 树脂硬固后，调整外形；G. 粘固于口腔。

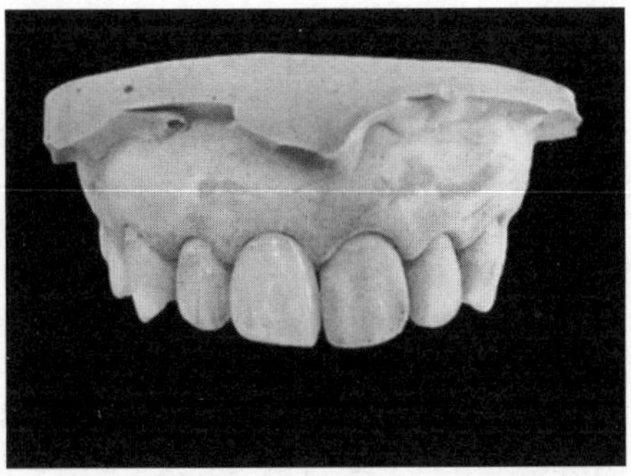

C

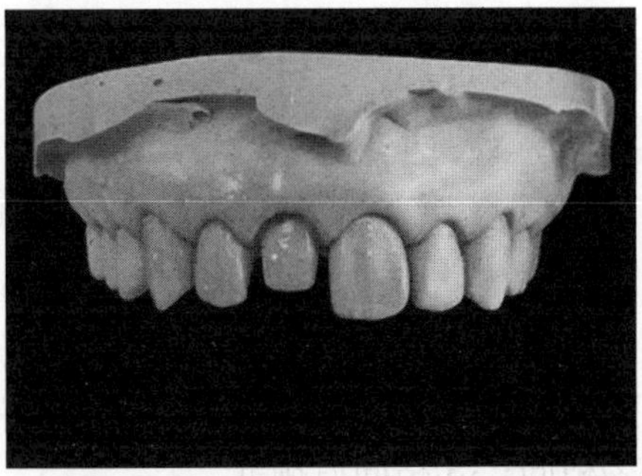

D

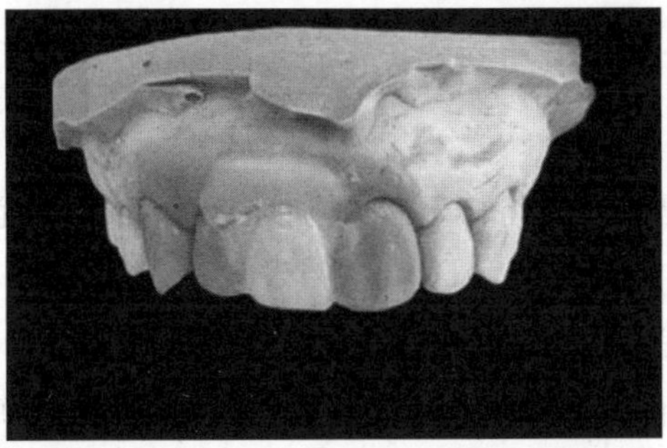

E

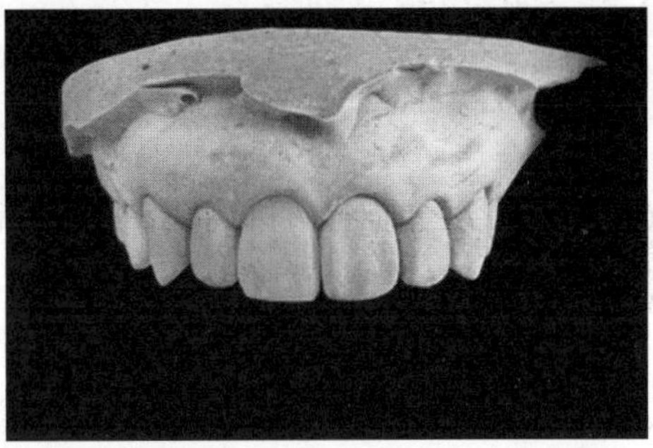

F

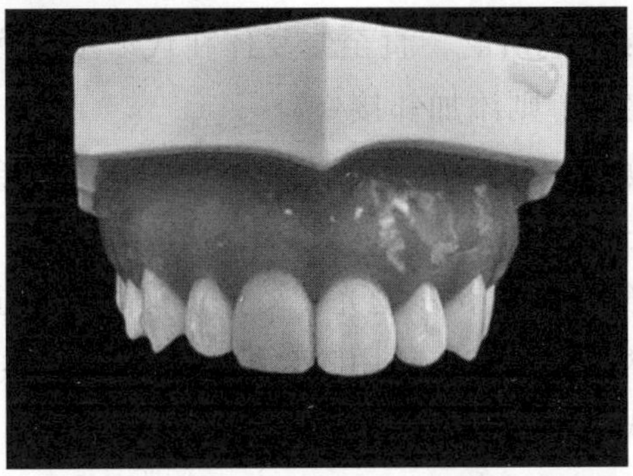

G

图 3-57 （续图）

间接法还有热凝树脂成形法，即牙体预备后取印模灌注石膏模型，然后在模型上雕塑暂时修复体蜡型，常规装盒、冲蜡、充胶、热处理、开盒、打磨抛光、送临床试戴，口内调𬌗、修改、抛光、暂时粘固。

第十一节　修复体的完成、试戴与粘固

牙体缺损修复体在技术室制作完成，到最终在患者口内完成修复，还需以下 3 个步骤：①完成与试戴；②粘固；③粘固后抛光。

一、修复的完成与试戴

（一）戴前处理

应在患者就诊之前对牙体缺损修复体进行初步处理，以便将修复体顺利地在患者口内就位、粘固而完成治疗，可节省椅旁操作时间。

1. 仔细检查修复体是否完整，有无缺损、砂眼或缩孔。检查修复体组织面有无金属瘤、残存的包埋料、石膏渣、抛光膏，仔细检查烤瓷冠肩台的组织面是否有少量的瓷覆盖，如果发现有则磨除。

2. 将修复体轻压就位于代型上检查，并用放大镜检查就位是否彻底，边缘伸展是否合适。

3. 在模型上检查邻接关系，修复体在代型上就位后，应使用较薄的复印纸仔细检查邻接关系。调整邻接关系时应反复少量、缓慢地研磨，直至修复体在代型上彻底就位，同时修复体的近远中仍与邻牙接触。如果邻接过松或丧失，则添加邻接。

4. 确认修复体是否已彻底就位，然后在𬌗架上用咬合纸检查咬合情况，用直径较小的柱状磨石先调正中轻早接触，然后调非正中轻早接触，直到咬合点均匀。

5. 在邻接关系和咬合调磨完成后，初步抛光。瓷修复体可暂不上釉，因为在口内试合时，过度光滑的表面可使咬合高点和过紧的接触点不易用咬合纸检查出来。然后对修复体的内表面喷砂处理，最后用高压蒸汽清洗以备口内试合。

（二）口内试合与调磨

1. 问诊　询问患者上次治疗后患牙有无异常感觉，使用临时冠咀嚼时有无咬合不适和咬合痛，患牙为活髓牙者有无冷热刺激痛及自发性疼痛。

2. 患牙检查　牙周检查包括牙松动度、叩痛、牙龈状况及牙周探诊深度的检查。若患牙为活髓应进行牙髓状况检查：去除临时冠，用热试或冷试法检查牙髓状态，必要时使用电活力测定仪测试牙髓活力。

3. 患牙表面清洁　先用探针轻轻去除牙表面的临时粘固剂，然后用干棉球擦去残存的粘固剂。对活髓牙应强调爱伤观念，避免长时间使用酒精刺激，避免反复吹干牙表面，必要时应在麻醉下完成试戴和粘固。

4. 修复体就位　将修复体戴入预备过的患牙上并达到正确的位置称为修复体就位。

（1）修复体就位的标志：①修复体的龈边缘到达设计位置。②咬合关系良好。③修复体在基牙上就位后稳定无翘动。

（2）影响修复体就位的因素：①牙体预备时存在一定程度的倒凹，倒凹上部的牙体阻挡修复体龈向就位。②基牙预备时形成过锐的点角和线角，模型损伤，铸造缺陷，邻接过紧。③设计龈下冠边缘者，尤其当临时冠边缘不密合导致牙龈肿胀者，试合时游离龈缘易卷入肩台与冠边缘之间，影响修复体就位。④印模、模型变形，熔模蠕变变形，铸造收缩，修复体边缘过长等。

（3）排除阻碍的具体方法：用牙线检查邻接有无阻挡（图 3-58），如果牙线加力不能通过，说明邻接过紧；牙线不加力即可轻松通过，则说明邻接过松。还可以使用专用的邻面接触检查片检查邻面接触的松紧度。邻面接触检查片一般有 3 个厚度：50μm、80μm 和 110μm。正常邻面 50μm 的检查片可以顺利通过邻面接触区，但 110μm 检查片不能通过。选用大小、形状合适的钻针调磨阻碍点，然后戴入观察，反复操作直到修复体彻底就位。

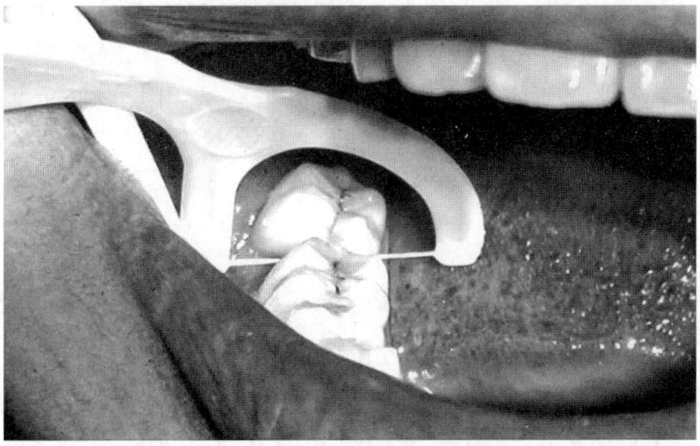

图 3-58　牙线检查邻接

5. 就位后的检查和调改　按照以下顺序对修复体进行检查并修改：邻接—固位—边缘—咬合—磨光和抛光。

（1）邻接：修复体就位后邻接既不能太紧也不可太松。邻接太紧妨碍修复体就位，造成患者感觉不适，使患者不宜用牙线清洁牙邻面，邻接太松则易造成食物嵌塞。对邻接关系的检查应在修复体彻底就位的基础上进行，否则易产生假象。

（2）固位：设计合理的修复体在试合时医师能够感觉到固位力的存在。邻接合适、彻底就位的修复体用拇指和示指脱位时手指应感到明显的阻力，固位力较大的修复体往往需要用去冠器使其脱位。没有固位力，应考虑重新设计重新制作，增加固位形，提高固位力。

（3）边缘：修复体的邻接检查合适后，在修复体彻底就位的情况下仔细观察冠边缘的情况。合适的冠边缘不应存在过长、过短、过厚及与颈缘之间有间隙的情况。冠边缘过长，会对牙龈组织造成压迫，过短则会暴露颈部牙体组织，应重做；冠边缘颈缘之间有间隙，探针可探入，应重做。

（4）咬合：只有修复体完全就位后才能开始调改咬合。调改咬合前先检查不戴修复体时的咬合情况，让患者自然咬至自己最习惯的牙尖交错位，观察牙的位置和上下牙面的接触情况然后戴上修复体，用咬合纸检查出𬌗干扰和早接触并确定调磨位置（图 3-59）。

调磨时掌握三条原则：①牙尖交错位早接触，非牙尖交错位也有早接触，调磨早接触的牙尖或切缘。②牙尖交错位早接触，非牙尖交错位正常，调磨牙窝早接触区。③牙尖交错位正常，非牙尖交错位早接触，调磨斜面上的早接触区。需要注意的是，先调磨牙尖交错位的早接触点，使正中颌达到广泛均匀的接触和稳定的尖窝关系，再调磨侧方颌及前伸颌时的牙尖干扰，达到平衡颌接触。

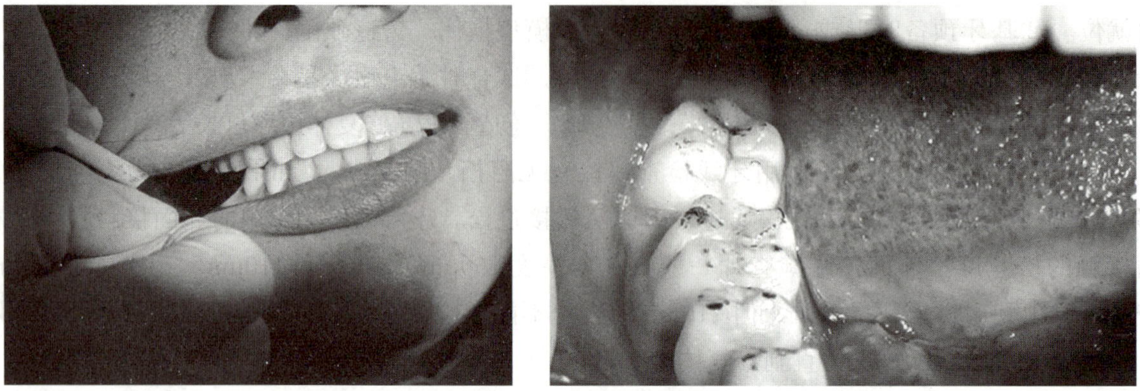

图 3-59　咬合纸检查𬌗干扰和早接触

（5）磨光和抛光：调磨完成后，应对修复体表面进行磨光和抛光处理。

二、修复体的粘接和粘固

粘接或粘固是用粘接剂或粘固剂将固定修复体固定在患牙上的过程。选用正确的粘接剂或粘固剂，准确的操作，对增进修复体的固位有着十分重要的作用。

1. 粘接剂、粘固剂的选择与使用　粘接剂、粘固剂起到填补并封闭修复体与牙体表面间隙，增加修复体对牙体表面的粘固力的作用，因而增加了两者的结合强度。常用的粘接剂、粘固剂有以下几种。

（1）磷酸锌水门汀：磷酸锌水门汀是最早被使用的粘固剂，具有较高的抗压强度，是一种粘固力很强的粘固剂。其聚合时产生游离酸，粘固时的 pH 为 3.5，一般被认为对牙髓有刺激作用，活髓牙不宜使用。

（2）聚羧酸锌水门汀：聚羧酸锌水门汀抗张强度高，但抗压强度很低，是一种粘固力较高的粘固剂，它的 pH 为 4.8，由于其成分聚丙烯酸分子是大分子，不能渗透到牙本质小管，所以对牙髓没有刺激作用，但机械强度低，不能用于受力较大的修复体粘接。

（3）玻璃离子水门汀：玻璃离子水门汀是一种氟化铝硅钙玻璃，粘固强度与聚羧酸锌粘固剂相当。它的优点是在唾液中的溶解度低，在结固过程中具有抑菌作用，可以释放出氟化物。修复体边缘易发生继发龋的患者应首选玻璃离子水门汀。

（4）树脂水门汀：树脂水门汀的粘接强度和机械强度较高、颜色美观、不溶于唾液，可以有效增强修复体的固位力，目前主要用于贴面、嵌体的粘接。

2. 使用粘固剂进行修复体粘固的方法

（1）基牙处理：清洁患牙表面，然后仔细冲洗干燥牙面。在修复体戴入和粘固过程中，患牙周围必须保持干燥，一般用棉卷和吸唾器就可以达到要求。对于唾液量大，患牙位于下颌者建议使用橡皮障隔湿。

（2）修复体组织面的处理：清洗修复体，用酒精去除污染物，组织面喷砂，外面可涂抹凡士林以防止粘固剂粘在修复体外不易去除。

（3）调拌和放置粘固剂：调拌水门汀呈黏丝状，用小毛刷或调拌刀将粘固剂均匀涂布在冠的内壁，必要时在基牙轴面预备溢出沟作为粘固剂溢出道。

（4）修复体就位：修复体按就位道方向就位。前牙就位后用手指垫着棉卷用力沿牙长轴按压直到材料结固，避免让患者自然咬紧，因为对殆牙的水平向分力容易使牙冠倾斜。用探针检查冠边缘，确认牙冠已彻底就位，若没有完全就位，在粘固剂结固前迅速取下。后牙则让患者自然咬合，或垫一棉卷让患者咬紧。

（5）戴修复体后处理：在粘固剂彻底结固后，去除冠外多余的水门汀。

3. 树脂粘接剂的选择 根据修复体制作材质的不同选用不同的树脂粘接剂。

（1）对于玻璃基陶瓷全冠（如铸瓷冠、嵌体和贴面）可使用光固化树脂粘接剂，先使用氢氟酸对瓷修复体的内表面进行酸蚀处理，再涂布硅烷偶联剂以增加树脂粘接剂与瓷表面的粘接力。非玻璃基陶瓷全瓷（氧化铝和氧化锆）不能被氢氟酸酸蚀，瓷修复体的内表面不宜单纯与硅烷偶联剂化学结合，需先喷砂形成粗糙的粘接面。

（2）对于烤瓷、金属、氧化物复层陶瓷等不透光材料的修复体，应使用双固化型粘接剂，其中既有化学固化引发剂又有光固化引发剂，兼具光固化和化学固化的优势，可以粘固大多数修复体。操作时按各粘接剂使用要求对基牙及修复体粘接面进行处理后，调和粘接剂涂布于修复体的内壁，就位后用光固灯快速初步固化冠边缘溢出的多余粘接剂，令其初步固化，使用手用洁治器去除多余粘接剂。冠内粘接剂在光固化的同时引发化学固化体系，将在较短的时间内完成化学自固化过程。

（3）由于基牙牙体预备深度多达到牙本质层，因此对基牙牙体表面处理应按照牙本质粘接的原则，尤其是进行全酸蚀处理时，酸蚀时间应不超过20秒，并使用湿粘接技术，避免过度吹干牙表面。

（4）如果修复体没有就位而粘接剂已固化，应拆除修复体重新制作。重新制作时，粘接过的牙表面必须做适量的磨除，以消除伸入牙本质小管的树脂突起，否则会影响再次粘接时的固位力。

三、修复体粘固后处理

1. 粘固后重新检查咬合接触情况。粘固前调改时由于冠有一定的活动度，可能造成一定的误差，所以在粘固后应再次检查患者的咬合接触情况。询问患者戴修复体后的主观感受，如果在正中咬牙时患者有异样的感觉，前伸殆时在某个点有受阻挡的感觉，说明在正中殆、前伸殆修复体有早接触，用咬合纸检查早接触、进行调磨。

2. 如果粘固后发现修复体没有完全就位，咬合过高，可能是粘固剂过稠，冠就位太晚及患者未用力咬合造成的，应拆除重做。

3. 使用牙线检查修复体与邻牙的接触关系，以及邻面是否残留粘固剂或粘接剂，若残留粘固剂、粘接剂应仔细去除，否则会损伤牙支持组织。

4. 用橡皮杯和浮石粉对修复体边缘做最后的抛光处理。

5. 修复体粘固完成后应教会患者正确使用牙线清洁冠的近远中面，并嘱咐患者定期接受口腔卫生检查和清洁治疗。

第十二节　牙体缺损修复后可能出现的问题及处理

牙体缺损的修复是在单个牙上进行的，如果修复治疗严格遵循牙体缺损修复的各项原则，制作精细，操作得当，修复体一般能实现恢复患牙的形态与功能的目的。与其他修复相比，牙体缺损修复的复诊率最低。在牙体缺损修复的过程中要对患牙进行磨除，然后将制作好的修复体永久粘固在被修复的牙体组织上，因此，一旦出现问题也较难处理，轻者可能需要对症进行适当处理，重者则需拆除修复体重新制作。

一、疼痛

（一）过敏性疼痛

1. 修复体粘固后出现过敏性疼痛　患牙若为活髓牙，在经过牙体磨切后，暴露的牙本质遇冷、热刺激会出现牙本质过敏现象。若牙体预备时损伤大，术后未采取保护措施，牙髓常常充血处于激惹状态。粘固时，消毒药物刺激、戴冠时的机械刺激、冷刺激加上粘固剂选择不当致使其中的游离酸刺激，会引起患牙短时疼痛。待粘固剂充分结固后，疼痛一般可自行消失。由于粘固剂为热、电的不良导体，在口内对患牙起到保护作用，遇冷热不再出现疼痛。修复过程中应选择刺激小的粘固剂，细心操作，减小对牙髓损害。

若粘固后牙长时间持续疼痛，说明牙髓受激惹严重，或可发展为牙髓炎，应随时观察，必要时应取下修复体进行保护牙髓处理，若出现牙髓症状则需要做牙髓治疗或根管治疗，往往要破坏修复体。因此，在粘固前，应对患牙牙髓状态有一个估计，过敏性疼痛严重者应先做安抚治疗。

2. 修复体使用一段时间之后出现过敏性疼痛　这类疼痛出现的主要原因有继发龋、牙龈退缩、粘固剂脱落或溶解。多由于牙体预备时龋坏组织未去净，或未做预防性扩展；修复体不密合、松动；粘固剂或粘固操作不良，粘固剂溶解、脱落、失去封闭作用；修复时牙龈有炎症、水肿或粘固后牙龈萎缩等，造成牙本质暴露，引起激发性疼痛。

处理时，除边缘粘固剂溶解，添加粘固材料重新封闭修复体边缘外，一般要将修复体破坏或拆除重做。

（二）自发性疼痛

修复体粘固后出现自发性疼痛，其常见原因为牙髓炎、根尖周炎或牙周炎。粘固后出现的自发性疼痛，原因多是牙体切割过多，粘固前未戴暂时冠，未做牙髓安抚治疗，牙髓受刺激由牙髓充血发展为牙髓炎。

修复体戴用一段时间后出现的自发性疼痛，多见于继发龋引起的牙髓炎；由于修复前根管治疗不完善，根尖周炎未完全控制；根管侧壁钻穿未完全消除炎症；或咬合创伤引起的牙周炎。

牙髓炎引起的自发性疼痛因修复体覆盖不易定位，应仔细检查修复体有无松动、破损、缝隙及障碍等，再做牙髓温度测试和活力试验，必要时可辅助 X 线检查。明确诊断后，再决定是拆除修复体还是局部打孔，做牙髓治疗。

如有创伤，应仔细调𬌗观察。对于牙周炎或根尖周炎，应做 X 线牙片检查，确诊后，根据病因做相应治疗。

桩核冠修复后出现的牙周或根尖周感染，要区别是牙体预备时根管侧穿引起的牙周炎还是根管治疗不完善产生的根尖周炎，要判断是否有牙根的折裂。在作出明确诊断后，依具体情况处理，对可保留患牙做牙周治疗，根据病情做根尖周刮治或根尖切除等手术治疗。

（三）咬合痛

修复体粘固后短期内出现咬合痛，多是由创伤引起。患者有咀嚼痛伴有叩痛，发病病程不长，创伤性牙周炎不严重，通过调𬌗，症状会很快消失。调𬌗时根据正中及非正中的早接触仔细调整，磨改不合理的陡坡和过锐尖嵴。如调𬌗在修复体上进行，应注意磨光。如咬合过高而调𬌗有困难，或因粘固时修复体未就位者，应拆除修复体重做。

在修复体戴用一段时间之后出现咬合痛，应结合触诊、叩诊和 X 线牙片检查，确定是否有创伤性牙周炎、根尖周炎、根管侧穿、外伤性或病理性根折等，然后再做针对病因的治疗，如调𬌗、牙周治疗或拆除重做和拔牙等。

二、食物嵌塞

食物嵌塞是指在咀嚼食物的过程中，食物碎块或纤维受外力作用嵌入或滞留于两牙的邻间隙内的情况，是修复后常见的问题之一。修复后出现食物嵌塞的原因有：修复体的形态恢复不当，如咬合面的形态恢复不当，缺少边缘嵴及溢出沟，牙尖斜面过陡；接触区的形态恢复不当；修复体边缘位置不合适、边缘不密合等，可引起牙龈炎、牙周炎、牙龈萎缩，继发食物嵌塞。

修复后出现食物嵌塞应根据不同原因作出对应处理，如修整拾边缘嵴，磨出食物溢出沟，修整牙尖外形，减小颊舌径，增大颊、舌侧外展隙，必要时重做修复体。

三、龈缘炎

修复体粘固后也可出现龈缘炎，表现为修复体龈边缘处的龈组织充血、水肿、易出血、疼痛等。其原因可能是以下方面。

1. 修复体轴面外形不良，如短冠修复体轴面突度不足，食物冲击牙龈；轴面突度过大，食物向龈方滑动时无法与龈组织接触，使龈组织失去生理按摩作用，或造成局部龈缘炎。

2. 冠边缘过长，边缘抛光不良，修复体边缘有悬突或台阶。

3. 试冠、戴冠对牙龈造成损伤。

4. 嵌塞食物压迫。

5．倾斜牙、异位牙修复体未能恢复正常排列和外形。

治疗时，可局部用消炎镇痛药消除炎症，调𬌗，尽可能消除或减少致病因素，保守治疗后若症状不缓解，应拆除修复体重做。

四、修复体松动、脱落

修复体松动、脱落是牙体缺损修复失败的主要表现之一，修复体永久粘固后，在不同的时间出现修复体对牙体的相对运动，对修复体循面加压时边缘有液体溢出，或患者可自行取下等情况，其主要原因是：①修复体固位不足，如轴壁聚合角过大，𬌗龈距太短，修复体不密合，冠桩过短，固位形不良。②创伤，𬌗力过大，𬌗力集中，侧向力过大。③粘固失败，如粘固时，材料选用不当，粘固剂失效，牙面及修复体粘固面未清洗干净，干燥不彻底，油剂、唾液污染，粘固剂尚未完全结固时，患者咀嚼破坏结固等。修复体一旦松动，应尽早取下，仔细分析松动、脱落的原因。如为设计、制作的原因应重做。如因创伤所致，应磨改调胎抛光后重新粘固。如因粘固失败，可去除残留粘固剂，粘固面做常规处理，选用优质粘固材料重新粘固。如根管呈喇叭口状，或修复体与牙体不密合，可在清除陈旧粘固剂、清洗干燥后，酸蚀牙体表面，以树脂类粘接剂粘接。如因固位形差，则要重新修改预备基牙，改善固位后重新制作修复体。

五、修复体破损

修复体戴用过程中可能出现破裂、折断及磨损穿孔等现象。其原因是：①外伤，如受外力、咬硬物后，以瓷修复体和前牙多见。②材料因素，如瓷的脆性较大，树脂强度较低，特别是在薄弱处易破损。③制作因素，如局部棱角锐边，应力集中处易折断及铸造修复体表面砂眼等。④𬌗力过大，在深覆𬌗、咬合紧，存在创伤时，容易出现折断。⑤调𬌗磨改过多，由于牙体预备不足，或患牙预备后伸长，戴牙时已经将面磨得过薄。⑥磨耗过多，如咀嚼硬物、磨牙症等。

前牙陶瓷全冠或PFM冠局部破裂、折断，可用氢氟酸溶液酸蚀断面1～2分钟，冲洗吹干后，在口内添加光固化复合树脂恢复外形，也可在瓷层做小的固位洞形，以增加树脂材料的固位。大范围破损时，应将修复体拆下重做。对于穿孔的金属修复体原则上应重做。对于牙冠部分折断的桩冠，如冠桩固位良好不易拆除，可将残留树脂牙冠预备成核，然后做冠修复。

六、修复体拆除

修复体一旦出现松动或不可补救的破损，应拆除重做。拆除修复体的方法如下。

用去冠器卸下，适合松动修复体的拆除。利用去冠器上的钩缘钩住修复体的边缘，沿就位道相反方向用去冠器柄上的滑动锤冲击末端，依靠冲击力将残留粘固剂震碎，破坏其密封，使修复体脱位。使用时应注意用力的大小及方向，观察患者的反应，切忌用力过猛，防止牙尖折裂或损伤牙周膜。修复体快脱位时，以左手手指夹持修复体，防止冠飞落或患者误吞。

冠的破除属破坏性拆冠方法，适合于固位较牢的冠的去除。可用裂钻沿修复体近中轴面角处切割，全冠可在颊舌侧，前牙在舌侧处切穿修复体，然后用小凿撬松冠边缘，用去冠器轻轻震松取下。

嵌体的拆除较困难，通常用磨切和撬松相结合的方法进行。先用刃状砂石或车针在䅟缘处或嵌体峡部切断，以小凿分段取出，或用车针沿嵌体边缘磨除与牙接触的区域，再以小凿撬松取下。注意不要切割过多造成牙折。

冠桩折断若牙根条件较好，可以将残留冠桩取出，重做桩冠。取冠桩的方法是用砂石去除冠桩上的残留树脂和根面固位盘，以 1/2 号圆钻或 700 号裂钻，在冠桩四周紧贴冠桩向根尖方向磨出一小缝隙，到达一定深度后，以小根尖挺或小骨凿等小器械插入预备的缝隙内，从不同方向慢慢撬松冠桩，以止血钳或持针器夹住冠桩慢慢取出。

用特制取冠桩钳较为方便，方法同前，先磨除残留树脂及桩周围一小部分粘固剂，将取冠桩钳的喙支在根面上，旋紧尾部螺丝夹紧冠桩的根外段，并徐徐转动螺丝，慢慢把冠桩拔出。

除手动去冠器外，现在还有机械去冠器，其构造与手动去冠器类似，但不用手来辅助振动，而是把去冠器与牙科治疗台上的低速手机接口相连，通过机械振动来达到震松粘固剂的目的。机械式去冠器的优点在于振荡力量均匀，持续性好，对基牙刺激小。此外，还可以通过超声振荡作用来帮助拆除全冠、桩核冠等修复体，其操作方法是将超声工作尖放在修复体的不同部位振荡，待修复体松动后，再用去冠器拆除修复体。

目前关于桩冠重做、拔冠桩问题越来越倾向于保存冠桩，在长度允许时，尽可能保留根管、冠桩固位、根外段，把残余树脂当作核预备，或在冠桩根外段上做复合树脂核，然后做核冠，其方法简便，修复效果好。

▶**知识拓展**

数字化技术在修复中的拓展应用

1. 数字化微笑设计（DSD）　在牙体缺损修复尤其是前牙修复中，数字化微笑设计发挥着重要作用。通过拍摄患者的面部照片、口腔内照片及口内扫描数据，利用专门的软件可以对患者的微笑进行分析和设计。医师可以根据患者的面部特征、唇齿关系等因素，精确地设计出符合美学标准的修复体外形。

2. 虚拟䅟架技术　虚拟䅟架是数字化技术在咬合分析和修复设计中的重要应用。它可以在计算机软件中模拟患者的咬合运动，通过分析上下颌牙齿的动态接触关系，为牙体缺损修复提供更精准的咬合设计。与传统䅟架相比，虚拟䅟架可以更准确地再现患者的个性化咬合特征，包括侧方咬合、前伸咬合等运动。

3. 3D 打印技术　3D 打印技术为牙体缺损修复模型制作提供了新的方法，它可以根据患者的口腔扫描数据快速打印出高精度的牙齿模型。这种模型可用于修复体的设计、制作、工艺验证等环节。与传统的石膏模型灌注方法相比，3D 打印模型的精度更高，且可以打印出具有复杂内部结构的模型，如牙髓腔和根管系统模型，为根管治疗后的牙体缺损修复提供更真实的模拟环境。

考试知识点总结

本章小结

协和云课堂…… 拓展练习及参考答案

（解丽华　董竞男）

第四章　牙列缺损的固定局部义齿修复

教学课件

学习目标

素质目标

（1）树立以患者为中心的服务理念，特别关注老年人群的口腔健康需求，提升医疗服务的包容性与温度。

（2）强化团队协作意识，理解多学科协作在牙列缺损固定局部义齿修复治疗中的重要意义。

知识目标

（1）掌握：固定局部义齿的概念、优缺点、适应证；固定局部义齿修复后可能出现的问题及处理。

（2）熟悉：固定局部义齿的设计。

（3）了解：固定局部义齿的制作技术。

能力目标

能够充分认识掌握牙列缺损的固定局部义齿修复的基础知识和基本技能。

案例导入

【案例】

患者，女，45 岁，因长期龋齿及牙周病导致下颌左侧第二前磨牙和第一磨牙缺失。缺失牙齿不仅影响了她的咀嚼功能，还造成了美观上的困扰和咀嚼障碍。患者希望找到一种既舒适又持久的修复方案。患者口腔检查显示，缺失牙部位的牙槽骨吸收不超过 1/3，邻牙（第一前磨牙和第二磨牙）健康，牙周组织状况良好，无明显松动。X 线片进一步确认基牙的牙根长度和牙周支持情况适合进行固定义齿修复。

【问题】

1. 如果考虑美观和强度问题，应选用什么材料进行修复？
2. 采用什么类型的固定义齿修复？

第一节　概　　述

一、固定局部义齿的概念

固定局部义齿（fixed partial denture）是修复牙列中一个或几个缺失的天然牙，恢复其解剖形态和生理功能的一种修复体。以缺失牙一侧或两侧的天然牙或牙根作支持，在这些基牙上安装固位体，与人工牙相连形成统一结构，随后利用粘接材料或固定设备将该义齿稳固在基牙之上，患者无法自行摘戴。由于其构造类似桥梁，因此得名固定局部义齿，是修复牙齿缺失的常用手段之一。

二、固定局部义齿的组成

微课：固定局部义齿的组成

固定局部义齿是由固位体、桥体和连接体三个部分组成（图 4-1）。

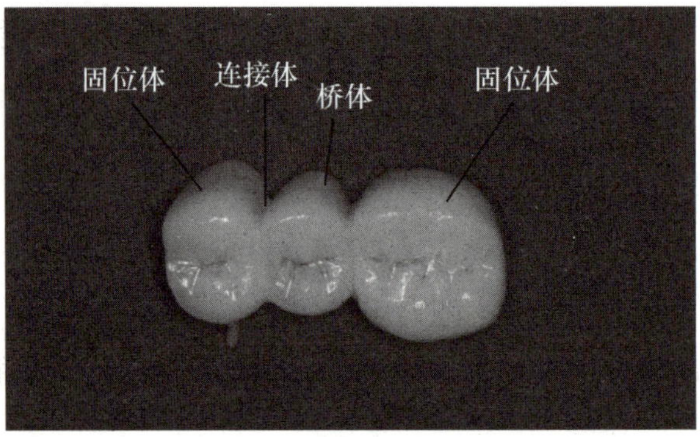

图 4-1　固定局部义齿的组成

（一）固位体

固位体（retainer）是指牢固粘固在基牙上的修复结构，如全冠、部分冠、桩冠及嵌体等，它们通过连接固定局部义齿与基牙，确保义齿的稳定固位。这些固位体进一步通过连接体与桥体相连，并利用粘接剂将基牙与整个结构紧密结合，形成一个坚固的整体，从而使固定局部义齿得以稳固。固位体不仅要能够抵抗自身因咬合𬌗力可能引发的脱位倾向，还需承受由桥体传递过来的额外咬合力量，避免机械性脱位，因此，固位体须具备出色的固位能力和支撑性能。

从分类上看，固位体主要分为冠内固位体、冠外固位体和根内固位体三种类型。其中，全冠和部分冠等修复体属于冠外固位体，嵌体则属于冠内固位体，而桩核冠和桩冠则归类于根内固位体。

（二）桥体

桥体（pontic）是固定局部义齿以恢复缺失牙齿解剖形态及生理功能的重要部分。它通过连接体与固位体在其一端或两端实现连接。在制作桥体时，需确保其形态与同名天然牙高度相似，所选材料既要满足审美需求，又要具备足够的机械强度，以保证在承受咬合力量𬌗力时，桥体不会发生弯曲、变形或断裂。

（三）连接体

连接体（connector）是固定局部义齿中桥体与固位体之间的衔接部分。依据连接方式的差异，它可分为固定式连接体和活动式连接体两大类。

固定式连接体通常利用焊接技术或整体铸造工艺，将固位体与桥体紧密结合为一个不可分割的整体。而活动式连接体常由结构各异的附着体构成，这些附着体分为阴型与阳型两个组件。在固定局部义齿的设计中，一端通过特定的附着体装置，使得桥体与固位体之间能够灵活连接。例如，桥体一端的栓体与固位体一端的栓道相互嵌合，从而构成一个可以活动的连接构造。

三、固定局部义齿的类型

微课：固定局部义齿的类型

固定局部义齿根据其结构不同，分为双端固定局部义齿、半固定局部义齿及单端固定局部义齿。以上任意两种或三种的组合又称为复合固定局部义齿。固定局部义齿的结构类型见图 4-2。

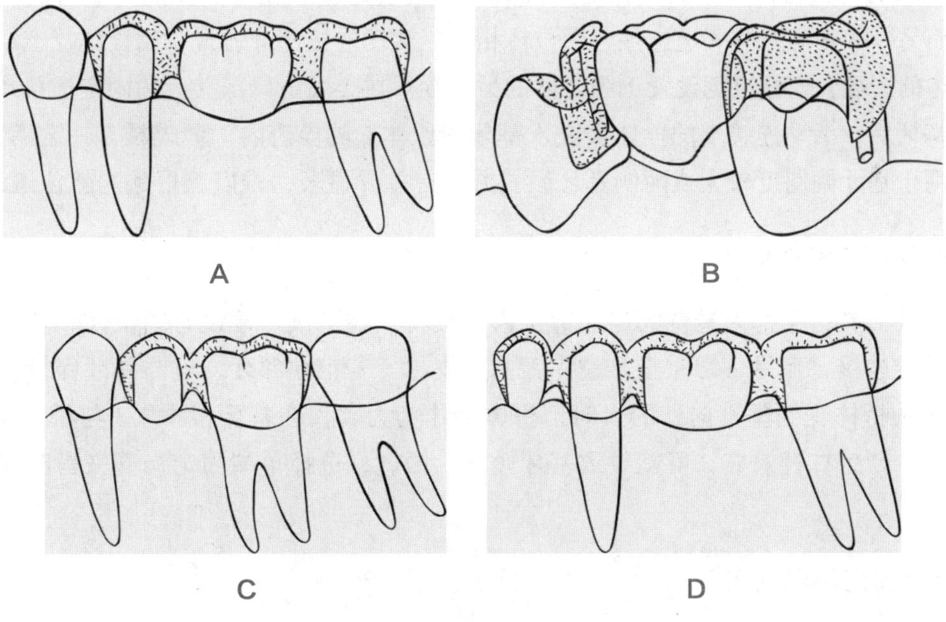

图 4-2　固定局部义齿的结构类型

A. 双端固定局部义齿；B. 半固定局部义齿；C. 单端固定局部义齿；D. 复合固定局部义齿。

（一）双端固定局部义齿

双端固定局部义齿（图 4-3）又称完全固定局部义齿。其特点在于义齿两端的固位体与桥体之间采用固定连接方式。一旦固位体被牢固地粘接于基牙之上，基牙、固位体与桥体便形成了一个稳固的整体，构成一个新的咀嚼单元。在此结构中，固定局部义齿所承受的咬合力量𬌗力能够均匀地通过两端的基牙传递至牙周支持组织，这种设计遵循了力学原理。相较于其他类型的固定局部义齿，双端固定局部义齿能够承受更大的咬合力量，为患者带来良好的舒适度，且预后效果佳，在临床上被广泛应用。

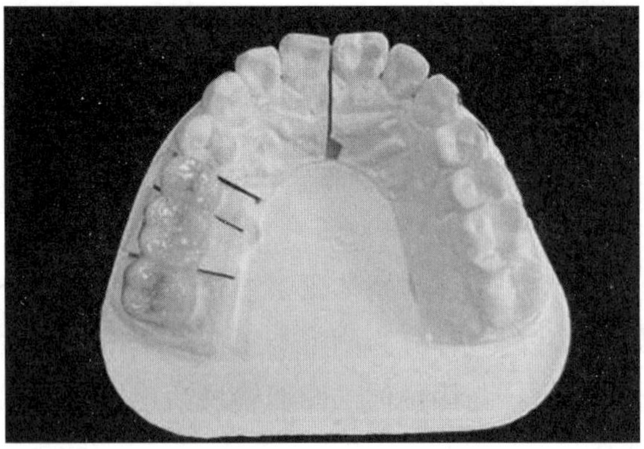

A

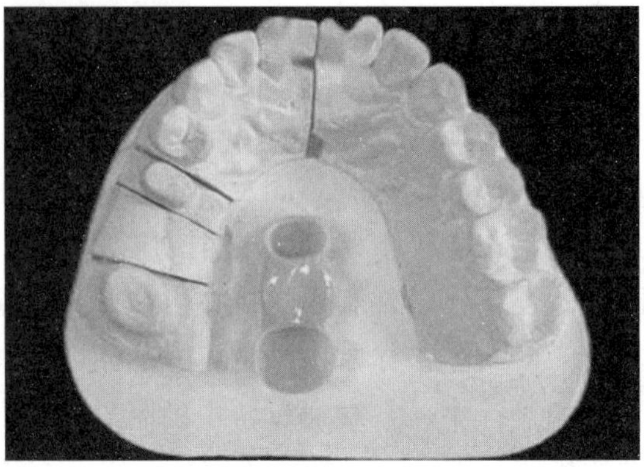

B

图 4-3 双端固定局部义齿

A. 𬌗面观；B. 龈面观。

（二）半固定局部义齿

半固定局部义齿又称应力中断式固定局部义齿。其设计特点在于桥体的一端与固位体通过固定连接相连，而另一端则通过非固定连接与固位体相接。活动连接部分通常采用栓体栓道结构，其中栓体设置于桥体的一端，而栓道则设置于固位体的另一端。在半固定局部义齿的固定连接端固位体被牢固地粘接于基牙后，活动连接端的栓体会嵌入基牙固位体上的栓道内，形成具有一定活动度的连接。此类义齿常用于基牙倾斜度较大或两侧基牙倾斜方向有差异显著，难以获得共同就位道的病例。

（三）单端固定局部义齿

单端固定局部义齿又称为悬臂固定局部义齿。其特点在于仅一端设有固位体和基牙，桥体与固位体之间为固定连接，而另一端完全悬空，无基牙支撑。若存在邻牙，可与邻牙保持接触。当单端固定局部义齿的桥体受到垂直向外的力时，桥体会作为力臂，在基牙根中 1/3 与根尖 1/3 的交汇处形成旋转中心，产生杠杆效应，可能导致基牙倾斜。因此，选择单端固定局部义齿时需严格掌握适应证。

（四）复合固定局部义齿

复合固定局部义齿是将两种或两种以上的基本类型组合形成一个整体。在双端固定局部义齿的一端再连接一个单端固定局部义齿或半固定局部义齿，故复合固定局部义齿含有两个或两个以上的基牙，一般包括 4 个或 4 个以上的牙单位。

除上述几种结构类型的固定局部义齿外，还有特殊结构的固定局部义齿，如固定 – 可摘联合桥、种植体固定局部义齿、粘接固定局部义齿和全瓷固定局部义齿等。

此外，根据桥体龈端与牙槽嵴黏膜之间的关系，又分为桥体接触式和桥体悬空式固定局部义齿。根据所用材料的不同，分为全瓷固定局部义齿、金属固定局部义齿，金属烤瓷固定局部义齿和金属树脂固定局部义齿等。

第二节　固定局部义齿的生理基础

在咀嚼运动中，固定局部义齿所承受的咬合力几乎完全依靠基牙，基牙不仅要承受自身的咬合力，还需额外承担桥体的咬合力。这种基牙承担额外咬合力的能力，构成了固定局部义齿修复的生理学基础，称为牙周储备力，也称牙周潜力。

一、牙周储备力及牙周膜面积

在正常咀嚼过程中，咀嚼食物所需的咬合力通常仅为牙周组织所能承受的最大咬合力的一半，剩余的潜力则储存在牙周组织中，这种剩余的潜力即为牙周储备力。固定局部义齿的修复正是利用了基牙的部分或全部牙周储备力，以弥补缺失牙的功能，承担桥体带来的额外负荷。其𬌗力一般为22.4 ～ 68.3kg，而日常生活中咀嚼食物所需要的𬌗力为 10 ～ 23kg。

基牙的牙周潜力主要由基牙的牙周组织和颌骨的健康状况决定，牙周膜起着重要的作用。基牙牙周支持组织的健康状况直接决定了基牙的质量。在临床上，我们常用牙周膜面积的大小来评估基牙的支持力，并据此选择基牙。1926 年，安特（Ante）医师提出了一个后来被约翰斯通（Johnston）等人称为“Ante 法则”的观点，即固定局部义齿基牙的牙周膜面积总和应大于或等于缺失牙的牙周膜面积总和。蒂尔曼（Tylman）、杰普森（Jepsen）、魏治统等相继测量了各牙牙周膜面积以供选基牙时参考使用（表 4-1）。

表 4-1 各牙的牙周膜面积　　单位：mm^2

	牙位	博伊德（Boyd）	Jepsen	Tylman	魏治统
上颌	8	205		194	
	7	417	431	272	290
	6	455	433	335	360
	5	217	220	140	177
	4	220	234	149	178
	3	267	273	204	217
	2	177	179	112	140
	1	204	204	139	148

续 表

	牙位	博伊德（Boyd）	Jepsen	Tylman	魏治统
下颌	1	162	154	103	122
	2	175	168	124	131
	3	272	268	159	187
	4	196	180	130	148
	5	204	207	135	140
	6	450	431	352	346
	7	400	426	282	282
	8	373		190	

上下颌第一磨牙牙周膜面积最大，第二磨牙次之，上颌侧切牙牙周膜面积较小，下颌中切牙牙周膜面积最小。

微课：固定局部义齿的适应证

二、固定局部义齿的适应证及临床注意事项

相较于可摘局部义齿，固定局部义齿在制备过程中需要磨除基牙更多的牙体组织，且其制作工艺相对复杂，难度较大。此外，固定局部义齿的适用范围较为严格，并非所有牙列缺损的患者都适宜采用此种修复方式。在决定进行固定局部义齿修复前，必须对患者口腔的基本情况进行全面且细致的评估，以确保能达到预期的修复效果。因此，必须严格把控固定局部义齿的适应证，具体可从以下几个方面进行考虑。

（一）缺牙的数目

固定局部义齿最适合用于牙弓内少量牙齿缺失的情况，如 1 颗或 2 颗牙的缺失，或是由 2 个基牙支持的少数间隔缺失。若存在间隔的少数牙缺失，可考虑增加中间基牙作为支持。对于前牙区域，由于咬合力相对较小，如果中切牙和侧切牙累计缺失 3 ～ 4 颗，且尖牙条件良好，也可考虑设计前牙固定局部义齿。

（二）缺牙的部位

在牙弓内的任何缺牙位置，只要缺失的牙齿数量较少，或是少数牙齿的间隔缺失，且基牙的数量和条件可提供足够的支持和固位，均可考虑采用固定局部义齿进行修复。但是，当后牙出现末端游离缺失时，通常不建议采用固定局部义齿进行修复。

（三）基牙的条件

1. 牙冠　基牙的牙冠应具备适当的㓟龈高度和正常形态，同时牙体和软硬组织均需保持健康。

2. 牙根　基牙的牙根应粗壮且长度足够。若基牙周围的牙槽骨有吸收现象，其吸收程度不应超过根长的 1/3。对于具有根分叉的多根牙，其支持力通常更强。

3. 牙髓　基牙最好是健康的活髓牙。若牙髓有病变，应进行完善的根管治疗，才可以选作基牙。

4. 牙周组织　理想的牙周组织应无炎症，根尖周无病变，牙槽骨及颌骨结构正常，且无牙槽骨吸收。若牙周存在可治愈的炎症，且无病理性松动，牙槽骨的吸收也不应超过根长的 1/3。

5. 基牙位置　基牙在牙弓中的位置通常应基本正常，无过度的牙体扭转或倾斜移位，以便获得基牙间的共同就位道并减少牙体组织的磨切。对于个别严重错位的牙齿，在征得患者同意后，可通过牙髓失活并使用桩冠改变牙冠轴向，并获取基牙间的共同就位道，将其作为基牙使用。

（四）咬合关系

缺牙区的咬合关系应基本正常，具有适当的㓟龈距离，对颌牙无伸长现象，缺隙侧的邻牙也无倾斜移位。若邻牙出现倾斜或对颌牙伸长等情况，可通过调磨伸长牙、调磨基牙倾斜面或改变固位体的设计来制作固定局部义齿。

（五）缺牙区的牙槽嵴

缺牙区的牙槽嵴一般在拔牙或手术后 3 个月完全愈合，牙槽嵴的吸收趋于稳定，可以制作固定局部义齿。

（六）年龄

随着临床诊疗水平的不断进步，年龄对适应证的影响正逐步减小，高龄已不是禁忌证；年轻恒牙的修复要考虑牙萌出高度、㓟稳定性、髓腔大小、髓角高度、根尖部的发育情况。

（七）口腔卫生情况

固定局部义齿是患者不能自行摘戴的修复体，其桥体龈端和邻间隙难以清洁。患者应认识到保持口腔清洁卫生的重要性，形成良好的口腔卫生习惯，否则不建议进行固定局部义齿的修复。

（八）余留牙情况

在设计固定局部义齿时，不仅需要考虑基牙的健康状况，还需考虑口内其他余留牙的情况，特别是同一牙弓内的余留牙。余留牙的牙冠应无伸长、过度倾斜或重度松动现象，且无不良修复体；牙冠应无龋损或龋损已得到治疗；同时应无根尖周病或牙周病。对于无法保留的牙齿，应将其纳入患者的治疗计划中，并在固定局部义齿修复前进行拔牙处理。在固定局部义齿修复过程中出现患牙去留问题，应全面考虑是否继续制作固定局部义齿或将设计改变为可摘局部义齿。

在临床实践中，由于患者的个体差异较大且口内条件各不相同，医师对适应证的掌握尺度也可能存在差异。因此，医师应谨慎评估患者的具体情况，避免过分放宽适应证而给患者带来损害。

以下是固定修复的临床注意事项。

1．患者年龄小，临床牙冠短，髓腔较大，髓角高，根尖部未完全形成时，需要特别注意牙髓保护。

2．缺牙区毗邻牙牙髓、牙周已有病变未经治疗时，需进行彻底治疗后才可用作基牙。

第三节　固定局部义齿的设计与制作

固定局部义齿修复设计时，必须根据患者的年龄、全身健康状况、口腔的具体情况来制订符合患者的修复方案。

一、固定局部义齿的设计

（一）基牙的选择

基牙是固定局部义齿修复的基础，基牙要有足够的支持能力；各基牙间能够取得共同就位道；基牙预备体能够提供良好的固位形，满足固位体的固位形要求。因此，在临床上对基牙位置和基牙数目的确定十分重要。

1．基牙的设计要求

（1）基牙的支持作用：固定局部义齿所承受的𬌗力几乎全部由基牙的牙周组织承担，基牙支持能力的大小与基牙的牙周储备力密切相关，与基牙牙根的数目、大小、形态、牙周膜面积大小及牙槽骨的健康程度有密切的联系。①牙周膜面积：固定局部义齿承受的𬌗力经由基牙的牙周膜传导至牙槽骨，这一过程对牙槽骨起到了生理性的刺激作用，因此，牙周膜是固定局部义齿支持的基础。牙周膜面积是确定基牙支持力大小的依据。牙周膜的面积越大其支持力越强。②牙根：当牙髓出现病变时，只要牙根条件良好，经过彻底治疗，该牙仍然可以作为基牙使用。牙根的形态对其支持力有着重要影响：长而粗壮的牙根支持力强；多根牙相比单根牙支持力更强；根分叉角度大的牙齿比角度小的支持力更强；牙根横截面呈椭圆、扁圆或哑铃形的牙齿，其支持作用优于锥形牙根者。在临床上，理想的冠根比例约为 1 ∶ 2 或 2 ∶ 3。③牙槽骨：牙槽骨健康状况直接影响固定局部义齿的支持作用。健康的牙槽骨骨质致密、骨小梁排列整齐、牙槽骨无吸收。

（2）基牙的固位作用：良好的基牙固位能力不仅能够有效抵抗固定局部义齿在功能活动中产生的脱位力量，而且对维护基牙的健康状态极为重要。为了确保固位体获得稳固的固位形态，基牙的临床牙冠部分必须拥有充足的牙体组织、合适的形态及健全的牙体结构。在选择基牙时，应先对龋坏的牙齿进行治疗，再考虑将其作为基牙；若牙齿存在磨耗或形态异常，但又必须作为基牙时，则需设计具有更强固位力的固位体。理想的基牙应是活髓牙，或者是经过完善牙髓治疗的患牙（即使存在牙髓病变）。对于无髓基牙，在设计固位体时，除确保足够的固位形态外，还必须采取额外的牙体组织保护措施，以防止牙齿发生折裂。

（3）基牙的共同就位道：固定局部义齿的各固位体与桥体连接成为一个整体，各基牙间必须形成共同就位道（图 4-4）。在选择桥基牙的过程中，需关注牙齿的排列位置和方向，确保基牙在牙弓之内且保持直立，以便在其承受咬合力量时，力量能沿基牙的长轴方向传递，这既有助于维护基牙的健康，也便于在预备基牙牙体时能够形成各基牙间统一的就位道。对于存在轻微倾斜或移位的牙齿，可以通过适度消除其倒凹区域，或者调整就位道的方向来获得共同就位道。对于严重倾斜移位的牙，为了获得良好的共同就位道，必须磨切较多的牙体组织，这样有可能造成牙髓损伤，且严重倾斜的基牙，𬌗力不易沿着牙长轴传导，牙周组织易受创伤。

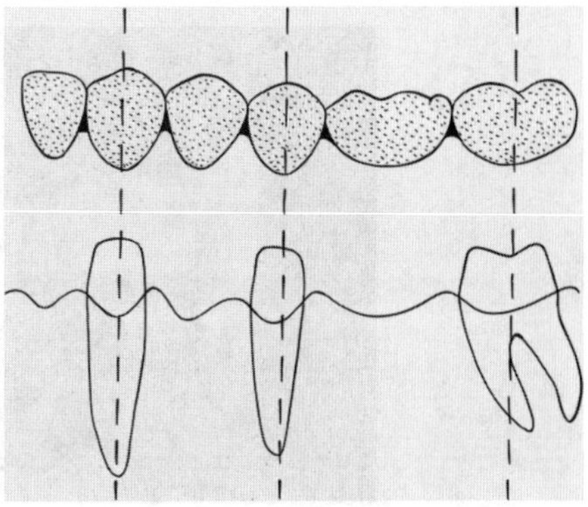

图 4-4　多基牙共同就位道

2. 基牙数目的确定　固定局部义齿的设计，除对基牙条件的选择外，还应根据𬌗力大小确定基牙的数量。正常情况下，少数牙缺失或间隔缺失更适合做固定局部义齿。现介绍以下两种确定基牙数量的方法。

（1）以牙周膜面积决定基牙的数量：Ante 曾提出以牙周膜面积决定基牙的数量，即基牙牙周膜面积的总和应等于或大于缺失牙牙周膜面积的总和。

（2）以𬌗力比值决定基牙的数量：尼尔森（Nelson）规定，基牙𬌗力比值总和的两倍，应等于或大于固定桥各基牙与缺失牙𬌗力比值的总和。

（二）固位体的设计

固位体是固定局部义齿中将桥体连接于桥基牙上的部分。固定局部义齿能发挥功能，需要固位体与基牙之间有良好的固位作用，这样才能达到理想的修复效果，它是固定局部义齿能否成功的重要因素之一。固位体设计的一般原则有以下方面。

1. 能够恢复桥基牙的解剖形态与生理功能，符合美观要求。

2. 具有良好的固位形和抗力形，能够抵抗来自各个方向的外力而不至于松动、脱落或破损。

3. 制作固位体所用材料要有良好的加工性能，达到一定的机械强度，化学性能稳定，生物相容性良好，经久耐用，不易腐蚀。

4. 能够保护牙体、牙髓和牙周组织的健康，预防口腔疾病的发生。

5. 各固位体之间应取得共同就位道。

（三）固位体的类型

固位体一般分为三种类型，即冠内固位体、冠外固位体与根内固位体。

1. 冠内固位体　冠内固位体即嵌体固位体，包括两面嵌体、三面嵌体、多面嵌体等（图 4-5）。

2. 冠外固位体　冠外固位体是指覆盖于基牙表面的部分冠和全冠。其固位力强，是固定桥采用最多且较理想的一种固位体。全冠固位体包括铸造金属全冠、全瓷冠（图 4-6）、金属 – 烤瓷全冠和金属树脂全冠等。

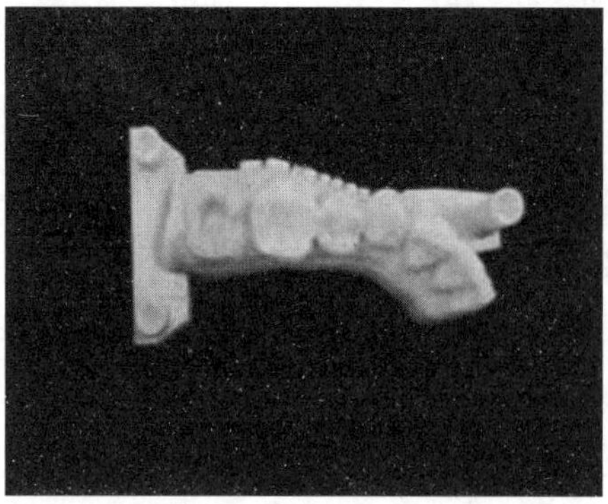

图 4-5　玻璃陶瓷冠内固位体

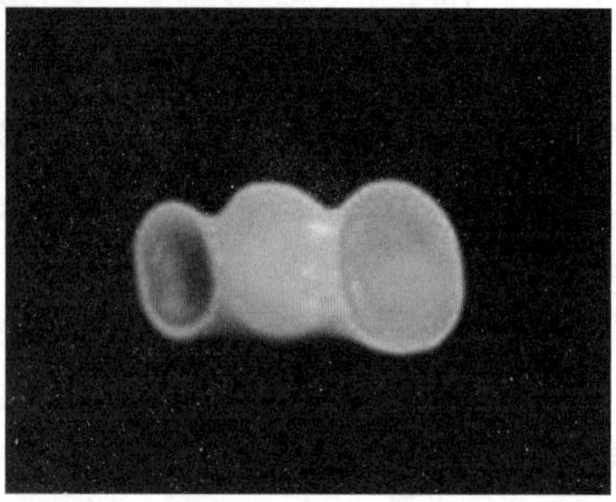

图 4-6　全瓷冠外固位体

3．根内固位体　根内固位体即桩冠或桩核冠。其适用于牙冠遭受大面积损伤，但根管已完整充填且根尖周未发生病变的牙齿。根内固位体凭借其出色的固位性能，能够有效地恢复基牙牙冠的外形，并满足美观上的需求。当前，在临床实践中，根内固位体的设计与制作通常分为两个阶段：第一阶段，将预制的纤维桩粘接固定于根管内部，并制备出桩核；第二阶段，在桩核的基础上，进一步制作全冠固位体。

（四）固位体的固位力

1．提高固位体的固位力　固位体的类型对其稳定性有着显著影响，其中全冠固位体的稳定性最强，部分冠次之，嵌体的稳定性相对较弱。全冠固位体的稳定性还与其基牙轴面与咬合力的聚合角度有关。若基牙轴面的聚合角度过大，可能会导致固定局部义齿的固位体易于松动。因此，在预备基牙时，应确保各轴面的聚合度不超过 5°，以保障固位体的足够稳定性。

2．固位体的稳定性应与咬合力的大小、桥体的长度和弯曲程度相适应　桥体越长、越弯曲，咬合力越大，对固位体的稳定性要求也就越高。在必要时，可以通过增加基牙的数量来增强固位体的稳定性。

3．双端固定局部义齿两端固位体的固位力应基本相等　在设计双端固定局部义齿时，应确保两端固位体的稳定性基本相当。如果两端固位体的稳定性差异过大，稳定性较弱的一端可能会与基牙之间产生松动，而稳定性较强的一端虽然暂时无松动，但长期下来可能会导致松动端的基牙发生龋坏，甚至损伤牙髓，同时也会损害固定端基牙的牙周组织。

4．各固位体之间应有共同就位道　在设计和预备基牙前，必须根据各个基牙的近远中和颊舌向，寻求各固位体之间的共同就位道。

5．基牙牙冠缺损的固位体设计　对于牙冠缺损面积较小的基牙，在设计固位体时应一并修复。如果基牙牙冠已有充填物，固位体应尽可能覆盖充填物，以防止继发龋的发生。对于牙冠严重缺损导致牙髓坏死的基牙，在牙根稳固的情况下，必须经过彻底的牙髓治疗和根管充填，并确认无临床症状后，方可设计桩核冠固位体。

二、桥体的设计

桥体是固定桥修复缺失牙形态和功能的部分。桥体设计是否合理，直接影响到修复效果和口颌系统的健康。

（一）桥体设计的基本要求

1. 能够恢复缺失牙的形态和功能，维持牙弓的完整性，形态色泽美观、舒适。
2. 有良好的自洁作用，符合口腔卫生要求。
3. 桥体𬌗面大小和形态应与基牙的支持力和固位力相适应。
4. 材料应有足够的机械强度、经久耐用、化学性能稳定且生物安全性良好。
5. 桥体龈面大小适宜，接触式桥体应与黏膜密合而不压迫黏膜，悬空式桥体要便于清洁。

（二）桥体的类型

1. 按桥体龈端与牙槽嵴黏膜接触关系分类

（1）接触式桥体：此类桥体的龈端与牙槽嵴黏膜相接触。在固定局部义齿行使咀嚼功能时，桥体可以随着基牙的生理性移动对牙槽嵴黏膜产生按摩效应，这不仅促进了黏膜组织的健康，还有助于减缓牙槽嵴的吸收过程。此外，它还能恢复缺失牙的颈部外观，也有利于恢复发音功能。

（2）悬空式桥体：又称卫生桥。桥体的龈端与牙槽嵴黏膜不接触，留有 3mm 以上的间隙。这一设计便于食物顺利通过，同时具备良好的自洁性能。适用于后牙缺牙区牙槽嵴吸收过多的病例。

2. 按桥体所用材料分类

（1）金属桥体：金属桥体通过铸造工艺制成，具有出色的机械强度，但在美观性方面稍显不足。它更适合用于后牙缺失的修复，尤其是后牙区缺牙间隙狭窄或基牙牙冠短小、咬合至牙龈距离不足者。

（2）非金属桥体：非金属桥体涵盖全树脂桥体和全瓷桥体。树脂桥体因硬度低、易磨损、易老化变色且化学性能不稳定等特性，通常仅用于制作临时性固定桥。而全瓷桥体则以高硬度、化学稳定性、良好的生物相容性和美观舒适性著称。随着材料技术的不断进步，全瓷桥体的临床应用范围已日益广泛。

（3）金属与非金属联合桥体：其既可用于前牙桥，也可用于后牙桥。桥体由金属与树脂或金属与烤瓷联合制成。桥体的金属部分增强了机械强度和连接稳固性，而非金属部分则恢复了缺失牙的形态和功能，同时呈现出美观的色泽。在金属基底上熔附烤瓷的桥体，其机械强度和色泽表现均优于金属与树脂桥体，因此在临床上得到了广泛应用。

（三）桥体形态设计

1. 桥体的𬌗面设计　根据与对颌牙的咬合关系、缺失牙的解剖形态、邻牙的磨损程度来设计桥体的𬌗面形态。

2. 桥体的龈面设计　桥体的龈面是桥体与缺牙区牙槽嵴黏膜接触的部分。在设计桥体龈面时，应注意以下几点。

（1）悬空式桥体：对上下颌后牙缺牙区牙槽嵴吸收较多者可设计成悬空式桥体。悬空式桥体的龈端与牙槽嵴黏膜之间应至少留出 3mm 的间隙，便于食物通过，自洁作用良好。

（2）接触式桥体：对缺牙区牙槽嵴较丰满者可设计接触式桥体。其优点是美观、利于发音及龈组织的健康。接触式桥体的龈端与牙槽嵴黏膜的接触形式有以下几种（图 4-7）：①盖嵴式桥体：亦被称为偏侧型桥体，其龈端设计独特，仅与唇（颊）黏膜的一小部分保持线性接触，而舌侧呈现三角形开放状态。这种设计的特点在于接触面积小，但舌侧的空隙相对较大，可能会带来轻微的舌感不适。该桥体适用于上颌前牙牙槽嵴吸收较多的情况。②改良盖嵴式桥体：也称为牙槽嵴顶型或改良偏侧型桥体，其唇（颊）侧龈端与牙槽嵴紧密接触，颈缘线与邻牙保持一致，满足了缺失牙的美观要求。桥体的龈面向舌侧延伸时，会逐渐缩小与牙槽嵴的接触面，并尽量扩大舌侧的邻间隙，形成T形接触。T形的垂直部分恰好终止在牙槽嵴顶，因此也被称为T形桥体。它的优点在于能有效防止食物进入龈端，自洁性能良好，患者感觉舒适。这种桥体应用广泛，无论是上颌还是下颌的固定局部义齿均可使用。③鞍式桥体和改良鞍式桥体：鞍式桥体的龈端呈马鞍状覆盖在牙槽嵴上，与黏膜接触面积大，自洁作用差，易引起黏膜炎症，这种形式的桥体临床上不宜应用。改良鞍式桥体的唇颊侧龈端与牙槽嵴顶接触，颈缘线的位置与邻牙相协调，同时尽量扩大舌侧的邻间隙，便于食物残渣的溢出。这种改良鞍式桥体形态接近天然牙牙冠，既美观又舒适，自洁作用良好，是临床上常用的桥体形式之一。④船底式桥体：桥体龈端与牙槽嵴的接触面呈船底形，接触轻微。它的优点在于易于清洁，但颊侧和舌侧的三角形空隙容易滞留食物残渣。它主要适用于对美观要求不高、下颌牙槽嵴狭窄的病例。

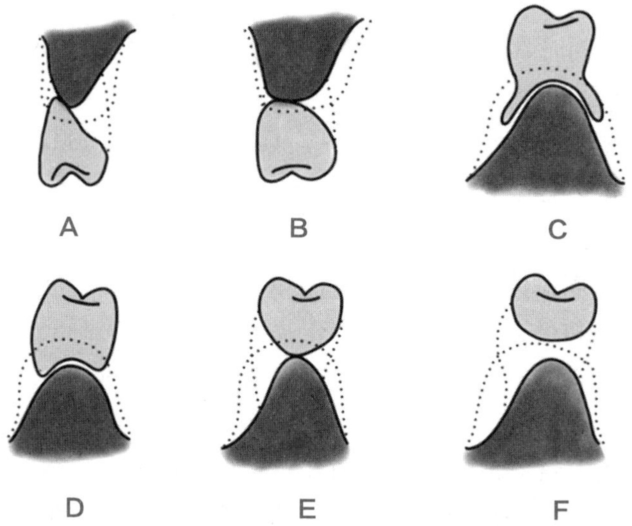

图 4-7　牙槽嵴黏膜的接触形式

A. 盖嵴式；B. 改良盖嵴式；C. 鞍式；D. 改良鞍式；E. 船底式；F. 悬空式。

（3）桥体龈面与牙槽嵴黏膜之间应保持良好密合度：在咀嚼时，这种接触可以对黏膜产生按摩作用，有利于组织的健康。如果两者之间存在较小的间隙，可能会导致食物残渣滞留；反之，如果桥体龈面过紧压迫牙槽嵴黏膜，则可能引起病理性的牙槽嵴吸收。

（4）桥体龈面应高度抛光：粗糙龈面易吸附菌斑，导致黏膜发炎，故应高度抛光。

3. 桥体的轴面设计　桥体的轴面包括桥体的唇颊面、舌腭面和近远中面。桥体轴面应尽量恢复缺失牙的解剖形态和生理凸度。设计要求有以下几点。

（1）唇颊面和舌腭面的外形和凸度：恢复缺失牙的唇颊侧形态需准确，既要与相邻牙齿和对称牙齿和谐一致，也要满足审美标准。同时，唇颊面轴面的自然凸起也需得到恰当恢复，以便在咀嚼时，食物流能够顺利排出并对牙龈产生生理性按摩效果。若轴面凸起不足或缺失，牙龈可能遭受食物过度冲击；反之，凸起过度则会减弱按摩效果，导致食物残留，影响牙齿清洁。

（2）唇颊面的排列位置：桥体的位置通常与缺牙区间隙相吻合，形态上与同名牙相似，并与相邻牙齿相协调。面对缺牙间隙异常的情况，可采取以下策略：若间隙大于同名牙，轻微情况下可通过增大桥体的近远中唇外展隙、增大唇面弧度，并制作轴向发育沟纹等视觉手段来改善；严重情况下，可考虑添加人工牙。若间隙小于同名牙，则可适度磨削基牙的近缺隙侧，或调整桥体形态，如扭转、重叠或与邻牙衔接，并制作横沟纹，使桥体大小与形态更接近同名牙。

（3）邻间隙的形态：前牙桥体唇侧邻间隙的形态应尽可能与同名牙一致。

（4）唇颊面颈缘线：桥体唇颊面颈缘线位置应与邻牙协调。若缺牙区牙槽嵴吸收显著，可将桥体颈 1/3 适当内收，同时增加唇面龈 1/3 至中 1/3 的凸度，达到桥体牙形态和美观的要求。

4. 桥体的色泽　桥体的颜色、光泽与透明度应与相邻牙齿和同名牙保持一致。对于前牙长桥的修复，需根据患者的年龄、性别、肤色及余留牙等因素来确定色泽。基牙预备前应进行准确的比色。桥体的色彩受制作材料性能的影响，全瓷桥体、金属烤瓷桥体和金属树脂桥体均可满足患者的需求。

5. 桥体的强度　桥体的坚固性主要体现在其抗挠曲能力上。桥体在承受咬合力量时会发生弯曲变形，进而对桥基牙产生弯曲应力。当这种应力超过固位体的固位力时，可能导致固位体松动。而当固位力足够强大时，过大的弯曲应力则可能损害桥基牙的健康或导致固定桥损坏。因此，需了解影响桥体坚固性的因素，并采取相应的增强措施。

（1）影响桥体弯曲变形的因素：包括桥体的厚度、宽度与长度，桥体的结构形态，固定桥支架材料的机械强度，𬌗力的大小。

（2）增加桥体抗弯变形的措施：①采用具有足够机械强度的材料制作桥体。②铸造法制作桥体时，可增加桥体部分金属的厚度。③适当减小𬌗力。通过减小桥体𬌗面的颊舌径、扩大舌外展隙、加深颊舌沟等措施减小𬌗力。④桥体的金属桥架或金属基底尽可能设计为抗弯曲能力好的形态。各桥体之间、桥体与固位体之间的连接部分形成圆弧形，减小应力集中，以增强抗弯曲能力。

三、连接体的设计

连接体是连接桥体与固位体的部分。因其连接方式不同而分为固定连接体和活动连接体。

（一）固定连接体

固定连接体是将固位体与桥体连接成一个完全不能移动的整体。除半固定桥的可动连接端采用可动连接体外，各种类型固定桥的连接体都是不动连接体。不动连接体的制作方法有整体铸造法和焊接法。

固定连接体位于邻近缺牙区的相邻面，相当于天然牙的邻面接触区，其面积为 4 ～ 10mm^2。前牙固定桥的连接体面积小，位于邻面的中 1/3 偏舌侧；磨牙固定桥的连接体面积较大，位于邻面的中 1/3 偏𬌗方；前磨牙固定桥的连接体面积介于磨牙与前牙之间，位于中 1/3 偏𬌗方。连接体四周外形圆钝和高度抛光，形成正常的唇、颊、舌外展隙及邻间隙，切忌将连接体占据整个邻间隙而压迫牙龈，影响自洁作用。焊接连接体的焊料应流布整个被焊区，焊区应高度抛光。

（二）活动连接体

活动连接体是将固位体与桥体通过活动关节相连接，主要用于半固定桥的活动连接端，一般用于基牙倾斜、难以建立共同就位道的后牙上。

四、固定局部义齿的制作

目前，金瓷固定局部义齿和全瓷固定局部义齿在临床上应用较多，虽然其中的金属材料有所不同，但制作过程基本相同，以全冠为固位体的金属烤瓷固定局部义齿为例，固定局部义齿的制作过程介绍如下。

（一）金瓷固定局部义齿

金属烤瓷固定局部义齿是烤瓷熔附金属固定局部义齿的简称，是用金属或合金制作固定局部义齿的基底，再用低熔瓷熔附在桥架上以恢复缺失牙的形态和生理功能的一种修复体。它与金属固定局部义齿相比，具有美观、硬度高、耐磨损、化学性质稳定、不易变色和染色、生物相容性良好等优点（图 4-8）。

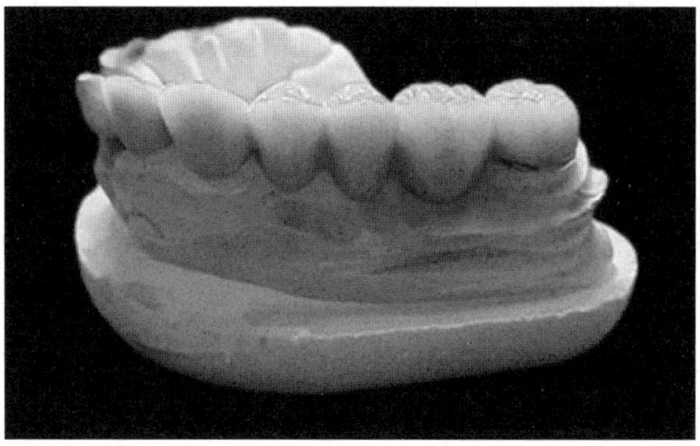

图 4-8　金属烤瓷固定桥局部义齿

1. 椅旁操作过程　初诊时在椅旁需要完成的工作包括比色、备牙、取印模、记录咬合关系、暂时固定局部义齿修复等。

2. 模型、制作可卸代型和上𬌗架　灌注工作模型并制作可卸代型。固定局部义齿的制作在𬌗架上进行，按临床取得的咬合记录上𬌗架。

3. 制作金属桥架

（1）整体铸造法：金属桥架涵盖了固位体的金属基底、桥体支架及连接部分，常采用整体铸造技术来制造。这种技术是将固位体的金属基底与桥体支架的熔模整合为一个整体进行铸造。整体铸造的金属桥架强度高，因此被广泛应用。

在制作金属桥架的熔模时，为了补偿金属的收缩，通常会在基牙代型上涂抹间隙剂。桥体的设计则因瓷覆盖的范围有所不同，主要分为全瓷层覆盖桥体和部分瓷覆盖桥体。前者除舌侧颈环和邻面接触区（或仅邻面接触区）为金属外，其余部分均被瓷层覆盖；后者则在前牙桥体舌面龈端的大部分、后牙桥体的咬合面、舌面及前后牙的邻面接触区使用金属恢复，其余部分用瓷层覆盖，这种设计多用于前牙桥唇舌径小或后牙桥咬合龈间隙较小的病例。

在制作桥体金属桥架熔模时，需要注意以下几点：①桥体支架应在不影响强度的前提下尽可能缩小，并为瓷层留出足够且均匀的空间（通常为 1.0 ～ 1.5mm）。②桥体与黏膜接触的部位应覆盖瓷层，并确保桥体金属龈端与牙槽嵴黏膜之间有至少1mm的间隙。③金瓷衔接区应设置在远离牙槽嵴黏膜的区域，磨牙桥体若为全层瓷覆盖设计，应将桥体支架设计成能承受咬合力的形式。④连接体的设计应综合考虑固定局部义齿的强度、美观、自洁和易清洁性。

完成熔模后，按常规方法进行包埋和铸造。对于建立共同就位道较为困难的多基牙复合固定局部义齿桥架，可以在口内试戴，以便进一步检查和修改。

（2）分段焊接法：多用于长跨度的固定局部义齿制作，即将固定局部义齿完成的固位体、桥体、支架熔模，切割成若干段分别包埋、铸造，再通过焊接使各段连接成一个整体金属桥架。若焊接准确，可避免长桥架的收缩变形，获得适合性良好的金属烤瓷固定局部义齿。

4. 金属桥架表面处理、堆瓷烧结　金属桥架的表面处理包括表面喷砂粗化、清洁、除气和预氧化，堆瓷烧结与金属基底表面处理相同。堆瓷与烧结过程中必须注意以下方面。

（1）恢复每个牙单位的自然外形，使其与同名牙对称、与邻牙协调。牙冠轴面应有正常凸度。

（2）尽量减少桥体龈端与牙槽嵴黏膜的接触面积，并尽可能形成凸面，便于清洁。

（3）应形成清晰的邻间隙和外展隙，使桥体具有合理的解剖外形，美观自然。

（4）恢复正确的𬌗面形态和咬合关系。根据患者的𬌗力大小，适当缩小磨牙的𬌗面面积，以减轻基牙负担。恢复咬合关系应在可调节𬌗架上进行，以便堆瓷、塑形、加瓷、烧结后磨改校正，使其达到正确的咬合关系。

5. 试戴及粘固　在金属烤瓷固定局部义齿初步制作完成后，需确认其已达到既定的质量标准，确保修复体完好无损，边缘的适应性达到优良，随后进行试戴并施以粘固处理。

（二）全瓷固定局部义齿

全瓷固定局部义齿（all ceram fixed bridge）是一种完全由特制瓷材料（例如铸瓷、切削瓷、渗透瓷等）制作而成的固定局部义齿。它的显著特点是具有高度的美观性和良好的生物相容性。随着全瓷修复材料性能的不断提升，特别是其机械性能的显著增强，全瓷固定局部义齿现已广泛适用于前牙和后牙的缺失修复。

全瓷固定局部义齿修复的基牙预备按全瓷冠的牙体预备要求进行，其余的临床步骤基本与金属烤瓷固定局部义齿相同，其制作的不同主要体现在基底桥架的制作上。

全瓷基底桥架的制作涵盖了固位体的全瓷基底、全瓷桥体支架及连接体的整体制作流程。随后，在桥架上堆砌饰面瓷，以完成全瓷固定局部义齿的制作。在临床试戴和粘接方面，全瓷固定局部义齿的程序和要求与金属烤瓷固定局部义齿保持一致。

根据制作方法的差异，全瓷桥架可以划分为多种类型，包括粉浆涂塑渗透烧结、热压铸陶瓷铸造成型和机械加工切削成形等方法。其中，机械加工切削成形法的应用正变得越来越广泛。这种方法首先需要对石膏模型或印模进行扫描，将其转换为数字模型，随后进行数字化设计与制作。

五、粘接固定局部义齿的制作

（一）前牙金属翼板粘接固定局部义齿的制作

1. 前牙粘接固定局部义齿固位体的设计　在设计前牙粘接固定局部义齿的固位体时，关键在于确保拥有足够大的粘接面积和恰当的沟固位形态。对于邻沟的位置，理想的情况是近缺隙侧邻沟的舌侧壁与远缺隙侧邻沟的舌侧壁线能够恰好穿过基牙的中心长轴，以增强固位效果。

2. 制作方法

（1）基牙制备：基牙近缺隙侧邻面片切成一定的斜角或浅沟，基牙各邻面均制备成浅沟，并获得共同就位道；舌面制备应有 0.3 ～ 0.5mm 间隙，并可利用龋洞或失活牙髓室；降低舌面隆突高度至龈上 1 ～ 2mm，保留舌面切端 1 ～ 2mm 不磨切。牙体磨切一般不超过牙釉质层。

（2）在模型上制作整体支架熔模：取印模，灌注硬石膏模型，基牙固位体熔模的切端离开切缘 1 ～ 2mm，颈缘离开龈缘 1mm。如果基牙为开𬌗，固位体及桥体切端可超过基牙切缘，但应考虑其对美观的影响，如采用全瓷粘接桥可达到较好的效果。

（3）金属支架试戴：金属支架应达到设计标准，无早接触，不下沉，不摆动，不脱位，基牙切端不透露金属色，龈边缘位于龈上。

（4）桥体唇面的制作：桥体唇面目前多选用烤瓷，采用常规上瓷法处理。

（5）金属翼板粘接面的处理：舌面经磨光后用胶布覆盖光洁面。粘接面经喷砂处理和超声清洗，然后再根据需要进一步处理粘接面。

（6）粘接固定：基牙经酸蚀处理，采用光 – 化学固化复合树脂或化学固化复合树脂将修复体粘固其上。

3. 注意事项 在制作过程中应注意以下问题。

（1）基牙应有较大面积的牙釉质粘接面。

（2）各基牙应有固位形，应根据各基牙情况充分利用邻、舌面的沟、洞及失活牙的髓室，活髓基牙牙体组织磨切原则上不超过牙釉质层，各基牙应取得共同的就位道。

（二）后牙粘接固定局部义齿的制作

1. 后牙粘接固定义齿固位体的设计 在基牙近缺隙侧颊侧的线角和远中线角连线的颊侧进行邻沟的制备，缺隙邻面的高度在边缘嵴下不低于 3mm，否则应磨切邻面牙体组织以保证邻面连接体强度。固位体在𬌗面应有一定的覆盖，以提供必要的支持力（图 4-9）。

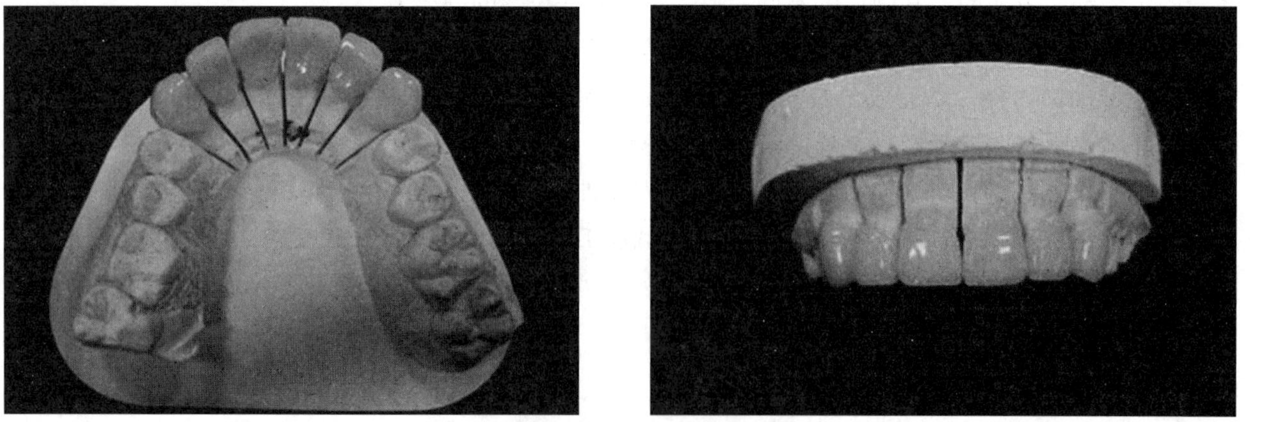

A　　　　B

图 4-9 全瓷固定局部义齿

A. 𬌗面观；B. 正面观。

2. 制作方法

（1）基牙预备：将近缺隙侧邻面、舌面和邻颊轴面角处凸度降至龈上 1 ～ 2mm，粘接面殆龈高度最低不少于 3mm，两基牙邻面近缺隙侧制备殆支托窝，并充分利用殆面非咬合区。基牙殆殆龈方向应取得共同就位道。

（2）金属支架的制作：取印模，灌注石膏模型，制作整体支架熔模，包埋，铸造。金属支架应具有良好抗力和固位，桥体多采用金属烤瓷。

（3）试戴：固位体应与基牙密合，桥体龈面密贴牙龈，受多方向压力不移动、不翘动和不脱位，无早接触点。

（4）粘接：基牙粘接面酸蚀处理，用粘接性复合树脂完成粘接。

第四节　固定局部义齿的固位和稳定

固定局部义齿的固位是指在口腔行使各种功能运动时，固位体能够牢固地固定在基牙上，抵抗各种外力，充分发挥义齿固定的功能作用，不致松动或脱落。固定局部义齿的稳定是指义齿能抵御各种功能运动时受到的各个方向的外力，在受力作用下能够保持平衡稳定而不发生翘动。

一、固位原理及影响因素

（一）固位原理

固定局部义齿的固位机制与嵌体及全冠修复体的固位方式相类似，其固性主要依赖于摩擦力、粘接力和约束力的共同作用。通过将固位体紧密地粘固在基牙上，两者连接成为一个不可分割的整体。固位力的强弱与基牙冠部的形态构造密切相关，同时也受到固位体类型及其设计的影响。此外，基牙表面的粗糙程度，以及所使用的粘固剂（如水门汀）的种类和厚度，也会对固位产生一定的作用。

1. 摩擦力　摩擦力主要依赖于基牙预备时各轴面之间相互平行，固位体与预备后的牙面之间紧密贴合。

2. 约束力　约束力依赖于在基牙上设计的箱状、沟、洞等辅助固位形，使基牙符合固位形和固位形要求，有足够支持力而保持稳定。

3. 粘接力　粘接力主要依赖于粘接剂在固位体和基牙之间产生机械嵌合和化学粘接作用，粘接力可防止固位体移位。

（二）影响固定局部义齿固位的因素

在正常生理状态下，牙齿借助牙周膜纤维在牙槽窝内呈现一定的活动度，能够响应颊舌向、近远中向及垂直向的外力，在这三个方向上自然运动。在固定局部义齿中，多个基牙被整合为一个坚固的整体，这使得它们的运动模式与单个天然牙截然不同。对于固定局部义齿而言，无论哪个部位受到何种方向、何种强度的力，这些力都会均匀分布到所有基牙上。因此，一个基牙的运动会受到其他基牙的影响，各基牙相互制约，形成一个相互关联的运动系统。此外，固定局部义齿在牙列中的具体位置、桥体的长度、各基牙的个体差异，以及外力的大小、方向和作用点，都会导致基牙承受复杂多变的力学作用，从而对固位效果产生不利影响。

在正常咬合状态下，上牙列呈现为弓状，覆盖于下牙列的唇颊侧面，形成了标准的覆𬌗与覆盖关系。当前牙切割时，下颌会先向下并略向前伸出，随后上升，使下颌前牙的切缘与上颌前牙的切缘相接触，并沿着上颌前牙的舌侧滑动以切割食物，之后回到牙尖交错位。后牙磨碎食物时，下颌则向下并向一侧移动，下颌后牙颊尖颊斜面滑行施力以磨碎食物，随后同样回到牙尖交错位。这一过程不断重复，构成了咀嚼循环。上颌牙列，尤其是单根的上颌前牙，常受到较大的唇颊向非轴向力，从而向唇侧偏移，进而破坏牙齿间紧密的邻接关系，这对固定局部义齿保持稳固是不利的。若前牙固定局部义齿的一端基牙遭受此类非轴向力的作用，将产生杠杆效应，导致远端的基牙向舌侧移位。如果远端的基牙采用了固位效果不佳的 3/4 冠作为固位体，可能会发生舌向脱位。相比之下，上颌磨牙为多根牙，其腭根既长又粗，且根分叉的距离较大，这增强了其抵抗颊向移位的能力。尽管后牙固定局部义齿在研磨食物时需要较大的力量，并且会承受一定的非轴向𬌗力，但由于上颌后牙的覆𬌗与覆盖较小，只要固位体的设计得当，就能将这种非轴向力对固位的影响降到最低。

二、固定局部义齿的稳定性及影响因素

固定局部义齿的稳定性与其在受力时所产生的杠杆效应紧密相关，而这种杠杆效应又直接取决于固定局部义齿的结构设计。不同类型的固定局部义齿，在受到外力作用时，会对稳定性产生不同的影响。当固定局部义齿的桥体恰好位于基牙固位体的支点线上时，其稳定性表现更佳；反之，若桥体位于支点线之外，则稳定性会相对较差。此外，牙尖的倾斜角度、覆𬌗的程度及所采用制作材料的强度，也都是影响固定局部义齿稳定性的重要因素。

第五节　固定局部义齿修复的操作步骤

一、修复前检查

进行固定局部义齿的修复工作之前，除了执行标准的临床检查流程，还需细致评估患者的口腔局部状况，包括缺牙区域的牙槽嵴状况、缺失牙齿的具体位置及数量等。同时，要全面检查剩余牙齿的状态，包括其位置、数量、排列方式及咬合关系等细节，可能被挑选作为桥基牙的牙齿，需要接受更为严格的检查，并拍摄 X 线片以获取详尽信息。只有在这些详尽的检查及严谨的术前准备工作均告完成之后，才能正式启动固定局部义齿的修复流程（参见第二章）。

二、牙体预备过程及操作流程

要实现出色的修复治疗效果，需要先制订一个周全且详尽的治疗计划与方案。在深入且细致的临床检查之后，要与患者进行充分的对话与沟通，以准确把握患者的个人期望，同时，对患者的口腔状况及预期的修复成果作出合理的评估，并将这些信息清晰地传达给患者，确保患者对整个治疗流程有全面的认识，并能积极配合完成每一步骤。这一过程是一个医患共同参与、协商达成一致的过程。因此，修复前的医患沟通是整体诊疗流程中至关重要的一环。

完整的治疗计划常涉及牙体牙髓、牙周治疗，牙槽外科治疗，正畸治疗等各个方面，治疗计划应对必要的处理进行合理安排，值得注意的是，理想的修复效果往往需要多学科医师进行协同工作。

1. 清洁口腔。

2. 比色　参见第三章第八节。

3. 排龈　参见第三章第六节。

4. 基牙的牙体预备

（1）基牙预备的原则和要求：与嵌体、部分冠及全冠等的牙体预备基本一致，但也需要注意以下两方面。

1）作为固定局部义齿的固位体，各基牙预备体之间必须有共同就位道。

2）固位体和桥体由连接体连接，故在固位体预备时必须留有连接体的空间。

（2）基牙预备的方法和步骤：冠固位体的基牙预备方法基本上与全冠修复相同，但也需要注意以下三个方面。

1）切缘及𬌗面预备：与全冠修复的牙体预备不同，因邻牙的缺失，基牙预备时往往缺乏参照。故在切缘和𬌗面预备时，建议做引导沟的预备。

2）轴面预备：各基牙的轴向预备必须相互平行或向𬌗方有聚合，就位道的方向一致，形成共同就位道。

3）颈缘预备：前牙全冠固位体的基牙颈缘预备，类似于单个牙齿的全冠修复，通常位于牙颈部的牙龈边缘下方。在某些特定场景下，为了寻找合适的共同就位道，颈缘的位置可能需要做适当调整，但可能会对牙髓造成损伤。针对这种潜在风险，可以考虑将基牙舌侧倾斜端的固位体舌面颈缘设计得远离牙龈边缘，甚至采取部分冠的形式，让舌面部分暴露出来，但这种设计的前提是必须确保固位效果不受影响（图 4-10）。

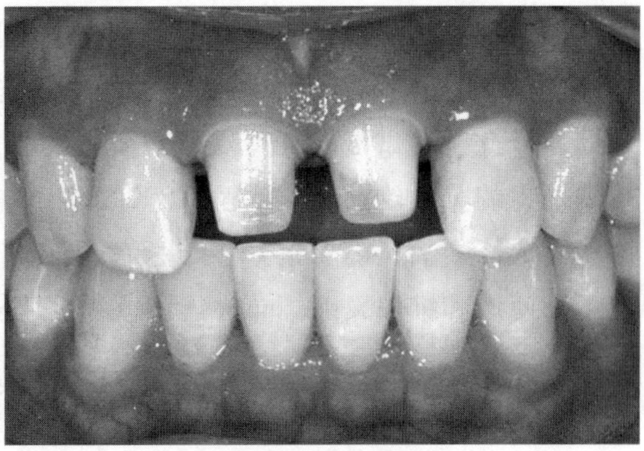

图 4-10　颈缘预备

5. 印模制取　印模制取的具体方法参见第三章第九节。

6. 记录及确定颌位关系　固定义齿修复一般涉及至少三个牙单位，是对一组牙齿进行的修复处理。为了确立和记录颌位关系，可以利用剩余的天然牙或采用蜡咬合记录等方法，这些方法有助于在𬌗架上的操作及修复体的精确制作，最终旨在恢复良好的咬合功能。

7. 暂时性修复的作用

（1）生物学作用

1）保护牙髓：活髓牙经过牙体预备后变得敏感，此时，安置暂时性冠桥能有效隔绝口腔中的各种刺激性因素，包括食物残渣、液体浸润、菌斑堆积及呼吸时产生的气流冲击，从而预防牙髓发生变性反应和产生牙髓炎。

2）保护牙周组织健康：为了确保菌斑得到有效控制，暂时性冠桥的设计需满足边缘紧密贴合、形态恰当且表面光滑的要求。其边缘应避免对牙龈产生压迫，以防引发慢性炎症，导致出现牙龈出血、增生或退缩等不良状况。若佩戴暂时性冠桥期间牙龈能够保持健康状态，那么在永久性修复体粘固后，出现问题的概率将会显著降低。

（2）力学作用

1）保持稳定，防止因患牙或基牙丧失咬合关系或𬌗力过大引起牙移位，造成修复体就位困难的情况出现。

2）正确恢复暂时性冠桥的外形及邻接关系，防止患牙或基牙移位。

3）保持牙弓外形，以维持唇颊组织正常的丰满度。

4）恢复咀嚼功能，使患者感到舒适，预防颞下颌关节及神经肌肉功能紊乱的发生。

（3）美学作用：暂时性修复体能够改善患者的美观度。在确定前牙暂时性修复体的颜色和形态时，需与患者沟通并征得其同意，以提升患者的满意度，进而增加永久性修复治疗的成功概率。

（4）诊断信息：暂时性修复体能够传递关键信息，有助于最终修复体实现理想的牙冠形态与排列，同时监测基牙对咬合力的反应，辅助医师预判基牙牙周组织的未来状况。此外，它还能评估患者新下颌位置的适应性及正中咬合时垂直距离的精确性，并给予患者机会去熟悉和适应修复体，从而增强患者与医师在治疗过程中的协作。

8. 试戴与粘固 在固定局部义齿进行粘固之前，首先要进行试戴，这一过程中需细致检查基牙与相邻牙齿的接触点位置及其紧密程度；验证固位体颈缘的密合性与到位情况；确保固定局部义齿与对颌牙具备良好的咬合接触，若存在咬合高点，则需进行必要的调整；同时，桥体组织面与黏膜的接触情况也需细致检查，既要避免产生缝隙，也要防止牙龈黏膜受到压迫（牙龈受压时黏膜会明显发白，此时需适当调改）。试戴过程中若进行了调磨，待试戴合适后，还需对修复体进行上釉或抛光处理。此外，试戴时还可观察修复体的色泽是否满足患者需求，少数患者可能需要特殊染色，以达到理想的美学效果。在粘固时，对于活髓基牙，应选择对牙髓刺激性小的水门汀材料。

完成修复后，需要进一步与患者沟通，让患者了解戴牙后可能出现的反应及解决方法，了解如何正确使用和维护义齿，同时建议患者定期复查。

第六节 固定局部义齿修复后可能出现的问题及处理

微课：固定局部义齿修复后出现的问题及处理

在固定局部义齿修复的过程中，患者的检查诊断、适应证及材料的选择、戴牙的使用维护及设计均对修复体的效果产生直接影响。固定局部义齿依赖于天然牙作为支持，随着患者年龄增长及健康状况变化，基牙的代偿能力可能减弱，进而影响义齿的使用。义齿出现问题，轻微的可进行口内调整，严重的则需拆除重做，甚至拔除基牙。

一、基牙疼痛

（一）过敏性疼痛

1. 固定局部义齿在戴入和粘固过程中出现疼痛 活髓牙体预备时，消毒药物刺激、冷热刺激、水门汀中游离酸刺激等都会引起过敏性疼痛。待水门汀凝固后疼痛一般自行消失。牙体预备后可给予一定的脱敏处理，减轻牙本质过敏的症状。

2. 固定局部义齿粘固使用一段时间后遇冷热刺激疼痛 牙体组织切割过多接近牙髓，或因基牙预备后未戴用暂时桥，牙髓被激惹，可先对牙髓进行安抚治疗，经过一段时间观察，待症状消失后，再做永久性粘固。如果症状没有缓解，发展到牙髓炎，则需进行牙髓治疗，再进行修复。

3. 固定局部义齿使用一段时间后遇冷热刺激疼痛 若遇冷热刺激疼痛，可能是基牙继发龋、牙周创伤、牙颈部暴露、固位体不适合或水门汀质量问题等。因粘固问题而引起者在无损固定局部义齿的情况下摘除重新粘固；除此以外，一般需要拆除固定局部义齿，治疗患牙后重新制作修复体。

（二）自发性疼痛

固定局部义齿粘固后若出现自发性疼痛，应根据疼痛特征进行口腔检查，结合X线片表现，明确引起自发痛的原因。

1. 牙髓炎 发生在修复后的近远期，初期可为冷、热、酸、甜刺激性疼痛，逐步发展为自发痛，根据其牙髓炎的特殊症状易作出诊断。一旦牙髓炎发生，应该在确定患牙后从固位体的舌面（前牙）或𬌗面（后牙）立即开髓，缓解症状。

2. 根尖周炎 可表现为自发痛、叩痛或咬合痛，一旦确诊，通常需要做牙髓治疗，部分已做过牙髓治疗的患牙，可行根尖切除和倒充填术。

3. 嵌塞性疼痛 明确食物嵌塞的原因，接触点接触不良可导致食物嵌塞，引起牙龈牙周组织的炎症，需拆除修复体重新制作，恢复良好的邻接关系。此外，对𬌗牙的楔状牙尖也可导致食物嵌塞，通过调磨对𬌗牙缓解症状。对于接触点良好的水平型食物嵌塞，则需要考虑其他的方法来解决食物嵌塞的问题。

（三）咬合痛

1. 固定局部义齿粘固后短期内出现咬合痛 多为早接触点引起的牙周创伤，调𬌗后，疼痛会很快消失。若未能及时调𬌗疼痛加剧，则需在局麻下拆除固定局部义齿，待痊愈后重新制作。

2. 固定局部义齿使用一段时期后出现咬合痛 检查叩痛和牙松动度，并参考X线片，确定是否有牙周创伤或根尖周炎、根折等情况。对于根尖周炎的基牙，可拆除固定局部义齿或在固位体上开孔做根管治疗。当发生基牙根折，或严重的根尖周炎合并牙周炎时，则需拔除患牙，重新设计，修复缺失牙。

二、基牙松动

固定局部义齿基牙松动可能有局部和全身的原因，常见原因如下。

1. 基牙本身的条件差，或桥体跨度过大，设计的基牙数目不足。

2. 桥体咬合面恢复过宽或牙尖过陡，恢复的𬌗力过大。

3. 咬合不良，使基牙遭受𬌗创伤。

4. 局部或全身健康状况不佳，机体的代偿功能失调，基牙牙周组织的耐受力降低。

三、龈缘炎

固定局部义齿戴用后出现牙龈充血、水肿，患者刷牙、咀嚼食物引起牙龈出血，常见原因如下。

1. 多余水门汀未完全去除干净。

2. 固位体边缘过长或不密合，有悬突、食物残渣和牙菌斑聚集。

3. 固位体和桥体的轴面外形恢复不良，不利于自洁和对牙龈的生理按摩。

4. 与邻牙的接触点恢复不良，食物嵌塞压迫刺激牙龈。

5. 桥体龈端与牙槽嵴黏膜间存在间隙，或压迫牙槽嵴过紧，加速牙槽嵴吸收而出现间隙，引起黏膜发炎。

四、固定局部义齿松动、脱落

1. 两端固位体的固位力相差悬殊，受到两端基牙运动的影响。

2. 基牙牙冠形态提供的固位条件不足。

3. 基牙牙体预备不当，使其固位体固位力不足。

4. 固位体和基牙不密合，降低了固位体的固位力。

5. 金属材料机械强度不足，耐磨性差，固位体穿孔，或桥架设计不当，引起桥体弯曲变形。

6. 基牙产生了继发龋。

7. 水门汀质量差或粘固操作不当等。

五、固定局部义齿破损

固定局部义齿戴用一段时间后，可能出现破损的现象如下。

1. 金属固位体磨损穿孔 可能由于牙体面预备空间不足，材料的耐磨性差、易腐蚀导致。

2. 桥体弯曲下沉 多因金属桥架材料机械强度差，或桥架设计不当所致，如桥体跨度长但未采用增强桥架强度的措施。

3. 连接体脱焊或折断 脱焊多因焊接技术或焊料有问题。若为整铸桥架，多因连接体的设计不当，如厚度不足或材料质量差等引起。

4. 金属 – 树脂固定局部义齿的破损 目前仍有采用金属与硬质复合树脂光固化或热压固化法联合制作固定桥，易磨损，时间久了会失去咬合接触；树脂易变色和体积的不稳定性，致使边缘常出现微漏、色素沉着，影响美观。

▶**知识拓展**

固定局部义齿与种植体共同开启口腔修复新篇章

种植体是一种通过外科手术植入患者缺牙部位的颌骨内，以替代脱落或拔除的牙根，从而支持上部结构的修复体。种植体作为一种人工牙根，植入牙槽骨内后，可为固定局部义齿提供稳固的支持。

种植体的使用让固定局部义齿在功能和美观上更接近天然牙，患者咀嚼效率得到显著提升。此外，有种植体支持的义齿减少了修复体松动和脱落的风险，从而延长了其使用寿命。

例如，一位年轻女性因车祸失去四颗前牙，通过植入四根人工牙根，连接上瓷牙，使种植牙与固定局部义齿修复相结合，既避免磨损邻牙，又告别活动义齿的不便，让咀嚼功能恢复如初，自信笑容再次绽放。

考试知识点总结

本章小结

协和云课堂……　拓展练习及参考答案

（安　静）

教学课件

第五章　牙列缺损的可摘局部义齿修复

学习目标

素质目标

（1）树立以患者为中心的服务理念，将可摘局部义齿与患者个体需求相结合，体现对患者口腔健康的责任担当。

（2）树立精益求精的工作态度，以高质量修复体服务患者。

知识目标

（1）掌握：可摘局部义齿的适应证、类型及支持方式、组成和作用；Kennedy 牙列缺损分类；可摘局部义齿的设计原则；修复前的准备；确定颌位关系、模型设计；初戴、戴入后常见问题及处理。

（2）熟悉：模型预备、制作支架和卡环、排牙、完成基托蜡型、装盒、填塑、磨光等。

（3）了解：可摘局部义齿的修理。

能力目标

（1）具有将可摘局部义齿修复应用于临床的能力。

（2）能为牙列缺损患者合理选择可摘局部义齿修复，并制订修复方案。

（3）能处理戴牙后常见的问题。

案例导入

【案例】

患者，女，60 岁。上下颌后牙缺失多年，要求修复。

专科检查：25、26、27、36、37、45、46 缺失，牙槽嵴低平，缺牙间隙尚可。47 近中倾斜，松动（–）。前牙为深覆𬌗。全口卫生条件一般，余牙无明显异常。

【问题】

1. 针对这样一位牙列缺损病例，该如何进行修复？

2. 请为该患者设计完整系统的治疗方案。

第一节　概　　述

微课：
可摘局部
义齿概述

一、可摘局部义齿的概念

可摘局部义齿是修复牙列缺损的一种方法。它凭借天然牙、基托下方的黏膜及骨组织给予支持，借助义齿上的固位体与基托来固位，用人工牙恢复缺失牙的形态与功能，用基托材料恢复缺损的牙槽嵴、颌骨及其周围的软组织形态，是患者能够自行摘戴的一种修复体。目前是我国许多牙列缺损患者普遍选择的修复方式。

二、可摘局部义齿的适应证、注意事项和优缺点

（一）适应证

1. 各种牙列缺损，从个别牙缺失到上颌或下颌仅余留单个牙的大范围缺损，尤其是游离端缺牙者。
2. 牙齿缺失并伴随有牙槽骨、颌骨或者软组织缺损的情况。
3. 因职业需求不能有缺失牙而影响外观者，可做即刻义齿或过渡性义齿修复。
4. 需升高颌间距离以恢复垂直距离者。
5. 患有牙周病且需要利用活动夹板来稳固松动牙者。
6. 特殊需要，如化妆义齿。

（二）注意事项

1. 因精神疾病等原因导致无法自理且有误吞义齿风险的患者，不适合使用。
2. 对义齿材料产生过敏反应或对义齿异物感难以忍受且无法适应的患者，不适合采用。
3. 牙体、牙周或口腔黏膜存在严重病变且未得到有效治疗和控制的患者，不适合采用。

（三）优缺点

1. 优点　修复范围广，磨除牙体组织少，易于清洁保养，制作过程相对简单，成本较低，维修方便。

2. 缺点　与固定义齿相比，可摘式局部义齿体积较大，组成部件繁多，初次佩戴时患者可能会感到不适，可能影响部分患者发音，甚至导致恶心，同时其稳定性和咀嚼效率不及固定义齿。

三、可摘局部义齿的类型

（一）按义齿承受𬌗力的方式分类（图 5-1）

1. 牙支持式义齿　其特点是在缺牙的两侧都留存有天然牙，并且在两端的基牙部位设置𬌗支托。这种义齿在行使功能时，所承受的𬌗力主要由天然牙承担。适合缺牙数量较少，同时基牙稳固

程度较高的病例。

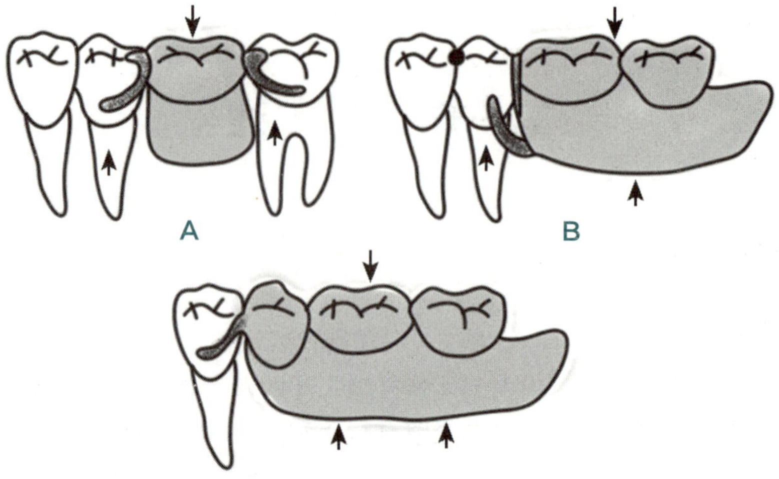

图 5-1　可摘局部义齿的支持方式

A. 牙支持式；B. 混合支持式；C. 黏膜支持式。

2. 黏膜支持式义齿　其承受的咬合力主要是由黏膜及黏膜下方的牙槽骨来承担的。它通常被应用于牙齿缺失较多、剩余牙齿状况不佳或咬合关系不良的病例。

3. 混合支持式义齿　是由天然牙、口腔黏膜及牙槽嵴共同分担所承受的咬合力。在这种义齿中，基牙上安置支托，同时基托适度伸展，其修复效果介于前两者之间。

（二）按义齿制作方法和材料分类

1. 塑料胶连式可摘局部义齿　以弯制钢丝卡环固位，通过塑料基托将义齿的各个部件连接为一个整体。

2. 金属铸造支架式可摘局部义齿　由金属整体铸造而成的支架及少量的树脂组合而成。它以金属连接构件替代了部分塑料基托，从而使义齿更加坚固耐用，同时体积显著缩小，提升了患者的佩戴舒适度。

第二节　可摘局部义齿的组成及其作用

可摘局部义齿通常是由支托、固位体、连接体、基托、人工牙等部件构成。从各个部件的作用来划分，可总结为三部分：修复缺损部分（包括人工牙、基托）、固位稳定部分（包括固位体、基托、𬌗支托）及连接传力结构部分（涉及连接体、基托、𬌗支托）。

一、人工牙

人工牙是义齿结构上用以代替缺失的天然牙，以恢复牙冠形态和咀嚼功能的部分。

微课：人工牙

1. 人工牙的作用

（1）替代缺失的天然牙，确保牙弓结构的完整。

（2）重建正常的咬合、牙齿排列及邻接关系，从而恢复口腔的咀嚼功能。

（3）辅助发音。

（4）恢复牙列外形和面型。

（5）维护口腔内剩余牙齿的位置稳定，避免其伸长、倾斜、移位或产生咬合关系混乱的情况。

2. 人工牙的种类

（1）根据制作材料分类：人工牙可以分为树脂牙、瓷牙和金属牙。树脂牙多选用成品硬质树脂，与基托化学性连接；瓷牙是借盖嵴面上的钉或孔与基托相连，为机械固位。

（2）根据人工牙殆面形态分类：可分为解剖式牙、半解剖式牙和非解剖式牙。①解剖式牙：牙尖斜度为33°，与初萌出的天然牙咬合面相似。②非解剖式牙：又称无尖牙，牙尖斜度为0°，没有显著的牙尖形态。③半解剖式牙：牙尖斜度为20°，介于前两者之间。

（3）按制作方法分类：可分为成品牙与个别制作牙。

（4）按人工牙与基托的连接方式分类：包括通过化学反应实现连接的（如树脂牙）、依靠机械装置进行连接的（例如使用钉、孔连接瓷牙）及结合化学与机械连接方式的（如金属咬合面或舌面牙）。

3. 人工牙的选择

（1）人工前牙的选择原则

1）应尽可能满足美观和发音需求，同时具备一定的切割功能。

2）人工牙的形态、大小和颜色应与对应的天然牙相匹配，与相邻牙齿相和谐，还需符合患者的面型、性别等。

3）在多个前牙缺失的情况下，人工牙的颜色应与患者的肤色、年龄相符，以达到自然、逼真的美学效果。

4）在为患者选择前牙时，应充分听取患者的意见，确保所选牙齿得到患者的认同和满意。

（2）人工后牙的选择原则

1）后牙的主要功能是咀嚼，即压碎、捣碎并研磨食物，因此应优先考虑选择硬度高、耐磨性强的硬质树脂牙，或者与牙釉质硬度和磨损性能相似的瓷牙和铸造金属牙。

2）后牙的外形、色泽和大小需要与对应的天然牙及相邻牙齿相协调，同时与对颌牙之间应保持适当的覆盖、覆殆及咬合接触关系。

3）在为游离端缺失的牙齿进行排牙时，可以适当减少牙齿数量以缩短游离距离，并通过减小人工牙的颊舌径、增加食物排溢沟的方式，来降低基牙及其支持组织所承受的负荷。

二、基托

基托也称为基板，位于缺隙部分的基托又称为鞍基，是可摘局部义齿的主要组成部分之一。它覆盖在缺牙区域的牙槽嵴及相关的唇颊舌侧牙槽嵴和硬腭区域上。其主要功能是作为人工牙的支撑和附着点，传递咬合力并将咬合力分散到下方的支持组织，同时还将义齿的各个部分连接成一个稳固的整体。

微课：基托

1. 基托的功能

（1）连接作用：基托能够将义齿的各个组成部分连接成一个协调的整体。

（2）修复缺损：修复牙槽骨、颌骨和软组织的缺损。

（3）传递𬌗力：基托负责承载、传递并分散来自人工牙的咬合力。

（4）固位及稳定作用：基托主要依靠与口腔黏膜间的吸附力、表面张力及大气压力，同时结合基牙及相邻牙齿间的摩擦力和制锁作用，来增强义齿的稳固性，防止其发生旋转或翘起。

2. 基托的种类 按材料不同可分为树脂基托、金属基托和金属网加强树脂基托。树脂基托的颜色与口腔黏膜相近，因此具有较好的美观性。其制作所需的设备简单，操作过程也相对容易，经济实惠，并且便于对义齿进行修理和重新衬垫。然而，树脂基托的强度相对较低，需要保持一定的厚度，同时材料容易老化和磨损。此外，树脂基托是非良导体，温度传导效果不佳，且不易自我清洁；金属基托是通过金属铸造工艺制成的，具有高精度和高强度的特性，不易折断。但金属基托的制作工艺相对复杂，一旦制作完成，修理起来较为困难，也无法进行重衬；金属网加强树脂基托则结合了金属基托和树脂基托的优点。

3. 基托的要求

（1）基托的伸展范围：基托伸展范围需根据多个因素来确定，包括缺失牙齿的位置和数量、基牙的健康状况、牙槽嵴的吸收程度、邻近软组织的缺损情况，咬合力的大小等。对于牙支持义齿，应尽可能减小基托的范围，为了提升患者的舒适度和美观性，可采用铸造金属支架，使其更加轻巧。而对于混合支持的游离端义齿，在确保不影响唇、颊、舌等软组织活动的前提下，基托的范围应尽量扩展，以便更好地分散咬合力，并获得更大范围的黏膜组织支持。具体来说，上颌游离端义齿的基托应覆盖上颌结节，并延伸至翼上颌切迹；而下颌游离端义齿的后缘则应覆盖磨牙后垫的前1/2 ～ 2/3，并在颊棚区充分伸展。

（2）基托厚度：通常情况下，树脂基托的厚度约2mm，而金属基托的厚度则为0.5mm，其边缘部分可以稍微增厚至约1mm，并保持圆润无锐角。在制作上腭部分的基托时，前1/3区域应当尽可能做得薄一些，以避免对发音造成不良影响。此外，还可以模仿腭皱襞的自然形态，使基托表面呈现腭皱状，这样既能增强基托的强度，又能起到辅助发音的作用。

（3）基托与基牙及相关牙齿的关系：在缺牙区域，基托应避免进入基牙的邻面倒凹区域。同时，腭（舌）侧的基托边缘应当与基牙及相关牙齿的非倒凹区域相接触，并且位于导线的位置。这些边缘需要与牙齿紧密贴合，但不应产生压力。此外，在基托的龈缘区域，其组织面应设计有缓冲，以防止对基牙、邻牙及游离龈造成损伤，同时有助于义齿的摘戴。

（4）基托与黏膜的关系：基托与黏膜之间应当密合，同时对黏膜无任何压力。对于上颌结节的颊侧、上颌硬区、下颌隆突、内斜嵴及骨尖等部位，基托在这些区域的组织面需要进行适当的缓冲处理，以确保基托不会压迫到这些组织，从而避免引发疼痛。

（5）基托的形态和美学要求：基托组织面应与其下组织外形一致，确保密合且不会引起压痛，除在特定的缓冲区域外，通常不需要进行打磨或抛光处理。基托的磨光面需要经过高度抛光，边缘应设计得圆润流畅。在颊侧和舌（腭）侧，磨光面应呈现凹形，以增强固位效果。同时，在牙冠颈缘下方，应显露出根部形态，以增强整体的立体感和逼真度。在腭面，则应模拟出腭隆突、龈乳头及腭皱的自然形态。对于前牙区，如果牙槽嵴丰满，可以不设置基托。对于因前牙区牙槽骨缺损或唇裂术后等原因导致上唇塌陷的情况，可以适当加厚上颌唇侧的基托，以满足美观需求。

三、固位体

固位体是可摘局部义齿用以抵抗脱位力作用，获得固位、支持与稳定的重要部件（图 5-2）。

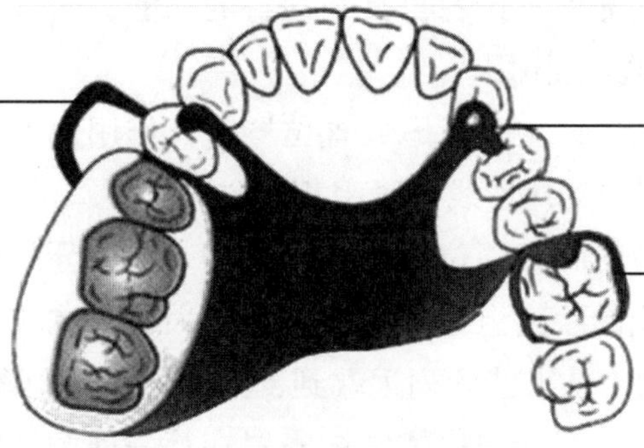

图 5-2　可摘局部义齿的固位体

（一）固位体的功能

固位体主要具有三种功能：固位、稳定、支持。

（二）固位体的具体要求

（1）固位体必须具备足够的固位力，以确保义齿在进行正常的咀嚼活动时不会脱落。

（2）在非咀嚼状态下，固位体不应对基牙施加任何静压力或移位力，以保持基牙的健康状态。

（3）在摘戴义齿的过程中，固位体应避免对基牙产生侧方压力，以防止对基牙造成损伤。

（4）固位体的设计应符合美观要求，特别是在前牙区域，应尽量减少金属的显露，以提升义齿的整体美观度。

（5）固位体与基牙之间应紧密贴合，其外形应圆钝光滑，以避免对口内软硬组织造成刺激或损伤。同时，固位体的设计还应考虑到食物和菌斑的积聚问题，以防止造成牙齿龋坏和牙周病变。

（6）制作固位体的材料应具备良好的生物学性能，确保对口腔组织无致敏、致畸、致癌作用。此外，在口腔内应避免使用不同种类的金属，以防止产生电流刺激，影响患者的健康。

（三）固位体的种类

根据作用的不同，固位体分为直接固位体和间接固位体两大类。

1. 直接固位体　是义齿的主要固位部件，它的主要功能是防止义齿𬌗向脱位。这些固位体通常被设计在紧邻缺牙间隙的天然牙齿上。依据固位形式的不同，直接固位体可分为冠内固位体和冠外固位体。冠内固位体，如栓体 – 栓道式附着体，一般嵌入牙齿冠部内部；而冠外固位体，如卡环型固位体、套筒冠固位体及冠外附着体等，则安装在牙齿冠部的外部。在这些冠外固位体中，卡环型固位体是临床上最为常见且广泛应用的固位体类型。

2. 间接固位体　是辅助直接固位体固位的部件，能够有效地增强义齿的稳定，防止义齿发生翘起、摆动、旋转及下沉等情况，常用于游离端义齿。

（1）间接固位体的功能：①主要功能是阻止游离端义齿在咬合方向上脱位（即防止其翘起），并减少因义齿不当移动对基牙造成的损害。②它能够抵抗侧向力量，有效防止义齿发生旋转和摆动。

③通过分散咬合力量，间接固位体能够减轻基牙及基托下方组织所承受的压力，有助于维护口腔健康。

（2）间接固位体的类型：主要包括支托、连续卡环（或称为连续杆）、金属舌/腭板、附加卡环、邻间钩及延伸基托等，这些部件不仅各自具有独特的功能，而且根据具体的设计需求，它们还可以被巧妙地利用来发挥间接固位的作用。

（3）间接固位体的设计：其设计主要考虑放置位置对其作用力大小的影响，而这一位置的选择又与支点线（主要指起支点作用的支托连线）紧密相关。

一般来说，远中游离端义齿的间接固位体多放置于第一前磨牙的近中𬌗面窝、尖牙的舌隆突或近中切端，间接固位体距支点线的距离愈远，则平衡矩越大，对抗转动的力愈强。一般从间接固位体到支点线的垂直距离等于或大于从人造牙列远端到支点线的垂直距离。

在远中游离端义齿的设计中，间接固位体常被安置在第一前磨牙的近中𬌗面窝、尖牙的舌隆突或近中切缘部位。值得注意的是，间接固位体与支点线之间的距离越远，其产生的平衡力矩就越大，从而可以更有效地抵抗义齿的转动。为了确保最佳的固位效果，通常建议间接固位体到支点线的垂直距离应等同于或超过人造牙列远端至支点线的垂直距离。

（四）直接固位体——卡环

在传统的可摘局部义齿中，主要的直接固位体为卡环。这种卡环是金属材质的，其作用方式是直接卡抱在基牙上。卡环的主要作用是阻止义齿𬌗向脱位，同时也能够有效防止义齿下沉、旋转及移位，它在一定程度上起到了支承和稳定义齿的作用。此外，卡环的连接体还承担着加固基托的功能，确保整个义齿结构的稳固性和耐用性。

1. 卡环的结构、作用和要求

（1）卡环臂：为卡环的游离部，具有良好的弹性特性。卡环臂的尖端设计在基牙倒凹区，其主要功能是固位，避免义齿𬌗向脱位。而卡环臂的起始段较为坚硬，放置在非倒凹区，这部分的作用是增强稳定性，有效防止义齿发生侧向移动。根据所选材料和制作方法的不同，卡环臂的形态通常有三种常见类型：圆形、半圆形及扁平形。

（2）卡环体：又称卡环肩，是连接卡环臂、𬌗支托和小连接体的坚硬部分，环抱于基牙的非倒凹区，从邻面包过颊舌轴面角，可阻止义齿龈向和侧向移动，起稳定和支持义齿的作用，同时支撑卡环臂，因而要求卡环体要有较高的强度，不易变形，且位于非倒凹区，不影响咬合。

它紧密地环绕在基牙的非倒凹区，从邻面延伸至颊舌轴面角，为了防止义齿龈向及侧向移动，并为义齿提供稳定性和支撑力，同时可以支撑卡环臂。因此，卡环体需要具备较高的强度，以确保其不易变形。它位于非倒凹区，且不妨碍咬合。

（3）小连接体：为卡环、支托等与大连接体或基托相连的部分，主要起连接作用。连接体不能进入基牙或软组织倒凹区，以免对义齿的就位造成干扰或阻碍。

微课：𬌗支托

（4）𬌗支托：是卡环体伸向基牙𬌗面产生支持作用的部分，无弹性，具有较高的强度（图 5-3）。

1）作用具体如下。①支承、传递𬌗力：𬌗支托能够将义齿在咀嚼时承受的压力有效地传递到天然牙齿上，确保义齿在受力时不会龈向下沉。②稳定义齿：当𬌗支托与卡环整铸使用时，它能够保持卡环在基牙上的位置。这不仅可以防止义齿下沉，还能有效阻止义齿游离端的翘起或摆动，为义齿提供必要的稳定性。③防止食物嵌塞和恢复𬌗关系：如果余留的牙齿之间存在间隙，放置支托可以有效防止食物嵌塞。此外，对于因倾斜、低位等原因而与对颌牙无咬合接触或接触不良的基牙，通过适当加大殆支托，可以恢复其咬合关系，改善咀嚼功能。

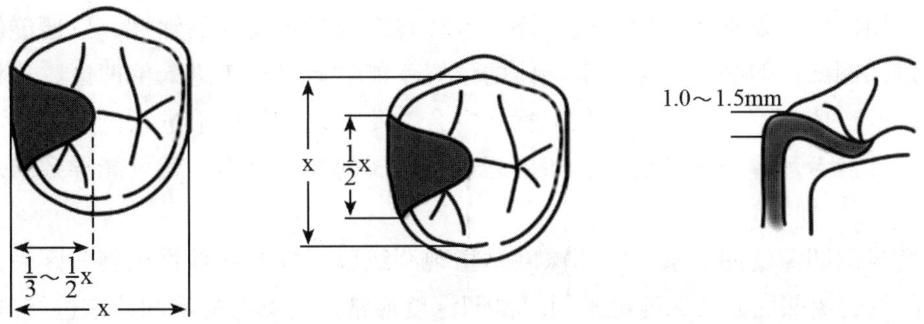

图 5-3　殆支托的形态

A. 长度要求；B. 宽度要求；C. 底面形态。

2）设计要求：具体如下。①殆支托的大小、形态和厚度：铸造金属殆支托呈圆三角形或匙形，边缘嵴处较宽，向殆面中心变窄。通常宽度为磨牙颊舌径的 1/3 或前磨牙的 1/2，厚度为 1.0 ～ 1.5mm。殆支托的长度一般为磨牙近远中径的 1/4 或前磨牙的 1/3，如果其长度超过基牙近远中径的一半，则称为延伸支托，若贯穿整个基牙的近远中面，则称为跨殆支托。殆支托底面需要与支托凹紧密贴合，形成球凹接触，且其轴线角应较为圆钝。②殆支托的位置：殆支托一般位于天然牙的殆面，一般是近缺牙区基牙殆面近远中边缘嵴处，若因咬合关系过紧导致难以预留支托空间，则可以考虑将其安置在磨牙的颊（舌）沟内。此外，殆支托连接体应避免进入基牙倒凹区，以确保义齿能够顺利就位。同时还需与牙龈保持适当的距离，以防对牙龈造成压迫并方便清洁。③殆支托与基牙长轴的关系：殆支托传递至基牙的作用力应与牙体长轴方向保持一致或尽可能接近。

2. 卡环与观测线的关系

（1）模型观测仪：是用来确定基牙倒凹区、非倒凹区和义齿共同就位道的一种仪器。

（2）观测线：将分析杆绕基牙牙冠轴面转动一周，铅笔在牙冠轴面最突点所画出的连线称为观测线，又称导线。观测线殆方（即朝向咬合面的方向）是基牙非倒凹区，观测线龈方（即朝向牙龈的方向）是倒凹区。观测线的主要功能在于确定基牙的倒凹区和非倒凹区，确定卡环的安放位置及其类型，确定义齿的共同就位道。由于每个基牙的倾斜程度和倾斜方向都各有差异，因此绘制出的观测线也会相应不同。这些观测线通常可以划分为三种基本类型。

1）Ⅰ型观测线：为基牙向缺隙相反方向倾斜时所画出的观测线。主要倒凹区位于基牙的远缺隙侧。

2）Ⅱ型观测线：为基牙向缺隙方向倾斜时所画出的观测线。主要倒凹区位于基牙的近缺隙侧。

3）Ⅲ型观测线：为基牙的近、远缺隙侧均有明显倒凹或基牙向颊、舌侧倾斜时所画出的观测线，其位置靠近殆面，倒凹普遍且显著。

（3）卡环与观测线的关系：针对三种不同类型的观测线，可以选择相匹配的卡环类型，以确保卡环能够更有效地发挥固位和稳定的功能。

1）Ⅰ型观测线卡环：通常是圆环形卡环，其中卡环臂设计在倒凹区，而卡环体则位于非倒凹区。此类卡环具有良好的固位及卡抱稳定作用。

2）Ⅱ型观测线卡环：多为铸造杆形卡环，杆形卡环的近缺牙区臂端在倒凹区，卡环臂其余部分在非倒凹区，起对抗平衡作用。此类卡环有一定的固位作用，但因无卡环体，故稳定作用较差。

3）Ⅲ型观测线卡环：为靠近殆缘的高臂卡环，其卡环臂端位于倒凹区域。此类卡环有一定的卡抱和稳定固位作用，但效果不如Ⅰ型导线卡环。卡环臂需要具备良好的弹性，以便能够顺利通过基牙较高的突点进入倒凹。但必须注意，卡环体的位置不能过低以至于进入倒凹区，这样会影响其正常就位；同时，卡环体也不能过高，以免干扰到咬合。此外，卡环臂端进入倒凹区也不应过深，因为在摘戴过程中，当卡环臂经过突起时，如果超过了金属的弹性范围，就可能导致卡环臂发生永久性变形。

（4）卡环臂与倒凹深度的关系：倒凹深度是指观测线以下分析杆垂直至倒凹区表面某一点的水平距离。不同部位的倒凹区，其深度也不同。倒凹深度通常由观测器的倒凹计来进行测量。

（5）共同就位道：是指可摘局部义齿各组成部分在口内戴入时的共同方向和角度。

（6）卡环的对抗：为了避免在摘戴卡环时，其固位臂产生的水平方向上的力量对基牙牙周造成损伤，需要在此力产生的同时，确保在基牙的另一侧轴面上施加一个大小相等但方向相反的力，以此来平衡并抵消此力，这种作用称为对抗。

3．卡环的种类

（1）按照制作方法分类：可分为铸造卡环、锻丝弯制卡环等。

1）铸造卡环：一般临床常用钴铬或镍铬合金及纯钛、钛合金、金合金等材料，通过制作熔模、包埋，然后进行失蜡铸造工艺来制作。这种方法的优点是它能根据基牙的实际情况和观测线的位置，充分利用基牙上的有利倒凹，设计并制造成所需形状、宽度和走向的卡环臂。这种方法制作出的卡环臂精度高，具有良好的固位、支持、卡抱作用。

2）锻丝弯制卡环：是用圆形不锈钢丝弯制而成。磨牙卡环常选用直径 0.9 ～ 1.0mm（19# ～ 20#）的不锈钢丝，而前磨牙卡环通常使用直径 0.8 ～ 0.9mm（20# ～ 21#）的不锈钢丝弯制。这种手工弯制的卡环具有较大的弹性，易于调整和修改。同时，其制作所需的设备简单，操作简便，且更加经济。

（2）根据卡环臂数目分类：可分为单臂卡环、双臂卡环和三臂卡环等。

1）单臂卡环：仅包含一个弹性卡环臂，位于基牙的颊侧。为了保持平衡和稳定，其舌侧部分则通过高基托来发挥类似对抗臂的功能。这种卡环既可以通过铸造制作，也可以通过弯制工艺完成。多为利用连接体作跨越外展隙的间隙卡环。

2）双臂卡环：有颊、舌两个卡环臂。其中，颊侧卡环臂起固位作用，而舌侧卡环臂则作为对抗臂或两侧交互作用臂。这种卡环同样可以采用铸造或弯制的方式制作，但不包含支托结构。

3）三臂卡环：由颊、舌两个卡环臂及支托组成。

（3）根据卡环的形态结构分类：可分为圆环形卡环和杆形卡环。

1）圆环形卡环：因圆环形卡环包绕基牙的 3 个面和 4 个轴面角，即包绕基牙牙冠的 3/4 以上，形似圆环，故名圆环形卡环。

常用的圆环形卡环的种类如下。①三臂卡环：由颊侧固位臂、舌侧对抗臂和支托组成，为标准的圆环形卡环，适用于牙冠外形好、牙周健康、无明显倾斜的基牙。②圈形卡环：适用于远中孤立的磨牙，向近中舌侧（多为下颌）或近中颊侧（多为上颌）倾斜的基牙。③对半卡环：由颊、舌侧两个相对的卡环臂和近、远中两个殆支托及两个小连接体组成。主要用于前后有缺隙、孤立的前磨牙或磨牙。④长臂卡环：又称延伸卡环。用于近缺隙基牙松动或外形无倒凹，无法获得足够固位力者。它将卡环臂延伸至近缺隙基牙的相邻牙齿的倒凹区以获得固位，并对松动基牙有夹板固定的保护作用。该卡环任何部件不应进入近缺隙松动基牙的倒凹区。⑤连续卡环：多用于牙周夹板，放置在 2 个以上牙上。锻造连续卡环常可包括整个前牙区或后牙区，其卡环臂很长，两端固定埋入基托，卡环臂中间弹性较大的部分能够进入基牙的倒凹区域，其余部分则与导线保持平齐。此类卡环无游离臂端，连接体越过外展隙至舌侧，埋入基托内。铸造连续卡环位于两个或两个以上相邻基牙上，具有独立不相连的颊侧固位臂和各自独立的小连接体，而舌侧固位臂则在末端相连并与舌侧导线平齐。⑥联合卡环：由位于相邻两基牙上的 2 个卡环通过共同的卡环体相连而成。此卡环需用铸造法制作。卡环体位于相邻两基牙的外展隙，并与伸向𬌗面的𬌗支托相连接。适用于基牙牙冠短而稳固，相邻两牙之间有间隙或有食物嵌塞等情况者。⑦回力卡环和反回力卡环：常用于后牙游离端缺失，基牙为前磨牙或尖牙，牙冠较短或呈锥形者。卡环臂尖位于基牙唇（颊）面的倒凹区，绕过基牙的远中面与支托相连，再转向基牙舌面的非倒凹区，在基牙近中舌侧通过连接体与基托或连接杆相连。基牙向舌侧倾斜严重，颊面无倒凹时，常设计反回力卡环，其结构和回力卡环相同，但方向相反，卡环臂尖端位于基牙舌面倒凹区，经过基牙非倒凹区与远中支托相连，再转向近中颊侧非倒凹区，通过连接体与基托相连。⑧倒钩卡环：用于倒凹区在支托的同侧下方的基牙，又称下返卡环。当有软组织倒凹区无法使用杆形卡环时选用。⑨尖牙卡环：用于尖牙上。设近中切支托，卡环由切支托顺舌面近中切缘嵴向下，至舌隆突，方向上转，沿舌面远中边缘嵴至远中切角，反折至唇面，卡环臂在唇面进入近中倒凹区。此卡环的支持、固位作用较好。

2）杆形卡环：该卡环从缺牙区唇侧义齿基托中伸出，沿龈缘下方 3mm 的位置平行向前延伸至基牙下方适当位置，然后以直角转向𬌗方，其卡环臂（引伸臂）越过基牙牙龈，臂端进入基牙颊侧龈 1/3 区的倒凹区，深度约 0.25mm，臂尖末端 2mm（称足部）与基牙表面接触。杆式卡环均为金属铸造，其固位作用由下向上呈推型固位，故又称推型卡环，尤其适用于后牙游离端缺失的末端基牙。

杆式卡环可根据基牙的外形、倒凹位置和大小，设计成不同形状，如 I 型、T 型、L 型、U 型及 C 型等（图 5-4）。杆式卡环具备以下优点：其金属部分显露较少，因此外观上更为美观；基牙外形磨改量少，推型固位作用强；能有效减轻游离端义齿对末端基牙产生的扭力。杆式卡环的主要缺点是：在口腔前庭较浅、软组织倒凹显著或系带附着位置较高等特定情况下，它的使用可能会受到限制；与圆环形卡环相比，杆式卡环在卡抱和稳定性方面稍显不足。为了弥补这些不足，杆式卡环常常需要与一些专门设计的义齿部件结合使用，以实现更佳的固位和稳定效果。

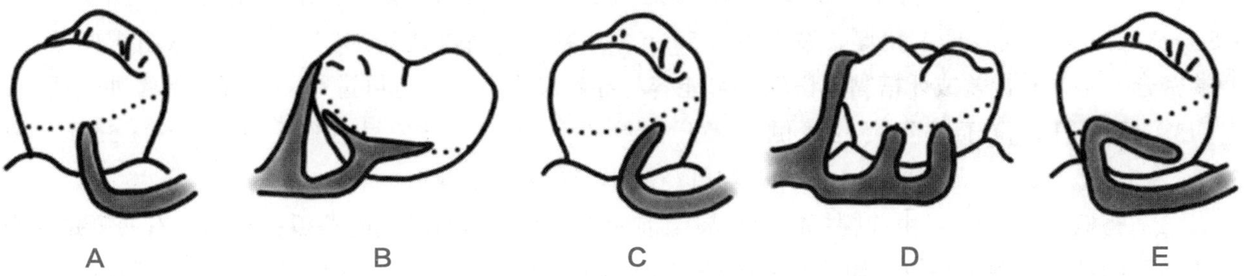

图 5-4　杆形卡环及其变体

A.I 型；B.T 型；C.L 型；D.U 型；E.C 型。

RPI 卡环组：由近中𬌗支托、远中邻面板、颊侧 I 型杆式卡环三部分组成，常用于远中游离端义齿。

RPA 卡环组：是临床上一种常用的、可替代 RPI 的卡环组类型，由近中𬌗支托、远中邻面板、颊侧圆环形卡环组成。

微课：
连接体

四、连接体

连接体是可摘局部义齿的重要组成部分，其将义齿各部分连接在一起，同时还有传递和分散𬌗力的作用。连接体分大连接体和小连接体两类。连接体的类型及其结构见图 5-5。

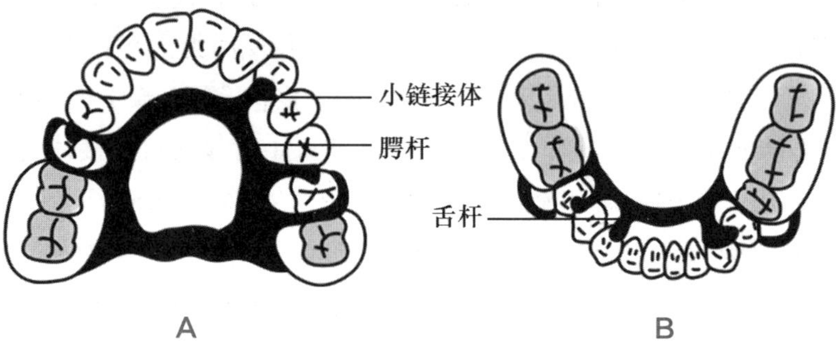

图 5-5　连接体的类型及其结构

A. 上颌连接体；B. 下颌连接体。

（一）大连接体

大连接体亦称主连接体或连接杆，根据所在位置而命名为腭杆、舌杆、唇 / 颊杆等。

1. 大连接体的作用　将牙弓两侧的义齿组件连接为一个统一的整体。将咬合力传递并分散到基牙及其周围的支持组织。相较于大基托的连接方式，这种方式能够减小义齿的体积，增强其坚固性，并提升佩戴的舒适度和美观效果。

2. 大连接体的类型与要求

（1）腭杆：位于上颌腭部，因所在位置不同，又分前腭杆、后腭杆及侧腭杆三种，三者常常联合使用，如前、后腭杆联用或前、后、侧腭杆联用，也可单独使用。

1）前腭杆：位于腭隆突之前部，腭皱襞之后部，大约位于双侧第一前磨牙之间的位置。薄而宽，厚约 1mm，宽 6 ～ 8mm，离开龈缘 4 ～ 6mm。与黏膜组织密合但无任何压力。

2）后腭杆：位于腭隆突之后，颤动线之前，两端微弯向第一、第二磨牙之间。厚度为 1.5 ～ 2.0mm，中间较两端稍厚，宽度约 3.5mm，游离端义齿可适当加宽。腭中缝区组织面缓冲，两端密合。基牙支持差或牙槽黏膜松软，可能容易导致义齿下沉，也可进行一定程度的缓冲处理。

3）侧腭杆：位于腭隆突的两侧，离开龈缘 4 ～ 6mm，与牙弓并行，厚 1.0 ～ 1.5mm，宽 3.0 ～ 3.5mm。设在一侧或两侧（双杆）均可，用于连接前、后腭杆。

（2）腭板（图 5-6）：由前腭杆向前伸展至前牙舌隆突之上而形成前腭板；若向左右两侧延伸则形成马蹄形状（U 型）腭板；如再与后腭杆连接，则呈开“天窗”式腭板；如果覆盖全腭区，则成全腭板。

（3）舌杆、双舌杆、舌隆突杆

1）舌杆：位于下颌舌侧龈缘与舌系带、黏膜皱褶之间，距龈缘 3 ～ 4mm，一般厚 2 ～ 3mm、宽 4mm。

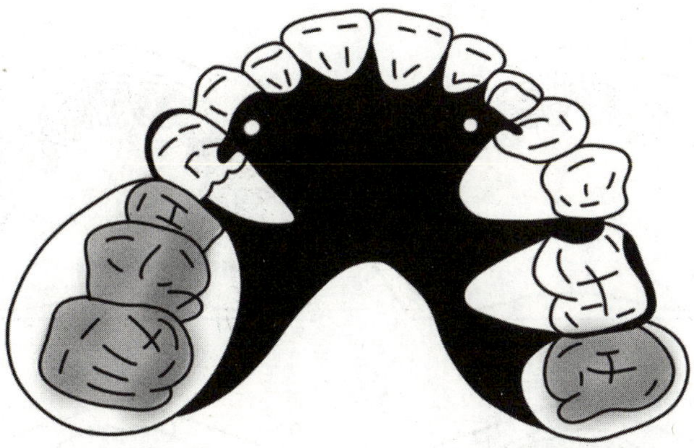

图 5-6　腭板

2）双舌杆：舌杆与下颌前牙连续舌支托（亦称连续舌杆或舌隆突杆）联合应用即双舌杆。双舌杆的支持力强，稳定性好，但舒适度稍差。

3）舌隆突杆：远中游离缺失义齿为了间接固位，通常在下前牙舌隆突上加连续的舌支托，形成连续杆，即舌隆突杆，在下颌尖牙远中处与支架相连。其位置高，不影响龈缘和口底，但异物感较强。

（4）舌板：是金属铸造而成的舌侧高基托，覆盖在下颌前牙的舌隆突区之上，进入牙间舌外展隙，上缘呈扇形波浪状。舌板常用于口底浅、舌侧软组织附着高、舌隆突明显者，尤其适用于前牙松动需夹板固定者，舌系带附着过高不能容纳舌杆者，以及舌侧倒凹过大不宜用舌杆者。

（二）小连接体

小连接体是把义齿金属支架上的各部件，如卡环、𬌗支托、间接固位体、义齿基托等与大连接体相连接的部件。小连接体起到传递与分散𬌗力的作用，人工牙所受到的𬌗力可通过小连接体和大连接体传导到基牙、黏膜和骨组织上。小连接体应坚硬无弹性，具有足够的强度和硬度，与大连接体呈垂直相连，离开牙龈少许，不能进入倒凹区，以免影响义齿就位。

第三节　可摘局部义齿的分类

微课：可摘局部义齿的分类

由于牙列缺损的部位及缺牙数目不同，设计出的可摘局部义齿也就各不相同。为了使研究、讨论、修复设计及制作过程更加有序、规律且易于理解，同时促进临床病历的记录、费用收取及数据统计等工作，对这些义齿进行系统的归纳、总结与分类尤为重要。本节就目前国内临床上常用的分类法，重点介绍 Kennedy 和 Cummer 分类法。

一、Kennedy 牙列缺损分类

Kennedy 分类是根据牙列缺损的情况，即根据缺牙所在部位及其与存留天然牙的关系，将牙列

缺损分为四类，见图 5-7。

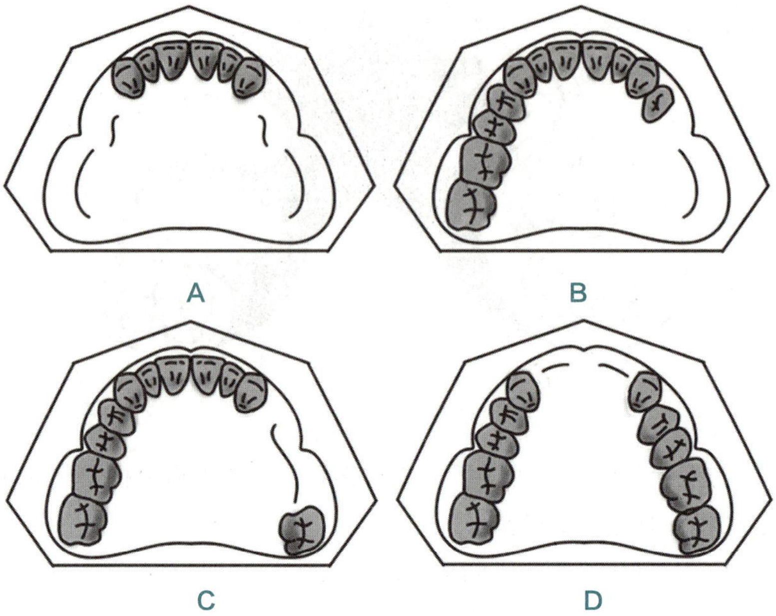

图 5-7　Kennedy 分类法

A.Kennedy 第一类；B.Kennedy 第二类；C.Kennedy 第三类；D.Kennedy 第四类。

第一类：牙弓两侧后部牙缺失，远中无天然牙存在。

第二类：牙弓一侧后部牙缺失，远中无天然牙存在。

第三类：牙弓的一侧牙缺失，且缺隙两端均有天然牙存在。

第四类：牙弓前部牙连续缺失并跨过中线，天然牙在缺隙的远中。

第四类为单缺隙、无亚类，其余三类均以除主要缺隙外的缺牙间隙数目作为亚类，即除主要缺隙外，如还有一个缺隙则为第一亚类，有两个缺隙则为第二亚类，以此类推。若前后都有缺牙，则以最后的缺牙间隙决定分类。若牙弓两侧后牙都有缺失，且一侧为远中游离端缺牙，另一侧为非游离端缺牙，则以远中游离端缺牙间隙为基准，纳入第二类，另外缺隙数以亚类区别。若牙弓的最远端牙（如第三磨牙或第二磨牙）缺失但不修复，则不在分类之列；反之，这些缺失需考虑在分类之内。拔牙前不考虑分类，拔牙后才能进行分类。

Kennedy 分类法清晰地指出了缺牙间隙的位置，并且直观地展现了可摘局部义齿鞍基与基牙之间的关系，其操作方法简便，易于学习和应用。但是，这一分类方法仅能够描述缺牙的具体部位及缺牙间隙的数量，无法全面反映缺失牙齿的总数及前牙复杂缺失的情况。此外，它也无法明确亚类的具体位置，因此难以体现缺牙对口腔生理功能、患者心理状态及咀嚼功能的具体影响。同时，该分类法在描述义齿的支持、固位方式及整体结构上存在局限。尽管有这些不足之处，Kennedy 分类法仍然是当前国内外应用最为广泛的一种分类方法。

二、Cummer 牙列缺损分类

Cummer 分类根据可摘局部义齿直接固位体（主要是起支点作用的支托）的连线与牙弓的位置关系分为四类，见图 5-8。

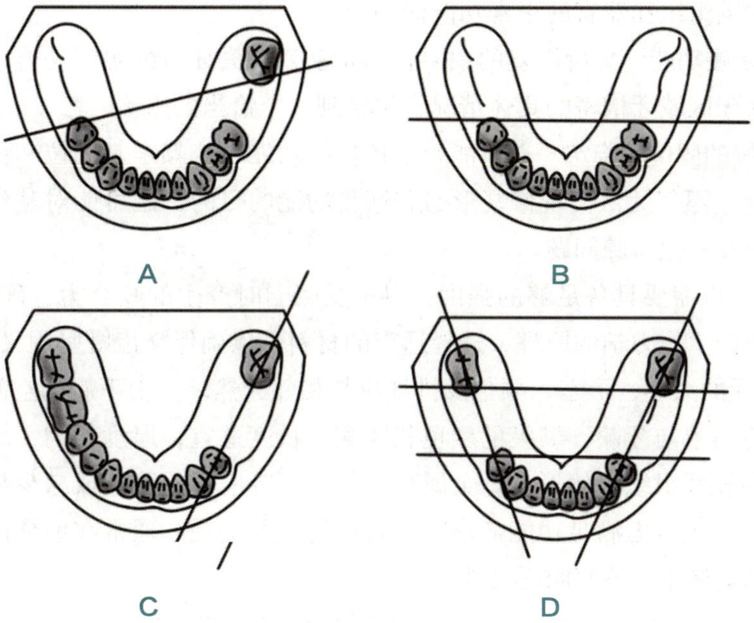

图 5-8　Cummer 分类法

A. 第一类斜线式；B. 第二类横线式；C. 第三类纵线式；D. 第四类平面式

第一类：支点线斜割牙弓，即斜线式。

第二类：支点线横割牙弓，即横线式。

第三类：支点线位于牙弓的一侧而呈前后方向，即纵线式。

第四类：支点线构成多边形，即平面式。

Cummer 分类法的特点在于其依据支点线或转动轴划分，这种分类方式直观易懂，有助于指导可摘局部义齿的固位稳定设计及固位体的设置。但是，该分类没有亚类，因此无法全面反映多缺隙牙列缺损的复杂情况。

第四节　可摘局部义齿的设计

一副理想的可摘局部义齿，不仅要有美观的外形，还需能发挥良好的功能，坚固耐用，同时不对患者带来任何负面效应。要达到这些要求，除选择合适的材料和制作工艺外，义齿的设计起到了决定性的作用。合理的义齿设计必须遵循一定的设计原则和要求。

一、可摘局部义齿设计的基本原则

1. 保护基牙及其他口腔组织的健康　在设计和制作义齿时，应当尽量减少对牙体组织的磨切，充分利用口腔内的天然间隙来安放支托和间隙卡环等部件。同时，义齿的基托和卡环设计应尽可能减少对天然牙的覆盖，确保各部件与口腔组织紧密贴合，从而预防食物嵌塞。此外，义齿的形态、

微课：可摘局部义齿设计的基本原则

范围不应干扰口腔周围组织和器官的正常功能活动。

2. 适当地恢复咀嚼功能 义齿修复的主要目的是恢复缺失牙齿的咀嚼功能，但需要根据基牙的状况、咬合关系及缺牙区域牙槽嵴的具体情况，调整到一个恰当的水平。

3. 义齿应有良好的固位和稳定 义齿能否发挥良好功能，依赖于其固位和稳定的状况。若义齿的固位和稳定性不佳，不仅无法实现修复形态和恢复功能的目的，还可能对基牙及基托下方的支持组织造成伤害，并引发其他口腔问题。

4. 坚固耐用 义齿需要具备足够的强度，以承受咀嚼时产生的咬合力，确保不变形、不损坏。在设计义齿时，应遵循生物力学的原理，选择适当的材料，以确保义齿既坚固又耐用。

5. 美观 人工牙的大小、形态、颜色及排列应与相邻天然牙、上下唇的空间关系相协调，表现自然；基托的颜色应力求与牙龈、黏膜的颜色相匹配，长度适宜，厚度均匀，如有需要，可通过基托来恢复邻近缺损的软硬组织自然形态。金属部件如卡环等应尽量隐蔽或减少显露。当功能恢复与美观发生冲突时，应优先考虑满足功能需求，而后尽量兼顾美观。通常在前牙区更注重美观与发音效果，而在后牙区则更侧重于恢复咀嚼功能。

6. 摘戴方便，使用舒适 可摘局部义齿应当既保证足够的固位力，又便于患者摘戴。在设计时，应尽可能减小义齿的体积，合理安置义齿各个部件，以降低患者佩戴时的异物感。

二、基牙的选择

基牙的选择对可摘局部义齿的固位、支持和稳定起重要的作用，在选择基牙时需遵循以下要求。

1. 选择健康牙作基牙 在选择基牙时，优先考虑的是牙冠长度适中、存在一定倒凹、牙体和牙周组织健康、牙周膜面积较大且支持力强的牙齿。在多数情况下，后牙是更合适的选择，尖牙也可考虑，但对于美观要求较高的患者需谨慎考虑。除非仅剩下切牙的情况，否则一般不选用切牙作为基牙，因为其牙周膜面积较小，且设置固位体会影响美观。

2. 患牙经治疗后作基牙 当缺牙数量较多且余留牙的健康状况不佳时，对于那些存在牙体、牙髓问题但仍可保留的牙齿，必须先进行牙体、牙髓治疗后方可作为基牙使用。对于轻度牙周病且经过治疗炎症已得到控制的天然牙，也可以被选为基牙。但是，对于支持力不足的牙齿，如松动达到Ⅱ度或牙槽骨吸收达到Ⅱ度的牙齿，不宜单独作为基牙，而应通过联冠、牙周夹板或连续卡环等方式进行固定后再考虑作为基牙。

3. 选择固位形好的牙作基牙 基牙应具有适宜的固位形态，其倒凹深度不超过 1mm，坡度应大于 20°。

4. 选择数目恰当的基牙 通常情况下选择 2～4 个基牙比较合适的。如果选择的基牙数量过多，不但要磨切更多的牙体组织，也不利于就位道的调节，导致义齿难以摘戴。当缺牙间隙较多时，可以考虑适当减少基牙的数量。

5. 选择位置合适的基牙 优先考虑靠近缺牙间隙两端的天然牙作为基牙。当在缺牙间隙的一端选择两个牙齿作为基牙时，这两个基牙之间的距离越远越好。如果选择多个基牙，它们之间越分散越好，这样可以使在基牙上的义齿固位体呈面支承状态。在选择基牙的位置时，除考虑有利于义齿的固位和稳定外，还需要结合患者的个人需求，从美观性、舒适度及摘戴的便捷性等多个方面进行综合评估和选择。

三、义齿的固位与稳定

（一）义齿的固位

可摘局部义齿的固位是指义齿在口内就位后，不因唇颊舌肌生理运动、食物黏着及重力作用而向𬌗向或就位道相反方向脱位。抵抗脱位的力称固位力，主要由直接固位体提供，包括摩擦力、吸附力、表面张力、大气压力，其中最主要的是摩擦力。

1．固位力及其影响

（1）摩擦力：义齿的各部件和天然牙摩擦而产生的力称为摩擦力，主要表现为卡环臂弹性卡抱状态下产生的弹性卡抱力，基牙导平面与义齿导平面板、小连接体、基托等部件相互接触产生的摩擦力，以及义齿部件与基牙间制锁状态产生的力。

1）弹性卡抱力及其影响因素：影响卡环与基牙表面间摩擦力的因素如下。①卡环系统的稳定平衡设计：义齿戴入口内就位后卡环臂本身并不对基牙施加压力。但是，当义齿受到外力作用，具有弹性的卡环固位臂会沿着基牙的就位道方向，通过外形高点进入或离开倒凹区。在这个过程中，卡环的设计中包括的对抗臂、小连接体或导平面板等部分，会与基牙的导平面同时接触。这种接触可以抵消卡环固位臂对基牙产生的水平分力，防止侧向力对基牙造成伤害。同时，这种设计还能产生弹性卡抱效果，防止义齿在咬合方向的脱位力作用下脱落。因此，为了保持良好的稳定性和平衡性，卡环固位系统需要围绕基牙超过180°或至少包绕基牙的三个面，并与基牙至少有3个接触点。②脱位力的大小和方向：义齿脱位力是指使义齿从就位道相反方向脱出的力，如食物的黏着力等。在脱位力大小相同的情况下，如果脱位力的方向与牙面之间形成的角度增大，那么它对牙面产生的正压力也会随之增大，进而能够产生更大的摩擦力来起到固位效果。③基牙倒凹的深度与坡度：基牙倒凹的深度是指观测器的分析杆至基牙倒凹区牙面间的垂直距离。在卡环臂的弹性限度内，倒凹深度越大，则产生的正压力越大，固位力也越大。倒凹坡度指倒凹区牙面与基牙长轴间构成的角度。该角度越大，坡度则越大。在倒凹深度相同情况下，坡度越大，固位力越大。基牙倒凹的具体设计深度依据卡环材料的不同而定。④卡环的弹性：在臂端位移距离相同的情况下，卡环的弹性越大，受脱位力作用时对基牙牙面的正压力就越小，所能获得的摩擦固位力也就越小。⑤卡环材料的刚度和弹性限度：卡环材料的刚度是指使材料位移的力与位移程度之比。卡环材料的刚度越大，在相同的位移下，它产生的正压力越大，获得的固位力也越大。弹性限度是指材料从弹性到发生永久变形的临界点。通常，当卡环臂在任何方向上被迫移动超过1mm时，就可能会超出材料的弹性限度，导致永久变形。

2）导平面摩擦力及其影响因素：导平面摩擦力是由基牙导平面与义齿导平面板、小连接体、基托等部件的相应面接触所产生的摩擦力，多个导平面及其对应的义齿接触面决定了义齿的就位道方向，并在义齿脱位过程中产生摩擦固位作用，其固位作用的大小主要取决于导平面的数量、面积、相互间的平行程度等因素。

3）制锁状态所产生的摩擦力及其影响因素：制锁状态是指义齿由于设计的就位道与功能状态中义齿实际的脱位方向不一致而造成的约束状态。利用义齿就位方向和脱位方向不一致而获得制锁作用，义齿受相邻牙约束的部分称制锁区。就位道与脱位道方向之间所形成的角度，称为制锁角。进入制锁角内的义齿部件（通常为基托）及与阻止其脱位的牙体之间产生的摩擦力称制锁力。制锁力的大小，取决于脱位力的大小及牙体或进入制锁角内的义齿部件的强度。具体来说，制锁角越大，就越有利于维持制锁的稳定状态，固位力越强。

（2）吸附力、表面张力与大气压力：在可摘局部义齿修复多个缺失牙齿，特别是涉及游离端缺牙的情况下，可用的基牙数量通常较少，有时甚至仅有个别牙齿可用。此时，固位方式类似于全口义齿，需要充分利用基托、口腔黏膜及唾液间的吸附力、表面张力及大气压力来增强固位效果。这就要求基托必须拥有足够的伸展范围，与口腔黏膜紧密贴合，并确保边缘具有良好的封闭作业条件。

2. 固位力的调节 如果义齿的固位力过大，它可能会对基牙造成伤害，使得摘取和佩戴变得困难。相反，如果固位力不足，义齿则容易脱位。因此，为了使义齿能够满足生理需求并发挥正常功能，需要对固位力进行适当的调节。具体的调节方法包括以下几点。

（1）增减直接固位体的数目：固位力的大小与固位体的数目成正比。由于固位力并非越大越理想，所以在常规情况下，2～4个固位体便可以满足固位的需求。

（2）选择和修整基牙的固位形：基牙牙冠需要具备一定的倒凹，以便卡环固位臂能够顺利进入并形成有效的弹性卡抱固位。如果基牙的倒凹过深或过浅，或者倒凹的坡度不适宜（过小或过大），都会影响到义齿的固位效果。此时可以通过调整就位道的方向或对基牙进行适当的磨改，以确保其满足固位要求。

（3）调整基牙间的分散程度：基牙越分散，各固位体间的相互制约作用越强。

（4）调整就位道的方向：改变义齿就位道的方向，从而改变基牙倒凹的深度、坡度与制锁角的大小，达到增减义齿固位作用的目的。

（5）调节卡环臂进入倒凹区的深度和部位：若基牙的倒凹深度过大且无法通过磨改等方式减小，可以将卡环臂设置在倒凹深度适宜的部位，以确保固位力达到最优状态。

（6）合理选用固位体的材料和制作方法：材料的刚性和弹性范围越大，固位体的固位效果通常越强；但是也不宜过大，以免对基牙造成损害。根据基牙的具体状况及固位设计的实际需求，可以灵活选择铸造卡环或锻丝卡环。

（7）利用制锁作用增强固位效果：当脱位道与就位道方向不一致时，通过制锁作用可以得到显著的固位力，这在缺牙数量少、基牙颊侧倒凹小，或者因为美观需求而不希望安装唇侧卡环的情况下尤为适用。

（8）充分利用吸附力、表面张力和大气压力协同固位：当缺牙多、基托面积较大时，可摘局部义齿更应充分利用这些固位力来增强固位。

（二）义齿的稳定

可摘局部义齿的稳定是指义齿在行使功能时，始终保持平衡而无局部脱位，无义齿明显地围绕某一支点或转动轴发生旋转等不稳定现象。固位良好的可摘局部义齿不一定稳定性也好，但良好的稳定作用有利于义齿的固位和咀嚼功能的发挥。

1. 义齿不稳定的原因

（1）支持组织的可让性：如游离端可摘局部义齿，黏膜的可让性使义齿末端发生向黏膜方向的移位，此种不稳定现象称为下沉。

（2）支持组织之间可让性的差异：基牙与牙槽嵴黏膜间可让性不同，腭部硬区与非硬区之间，以及牙槽嵴不同部位之间黏膜组织的可让性存在差异，造成义齿以放置于基牙上的部件（卡环、支托）或硬区等为支点产生翘动。

（3）可摘局部义齿结构上形成转动中心或转动轴：如 Cummer 分类除平面式以外的其他三类义齿，其支托连线形成转动轴，在力不平衡的情况下易使义齿形成绕转动轴的转动。

（4）作用力与平衡力之间的不协调：如后牙缺失多、余留牙少的游离端可摘局部义齿，若其作用力（食物黏着力）与义齿平衡力力矩之间不平衡，则会使义齿发生翘起等现象。

2. 义齿不稳定的临床表现　义齿不稳定在临床上有翘起、摆动、旋转、下沉等现象。

3. 义齿不稳定的消减方法　从力矩平衡和消除支点两方面着手。

（1）设置平衡力：是在义齿的支点或支点线对侧设置间接固位体来增加平衡力，由于平衡力与𬌗力位于支点线的两侧，当可获得的平衡矩不小于𬌗力矩时，义齿保持平衡，不会发生不稳定现象。在临床上，为了增大平衡力，经常采取的策略是增加平衡力矩，比如在设计游离端义齿时，除选择靠近缺牙区的天然牙作为基牙外，还会额外选取远离支点或支点线的天然牙作为平衡基牙，并设置如尖牙舌隆突支托这样的间接固位体，以此来加强对抗义齿黏附力的平衡力量。

（2）增加支持力：是在义齿的支点或支点线同侧增加支持力，如通过增加义齿游离端的基托面积，从而获取更大的牙槽嵴黏膜支持力，同时借助覆盖基牙或种植体等手段，进一步增加义齿的支持力。

（3）减少不稳定作用力：通过适当减少游离端人工牙的数目，如不排第二磨牙以减小游离距，降低人工牙的牙尖高度以减小侧向力等，达到减少造成义齿不稳定的作用力的目的。

（4）消除或减弱支点作用：可摘局部义齿可能存在的支点有两种：一种是支托、卡环等在余留牙上形成的支点，另一种是基托与基托下组织形成的支点。这通常是由人工牙在牙槽嵴上的排列位置或咬合关系不当、黏膜厚度不均匀、牙槽嵴表面不平整等因素引起的。在临床上，常用的解决方法包括制取功能印模，并对硬区部位义齿基托组织面进行缓冲处理，以补偿黏膜的可让性差异，确保义齿能够均匀下沉。此外，还可以采用全消除支点的策略，即将混合支持形式转变为单一的黏膜支持形式；或者采用半消除支点法（如设计近中支托），以减小游离端义齿在不同支持组织间的可让性差异。

4. 义齿不稳定现象的临床处理　义齿不稳定现象多出现于游离端义齿，主要靠间接固位体的设置来处理。

（1）翘起：在支点的另一端设置间接固位体并尽量加大其与支点线的距离以增加平衡力矩，同时可利用靠近缺牙区基牙的远中倒凹固位或远中邻面的制锁作用来制止义齿末端的翘起。

（2）摆动：支点对侧加设直接固位体或间接固位体增加平衡力矩；通过选择牙尖斜度小的人工牙以减小侧向力，通过调整咬合减小在咀嚼过程中的侧向力，以减少义齿的摆动；缩短游离距；加大基托面积。

（3）旋转：沿支点线发生。防止发生旋转的措施有以下几种：减小人工牙𬌗面的颊舌径，加宽支托，使𬌗面功能尖到支托连线的距离缩短。利用卡环体部环抱稳定作用或义齿一端邻面基托的制锁作用减少义齿的旋转。此外，采用分臂卡环可增加义齿的抗旋转能力。

（4）下沉：义齿发生下沉是游离端义齿修复中的常见问题，可造成牙槽黏膜的压痛和基牙损伤，处理过程中要特别注意保护基牙免受伤害。其处理措施主要有：游离端缺牙区取功能印模；尽量伸展义齿游离端区的基托范围，充分利用牙槽嵴区的对抵作用；游离端缺牙区保留牙根或植入种植体作覆盖基牙以增加对义齿的支持力；人工牙排列时在近远中方向减径减数以减小游离端的𬌗力。

四、义齿就位道的设计

就位道是指可摘局部义齿戴入口内的方向和角度。鉴于每位患者的缺牙位置、数量各异，以及各基牙的位置、形态、倾斜程度、倒凹情况、牙周健康状况和缺牙间隙不同，确定适合每位患者的义齿就位道方法也有所不同。

（一）就位道选择原则

1．应便于患者摘戴义齿。

2．有利于义齿的固位。

3．应避免义齿与相邻牙齿间产生过大缝隙而影响美观。

4．在必要时，根据设计的就位道，对基牙的外形进行适当的调整，既要确保固位和稳定的需求，又要避免形成过大的间隙。

（二）确定就位道方法

通常确定就位道的方法有两种：平均倒凹法和调节倒凹法。

1．平均倒凹法（均凹式、垂直戴入） 把模型固定在观测台上，将模型方向调节在各基牙的近远中向和颊舌向倒凹比较平均的位置，然后画出基牙的观测线，并根据观测线设计卡环的位置和类型。按照这种方式制作的义齿，其共同就位道的方向为两端基牙长轴交角平分线的方向。这种方法常适用于缺牙间隙较多、基牙存在较大倒凹的病例。

2．调节倒凹法（调凹式、旋转与斜向戴入） 使缺隙两侧基牙的倒凹适当地集中在一侧基牙端，义齿斜向就位。通常情况下，当多个前牙缺失时，义齿会采取从前向后倾斜的方向进行就位；而后牙游离端缺失时，则采用从后向前倾斜的方向进行就位。这种方法适用于基牙牙冠较短且基牙长轴相互平行的情况。

第五节　可摘局部义齿的临床技术

可摘局部义齿的临床技术是确保义齿修复效果和患者舒适度的关键环节。本节将详细介绍口腔检查与治疗设计、牙体预备方法、印模与模型制作及颌位关系的确定等临床步骤。

一、口腔检查与治疗设计

（一）全面口腔检查

在设计可摘局部义齿前，必须进行全面的口腔检查，包括以下内容。

1．牙齿状况评估 检查剩余牙齿的数量、位置、健康状况及牙周情况。

2．软组织检查 评估口腔软组织（如牙龈、颊黏膜、舌头）的健康状况，识别病变或异常。

3. 颌骨状态评估　通过 X 线检查或其他影像学手段评估颌骨的骨量和骨质，确定是否有骨吸收或其他颌骨疾病。

4. 口腔卫生评估　检查患者的口腔卫生状况，必要时进行洁治，确保口腔环境适合义齿制作和佩戴。

（二）患者教育与沟通

与患者充分沟通，了解患者全身健康状况的同时，还需关注患者的需求，解释义齿的功能、佩戴方法、护理要点及可能的适应期反应，确保患者对治疗过程有充分的了解和充足的信心。

（三）治疗计划制订

治疗计划是确保可摘局部义齿修复成功的关键步骤，一个科学、全面、个性化的治疗计划不仅能提升修复效果，还能增强患者对治疗的信任与配合。

1. 制订治疗计划的总体目标

（1）功能恢复：最大限度恢复患者的咀嚼、发音等口腔功能。

（2）美观改善：通过义齿设计提升患者的外观，改善面部轮廓。

（3）舒适与健康：确保义齿佩戴后的舒适性，同时保护剩余牙和牙周组织的健康。

（4）长期维护：在设计中考虑长期使用的可行性和维修的便利性。

2. 制订治疗计划的步骤

（1）全面评估患者情况

1）牙列缺损评估：确定缺损的范围、类型和复杂程度。

2）剩余牙齿评估：分析残留牙的数量、位置及健康状态。判断是否需要牙周治疗、充填或拔除非保留牙。

3）颌位与咬合分析：记录患者的咬合关系和习惯性咬合位。检查是否存在颞下颌关节紊乱综合征或咬合干扰。

4）患者全身状况评估：考虑患者的年龄、身体健康状况（如糖尿病、骨质疏松等），确保义齿修复的安全性。

（2）选择修复类型与材料

1）修复类型：根据缺损情况选择适合的义齿设计，如全覆盖式、局部覆盖式；确定固位和支抗方式，如使用卡环、支托或基托结构。

2）修复材料：具体如下。①基托材料：选择传统丙烯酸基托或更耐用的金属基托。②义齿材料：考虑其耐磨性和美观性，选择陶瓷义齿、树脂义齿或复合材料义齿。

（3）优化义齿设计

1）固位与稳定性：确定义齿固位体的位置，保证在咀嚼过程中义齿不易移位。设计辅助固位结构，如次要卡环、附着体等。

2）功能与舒适性：确保设计符合患者的咀嚼力分布和颌骨生理负荷，避免咬合过载。在设计时减少义齿边缘的刺激，提升佩戴舒适度。

3）美观要求：考虑前牙区域义齿设计，在功能与美观之间取得平衡。使用隐形卡环等方式，减少外露金属部件的影响。

（4）个性化治疗方案的沟通与调整

1）与患者充分沟通：具体如下。①解释治疗计划：以通俗易懂的语言向患者介绍治疗的目的、过程和预期效果。②明确患者需求：了解患者对美观、功能和预算的具体需求，适时调整方案。③告知可能风险：如义齿佩戴初期的不适感、咬合调整可能出现的问题等。

2）获取患者认可：确保患者对治疗计划完全理解并同意后，签署知情同意书，为治疗的顺利开展提供保障。

3）灵活应对临床变化：在治疗过程中，若患者口腔条件或咬合关系发生变化，应适时调整方案，确保最终修复效果符合预期。

（5）治疗计划的评估与优化

1）多学科讨论：对于复杂病例，可邀请牙周科、正畸科等专业人员参与讨论，制订综合性治疗方案。

2）试戴评估：在最终制作义齿前，进行试戴和调整，评估设计的合理性，确保患者接受并适应。

3）后期随访计划：制订详细的随访计划，监控义齿佩戴后的适应情况，及时调整和维护。

二、牙体预备方法

牙体预备是可摘局部义齿修复过程中必不可少的技术环节，其目的是为义齿的固位、稳定提供可靠的基础。科学合理的牙体预备能有效提升义齿的使用舒适度和功能性，同时保护剩余牙齿和牙周组织的健康。

（一）牙体预备的目的

1. 提供固位和支抗基础 通过调整牙体形态，为卡环、支托和其他固位装置提供牢固的附着点。

2. 确保稳定性 减少义齿在使用过程中的移动或脱位，提高患者的使用舒适度。

3. 保护剩余牙 避免过度负荷导致残留牙的松动或牙周损伤，同时为牙周健康创造条件。

4. 满足美观要求 通过预备调整，减少义齿外露金属对美观的影响。

（二）牙体预备的原则

1. 最小创伤原则 在确保功能的前提下，尽量减少牙体组织的去除量，保留健康牙结构。

2. 功能适应原则 预备形态应满足义齿固位、支抗和稳定的功能需求。

3. 边缘平滑原则 预备后的牙面应平滑，无锐边或尖角，防止对软组织和义齿的损伤。

4. 分散应力原则 通过合理的牙体预备，避免应力集中，减少对支抗牙和牙周组织的不良影响。

（三）牙体预备的工具

1．高速手机。

2．金刚砂车针。

（四）牙体预备的具体方法

1. 基牙的调磨 基牙调磨是可摘局部义齿牙体预备的基础步骤，其目的是通过适当调整基牙表面的形态，为可摘局部义齿提供固位、支抗和稳定的基础。

（1）调整咬合干扰：去除基牙及相邻牙可能存在的高点，确保咬合关系协调，避免义齿佩戴后引发不适或咬合干扰。调整后需进行动态和静态咬合检查，保证基牙在咬合中的功能协调性。

（2）调节倒凹：评估基牙的倒凹区域，根据义齿设计需求，对倒凹深浅进行调整，使其既能提供稳固的固位作用，又能避免固位力过强导致义齿摘戴困难。

2. 导平面的预备 导平面与邻面板或者小连接体或可摘局部义齿的坚固部分相接触，引导义齿顺利就位和脱位。在基牙的远中邻面或近中邻面需预备出与就位道一致的一个小平面。无论义齿就位或脱位，与基牙的导平面接触的义齿组织面应呈平面式接触。良好预备的导平面可以引导义齿准确、顺利就位，并可以最大限度地减小小连接体下方容易积聚软垢的间隙。

导平面预备的要求：①邻面预备成与就位道平行，以形成导平面。②宽度：为基牙颊舌尖之间的距离。③高度：为 2 ～ 3mm。④车针：为圆柱形金刚砂车针。

3. 𬌗曲线的调整 ①调磨伸长或下垂的牙，以及尖锐牙尖，使之恢复正常的𬌗平面和𬌗曲线。②对于过度伸长或者倾斜的牙齿应全冠修复以调整曲线。③对低𬌗牙则应用人造全冠恢复牙冠高度。

4. 支托凹的预备

（1）𬌗支托的预备

1）形态：圆三角形或匙形，长度为磨牙 1/4 或前磨牙 1/3 近远中径，宽度为磨牙 1/3 或前磨牙 1/2 颊舌径，厚度为 1.0 ～ 1.5mm。

2）与基牙关系：与基牙长轴的垂线成 20°（磨牙）或 10°（前磨牙）左右夹角，与基牙长轴方向夹角≤ 90°。

3）预备方法：①球形金刚砂车针削减并磨圆边缘嵴的中 1/3 处，然后通过加深相邻的窝与磨除的边缘嵴融为一体。②口镜和镊子探测，可用咬蜡片方法检查外形和深度。③轴线角应圆钝。④修整邻间隙，为卡环体部提供空间。⑤可抛光，进行脱敏处理。

（2）尖牙支托的预备

1）形态：环状或钩状，凹底为钝“V”形、唇舌向宽度约 2mm、龈向深度至少 1.5mm。

2）预备方法：①沿牙体长轴放置金刚砂球钻，然后将角度稍稍朝向牙体中心。②舌隆突的切方形成圆形的沟，车针的角度形成最朝向牙体中心的沟。支托在邻面连接到支架上，沟在该部位应该加宽，以保证有足够的强度。③维持舌隆突自然形态，边缘圆钝。

（3）切支托的预备

1）形态：唇舌两个斜面，宽度约 2.5mm，深 1.0 ～ 1.5mm。

2）预备方法：用火焰状金刚砂车针在切嵴处做一个槽口，槽口位于距近中或远中切角 1 ～ 2mm 处，向舌面倾斜，并尽可能少地向唇面延伸。槽口应该融入舌面外形，形成唇向斜面。

（4）隙卡沟的预备

1）大小：铸造卡环间隙一般不小于 1.5mm，锻丝弯制卡环一般在 1mm。

2）预备方法：使用锥形金刚砂车针，避免形成楔形、颊舌外展隙转角处圆钝，尽量利用天然牙间隙。

三、印模与模型

1. 印模的目的 印模的主要目的是获取患者口腔的精确形态，以便在模型上进行义齿的设计和制作。

2. 印模材料的选择

（1）传统印模材料：藻酸盐印模材、硅橡胶印模材等。藻酸盐印模材准确性较好，操作简便，价格相对低，但体积不太稳定，易失水收缩或吸水膨胀；硅橡胶印模材具有更高的精确度和耐用性，但价格较贵。应根据患者的口腔特点和修复需求选择合适的印模材料。

（2）数字印模技术：利用口腔扫描仪进行数字化采集，生成三维口腔模型，提高效率和精度。

3. 制取印模（以藻酸盐印模材料为例）

（1）调整椅位：具体如下。①取上颌印模：应站在患者的右后方。调整治疗椅的高度，使患者的上颌与地面大致平行，并且上颌平面稍高于医师的肘部，便于医师操作。②取下颌印模：应站在患者的右前方。调整治疗椅的高度，使患者的下颌与地面平行，并且下颌平面与医师的上臂中部大致相平。

（2）选择托盘：根据患者的口腔大小和形状选择合适的托盘。托盘应能完全覆盖患者的口腔，并留有适当的边缘宽度以便后续操作。

（3）取印模：将调制好的印模材料放入托盘内，然后将托盘放入患者的口腔内，轻轻按压使其与口腔组织紧密贴合。待印模材料凝固后取出托盘和印模。

（4）边缘整塑：对初印模的边缘进行整塑，使其与口腔组织的形态更加一致。这有助于确保后续制作的义齿能够更好地适应患者的口腔。

4. 注意事项

（1）制取印模前：应确保患者的口腔清洁并处于干燥状态，这有助于减少印模材料在口腔内的移动和变形。

（2）制取印模时：应使用适当的压力将托盘和印模材料按压到口腔组织上，过大的压力可能导致口腔组织损伤，过小的压力则可能导致印模不完整或不准确。

（3）制取印模后：应及时清洗、消毒印模和托盘，以防止交叉感染。

5. 常见问题及解决方法

（1）印模不完整：可能是由托盘大小不合适、印模材料不足或口腔内有障碍物等原因造成。解决方法是重新选择合适的托盘、增加印模材料或去除口腔内的障碍物。

（2）印模变形：可能是由印模材料在口腔内移动或患者口腔运动等原因造成。解决方法是重新制取印模，并在制取过程中注意固定托盘和印模材料。

6. 模型制作

（1）石膏模型：将印模倒入石膏或其他硬化材料中，制作出精确的石膏模型。

（2）数字模型：将数字印模数据导入 CAD/CAM 系统，生成三维数字模型，用于后续的义齿设计和制作。

四、确定颌位关系

1. 颌位关系的概念 颌位关系指上下颌在咬合时的相对位置，直接影响义齿的咬合功能和稳定性。

2. 颌位关系的确定方法

（1）最大咬合位：患者尽量取舒适的闭合位，常用于制作基础咬合关系。

（2）前移咬合位：通过前移下颌，找到最有利于义齿稳定的位置，常用于治疗咬合不稳定性高的患者。

（3）等高咬合位：上下颌的咬合面基本平行，适用于多数情况。

（4）功能咬合位：考虑患者的功能需求，如咀嚼、发音等，确定最适合的咬合关系。

3. 记录颌位关系的工具与材料

（1）咬合记录材料：蜡基记录材料、硅胶记录材料等，用于记录上下颌的相对位置。

（2）记录板：用于辅助记录咬合关系的工具，确保记录的准确性。

（3）咬合记录仪：在数字化印模技术中，使用专门的仪器记录颌位关系。

4. 颌位关系记录的步骤

（1）确定参考点：选择口腔内的解剖标志点，如咬肌线、唇线等，作为记录的参考点。

（2）记录过程：让患者在特定的咬合位下咬合，使用记录材料进行记录。

（3）验证与调整：检查记录的准确性，必要时进行调整，确保记录反映真实的颌位关系。

5. 颌位关系的应用

（1）模型调整：将记录的颌位关系应用到石膏模型或数字模型上，确保义齿的咬合面与患者的功能需求相匹配。

（2）咬合平衡：在义齿设计中考虑咬合力的分布，避免咬合力过度集中在某一部位，减少义齿的移位和患者的不适。

五、临床技术要点与注意事项

1. 个体化设计　每位患者的口腔状况和需求不同，义齿设计应根据具体情况进行个性化调整，确保最佳的功能和舒适度。

2. 细致操作　在牙体预备、印模取材及颌位关系记录等步骤中，需保持高度的细致和精确，避免操作中的误差影响最终义齿的适配性。

3. 无菌操作　严格遵守无菌操作规范，防止感染和交叉污染，确保患者的口腔健康和治疗效果。

4. 多学科协作　在复杂病例中，可能需要与其他牙科专业（如牙周科、正畸科）协作，综合考虑患者的整体口腔健康和治疗需求。

5. 持续随访　义齿制作完成后，应定期随访，评估义齿的适应情况，及时进行调整和修复，确保长期使用的舒适性和功能性。

第六节　可摘局部义齿的制作

一、铸造支架的制作流程

铸造支架的制作是一个精细且多步骤的过程，它涉及从制取患者口腔印模、灌注模型、设计支架结构，到翻制耐火材料模型、制作熔模、包埋、烘烤焙烧、铸造合金，最后进行打磨抛光和质量检验等多个环节，最终制作的支架应既符合设计要求，又能完美贴合患者口腔，提供稳定且舒适的支撑。

二、锻丝弯制卡环和胶连义齿

（一）锻丝弯制卡环

卡环是可摘局部义齿的重要组成部分，它主要起到固位和稳定的作用，确保义齿能够牢固地固定在患者的口腔内。锻丝弯制卡环通常使用不锈钢丝或钴铬合金丝等具有良好弹性和强度的金属材料。

1. 锻丝弯制卡环的材料　弯制卡环常选用不锈钢丝，根据不锈钢丝直径不同制作不同的锻丝弯制卡环（表 5-1）。

表 5-1　不锈钢丝直径与用途对照

直径 /mm	0.8	0.9	1.0	1.2
用途	前牙卡环	前磨牙卡环	磨牙卡环	支托（锤扁）

常用器械：锻丝弯制卡环是口腔修复中一项重要的技术，需要借助多种器械来完成。以下是弯制卡环常用的器械及其用途。①日月钳：钳头的横断面一侧为圆形，一侧为新月形，似日月交会而得名。它主要用于锻丝弯制卡环的弧度，确保卡环在弯曲过程中保持平滑和连续的形态。②长鼻钳：这种钳子的钳头较长且细，便于在狭小的空间内操作。它主要用于锻丝弯制卡环的转角，并固定已弯制成形的卡环部分，防止在弯制其他部分时已完成部分的卡环发生变形。③小三头钳（又称三齿钳）：其末端有三喙，作用与日月钳相似，主要用于锻丝弯制卡环的不同部位，以满足复杂的弯曲需求。④尖头钳：钳头呈鼻形，与长鼻钳类似，也用于锻丝弯制卡环的转角和精细部位，其尖细的钳头能够方便地进入难以触及的区域进行操作。⑤三德钳（又称三用钳）：其功能多样，钳喙的背部较宽，向头部逐渐变细而圆，并有齿纹用以稳固地夹住钢丝。它不仅可以用来弯制各种卡环，还能切断钢丝，非常实用。⑥梯形钳：其头部一侧较平，另一侧圆而呈梯形，适用于弯制各种弧度和

圆圈，能够满足卡环制作中复杂的弯曲要求。⑦切断钳：这种钳子主要用于切断不锈钢丝，确保在锻丝弯制卡环前能够根据需要截取合适长度的钢丝。

这些器械在锻丝弯制卡环时各有其独特的作用，口腔医学专业的学生和从业者需要熟练掌握这些器械的使用技巧，以确保能够制作出符合患者口腔情况和修复需求的卡环。同时，在使用这些器械时，也需要注意安全操作，避免对患者或自身造成伤害。

2. 卡环的种类　常见的锻丝弯制卡环包括单臂卡环、双臂卡环、三臂卡环等。

（1）单臂卡环：只有一个卡环臂，多用钢丝弯制，其末端弹性较大的部分进入基牙倒凹区起固位作用。使用单臂卡环时，舌（腭）侧须用基托对抗，以防止基牙受力移位。

（2）双臂卡环：有颊、舌两个卡环臂，无支托，可设计为颊侧固位臂和舌侧对抗臂。主要用于咬合紧不能获得支托凹预备空间的基牙及黏膜支持式义齿的基牙。

（3）三臂卡环：又称典型铸造三臂卡环（正型卡环），由卡环臂、卡环体、支托和连接体组成。结构和作用与铸造三臂卡环相似，适用于牙周健康、牙冠外形好的基牙。

3. 卡环弯制的方法

（1）选择材料：根据患者的口腔情况和修复需求，选择合适的金属材料。

（2）设计卡环形态：根据基牙的形态和位置，在模型上设计卡环的形态和走向。卡环的设计需要考虑到固位力、稳定性及患者的舒适度。

（3）弯制卡环：使用专业的弯制工具（如弯制钳、成形钳等），按照设计好的形态和走向，将金属材料弯制成卡环的形状。弯制过程中需要控制力度和角度，以确保卡环的精度和完整性。

（4）调整与试戴：将弯制好的卡环放置在模型上进行调整，确保其能够紧密地贴合基牙并发挥固位作用。然后将卡环戴入患者口腔进行试戴，检查其固位效果和舒适度，并根据需要进一步调整和优化。

（二）制作胶连义齿

胶连义齿是一种将塑料基托和人工牙通过粘接剂连接在一起的可摘局部义齿。它通常用于修复缺失的牙齿，恢复患者的咀嚼功能和美观性。胶连义齿制作步骤如下。

1. 制取印模与灌注模型　同铸造支架的制作步骤，首先制取患者口腔的精确印模，然后灌注出模型。

2. 设计义齿形态　根据患者的口腔情况和修复需求，在模型上设计义齿的形态和排列。设计时需要考虑到咬合关系、美观性及患者的舒适度。

3. 制作塑料基托　使用塑料材料（如热凝塑料、自凝塑料等）制作义齿的基托部分。基托需要紧密地贴合口腔组织，为人工牙提供稳定的支撑。

4. 排列与粘接人工牙　按照设计好的形态和排列，在基托上将人工牙排列好，并使用粘接剂将其粘接在一起。排列过程中需要控制人工牙的位置、角度和高度，以得到较好的咬合关系和美观性。

5. 修整与抛光　对制作好的义齿进行修整和抛光处理，去除多余的塑料和粘接剂，使义齿表面光滑、平整。

6. 试戴与调整　将制作好的义齿戴入患者口腔进行试戴，检查其咬合关系、固位效果和舒适度。根据试戴结果进行必要的调整和优化，以确保义齿能够满足患者的使用需求。

三、隐形义齿

隐形义齿是一种可摘局部义齿，它采用高弹性、抗折力强、无毒无味的高分子材料制成，具有独特的美观性和舒适性，以下是对隐形义齿的详细介绍。

（一）特点与优势

1. 美观性 隐形义齿的材料近乎透明，佩戴后相对较为隐蔽，不易被察觉，能满足患者对美观的需求。

2. 舒适性 其弹性较好，在佩戴过程中能更好地贴合牙龈组织，提供较为舒适的佩戴体验。

3. 适用性 适用于个别牙缺失、多个牙缺失或牙列缺失的情况，可以恢复牙齿的咀嚼功能，帮助患者更好地进食，还能在一定程度上改善口腔的美观度和发音功能。

4. 制作简便 隐形义齿的制作相对简便，能快速地为患者解决牙齿缺失的问题。

（二）结构与组成

隐形义齿主要由三部分组成：基托、卡环和人工牙。其中，卡环一般采用弹性树脂制成，位于天然牙龈缘，具有良好的仿真性和隐蔽性。

（三）适用人群与注意事项

1. 适用人群 隐形义齿适合因各种原因导致牙齿缺失的患者，特别是那些注重美观和舒适度的患者。

2. 注意事项

（1）初次试戴隐形义齿时，应使用热水浸泡技术，使义齿的温度达到患者口腔能接受的程度，便于义齿就位、贴合和密合。

（2）在为患者调改隐形义齿基托、卡环时，应注意使用间断、冷却、压接打磨法，以避免义齿变形。

（3）隐形义齿在国外被定为临时修复体，一般使用寿命为两年，且易变色和老化，损坏后不可修补，因此不建议将其作为长期修复体使用。

（4）患者在佩戴隐形义齿时，应注意保持口腔卫生，避免吃过硬的食物，并定期到口腔医院进行检查和维护。

（四）维护与保养

1. 日常清洁 患者应每天取下隐形义齿进行清洁，可以使用专用的清洁剂或牙膏进行刷洗，确保义齿表面和内部的清洁。

2. 浸泡保存 不佩戴时，应将隐形义齿浸泡在清水或专用的义齿保存液中，以保持其湿润和清洁。

3. 定期检查 患者应定期到口腔医院进行检查，以确保隐形义齿的完好和适配性。如有损坏或不适，应及时进行修复或更换。

四、排牙

可摘局部义齿的排牙是口腔修复中的一个重要环节，它涉及人工牙的选择、前牙的排列及后牙的排列等多个方面。

（一）选择人工牙

在选择人工牙时，需要综合考虑患者的年龄、性别、肤色、面型、缺失牙的位置、邻牙和对颌牙的形态及患者的个人需求等因素。

1. 年龄与性别　年轻人适合选择形态整齐、色泽洁白的人工牙；老年人则可选择牙面有磨损痕迹、色泽偏黄的人工牙，以符合自然牙齿随年龄增长而发生的变化。同时，女性患者的牙齿形态通常较为小巧、圆润，而男性患者的牙齿则可能更为宽大、方正。

2. 肤色与面型　肤色白皙的患者适合选择色泽偏白的人工牙，而肤色偏黄或偏暗的患者则适合选择色泽偏黄的人工牙。面型较窄的患者可选择较窄小的人工牙，而面型较宽的患者则可选择较宽大的人工牙。

3. 缺失牙位置　前牙缺失时，需要选择与邻牙形态协调、色泽一致的人工牙；后牙缺失时，则需要考虑人工牙的咬合关系和咀嚼功能。

4. 患者需求　部分患者可能对人工牙的形态、色泽有特殊要求，医师应在确保功能性和美观性的前提下，尽量满足患者的个性化需求。

（二）前牙排列

前牙的排列需要注重美观性和功能性，确保人工牙与邻牙和对颌牙的协调一致。

1. 中线对齐　前牙排列时，应确保人工牙的中线与面部中线对齐，以保持面部的对称性。

2. 牙弓形态　根据患者的牙弓形态，选择合适的人工牙进行排列。牙弓较窄的患者可选择较窄小的人工牙，而牙弓较宽的患者则可选择较宽大的人工牙。

3. 邻接关系　人工牙与邻牙的邻接关系应紧密而自然，避免出现过大的间隙或重叠。

4. 咬合关系　前牙的咬合关系应协调一致，确保人工牙在咬合时能够自然地对准对颌牙的相应位置。

（三）后牙排列

后牙的排列需要注重咀嚼功能和咬合关系，确保人工牙能够发挥正常的咀嚼作用。

1. 牙尖斜度　后牙的牙尖斜度应适中，以确保在咀嚼时能够产生足够的摩擦力和压力，将食物磨碎。

2. 咬合面形态　人工牙的咬合面形态应与对颌牙的咬合面形态相匹配，以确保咬合关系的稳定性和协调性。

3. 排列顺序　后牙的排列顺序应符合自然牙齿的排列规律，避免出现错位或颠倒的情况。

4. 间隙调整　在排列后牙时，需要注意调整相邻牙齿之间的间隙，以确保人工牙在咀嚼时不会受到过大的压力或摩擦。

五、完成可摘局部义齿

（一）蜡基托塑形

蜡基托作为可摘局部义齿制作中的关键组成部分，其设计与制作需严格遵循以下要求，以确保义齿的舒适性、功能性和美观性达到要求。

1. 形态准确性 蜡基托的形态需与患者的口腔结构相匹配，包括牙弓形态、牙槽嵴形状及周围软组织轮廓，确保义齿佩戴时的贴合度和稳定性。

2. 功能性 蜡基托应具备良好的支撑作用，能够均匀分散咬合力，保护口腔软组织不受压迫。同时，其设计需考虑舌、颊肌等口腔肌肉的运动，促进义齿的固位和稳定。

3. 舒适性 蜡基托的边缘应光滑无锐角，避免刺激口腔黏膜。其厚度需适中，既不过薄导致强度不足，也不过厚影响患者发音和咀嚼。

4. 美观性 蜡基托的颜色和质地需与患者的口腔环境相协调，尽量模拟自然牙龈的外观，以达到良好的美学效果。

5. 可加工性 蜡基托材料需易于塑形和修改，以便于在制作过程中根据需要进行调整和优化。

（二）蜡基托制作

蜡基托的制作是一个精细而复杂的工艺过程，通常包括以下几个步骤。

1. 准备工作 选择适合口腔修复用的蜡材，如红蜡、蓝蜡或牙用蜡等。确保工作环境整洁，准备好所需的工具，如雕刻刀、热刀、压舌板、蜡勺等。

2. 初步塑形 将蜡块加热至软化状态，使用蜡勺或压舌板将其均匀涂抹在预先准备好的模型上，形成初步的蜡基托。注意保持蜡层的均匀性和厚度，避免产生气泡或空隙。

3. 精细雕刻 待蜡层冷却至可雕刻状态后，使用雕刻刀对蜡基托进行精细雕刻。根据患者的口腔结构和设计要求，调整蜡基托的形态、边缘和厚度，确保其与模型紧密贴合，同时满足功能性和美观性的要求。

4. 检查与修正 完成初步雕刻后，仔细检查蜡基托的每一个细节，包括边缘是否光滑、形态是否准确、厚度是否均匀等。如有需要，使用雕刻刀或热刀进一步修正和调整。

5. 最终确认 在确认蜡基托满足所有要求后，将其从模型上取下，进行最后的检查和评估。确保蜡基托的形态、尺寸和质地均符合设计要求，为后续的铸造或注塑工艺做好准备。

（三）装盒

1. 装盒的要求 在可摘局部义齿的制作过程中，装盒是将蜡型义齿固定于型盒内，为后续充填树脂和热处理等步骤做准备的关键环节，其要求如下。

（1）准确性：确保蜡型义齿在型盒中的位置准确无误，避免在后续操作中发生移位或变形。

（2）稳定性：蜡型义齿在型盒中应稳定固定，防止在充填树脂或热处理过程中发生移动。

（3）完整性：装盒过程中应保护蜡型义齿的完整性，避免损坏或变形。

（4）清洁性：型盒和蜡型义齿应保持清洁，避免杂质或气泡的混入，影响最终义齿的质量。

2. 装盒的方法 根据蜡型义齿的结构特点和制作需求，装盒方法主要分为正装法、反装法和混装法三种。

（1）正装法：是指将蜡型义齿直接放置于型盒的下半部分，然后填充固定材料（如石膏）进行固定的方法。

1）步骤：具体如下。①准备型盒：选择大小合适的型盒，并确保其内部干净无杂质。②放置蜡型：将蜡型义齿按照设计要求准确放置于型盒的下半部分，保证蜡型的稳定性和准确性。③填充固定材料：使用石膏或其他固定材料填充蜡型周围的空间，确保蜡型被完全包裹并固定。填充过程中需排除气泡，保证材料的均匀性和密实性。④修整边缘：待固定材料凝固后，使用刀具或砂纸修整型盒边缘，确保边缘平整、光滑。

2）适用场景：前牙缺失的可摘局部义齿。

（2）反装法：是指将蜡型义齿倒置或倾斜放置于型盒内，然后填充固定材料进行固定的方法。这种方法通常用于需要特殊定位的蜡型义齿。

1）步骤：具体如下。①准备型盒：选择合适的型盒，并根据蜡型义齿的结构特点设计放置位置。②放置蜡型：将蜡型义齿倒置或倾斜放置于型盒内，确保蜡型的定位准确且稳定。③填充固定材料：使用石膏或其他固定材料填充蜡型周围的空间，确保蜡型被完全包裹并固定。填充过程同样需要排除气泡，保证材料的均匀性和密实性。④修整边缘：待固定材料凝固后，进行边缘修整，确保型盒边缘平整、光滑。

2）适用场景：一般适用于全口义齿。

（3）混装法：是指将正装法和反装法结合使用，即在同一型盒内同时采用正装和反装两种方式来固定蜡型义齿的方法。

1）步骤：具体如下。①准备型盒：选择较大的型盒，确保有足够的空间同时容纳正装和反装的蜡型义齿。②设计放置位置：根据蜡型义齿的结构特点和制作需求，设计正装和反装蜡型的放置位置。③放置蜡型：按照设计位置将蜡型义齿分别放置于型盒内，确保正装和反装的蜡型均稳定且定位准确。④填充固定材料：分别填充正装和反装蜡型周围的空间，确保蜡型被完全包裹并固定。填充过程同样需要排除气泡，保证材料的均匀性和密实性。⑤修整边缘：待固定材料凝固后，进行边缘修整，确保型盒边缘平整、光滑。

2）适用场景：适用于大多数可摘局部义齿，是常用的装盒方法。

3. 装盒的注意事项 在装盒过程中，需注意以下几点。

（1）保持清洁：在装盒前，需确保型盒、蜡型义齿和固定材料均保持清洁，避免杂质或气泡混入。

（2）准确固定：蜡型义齿在型盒中的位置需准确无误，避免在后续操作中发生移位或变形。固定材料需填充均匀、密实，确保蜡型被完全包裹并固定。

（3）避免损伤：在装盒和填充材料过程中，需避免对蜡型义齿造成损伤或变形。使用合适的工具和操作方法，可以确保蜡型的完整性。

（4）检查与修正：在装盒完成后，需对型盒进行仔细检查，确保蜡型义齿的位置、固定和填充材料均符合要求。如有需要，及时进行修正和调整。

4. 充填树脂 这是支架制作过程中关键的一步，其主要目的是将支架的蜡基托模型转换为树脂基托，确保最终成品的强度、适配性和美观性达到要求。

（1）充填树脂的准备工作

1）材料准备：使用热固性树脂或光固化树脂，根据义齿设计和临床需求选择合适的材料。确保树脂材料在有效期内，无污染或硬化现象。

2）装盒检查：检查装盒是否密封，确保模具内无残留杂质或空隙。模具表面应均匀涂覆分离剂，防止充填过程中树脂与模具粘连。

3）比例配制：按厂家说明书配制树脂粉液比例，确保树脂均匀混合。避免过快搅拌引入气泡，建议使用真空搅拌设备提高充填质量。

4）充填过程：①树脂调拌：将配制好的树脂混合物置于平整容器内，观察树脂达到适宜的操作状态（如变黏性但不流动时）。对于热固性树脂，注意时间控制，防止树脂提前硬化。②充填：充填的最佳时期为面团期。将调好的树脂从模型的后缘开始充填，确保树脂能够完全覆盖蜡基托的结构。使用塑形工具或刮刀轻轻压实每一层，避免空隙或气泡形成。③关键部位处理：固位装置区域确保树脂填充到位，特别是卡环和支托等精细区域，避免遗留盲区。边缘区域注意边缘的过渡处理，避免树脂堆积过多或不足，影响义齿的适配性。④多余材料去除：在填充完成后，检查模具边缘和固位装置部位是否有溢出的多余材料。使用清洁工具或棉签轻柔清理，避免破坏树脂填充效果。

（2）充填过程中的注意事项

1）防止气泡形成：气泡是影响树脂基托质量的主要因素，应在调拌和充填过程中注意避免。如发现气泡，可用探针刺破或轻震模具排出。

2）确保均匀分布：树脂充填应均匀，避免局部过厚或过薄，影响基托的强度和舒适性。

3）时间与温度控制：对热固性树脂，应在规定的时间内完成充填，避免材料硬化导致操作困难。在高温环境下操作，建议缩短混合后的充填时间。

4）观察模具密封性：填充树脂前，应再次确认模具的密封性是否良好，避免树脂渗漏或不完全充填。

（3）常见问题及解决方案

1）气泡：具体如下。①问题表现：基托表面或内部出现气泡。②解决方法：操作过程中避免引入空气，必要时使用真空设备辅助排气。

2）树脂不足：具体如下。①问题表现：某些区域充填不足导致基托不完整。②解决方法：检查充填时是否充分覆盖关键部位，必要时局部补充树脂并重新热处理。

3）材料硬化过早：具体如下。①问题表现：树脂材料在完全充填前开始硬化。②解决方法：严格按照操作时间完成充填，调整材料配比或搅拌温度。

4）边缘不平整：具体如下。①问题表现：基托边缘有过多材料堆积或材料不足。②解决方法：仔细修整边缘，确保过渡自然、贴合良好。

5. 热处理 热处理是将充填的树脂基托固化成型的关键步骤，通过合理的加热工艺使树脂材料充分硬化，形成具有较高强度和稳定性的义齿支架。

（1）热处理的方法：以水浴加热法为例。

1）水浴加热的操作方法有三种：①将型盒置于室温水中，缓慢加热，在 1.5~2.0 小时内匀速升温至 100℃，维持 0.5~1.0 小时；自然冷却后开盒。此方法最简便。②将水加热到 70~75℃，放入型盒，恒温维持 1.5 小时，然后加热至 100℃，维持 0.5~1.0 小时；自然冷却后开盒。③将型盒置于

70~75℃水中，维持 9 小时，自然冷却后开盒。此方法基托性能最好。

2）适用范围：适合热固性树脂，能确保材料充分聚合，硬化后性能优良。

（2）热处理的注意事项

1）加热温度的控制：严格按照树脂材料的技术参数进行操作，加热温度过高会导致树脂分解、颜色变化或性能下降；温度过低会导致固化不完全，影响义齿强度和稳定性。

2）升温速率的控制：应采用缓慢升温的方式，防止树脂因升温过快表面产生裂纹或内部产生气泡。特别是在水浴加热法中，需保持水温的均匀性，避免局部过热。

3）模具的密封性：加热前应检查模具密封性是否良好，防止树脂在加热过程中流失或变形。密封不良可能导致义齿形态改变或充填不足。

4）冷却过程的控制：热处理结束后，应让模具逐渐冷却至室温，避免快速冷却引发的热应力导致树脂产生裂纹。不得将模具直接放入冷水中冷却，以防止材料突然收缩变形。

5）设备的安全性：在操作热处理设备时，应检查设备的运行状态，避免过热或异常导致出现故障。操作者应佩戴防护手套，避免直接接触高温模具。

6）气泡和缺陷的处理：热处理后若发现树脂内有气泡或表面缺陷，应及时修整或重新操作。检查是否因混合不均或加热不当导致问题出现，并调整工艺参数。

7）环境条件的影响：加热过程中避免受到振动或冲击，保持模具稳定性。操作区域应避免强风直吹或湿度过高，影响材料性能。

6. 开盒　开盒是支架制作流程中由模具分离并取出树脂基托的关键步骤。此环节需要精准操作，避免损伤基托和模型，确保成品的完整性与适配性达到要求。

（1）开盒的方法

1）检查模具状态：热处理完成后，确认模具已完全冷却至室温，避免因模具温度过高造成基托变形或损伤。仔细观察模具的密封性和完整性，确保未发生材料外泄或粘连现象。

2）模具固定：在稳定的工作台上固定模具，避免操作过程中因模具滑动导致损坏。使用专用夹具轻轻固定模具，但不要施加过大压力，以免损坏外部结构。

3）模具松解：使用薄而坚固的分离工具（如金属分离刀或塑料楔片）沿模具的分离线轻轻撬开。分离工具应逐步插入分离线周围，不可直接用力拉扯，以防破坏基托边缘。可借助小型橡胶锤轻敲分离工具，使分离动作更加平稳。

4）基托取出：模具分离后，用手轻轻托住基托，将其缓慢取出。若基托取出困难，可借助柔软的工具辅助，但动作需小心，避免刮伤树脂表面。

5）清理模具：取出基托后，用温水清洗模具内壁，去除残留分离剂和树脂碎屑。仔细检查模具有无损坏或遗留材料，清理后备用。

（2）开盒的注意事项

1）确保模具充分冷却：热处理后的模具温度较高，必须完全冷却至室温再进行开盒操作，避免基托因热胀冷缩而变形。使用自然冷却方式，不建议快速冷却（如冷水浸泡），以免产生内应力。

2）避免过度用力：开盒时需控制力道，避免因用力过猛导致模具或基托损坏。分离工具插入分离线时，应选择角度合理的位置逐步撬开，不可强行拉扯。

3）保护基托边缘　基托边缘较为脆弱，在开盒时需特别小心，避免边缘崩裂或变形，从而影响后续适配性。

4）气泡和粘连处理：若发现基托表面有气泡或与模具内壁粘连，可使用细砂纸轻轻打磨修复，确保表面光滑。如粘连严重，需分析是否由分离剂涂布不均或热处理不当导致，并调整操作流程。

5）防止基托断裂：在分离过程中，务必检查基托的薄弱部位（如支托凹和卡环区），防止因应力集中造成断裂。若发现裂纹或缺损，应及时修补或重新制作。

6）检查支架完整性：取出基托后，应全面检查支架结构的完整性，确认无缺损、变形或功能性问题。

（3）常见问题及解决方法

1）基托取出困难：具体如下。①原因：分离剂涂布不均或模具密封过紧。②解决方法：使用温水浸泡模具，软化边缘残留材料，再用辅助分离工具进行开盒。

2）基托边缘崩裂：具体如下。①原因：分离工具使用不当或开盒过程中用力过猛。②解决方法：操作时选择适当工具，从多个角度逐步分离，避免对边缘施加过大压力。

3）模具损坏：具体如下。①原因：分离工具插入过深或分离线设计不合理。②解决方法：优化模具设计，确保分离线清晰可见；分离工具使用时角度适宜。

4）基托表面不平整：具体如下。①原因：树脂材料在模具内分布不均或热处理时产生内应力。②解决方法：在取出后使用细砂纸或抛光工具轻微修整表面。

7. 打磨抛光 是支架制作流程中的最后一个重要环节，直接影响义齿的表面光滑度、适配性和佩戴舒适性。通过精准的打磨和抛光，可以消除树脂表面的粗糙和锐利的边缘，提升美观效果和患者的使用体验。

（1）打磨的方法

1）初步修整：使用低速砂轮或石膏刀，去除支架表面多余的树脂材料和粗糙区域。特别关注边缘部位，如卡环连接处和基托周边，确保边缘光滑，避免锐利边缘刺激软组织。

2）形态调整：根据支架设计要求，用中号磨头修整支架表面，调整不符合设计的细节，如支托凹、隙卡沟等区域。确保所有功能性区域（如咬合面和舌侧面）符合生理形态要求，保证功能与美观的结合。

3）细致打磨：使用细砂纸或橡胶磨头，逐步细化表面粗糙度，确保支架过渡部位圆润、平滑。处理基托表面时，应保持其厚度均匀，避免打磨过度导致基托强度降低或变形。

4）精密抛光：在支架表面涂抹抛光膏，使用柔软的抛光轮进行抛光处理。抛光过程应循序渐进，由粗糙抛光到精细抛光，直至表面光滑无明显划痕。对于隐蔽区域（如卡环内侧和基托底部），可使用小型抛光刷或特制工具进行精细处理。

5）表面清洁：抛光完成后，用超声清洗器或流水冲洗支架，去除表面残留的抛光膏和碎屑，确保清洁无污染。

（2）注意事项

1）保护基托结构完整性：打磨时应特别注意基托边缘和卡环连接处，避免因打磨过度导致边缘变薄或支架强度受损。在操作中始终遵循“少量多次”的原则，避免一次性去除过多材料。

2）控制打磨力度和温度：打磨工具的转速和力度需控制适当，避免因过度摩擦产生高温，导致树脂材料软化或变形。若发现温度过高，应立即暂停操作，待材料冷却后继续。

3）保持功能性区域的精度：在咬合面和基托底部等功能性区域，打磨时需谨慎，确保不影响其原有设计的功能。确保支托凹和隙卡沟的形态与模型吻合，为最终固位和稳定提供保障。

4）避免划痕或毛刺残留：打磨过程中应逐步更换更细的磨头或砂纸，避免在基托表面留下明显划痕。对于边缘部位，可使用柔软工具进一步修整，确保完全去除毛刺。

5）关注抛光后的质感与光泽：抛光完成后，支架表面应呈现自然光泽，无明显磨痕和色差。抛光应均匀，不可遗漏隐蔽区域，确保整体表面光滑一致。

6）清洗与检查：抛光完成后必须彻底清洗支架，避免残留物对患者口腔组织造成刺激。用放大镜仔细检查打磨和抛光后的细节，确认无遗漏或缺陷，确保成品质量。

（3）常见问题及处理方法

1）表面粗糙不均：具体如下。①原因：打磨工具使用不当或抛光不彻底。②解决方法：重新使用细磨头和抛光轮，针对粗糙区域进行重点处理，直至表面平滑。

2）基托边缘破损：具体如下。①原因：打磨力度过大或边缘材料过薄。②解决方法：调整打磨力度，并在修整边缘时使用小型工具逐步修饰，避免破损。

3）咬合面过度磨耗：具体如下。①原因：打磨时未控制去除量，导致咬合面高度降低。②解决方法：如影响功能，可重新制作咬合面或进行补修。

4）表面光泽不足：具体如下。①原因：抛光力度不够或抛光膏使用不当。②解决方法：更换更细腻的抛光膏并重复抛光步骤，直至达到理想光泽效果。

8. 完成过程中的常见问题　在可摘局部义齿制作的最后阶段，虽然经过一系列精细的工艺处理，仍可能出现一些问题，影响义齿的最终质量和患者的使用体验。这些问题的发生可能源于制作工艺、设计不当或操作不精细。

（1）常见问题及原因

1）义齿基托变形：具体如下。①原因：加工中受热不均或冷却不充分，导致树脂材料内应力释放。②表现：基托无法与模型或患者口腔密合。

2）支架结构不精确：具体如下。①原因：蜡型制作或铸造过程中定位不当，导致支架尺寸或形态偏差。②表现：支托或卡环无法良好固位，整体稳定性差。

3）卡环强度不足或断裂：具体如下。①原因：金属选择不当、弯制时过度拉伸或加工硬化。②表现：卡环断裂或在试戴中丧失弹性，固位效果欠佳。

4）基托表面粗糙或颜色不均：具体如下。①原因：抛光不充分或染料混合不均匀。②表现：义齿基托表面粗糙、有划痕或颜色不均匀，影响美观和舒适性。

5）咬合关系异常：具体如下。①原因：排牙时未正确确定颌位关系，或完成后未进行充分调䚡。②表现：咬合干扰，患者在佩戴时感到咀嚼不适或牙齿错位。

6）义齿不适或刺激软组织：具体如下。①原因：边缘处理不圆滑或义齿与软组织接触面存在毛刺。②表现：患者佩戴后出现软组织红肿、疼痛或溃疡。

7）义齿固位不佳：具体如下。①原因：支架设计不合理或基托与牙龈组织贴合不充分。②表现：义齿在咀嚼过程中松动甚至脱落。

8）义齿整体强度不足：具体如下。①原因：树脂或金属材料厚度不足，未能满足强度需求。②表现：义齿在试戴或初期使用中出现断裂或变形。

（2）解决方法

1）基托变形的调整：通过加热软化基托，重新与模型调整适配；若变形严重，则需重新制作基托。在加工中严格控制热处理温度和冷却时间，避免热应力释放。

2）支架精确性的改进：重新检查蜡型和铸造工艺，确保定位正确。在支架试戴阶段，必要时使用精细修整工具调整支托和卡环形态。

3）卡环强度不足的修复：对断裂卡环可通过焊接补强或更换新卡环。优化卡环弯制工艺，避免过度弯折导致金属疲劳。

4）表面粗糙或颜色不均的处理：再次进行精细打磨和抛光，去除表面缺陷，确保光滑和色泽一致。在树脂材料调制时充分搅拌，避免染料分布不均。

5）咬合关系的调整：通过调整牙尖或重新排牙，消除咬合干扰，确保咬合关系准确。在患者佩戴后进行咬合功能测试，必要时进行精调。

6）软组织刺激的预防与处理：使用细砂纸或抛光工具处理义齿边缘，去除锐利边缘或毛刺。针对患者反馈的刺激区域，可进行局部调改或重新修整。

7）固位效果的改善：若固位问题源于基托贴合不良，可通过重衬技术改善基托与软组织的适配性。若设计问题明显，则需重新设计支架或调整固位方式。

8）义齿强度的增强：针对断裂部位，可采用加固树脂或金属框架补强技术。提前优化材料厚度和结构设计，避免制作过程中薄弱区域出现。

（3）防控措施

1）严格遵守制作工艺：制作过程中遵循标准化流程，确保每一步操作的精确性。

2）强化工艺检测：在各阶段通过模型试戴、功能检查及时发现并处理潜在问题。

3）优化材料选择：根据患者需求选择性能优良的材料，提高义齿的强度与稳定性。

4）加强协作：技工和临床医师之间保持良好沟通，确保义齿设计与制作符合患者实际需求。

第七节　可摘局部义齿的初戴

可摘局部义齿制作完成后，初戴阶段是患者适应义齿、检查义齿质量和解决问题的关键环节。科学、细致地处理初戴阶段的相关问题，可以有效提高患者的舒适度和功能体验。

一、初戴注意事项

1. 初戴时间选择　建议患者在早晨空腹或轻食后佩戴义齿，避免因进食导致的黏膜肿胀影响初戴效果。

2. 心理疏导　初次佩戴义齿可能会感到异物感、轻微疼痛或不适，应向患者解释这是正常现象。告知患者义齿的作用及适应期的重要性，增强患者的信心。

3. 初戴前的检查　检查义齿基托边缘是否过长、是否存在锐利边缘。确保义齿表面清洁无异物，避免刺激口腔组织。

4. 逐步适应过程　初戴阶段应循序渐进，从短时间佩戴逐步过渡到全天佩戴。在初戴过程中避免咀嚼过硬或黏性的食物，以保护义齿和口腔组织。

二、义齿就位困难的原因及处理方法

（一）基托与软组织贴合不良

1. 原因分析　基托边缘过长或不平滑，造成就位受阻。

2. 处理方法

（1）修整基托边缘，使其与软组织更好贴合。

（2）使用调节膏检测高点，并进行适当磨改。

（二）卡环或支托设计不当

1. 原因分析　卡环过紧或支托位置不准确，导致义齿难以插入。

2. 处理方法

（1）调整卡环的弹性和支托形态，使其便于就位。

（2）必要时重新制作相关部件。

（三）患者操作不当

1. 原因分析　患者未掌握正确的摘戴方法，用力方向错误或过猛。

2. 处理方法

（1）示范并指导患者正确的摘戴动作。

（2）告知患者避免粗暴操作，轻柔地摘戴义齿。

（四）咬合干扰

1. 原因分析　义齿排牙不当，导致咬合时发生干扰。

2. 处理方法

（1）调整咬合关系，去除干扰点。

（2）通过咬合纸检测咬合接触情况，精确修整。

三、义齿初戴的检查与处理

1. 基托边缘适配检查　检查基托边缘是否与软组织贴合良好，使用咬合纸或调节膏检测高点，必要时修整基托。

2. 卡环固位效果检查　确保卡环的弹性和固位力适中，不宜过紧或过松。检查卡环对基牙的压力是否均匀，避免损伤基牙。

3. 咬合关系检查　使用咬合纸检测上下牙列的咬合接触点，确保无干扰，必要时对人工牙的形态进行精细调整。

4. 患者佩戴反馈　询问患者佩戴后的舒适度，包括是否有疼痛、松动或其他不适。针对患者反馈的问题逐一处理，尤其是疼痛点和异物感。

5. 外观与功能检查 检查义齿的美观效果，确保与患者面部协调。检查义齿在咀嚼、发音等功能上的表现，确认正常使用功能。

四、戴牙注意事项

1. 摘戴方法指导 指导患者使用双手摘戴义齿，避免单侧用力。强调戴入时要轻压义齿基托，防止损伤卡环或支架。

2. 口腔清洁 告知患者每天清洁义齿和口腔，避免食物残渣堆积。指导患者使用软毛牙刷和专用义齿清洁剂清洁义齿。

3. 饮食建议 建议患者在适应期内避免咀嚼过硬或黏性食物。指导患者使用两侧牙列同时咀嚼，保持受力均衡。

4. 复诊与调整 告知患者在初戴后一周内进行复诊，及时发现和处理问题。定期随访，以确保义齿长期佩戴效果和口腔健康。

5. 患者心理支持 鼓励患者积极适应义齿的佩戴，强调使用过程中的耐心和信心。若患者出现不适或担忧，应及时安抚并对义齿做调整处理。

第八节　可摘局部义齿就位后可能出现的问题及处理

可摘局部义齿就位后，患者可能会遇到各种问题，影响义齿的功能和舒适性，及时发现并处理这些问题是确保义齿成功使用的重要环节。

一、疼痛

（一）原因分析

1. 基托边缘过长或锐利，压迫黏膜。
2. 卡环过紧或支托对基牙施加过大压力。
3. 咬合干扰导致局部压力集中。

（二）处理方法

1. 调整基托边缘，去除锐利部分，使其与黏膜贴合良好。
2. 调整卡环的弹性和支托的形态，减轻对基牙的压力。
3. 修整咬合接触点，去除咬合干扰。

二、固位不佳

（一）原因分析

1. 基托与口腔软硬组织贴合不良。
2. 卡环设计或弹性不足。
3. 牙槽嵴吸收导致固位力下降。

（二）处理方法

1. 调整基托与软硬组织的贴合，必要时重新制作义齿。
2. 更换或调整卡环，确保弹性适中并增强固位。
3. 对牙槽嵴吸收严重的情况，可考虑重衬或重新制作义齿。

三、咀嚼效能差

（一）原因分析

1. 人工牙排列不当，咬合接触面积不足。
2. 基托稳定性差，导致义齿在咀嚼时移动。

（二）处理方法

1. 调整人工牙的排列，增加咬合接触面积。
2. 检查基托边缘及适配性，确保稳定性。
3. 必要时重新设计义齿。

四、摘戴困难

（一）原因分析

1. 卡环过紧，导致摘戴时困难。
2. 支托或基托边缘阻碍摘戴。

（二）处理方法

1. 调整卡环弹性，确保摘戴顺畅。
2. 修整支托和基托边缘，减少阻碍。
3. 指导患者正确的摘戴方法。

五、食物嵌塞

（一）原因分析

1. 基托边缘与软硬组织间密封不良。
2. 义齿与天然牙间存在缝隙。

（二）处理方法

1. 调整基托边缘，使其与软硬组织更好贴合。
2. 修整义齿与天然牙之间的接触点，减少缝隙。
3. 指导患者正确的漱口和清洁方法。

六、发音不清

（一）原因分析

1. 基托厚度过大，影响舌运动。
2. 人工牙排列或位置不当，干扰气流。

（二）处理方法

1. 减薄基托厚度，尤其是在舌侧区域的基托。
2. 调整人工牙的排列和位置。
3. 指导患者通过多次练习逐步适应。

七、咬颊或咬舌

（一）原因分析

1. 人工牙的颊舌向位置不正确。
2. 咬合关系异常，导致咬颊或咬舌。

（二）处理方法

1. 调整人工牙的排列，避免其过于靠近颊侧或舌侧。
2. 修整咬合接触点，确保得到正常咬合关系。

八、恶心和唾液增多

（一）原因分析

1. 基托边缘过长或刺激口腔后部。

2. 初戴义齿时患者的心理反应。

（二）处理方法

1. 修短基托边缘，减轻对后部软组织的刺激。
2. 告知患者此为适应阶段的正常现象，给予心理疏导。
3. 可建议患者逐步延长佩戴时间以适应。

九、咀嚼肌和颞下颌关节不适

（一）原因分析

1. 咬合关系异常，导致关节或肌肉负担增加。
2. 义齿稳定性差，影响正常咀嚼功能。

（二）处理方法

1. 调整咬合接触点，恢复正常咬合关系。
2. 检查基托稳定性并进行必要修整。
3. 指导患者避免咀嚼过硬食物，缓解关节压力。

十、义齿佩戴后美观问题

（一）原因分析

1. 人工牙颜色或形态与天然牙不匹配。
2. 基托外形不协调，影响美观。

（二）处理方法

1. 调整或更换人工牙，使其与天然牙协调。
2. 修整基托外形，增强整体美观效果。
3. 与患者沟通并了解其美观需求，进行个性化调整。

第九节 可摘局部义齿的修理

可摘局部义齿在使用过程中可能会出现各种损坏情况，影响其功能和舒适性。及时修理不仅可以延长义齿的使用寿命，还能保证患者的口腔健康。

一、基托折裂

（一）原因分析

1. 基托设计不合理，厚度不足。
2. 过大的咀嚼压力或意外跌落导致断裂。
3. 长期使用导致材料老化或基托与软硬组织不贴合。

（二）修理方法

1. 清洁并干燥断裂部位，确保修理材料的黏附效果。
2. 使用专用修理树脂重新连接断裂部位，确保过渡光滑。
3. 修复后进行抛光，避免刺激口腔软组织。

二、卡环折断

（一）原因分析

1. 卡环设计过细或制作材料强度不足。
2. 使用过程中卡环反复变形，导致其产生疲劳性断裂。

（二）修理方法

1. 对折断的卡环进行更换，可采用原卡环位置重新制作新卡环。
2. 若断裂处接近基托，可考虑整体更换卡环组件。
3. 确保新卡环与基牙贴合良好，并适当调整其弹性。

三、人工牙折断、脱落或填补

（一）原因分析

1. 咀嚼硬物或跌落导致人工牙断裂或脱落。
2. 人工牙与基托之间的结合强度不足。

（二）修理方法

1. 若人工牙断裂，可根据缺损范围采用树脂修补或更换人工牙。
2. 对于脱落的人工牙，清洁基托和人工牙表面，使用树脂重新固定。
3. 修复后调整咬合关系，确保功能正常。

四、𬌗面磨耗或咬合过低处理

（一）原因分析

1. 长期使用导致人工牙磨耗严重。

2. 咬合过低影响正常的咀嚼功能。

（二）修理方法

1. 对于磨耗的𬌗面，可采用光固化复合树脂修复或更换人工牙。
2. 必要时重新制作义齿，恢复正常的咬合高度和功能。
3. 调整咬合接触点，保证上下牙列的协调性。

五、重衬

（一）原因分析

1. 牙槽嵴吸收或软组织变化导致基托与黏膜贴合不良。
2. 基托边缘翘起，导致义齿稳定性下降。

（二）修理方法

1. 去除基托内侧的部分树脂，保留边缘部分。
2. 制作新印模，重新衬塑基托，使其与软硬组织完全贴合。
3. 修整并抛光基托内侧，恢复义齿的稳定性和舒适性。

六、余留牙拔除后增添人工牙、卡环

（一）原因分析

1. 余留牙因龋病、牙周病或意外损伤拔除，导致义齿功能受限。
2. 拔牙后缺隙未被替补，影响美观和咀嚼功能。

（二）修理方法

1. 制作拔牙后印模，准确记录缺隙形态。
2. 在基托上添加人工牙和新的卡环，确保修复体与缺隙协调。
3. 调整咬合关系和固位力，确保义齿功能恢复。

▶知识拓展

数字化可摘局部义齿

数字化可摘局部义齿的制作依赖于多项先进技术。首先，口内扫描技术取代了传统的印模方式，通过光学扫描直接获取患者口腔的三维数据，避免了传统印模可能带来的不适和误差。其次，CAD/CAM 技术用于义齿的设计与制造，设计师可以根据患者的口腔状况进行精准的三维建模，确保义齿的适配性和功能性。最后，3D 打印技术被广泛应用于义齿的制作，能够快速生产出高精度的义齿模型或直接打印出义齿，大大缩短了制作周期。未来，人工智能（AI）技术可能会被引入义齿设计，以进一步提升设计的精准度和效率。同时，新材料的研发也将推动义齿的性能提升，更轻便、更耐用的材料将逐渐应用于临床。此外，数字化技术还可能结合远程医疗，实现远程设计和制作，为患者提供更便捷的服务。

考试知识点总结

本章小结

协和云课堂…… 拓展练习及参考答案

（常爱增　蒋尚飞）

第六章　牙列缺失的全口义齿修复

教学课件

学习目标

素质目标

（1）培养人文关怀精神，关注老年患者的身心需求，践行“老吾老以及人之老”的职业理念，提升口腔健康服务的温度与质量。

（2）强化团队协作意识，具备高效沟通协作能力，确保全口义齿修复流程的精准性与患者满意度。

（3）树立社会责任担当，通过临床实践深化对牙列缺失群体（尤其是老年人）的共情能力，强化口腔修复工作者的社会责任感与职业使命感。

知识目标

（1）掌握：全口义齿的设计、制作流程。

（2）熟悉：牙列缺失的病因、病理变化及其对患者生活质量的影响。

（3）了解：全口义齿的种类、制作工艺和使用方法。

能力目标

（1）能熟练完成印模制取、颌位记录到义齿调整等关键操作。

（2）具备临床问题处理能力，能针对性解决固位不良、压痛等常见修复问题。

（3）形成个性化修复思维，根据患者解剖特征和功能需求制订合理方案，确保义齿的长期使用效果。

案例导入

【案例】

患者，女，70 岁。全口牙列缺失 2 年，要求修复。

【问题】

1. 对于无牙颌患者的口腔检查重点应该是什么？
2. 全口义齿修复前应该处理哪些方面的问题？

第一节 概　　述

微课：
牙列缺失
概述

一、牙列缺失的概念及病因

（一）牙列缺失的概念

牙列缺失是指上颌或下颌或上下颌牙列所有天然牙（包括牙根）全部缺失。牙列缺失后的颌骨又称为无牙颌（图 6-1）。牙列缺失会导致患者产生咀嚼、发音、美观等功能障碍和相关组织的退行性改变。主要修复方式：全口义齿、吸附性全口义齿、种植全口义齿、固定活动义齿、覆盖义齿修复。

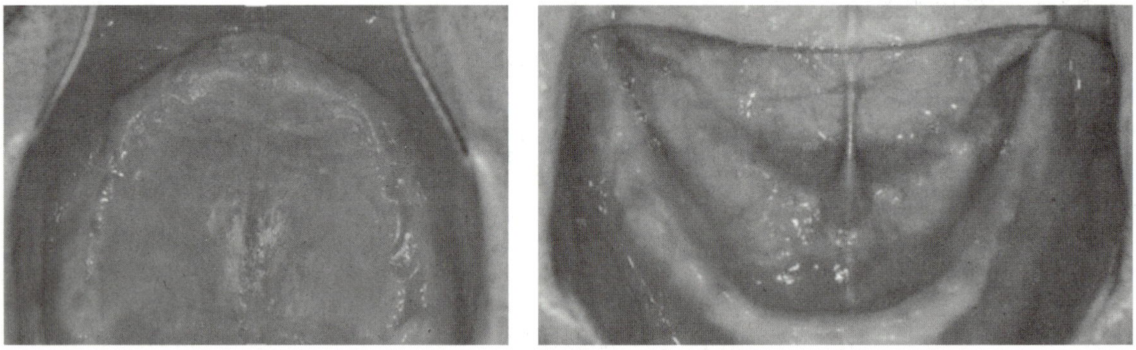

A　　B

图 6-1　牙列缺失

A. 上颌牙列缺失；B. 下颌牙列缺失。

（二）牙列缺失的病因

牙列缺失多见于老年人，最主要的病因是龋病和牙周病，还包括全身疾病、遗传病、外伤、退行性变、不良修复体等。

二、牙列缺失后的组织改变及影响

牙列缺失后会继发相应软硬组织的退行性改变，从而影响患者的咀嚼、发音、美观功能，严重者可影响患者的心理和社交。

（一）剩余牙槽嵴的吸收

剩余牙槽嵴是指牙齿缺失后残留的牙槽骨及其上覆盖的黏骨膜组织。剩余牙槽嵴的吸收在拔牙后的前 3 个月最快，6 个月后速率下降，2 年稳定（0.5 毫米 / 年）。由于不同部位骨质致密程度不同，吸收速率不一致，上颌牙槽嵴唇颊侧骨板较腭侧骨板薄且疏松，所以吸收较快，上颌牙槽嵴吸收方向是向上向内，上无牙颌弓逐渐变小。而下颌牙槽嵴舌侧骨板较唇颊侧骨板薄且疏松，其吸收方向是向下向外，下无牙颌弓逐渐变大。不同的吸收速度导致上下无牙颌弓宽度及水平位置关系不协调。

（二）软组织的改变

1. 面部形态的改变　面下 1/3 高度降低，下颌向前上旋转和前伸，颏部前突，颏唇角丧失，面部表情肌肌张力降低，唇颊软组织塌陷，鼻唇沟加深，口唇垂直向皱纹加深，口唇过度闭合，唇红变薄，口角下垂，患者面部形态呈现衰老的面容。

2. 黏膜的改变　牙槽嵴黏膜变薄，黏膜下层疏松、活动，承受咬合压力的能力较差，容易发生压痛和创伤。

3. 舌体的改变　舌体失去牙的限制，活动空间变大，舌体增大，充满整个口腔，从而影响全口义齿的修复效果。

第二节　无牙颌的解剖标志及其临床意义

一、无牙颌解剖标志

无牙颌的解剖标志（图 6-2）关系着全口义齿的修复效果，牙槽嵴将患者口腔分为前部的口腔前庭和后部的固有口腔。

彩图：
无牙颌的
解剖标志

（一）牙槽嵴

牙槽嵴呈弓形，上部覆盖能承担较大咀嚼压力的咀嚼黏膜，而近前庭沟和口底的牙槽嵴下部覆盖的是被覆黏膜，不能承受大的压力。下颌牙槽嵴较上颌牙槽嵴总面积小，因此单位面积承受𬌗力较上颌大，易造成严重吸收。

微课：
无牙颌的
解剖标志

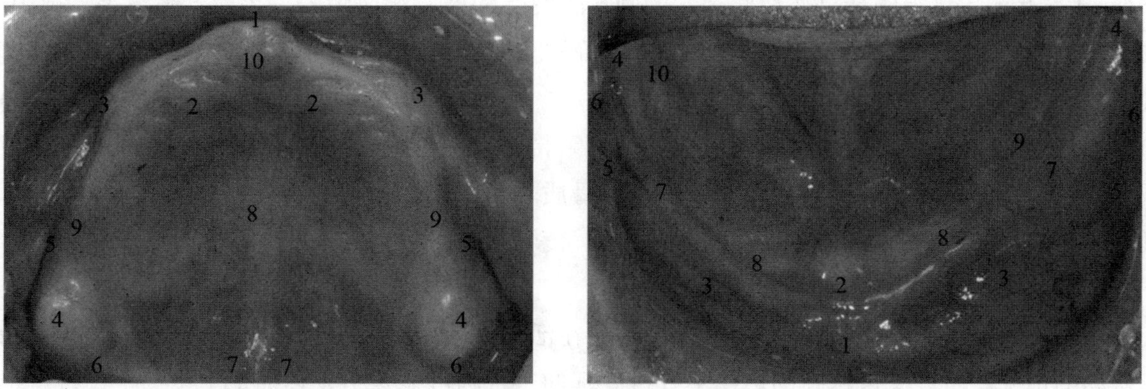

A　　　　　　　　B

1. 唇系带；2. 腭皱（A、C）或舌系带（B、D）；3. 颊系带；4. 上颌结节（A、C）或磨牙后垫（B、D）；5. 颧突（A、C）或颊侧翼缘区（B、D）；6. 翼上颌切迹（A、C）或远中颊角区（B、D）；7. 颚小凹（A、C）或后牙牙槽嵴（B、D）；8. 上颌隆突（A、C）或下颌隆突（B、D）；9. 后牙牙槽嵴（A、C）或下颌舌骨嵴（B、D）；10. 切牙乳突（A、C）或下颌舌骨后窝（B、D）。

图 6-2　无牙颌的解剖标志

A. 上颌口内照；B 下颌口内照；C 上颌模型；D. 下颌模型。

（AB 图片来源：天津市口腔医院杜斌）

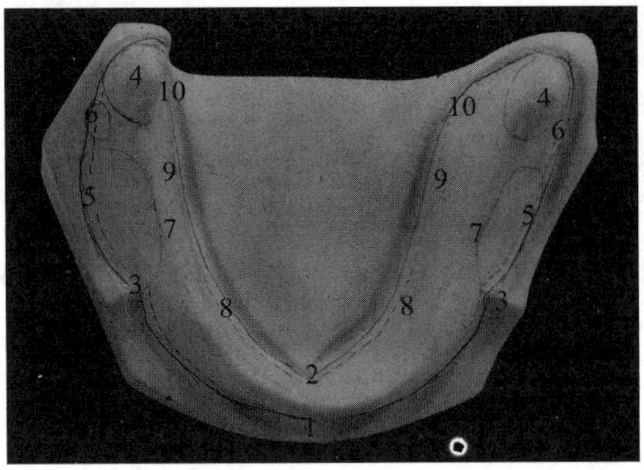

C

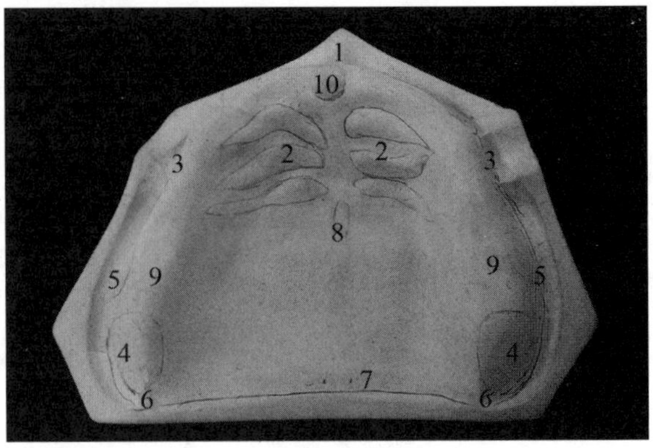

D

图 6-2 （续图）

（二）口腔前庭

口腔前庭是牙槽嵴与唇、颊侧黏膜间的一个潜在空隙，其内从前至后分布着诸多解剖标志。

1. 唇系带 处于口腔前庭中，大致在原上下颌中切牙近中交界线延长线的位置，是呈扇形或线状的黏膜皱襞，它是口轮匝肌附着于颌骨之处。唇肌活动时，唇系带的活动幅度较大。在制作全口义齿时，基托边缘需在此区域作出相应切迹，防止阻碍唇系带活动，进而影响义齿的固位和稳定。

2. 颊系带 位于上下颌前磨牙颊侧牙根部的黏膜处，形成皱襞，此处是提口角肌的附着点。其形状为扇形，比唇系带更宽且扁平，通常数量为 1~2 条。在全口义齿的颊侧基托边缘设计时，也需在此部位预留相应切迹。

3. 颧突 处于第一磨牙颊侧根部的后方，是一处骨性突起，颊肌在此附着，其表面的黏膜较为薄弱。在制作基托时，与颧突相对应的部位需进行缓冲处理，否则可能会导致黏膜受到压迫而产生疼痛。

4. 上颌结节 是上颌牙槽嵴两侧远端的圆形骨突，深层有颊肌附着，表面黏膜覆盖，远中为翼上颌切迹。上颌结节与颊黏膜间形成颊间隙。上颌义齿的颊侧翼缘应充满此间隙。上颌结节颊侧骨突常形成明显倒凹，妨碍基托伸展者需手术去除。

5. 颊棚区 处于下颌后弓部位，其前界是颊系带，后界由磨牙后垫及远中颊角区构成，外侧邻接颊侧前庭沟，内侧紧靠后部牙槽嵴。该区域的骨质较为坚实。若牙槽嵴出现较多吸收且变得低平，颊棚区则会变得宽广且呈水平状，基托在此区域可获得较广的伸展空间，能够承受较大的咬合力，是下颌义齿的主承托区。

6. 远中颊角区 处于咬肌前端边界处。咬肌在活动过程中会对义齿基托施力，导致出现义齿上抬和松动的情况。所以义齿基托的边缘不宜过度延伸，否则可能会引发疼痛。

（三）固有口腔

固有口腔位于上下颌牙槽嵴的舌侧区域，其上方是腭穹隆，下方则是口底。该区域内的解剖结构主要包括以下几个方面。

1. 切牙乳突 处于上颌腭中缝前端位置，在上颌中切牙腭侧呈现卵圆形的软组织隆起。其下方是切牙孔，有鼻腭神经和血管穿行其中。义齿基托在覆盖此区域时，其组织面应进行适度缓冲处理，防止对切牙乳突造成压迫而引发疼痛。切牙乳突位置相对固定，可作为排列上颌前牙的关键参照标识。上颌中切牙的唇面应位于切牙乳突中点前方 8 ～ 10mm 处，且上颌两侧尖牙的牙尖顶端连线需经过切牙乳突的中点。当上颌前部牙槽嵴发生吸收时，牙槽嵴顶会逐渐向切牙乳突靠近。在这种情况下，义齿中切牙唇面与切牙乳突之间的距离应相应减小，两侧尖牙的牙尖连线可移至切牙乳突的后缘位置。

彩图：切牙乳头与前牙的关系

2. 腭皱　位于上颌腭侧前部，处于腭中缝两侧，呈现不规则波浪状的软组织横行隆起，对发音有辅助功能。年轻人的腭皱褶突起较为显著，而随着年龄增长，其突起会逐渐变得平缓。

3. 上颌硬区　位于硬腭前中部的腭中缝位置，是此处骨组织形成的隆起，也称为上颌隆突。该区域表面黏膜较薄，容易出现压痛情况。因此，覆盖此区域的基托组织面需要进行适当缓冲处理，并预防由此引发的义齿左右翘动或折裂问题。如果突起较大，应在修复前通过外科手术进行切除。

4. 腭穹隆　呈拱形结构，由硬腭和软腭构成，其中硬腭位于前部。硬腭的前 1/3 区域覆盖着高度角化的复层鳞状上皮，下方有紧密的黏膜下层，能够承受咀嚼时的压力。硬腭的后 2/3 部分含有较多脂肪和腺体，而腭中缝区域则是上颌隆突所在。腭穹隆的形态可以分为高拱形、中等形及平坦形三种类型。

5. 腭小凹　位于软硬腭交界稍后方中线两侧，左右各一个，是黏液腺导管的开口处。它可以作为确定上颌义齿基托后缘位置的参考标志，要求上颌义齿基托后缘应处于腭小凹后方 2mm 处。

6. 颤动线　处于软腭与硬腭交界处，也被称为“啊”线。颤动线分为前颤动线和后颤动线，前颤动线位于硬腭与软腭腱膜结合处，后颤动线则位于软腭腱膜和软腭肌的连接区域。前颤动线与后颤动线之间的区域称为后堤区，利用该区域黏膜的弹性，可以使上颌全口义齿腭侧基托边缘组织面与黏膜紧密贴合，起到后缘封闭的作用。后堤区可分为三种类型：第一类腭穹隆较高，软腭向下弯曲明显，后堤区较窄，不利于义齿固位；第二类的腭部形态介于第一类和第三类之间，有利于义齿固位；第三类腭穹隆较平坦，后堤区较宽，也有利于义齿的固位。

彩图：前后颤动线

7. 翼上颌切迹　位于上颌结节后方，是蝶骨翼突与上颌结节后缘之间的骨性间隙。其表面覆盖有黏膜，形成软组织凹陷，是上颌全口义齿两侧后缘的界限所在。

8. 舌系带　位于口底中线部位，是连接口底与舌腹的黏膜皱襞，呈扇形，活动度较大。全口义齿的舌侧基托在此部位应形成相应的切迹，以免影响舌的正常活动。

9. 下颌隆突　位于下颌前磨牙区舌侧牙槽嵴的骨性隆起，表面覆盖黏膜较薄。义齿基托组织面相应位置应进行适当缓冲。如果下颌隆突突出明显，其下方会形成明显的倒凹，会妨碍义齿基托的伸展，需要在修复前手术切除。

10. 下颌舌骨嵴　位于下颌骨后部的舌面，从第三磨牙舌侧斜向前下方延伸至前磨牙区，是一个由宽变窄的骨嵴。该区域表面的黏膜较薄，覆盖此区的义齿基托组织面应适当缓冲，以避免产生压痛。

11. 下颌舌骨后窝　位于下颌舌骨嵴后下方的凹陷区域，也称为下颌舌骨后间隙。其后外侧邻接咽上缩肌和翼内肌，后内侧靠近腭舌骨肌和舌的侧面，下方则是下颌舌骨肌的后缘、咽上缩肌及下颌下腺。下颌义齿的舌侧后部基托应向下越过下颌舌骨嵴，向外侧弯曲，伸展至下颌舌骨后窝。进入下颌舌骨后窝的基托部分可以抵抗义齿向前、向上脱位。下颌舌骨后窝的深度因人而异，深度越大，下颌义齿的固位效果通常越好。为了使义齿顺利就位，应从后上方向前下方戴入。

12. 磨牙后垫 位于下颌牙槽嵴远端的黏膜软垫，形状为卵圆形，由疏松结缔组织构成，内部含有黏液腺。下颌全口义齿的后缘应覆盖磨牙后垫的1/2~2/3，这样有利于义齿的边缘封闭，同时要避免对其造成压迫。磨牙后垫的位置相对稳定，是排列人工牙时确定后牙平面和颊舌向位置的重要参考标志。

二、无牙颌的功能分区

彩图：无牙颌的功能分区

依据无牙颌的组织结构特征及其与全口义齿修复的关系，可将无牙颌划分为四大区域，即主承托区、副承托区、边缘封闭区及缓冲区。

1. 主承托区 指与咬合力方向呈垂直状态的区域，包括牙槽嵴顶、腭穹隆的水平部分及颊棚区等。此区域的骨组织被咀嚼黏膜所覆盖，这种黏膜是高度角化的复层鳞状上皮，下方有紧密的黏膜下层，具备承受咀嚼压力的能力，并且能够抵御基托的碰撞，避免黏膜组织受到损伤。因此，在全口义齿的排牙过程中（特别是后牙部分），应尽可能让咬合力垂直地作用于牙槽嵴顶的主承托区，避免偏离。

2. 副承托区 指与咬合力方向形成一定角度的区域，包括上下颌牙槽嵴的唇侧、颊侧和舌腭侧斜面（硬区除外），与主承托区之间并无明显的分界线。该区域的支撑能力相对较弱，组织所承受的压力并非垂直于黏膜表面，因而无法承受较大的压力，只能辅助主承托区分担部分咀嚼压力。若副承托区承受过大的力量，容易引发黏膜压痛及牙槽骨的吸收。

3. 边缘封闭区 指义齿边缘所接触的软组织区域，例如黏膜皱襞、系带附着部位及下颌磨牙后垫等。这些组织能够与义齿边缘紧密贴合并包裹，有效阻止空气进入基托与组织之间，从而产生良好的边缘封闭效果，形成负压及二者之间的吸附力，确保义齿的稳固。

4. 缓冲区 指需要对咀嚼压力进行缓冲的区域，主要包括上颌隆突、颧突、上颌结节的颊侧部分、切牙乳突、下颌隆突、下颌舌骨嵴及牙槽嵴上的骨尖、骨棱等部位。这些部位上方覆盖的黏膜较为薄弱，无法承受咀嚼压力。在进行义齿修复时，应在这些相应部位进行缓冲处理，防止佩戴义齿后组织因受压而产生疼痛。

第三节 全口义齿设计

一、义齿间隙和义齿结构

微课：无牙颌的功能分区及义齿间隙

（一）义齿间隙

义齿间隙是在无牙颌患者牙列缺失和牙槽嵴吸收后形成的间隙，是容纳全口义齿的潜在空间。全口义齿应充满此间隙，同时应位于唇颊肌肉与舌肌作用力相平衡的区域，即中性区（neutral zone）。过于偏向唇颊侧，或过于偏向舌腭侧，会因为唇颊向和舌向肌肉力量的不平衡，导致义齿的不稳定，影响义齿的功能恢复和支持组织的健康。

（二）全口义齿的结构

全口义齿由人工牙和基托两部分组成。人工牙用于恢复缺失牙的形态和功能。基托吸附在支持组织之上，使义齿获得固位和稳定，并将人工牙咬合产生的咬合力传导至支持组织，同时还有恢复缺损牙槽嵴组织形态的作用。全口义齿有三个表面，对义齿的固位、稳定有很大的影响。

1. 组织面　是义齿基托与义齿承托区的黏膜相接触的面，两者必须密合，产生吸附力和大气压力，而获得良好的固位（图 6-3A）。

2. 咬合面　是上下颌牙咬合接触的面。咬合力通过人工牙咬合面传递到基托下的支持组织，而使𬌗力均匀分散，同时使义齿保持稳定。上下颌人工牙应接触均匀、咬合平衡（图 6-3B）。

3. 磨光面　是指义齿与唇、颊和舌接触的部分。磨光面形态与唇、颊、舌侧组织相适宜，能够帮助义齿稳定和抵抗脱位。过突的磨光面外形，在周围组织功能活动时容易产生脱位力（图 6-3C）。

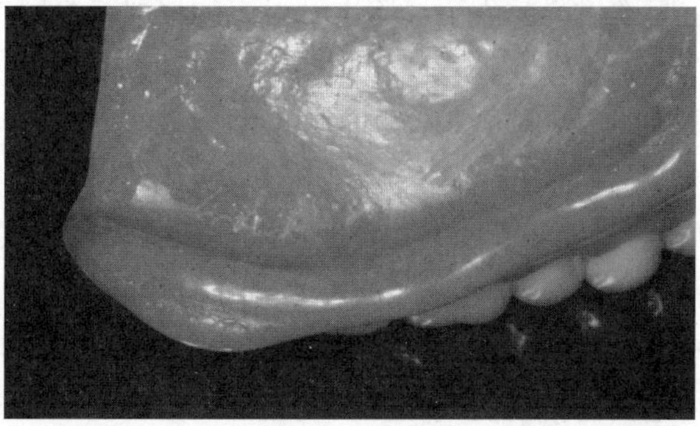

A

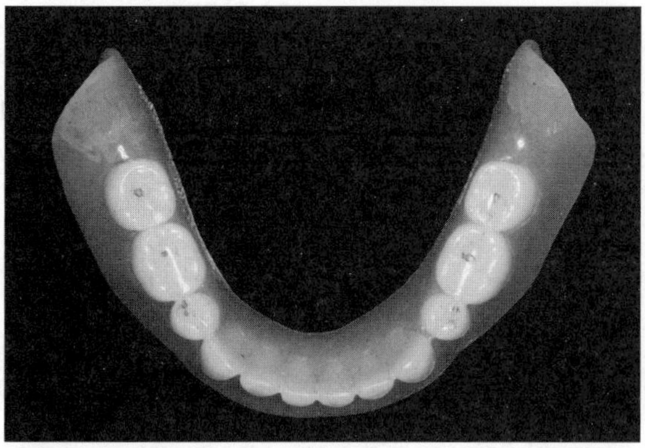

B

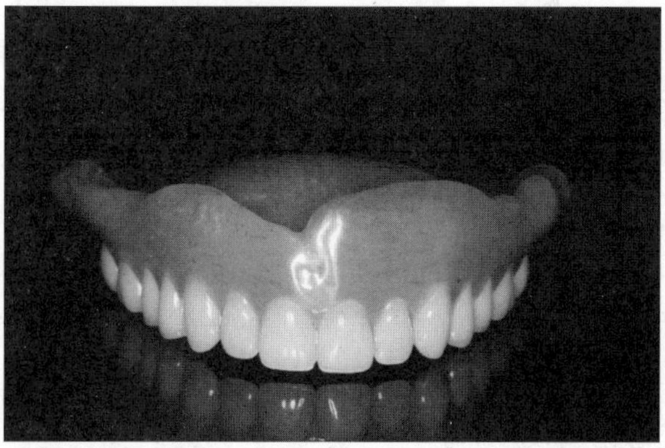

C

图 6-3　全口义齿表面

A. 组织面；B. 咬合面；C. 磨光面。

（图片来源：天津市口腔医院杜斌）

二、全口义齿的固位和稳定

全口义齿要发挥良好功能，须具备优良的固位、支持和稳定性。固位指的是义齿抵御从口腔内垂直方向脱落的能力。稳定性则是义齿抵抗因水平向力而引发的翘起、摆动等情况的能力。若义齿稳定性欠佳，在言语和进食过程中，义齿会出现松动，不仅易于脱落，还可能对牙槽嵴施加创伤性力量。

微课：全口义齿的固位和稳定

（一）全口义齿的固位原理

全口义齿的固位力主要源于基托与黏膜间形成的吸附力、表面张力及大气压力等因素。

1. 吸附力 源于物体分子间的相互吸引，包括附着力与内聚力。附着力表现为不同分子间的吸引作用，而内聚力则是同种分子间的吸引力。全口义齿的基托组织面与唾液、唾液与黏膜之间产生附着力，唾液分子自身产生内聚力，由此赋予全口义齿固位能力。

（1）吸附力的强度与基托和黏膜的接触面积及贴合紧密度相关。接触面积大且贴合紧密，吸附力则较强。

（2）吸附力的大小受唾液质量和数量的影响。唾液黏稠度适中、流动性小，附着力和内聚力大，有利于增强义齿固位。反之，唾液黏稠度低、流动性大，会削弱固位效果。唾液过于黏稠时，难以压缩成薄膜，不利于固位。唾液分泌量少，口腔干燥，无法形成完整唾液膜，也会影响义齿固位。

2. 表面张力 液体外层分子受到内部分子的吸引，产生向液体内部收缩的趋势，使液体表面形成半月形液面，从而产生表面张力。两个物体表面间的间隙越小，所形成的半月形液体表面越完整，表面张力也就越大。

3. 大气压力 依据物理学原理，当两个物体间形成负压且周围空气无法进入时，外界大气压力会将两个物体紧密压合，需借助一定力量破坏负压才能将物体分开。同理，若全口义齿基托边缘与周围软组织紧密贴合，形成良好的边缘封闭，空气无法进入基托与黏膜之间，便会在二者间形成负压。因此，良好的边缘封闭是义齿借助大气压力实现固位的关键。

（二）影响全口义齿固位的有关因素

1. 颌骨的解剖形态 颌骨的形态特征对基托面积有着直接影响，基托面积与固位力呈正相关。当颌弓宽阔、牙槽嵴饱满、腭穹隆高耸，系带附着点距离牙槽嵴顶较远时，基托面积较大，固位效果更佳。相反，若颌弓狭窄、牙槽嵴低平且窄，腭穹隆平坦，系带附着点靠近牙槽嵴顶，则义齿基托面积较小，固位性能较差。

2. 口腔黏膜的性质 口腔黏膜的特性对义齿固位至关重要。黏膜厚度适中且具备一定弹性和韧性时，基托组织面能与黏膜紧密贴合，边缘也能更好地实现密封，从而有利于义齿的稳固。若黏膜过薄、缺乏弹性且容易活动，则基托组织面难以与之贴合，边缘密封效果差，义齿固位效果不佳，还容易引发压痛。

3. 基托的边缘伸展 在不影响周围组织正常功能的前提下，基托边缘应尽可能充分伸展，以确保有足够的基托面积，进而实现良好的固位。基托边缘伸展不足，会导致吸附面积和吸附力不足，同时也无法获得理想的边缘封闭。基托边缘过度伸展，虽然可以获得较大的吸附面积和吸附力，但会干扰周围组织的功能活动，破坏边缘封闭，增大脱位力，还可能造成边缘处黏膜的损伤。

4. 唾液的质和量 唾液的黏稠度和流动性对义齿固位有显著影响。唾液黏稠度高、流动性小，有助于增强义齿的固位。反之，唾液黏稠度低、流动性大，则会降低义齿的固位效果。唾液的分泌量也需适中。唾液分泌过多时，难以形成良好的吸附力和表面张力，义齿固位困难。对于口干燥症患者，唾液分泌量极少，义齿固位也会面临困难。

（三）影响全口义齿稳定的有关因素

1．牙槽嵴的高度　丰满、有一定高度的牙槽嵴能够有效抵抗义齿受到的水平向作用力，使义齿保持稳定。牙槽嵴越低平，抵抗水平向作用的能力越差，义齿越容易翘动或水平向移动。牙槽嵴吸收严重的患者，全口义齿的固位、稳定和支持均差，修复效果不佳。

2．咬合关系　人工牙的排列需构建恰当的补偿曲线及横䩄曲线。在正中咬合状态下，咬合面应实现均匀且广泛的接触。在进行前伸及侧方运动时，应达成咬合平衡。䩄位关系出现错误或稳定性不足，以及咬合接触不平衡，都会使义齿承受的水平向力增大，进而引发义齿的不稳定。

3．人工牙的排列位置　人工牙的排列位置应位于牙槽嵴顶，使牙槽嵴受到垂直向作用力（图6-4）。还要注意平分颌间距离，使人工牙位于唇颊和舌向肌肉力量平衡的中性区。人工牙距离牙槽嵴顶较远时，垂直向和水平向的作用力会使义齿以牙槽嵴顶为支点，发生翘动和旋转，破坏义齿的稳定。

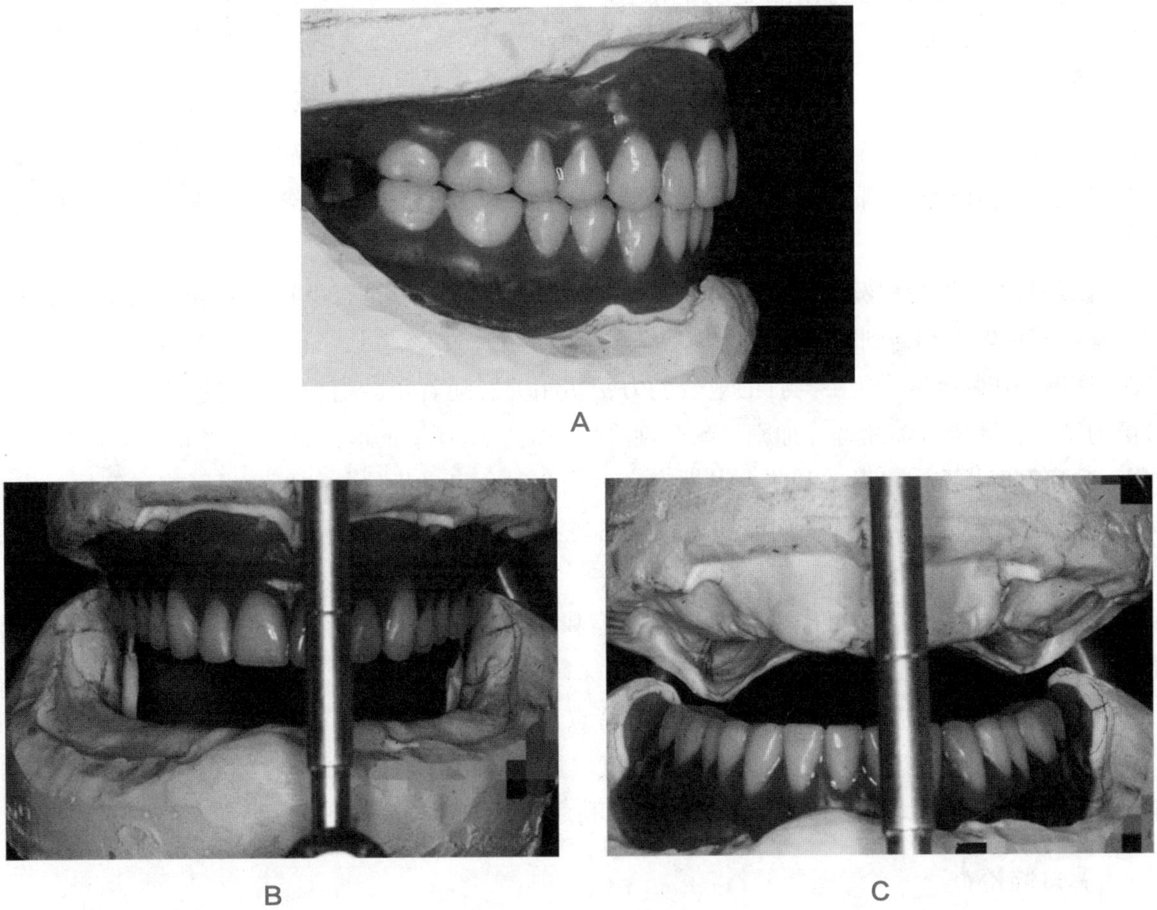

图6-4　人工牙的排列

A. 人工牙咬合关系良好；B. 上颌人工牙排在牙槽嵴顶；C. 下颌人工牙排在牙槽嵴顶。

（图片来源：天津市口腔医院杜斌）

4．基托磨光面形态　义齿基托的磨光面应设计为适度的凹面，这样在唇、颊、舌肌作用于基托时，能够对义齿产生挟持力，增强义齿的稳定性。若磨光面过于凸出，唇、颊、舌肌在活动过程中会对义齿施加脱位力，从而影响义齿的稳固性。

（四）全口义齿固位与稳定的关系

全口义齿修复的成功，离不开良好的固位和稳定，二者相辅相成。固位是稳定的基础，缺乏固位，稳定便无从实现。在行使功能时，不稳定的义齿也难以维持固位。在临床实践中，固位与稳定的作用往往难以明确区分。某些有利的解剖结构，例如高而宽大的牙槽嵴、高拱的腭盖，既因吸附面积大而提供强大的固位力，又能有效抵御侧向力，在稳定义齿方面发挥重要作用。

第四节　治疗步骤

微课：无牙颌的口腔检查和修复前的准备

一、无牙颌的口腔检查和修复前的准备

（一）病史采集

通过了解患者情况，确定修复设计，一般在与患者交流时应主要了解以下情况。

1. 患者的主观期望　掌握患者对修复效果的期望，以及他们对义齿修复流程、方案和费用的认知情况。

2. 口腔科既往治疗概况　包括牙齿缺失的原因、缺失时长、是否进行过修复，以及以往义齿修复的体验、使用效果和遇到的问题。

3. 患者的年龄因素　年龄与骨的愈合能力密切相关。随着年龄增长，骨的愈合速度减缓，组织变得更为敏感，牙槽骨萎缩程度加剧，耐受性降低，适应新环境的能力减弱，调节功能也相对较差。

4. 全身健康状况　患者的某些全身性疾病可能会对全口义齿修复效果产生影响。例如，患有糖尿病的无牙颌患者，通常因牙周病而缺牙，牙槽嵴吸收较为严重，且可能存在唾液分泌减少导致的口腔干燥症状。舍格伦综合征、系统性红斑狼疮、风湿性关节炎、结缔组织病等自身免疫性疾病，以及头颈部放射治疗后，都可能引起唾液腺萎缩和口干。脑血管病后遗症患者若无自主活动能力，也难以自行维持口腔卫生，需家属协助处理以确保口腔健康。

5. 性格和精神心理状况　了解患者的性格特点和精神心理状态，有助于医师做好充分的心理准备，从而更有效地引导患者，提升患者的满意度。性格积极乐观、有耐心且坚持不懈的患者，能够更主动地适应全口义齿，对全口义齿的接受度和满意度也相对较高。

（二）口腔检查

1. 颌面部　检查患者颌面部左右是否对称，唇部丰满度、上唇的长度、面部比例是否协调，正、侧面面型特征，有无习惯性下颌前伸，下颌运动有无异常，颞下颌关节有无疼痛、弹响等症状。

2. 牙槽嵴　检查牙槽嵴的丰满度和平整度，拔牙创愈合情况，有无尖锐的骨尖、倒凹过大的骨突，有无残留的牙根等。一般在拔牙后 3 个月，牙槽嵴形态基本稳定，可开始义齿修复。高大且宽阔的牙槽嵴能够为义齿提供良好的固位、稳定及支持效果。相比之下，低平或呈刃状的牙槽嵴在支持和固位方面表现欠佳，且容易引发黏膜压痛。因此，在选择人工牙时，应通过减小牙齿的颊舌径

和降低牙尖斜度来减轻牙槽嵴所承受的负荷。

3. 颌弓的形状和大小　无牙颌弓的形态通常分为方圆形、卵圆形及尖圆形三种，这往往与面部正面轮廓相匹配。在进行检查时，需留意上下颌弓的形态及尺寸是否相互协调，以及上下颌的吸收状况是否相同。若上下颌弓的形状和尺寸差异较大，将会增加排列人工牙的难度。

4. 上下颌弓的位置关系

（1）水平关系：指上、下颌颌弓的前后左右关系，可分为以下三种情况（图 6-5）。

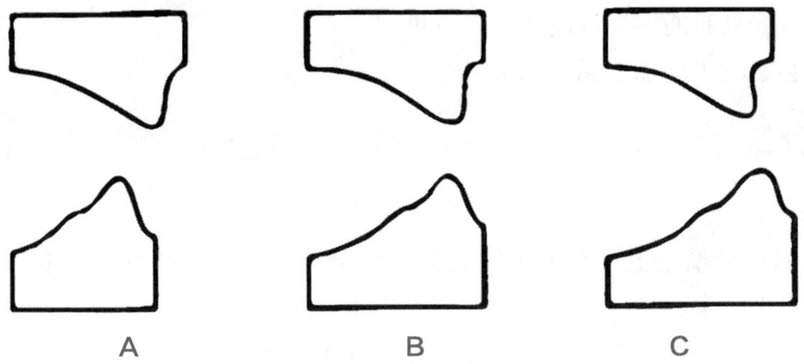

图 6-5　上下颌弓的位置关系

A. 远中颌关系；B. 正常颌关系；C. 近中颌关系。

1）正常颌关系：上下颌弓前部突度基本一致，上下颌弓形状和大小大致相同。

2）远中颌关系：上颌前突或下颌后缩。上颌弓较大，下颌弓较小。上颌弓位于下颌弓的前方及侧方。

3）近中颌关系：下颌前突或上颌后缩。上颌弓小，下颌弓大。下颌弓位于上颌弓的前方和侧方。

正常颌关系有利于人工牙的排列，而远中和近中颌关系不利于人工牙的排列。

（2）垂直关系：指上、下颌牙槽嵴顶间的距离，即颌间距离。与牙齿的长度和拔牙后牙槽嵴的吸收程度相关。

1）颌间距离大者，通常是因为牙槽嵴出现了严重的吸收。这种情况有利于人工牙的排列，但由于人工牙距离牙槽嵴顶较远，可能会产生不利的杠杆效应，在咀嚼过程中容易引发义齿的翘动。

2）颌间距离中等者，牙槽嵴有一定高度和宽度，有利于排列人工牙及义齿的支持、固位和稳定。

3）颌间距离过小者，牙槽嵴丰满，虽有利于义齿的支持、固位和稳定，但排牙困难。常需磨除人工牙的盖嵴部，否则无法排入。

5. 系带和肌肉的附着位置　当牙槽嵴因过度吸收而变得低平，肌肉和系带的附着位置会靠近或与牙槽嵴顶齐平，肌肉活动时，义齿容易发生脱位。而牙槽嵴较为丰满时，肌肉和系带的附着点相对远离牙槽嵴，这有助于义齿基托的充分伸展，从而增强义齿的固位效果。

6. 腭穹隆的形状　腭穹隆的形状与上颌全口义齿的固位和支持关系较大。高拱的腭穹隆有助于义齿的固位。

7. 舌的大小、位置和运动　舌体肥大影响义齿的稳定，有可能会出现咬舌情况，在修复体时，应避免占用太多空间。修复后，舌体需要经过一段时间适应和恢复。若舌的位置异常，如舌后缩并接触下颌后牙，会影响下颌义齿的稳固性。此外，舌的活动度过大，也会对义齿的固位产生不利影响。

8. 口腔黏膜 检查口腔黏膜健康状况，厚度、角化及动度；有无敏感、易痛；有无黏膜充血、红肿、溃疡；有无黏膜增生，如松软牙槽嵴和缝龈瘤；口角有无炎症。

9. 唾液分泌情况 检查唾液分泌质和量是否正常。唾液分泌过少者的口腔黏膜干燥、潮红，唾液黏稠，有粘口镜的现象。

10. 旧义齿情况 通过对旧义齿的固位性、稳定性、贴合度、基托边缘的伸展状况、垂直距离及正中关系的准确性、义齿的损坏情况及材料的老化程度等方面进行检查，分析旧义齿存在的不足之处，以便在重新进行修复时能够尽可能地加以改进。

11. X 线摄片 必要时可增加 X 线摄片检查。

（三）修复前的准备

1. 修复前的外科处理

（1）牙槽嵴修整术：牙槽嵴上存在的尖锐骨尖或骨突，容易引发压痛，或者产生较大的倒凹，可通过牙槽骨修整手术来解决。

（2）上颌结节修整术：上颌结节骨突较大时，颊侧形成明显的组织倒凹，影响义齿的就位和基托伸展。两侧上颌结节颊侧倒凹均较明显时，可以选择外科修整一侧倒凹，然后改变就位方向。如果只做一侧不能解决问题，则需要双侧做手术。

（3）下颌隆突修整术：当下颌隆突体积过大或形状过于尖锐，导致下方出现较大倒凹并引发压痛，且通过缓冲方法无法解决问题时，应在修复前进行外科修整手术。

（4）唇、颊沟加深术：当牙槽嵴吸收过度，导致唇颊沟变浅，影响义齿基托的面积，进而影响固位效果时，可以实施唇颊沟加深手术，相对提高牙槽嵴的高度，以增强义齿的固位能力。

（5）唇、颊系带成形术：对于牙槽嵴吸收后变得低平的情况，系带附着点可能会靠近甚至与牙槽嵴顶齐平，这容易破坏边缘封闭，导致义齿脱位，并且会使该处的基托变得过窄而容易折断。因此，在修复前应进行系带成形手术。

（6）增生的黏膜组织切除术：范围广、移动度大的松软牙槽嵴、大量增生黏膜组织，会影响义齿修复，应手术切除。

2. 修复前的非外科处理 无牙颌患者在全口义齿修复前如果存在口腔黏膜疾病等问题，需要先使黏膜组织恢复正常。如果因牙槽嵴进一步吸收而造成旧义齿固位不良，可进行重衬，改善旧义齿的功能。

二、全口义齿印模及模型

微课：全口义齿印模及模型

无牙颌印模和模型的精确度对全口义齿的品质有着重要影响。高质量的印模与模型能够确保全口义齿基托与口腔黏膜紧密贴合，伸展适宜，实现良好的边缘密封，进而获得出色的固位效果。

全口义齿的印模应采用二次印模法，步骤包括制取初印模、初模型；制作个别托盘；制取终印模、终模型。

（一）全口义齿印模的分类

1. 根据取印模时对黏膜造成的压力分类

（1）解剖式印模：也可称作静态印模，这种印模是在软组织形态保持不变的情况下获取的。在取模过程中，使用流动性佳的印模材料和带孔托盘，对黏膜施加的压力极小，几乎为零。

（2）功能性印模：即压力印模，此印模是在软组织受到功能性压力并发生形变的状态下取得的。在印模区域内，根据不同的区域特点，施加不同程度的压力，并适当降低缓冲区的压力。

2. 根据取印模时患者开口或闭口分类

（1）开口式印模：这是最为常见的取模方式，最终印模是在患者半开口的状态下完成的。

（2）闭口式印模：首先获取初印模并制作模型，在模型上制作颌位关系记录托盘，或者在人工牙排列完成后，将印模材料涂抹在暂基托的组织面，进而制取印模。

（二）全口义齿印模的要求

1. 精确的组织解剖形态　印模需精确捕捉义齿承托区域的组织解剖细节，确保义齿基托与支撑组织紧密贴合，从而获得良好的固位效果。

2. 适度的伸展范围　在不影响黏膜皱襞、系带及软腭等组织正常功能的前提下，印模边缘应尽可能充分伸展，以增加基托与组织的接触面积。印模边缘应呈圆润状，具备一定厚度，通常为 2 ～ 3mm。上颌颊侧后部应覆盖至上颌结节并延伸至翼上颌切迹，后缘需超过腭小凹 4mm。下颌后缘应覆盖磨牙后垫，舌侧远中边缘应伸入下颌舌骨后窝，同时不干扰口底和舌的活动（图 6-6）。

3. 反映周围组织的功能形态　取印模时，进行肌功能整塑，使基托边缘与运动时黏膜皱襞和系带相吻合，达到良好边缘封闭。

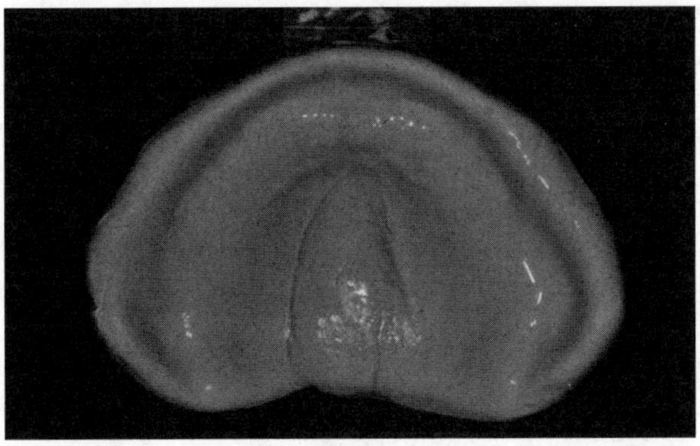

A

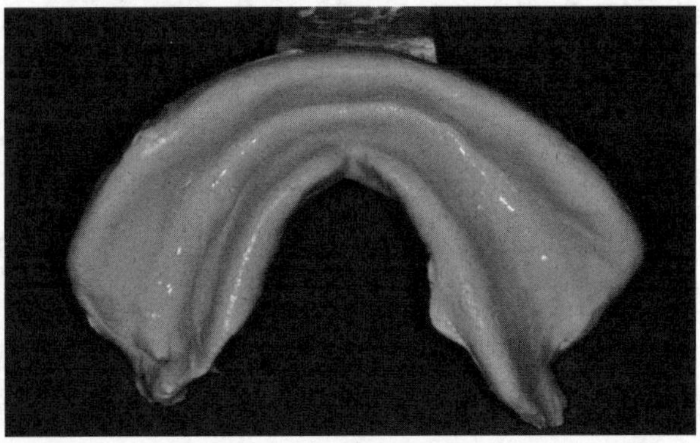

B

图 6-6　无牙颌印模

A. 上颌；B. 下颌。

（三）全口义齿模型的要求

1. 形态清晰准确　与义齿制作有关的解剖标志应清晰准确，边缘形态应清晰显示出肌功能修整后的精细形态和宽度（图 6-7）。

2. 具有一定的强度　模型边缘厚度以 3 ～ 5mm 为宜，模型最薄处不能少于 10mm。模型后缘应延伸至腭小凹后 4mm，下颌模型后部包括整个磨牙后垫。

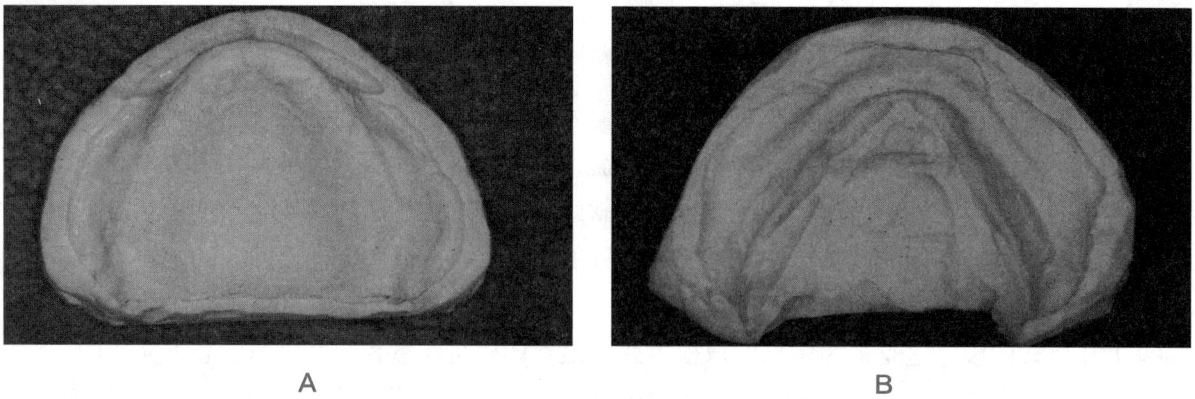

图 6-7　无牙颌模型
A. 上颌；B. 下颌。

（四）印模与模型制取的方法

1. 初印模及初模型

（1）初印模

1）患者和医师的体位：患者取坐位，下颌牙槽嵴与地面平行。制取上颌印模时医师位于患者右后方，制取下颌印模时医师位于患者右前方。

2）无牙颌托盘的选择：通常托盘比牙槽嵴宽 2 ～ 3mm，周围边缘离开黏膜皱襞约 2mm。下颌托盘后缘盖过磨牙后垫。延伸不足时用蜡重新塑形边缘，上颌托盘后部延伸至颤动线后 2mm。

3）制取下颌初印模：左手示指或者口镜牵拉左侧的口角和邻近的嘴唇，右手持托盘从左侧口角旋转入内。牵拉开下唇，确保下颌托盘放置在正中的位置。轻轻下压，嘱患者抬舌，前部托盘先就位，再就位后部托盘。医师对颊部和唇部做肌功能整塑，双手示指压住托盘前磨牙位置，保持稳定。凝固后取出印模。

4）制取上颌初印模：上颌印模制取时，托盘后缘、翼上颌切迹的位置先就位，然后就位托盘前部。

5）检查印模：检查印模的完整性，边缘是否到位，解剖标志是否齐全，组织面及边缘不能有托盘暴露。

（2）初模型：模型边缘有宽度为 3mm 的石膏围堤，前庭沟、口底黏膜反折的深度均为 2mm。

2. 制作个别托盘　在修整过的初模型上均匀涂一层石膏分离剂。在杯内调拌自凝树脂，待面团期进行操作。个别托盘也可采用光固化树脂材料制作。

（1）模型划线：在模型上先划出基托最大伸展边缘线，然后在基托最大伸展边缘线缩小 2 ～ 3mm 处划线，此为个别托盘的边缘线，但上颌后缘需向后延长 2 ～ 3mm（图 6-8）。

（2）填倒凹和缓冲处理：用基托蜡或填倒凹蜡填去初模型唇、颊、舌侧的倒凹区，在缓冲区衬垫一层薄蜡进行局部缓冲。

（3）制作自凝树脂个别托盘：在修整过的初模型上均匀涂一层石膏分离剂。在杯内调拌自凝树脂，待面团期进行操作。个别托盘也可采用光固化树脂材料制作。

（4）个别托盘边缘整塑：其目的在于借助边缘整塑材料在凝固前的优良塑形性能，精确塑造个别托盘的边缘形状和伸展范围，从而为最终印模获取无牙颌唇、颊、舌侧边缘的功能形态提供适宜的托盘。

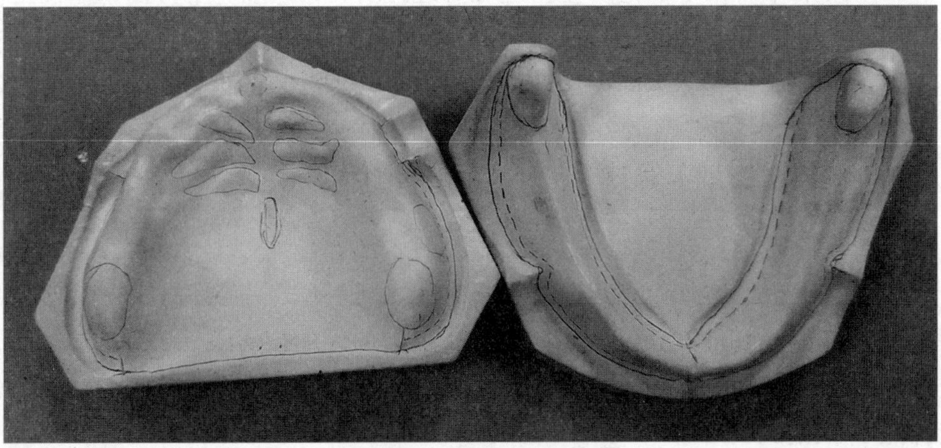

图 6-8　个别托盘划线

在口内检查个别托盘的边缘伸展和外形时，托盘边缘应比唇、颊前庭沟底深度短 2 ～ 3mm，唇、颊系带处需预留 2mm 的空间；上颌托盘后部应延伸至腭小凹后方 4mm，并需按区域进行边缘整塑。

具体操作步骤如下：①添加边缘整塑材料后，将托盘就位，用手指轻推相应的面颊部。②下颌舌侧边缘整塑时，嘱咐患者用舌体轻推放在前牙区的手柄或手指，并做吞咽动作。③上颌后部边缘整塑时，在托盘后部内侧添加厚度 2 ～ 3mm 的边缘整塑材料，就位托盘，并嘱咐患者做吞咽动作（图 6-9）。

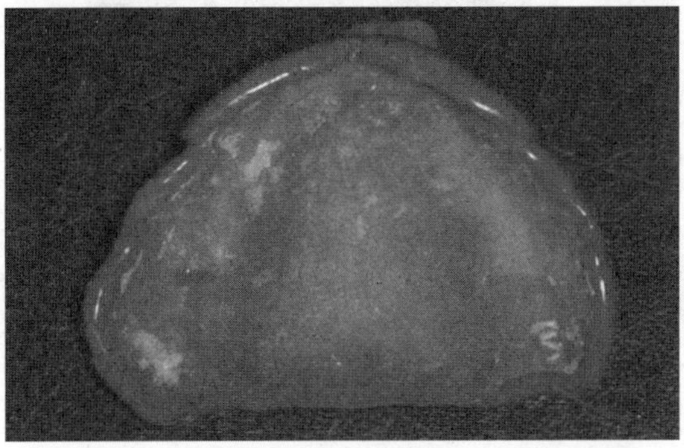

A

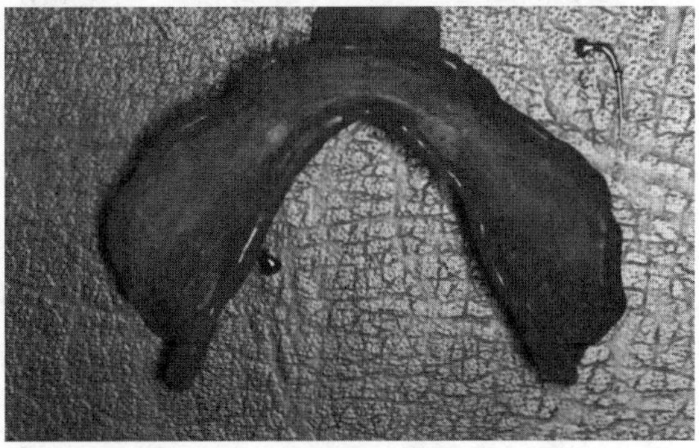

B

图 6-9　个别托盘边缘整塑

A. 上颌；B. 下颌。

3. 终印模及终模型

（1）制取终印模：将个别托盘的边缘整塑材料在宽度和高度上均匀回切 1mm，为印模材料留出空间。选择有弹性的、流动性好的终印模材料，如聚硫轻体印模材或高流动性硅橡胶印模材制取终印模。托盘就位后，用手牵拉患者唇，轻轻按压面部帮助边缘成型。制取上颌印模时，嘱咐患者反复做噘嘴和左右移动下颌的动作。制取下颌终印模让患者放松舌体，用舌轻舔前牙区手柄，反复做噘嘴、吮吸的动作。取出硬骨印模，冲洗、消毒，检查。

（2）制取终模型：采用围模灌注方法制取终印模并修整。

（3）处理模型后堤区：为了使后堤区边缘封闭，制取印模时用口镜柄或 T 形充填器按压患者后堤区，确定后堤区的范围和深度，在边缘整塑过程中进行后堤区成形。也可以采取模型刮除的方法。在石膏模型上，借助雕刻刀于颤动线位置刻出深度 1.0 ～ 1.5mm 的切口，沿着此切口向前大约 5mm 的区域，轻轻刮除一层石膏模型，越向前刮除的量越少，以便与上腭的黏膜面平滑过渡。

三、确定颌位关系及模型上𬌗架

微课：
确定颌位关系及模型上𬌗架

（一）确定颌位关系

颌位关系（maxillomandibular relationship）泛指上下颌间的位置关系。颌位关系记录与转移包括确定和记录上下颌的垂直关系和水平关系，采用面弓记录上颌与颞下颌关节的关系，并将记录的三者位置关系转移并固定到𬌗架上。

颌位关系记录是指用𬌗托记录患者面部下 1/3 的合适高度，以及两侧髁突位于下颌关节窝生理中后位时上下颌的相对位置，以便在此基础上，通过全口义齿重建无牙颌患者的咬合关系。

在自然牙列中，上下颌骨的相对位置由上下颌牙齿在尖窝交错时的牙尖交错位来维持。但是，无牙颌患者失去了这种颌位关系，此时上下颌唯一稳定的参考位置是下颌髁突处于关节窝生理中后位时的正中关系位。因此，需要记录患者在适宜的面下 1/3 高度下的正中关系位。

1. 𬌗托的制作 𬌗托由基托和𬌗堤组成，用于上下颌的垂直和水平关系记录及转移。

（1）暂基托的制作：此处介绍蜡基托和自凝树脂基托的制作（图 6-10）。

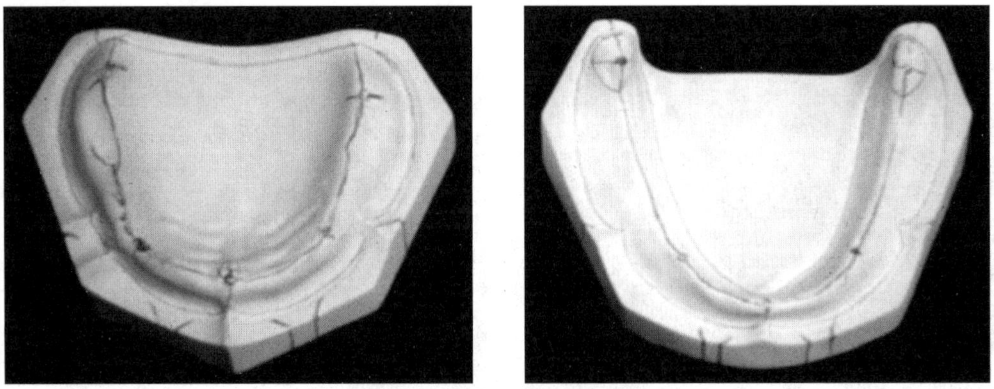

A B

图 6-10 基托画线及排牙画线

A. 上颌；B. 下颌。

（图片来源：江苏医药职业学院刘洪）

1）蜡基托的制作方法：先将两片蜡片加热软化后黏合，然后轻轻按压蜡片使其与模型表面紧密贴合，将增力丝嵌入舌侧和腭侧基托中，其形状应与牙槽嵴的舌侧和腭侧组织面大致相符。

2）自凝树脂暂基托的制作方法：使用蜡填充模型中的倒凹区域以消除倒凹，将调配至胶黏期（或黏丝期）的自凝树脂均匀涂抹在模型上形成基托，厚度控制在约 2mm。待其固化后，用打磨工具处理基托边缘，使其变得圆滑（图 6-11）。

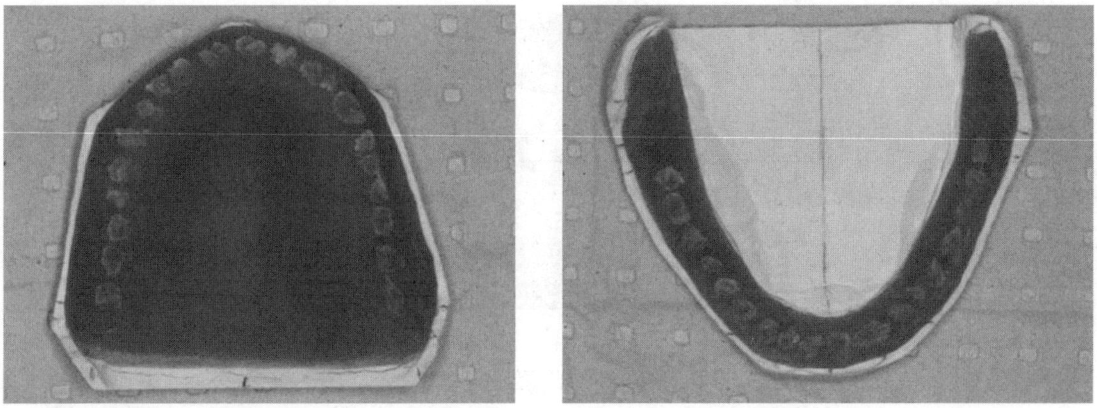

A　　B

图 6-11　暂基托制作

A. 上颌；B. 下颌。

（2）𬌗堤的制作：包括上颌𬌗堤和下颌𬌗堤（图 6-12、图 6-13）。

1）制作步骤：将蜡片加热软化后卷成直径 8 ～ 10mm 的蜡条，依据牙槽嵴顶的外形，将其放置在基托的牙槽嵴顶位置，使用热蜡刀将蜡条与基托连接处熔化固定，构建出初步的蜡堤。上颌蜡堤的最前端距离切牙乳突连线应为 8 ～ 10mm，前牙区蜡堤的宽度为 5mm，高度为 8mm；从前磨牙至磨牙区，蜡堤宽度一般依次为 7mm、10mm。蜡堤的后缘应向前形成 45°的斜坡，后缘的高度为 5mm，蜡堤的平面与牙槽嵴顶大致保持平行。通常情况下，蜡堤前牙区的平面边缘到基托边缘最高点的平均距离为 20 ～ 22mm。

对于下颌前牙区，根据前牙区牙槽嵴顶的连线位置来调整蜡堤的位置，蜡堤的宽度从前牙、前磨牙至磨牙区分别为 5mm、7mm、10mm。蜡堤的高度应与磨牙后垫的 1/2 处持平，一般情况下，下前牙蜡堤到基托边缘的最下缘距离约为 19mm。

2）确定𬌗平面：上颌𬌗堤𬌗平面位于上唇下 2mm，前牙区与瞳孔连线平行，后牙区与鼻翼耳屏线平行。

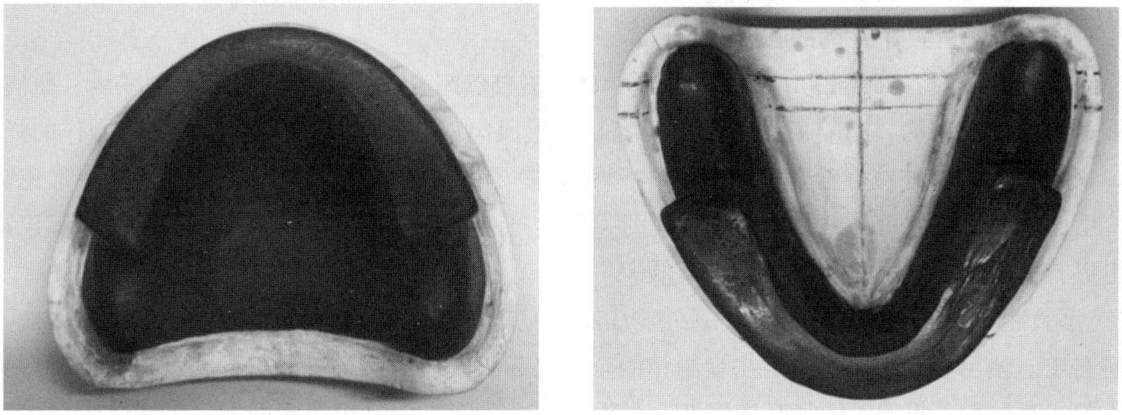

A　　B

图 6-12　𬌗堤制作

A. 上颌；B. 下颌。

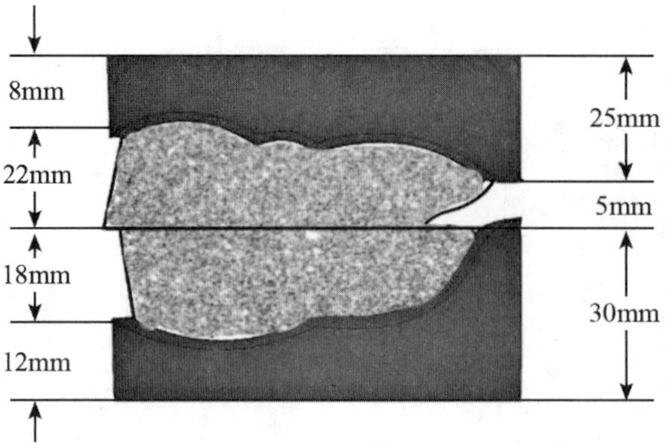

图 6-13　𬌗堤要求

2. 确定垂直距离　垂直距离（vertical dimension）是指在自然牙列处于牙尖交错位时，从鼻底到颏底的测量距离，即面下 1/3 的高度。在牙列缺失后，上下无牙颌的牙槽嵴顶之间的空间称为颌间距离。由于患者失去了原有的颌位关系，因此无法直接进行测量。

（1）确定垂直距离的方法

1）息止颌位法：这是临床上最常采用的方法。自然牙列存在时，口腔不咀嚼、不吞咽、不说话，下颌处于休息的静止状态，上下颌牙列自然分开，无𬌗接触，则称为息止颌位，此时上下颌牙列间存在的间隙称为息止𬌗间隙。通常息止𬌗间隙在前磨牙区平均值为 2 ～ 3mm。此颌位的面下 1/3 高度与牙尖交错位时的高度差值为息止颌间隙。因此，测量息止颌位时将鼻底至颏底的距离减去 2 ～ 3mm，作为垂直距离。

2）面部外形测量法：患者两眼平视，从鼻底至颏底的距离（垂直距离）约等于瞳孔至口角的距离。

3）面部外形观察法：正常情况下，当自然牙列存在且处于牙尖交错位时，上下唇自然贴合，口裂大致呈现水平直线状，口角无下垂现象，鼻唇沟和唇沟的深度适中，面部下 1/3 与整体面部的比例保持协调。这种面部形态特征可作为确定垂直距离的重要参考依据。

4）发音法：在连续发出舌齿音“s”音的过程中，能够测量到最小发音间隙（closest speaking space，CSS），此时上下颌牙列之间存在 1 ～ 2mm 的间隔，依据这一位置可以推算出适宜的垂直距离。

（2）垂直距离恢复不正确的临床表现

1）垂直距离过高：面部下 1/3 变长，上下唇无法自然闭合，强行闭合时颏唇沟变浅，肌肉紧张度增加，黏膜出现压痛，咀嚼变得困难，且容易产生肌肉疲劳。若以过大的垂直距离制作的托盘制成全口义齿，义齿整体高度会偏大，肌肉的紧张会使牙槽嵴长期受压，可能导致牙槽嵴加速吸收。此外，由于息止𬌗间隙过小，在说话和进食时可能会产生义齿撞击的声音，患者常需张大嘴巴进食，义齿也更容易脱位，同时咀嚼效率也会降低。

2）垂直距离过低：面部下 1/3 变短，唇红部分显得狭窄，口角呈现下垂状态，颏唇沟加深，颏部向前突出。使用垂直距离过小的托盘制作的全口义齿戴入口中后，患者看起来就像没有佩戴义齿，其息止𬌗间隙过大，咀嚼肌的紧张度降低，导致咀嚼力量不足，咀嚼效率低下。

3. 记录水平颌位关系　确定水平颌位关系，也就是确定正中关系位。正中关系位是指当下颌髁突处于关节窝的生理中后位时，下颌与上颌之间的相对位置关系。记录方法如下。

（1）哥特式弓描记法：居西（Gysi）在 1908 年提出了哥特式弓口外描记技术，该技术在上下颌托的前方各安装一个长约 2mm 的柄，上颌的柄端配备一个与其垂直的描记针，而下颌柄上则有一个与针相对应的盘。当下颌从生理后位进行前伸和侧向运动时，固定在上颌的描记针会在下颌的盘上描绘出一个类似“∧”形的图形。当描记针指向该图形的顶点时，下颌正好处于正中关系位。由于这个图形与当时在欧洲流行的哥特式建筑的尖顶相似，因此被命名为哥特式弓。McGvane 于 1944 年介绍了哥特式弓的口内描记法，这种方法将描记针和描记板分别安装在上𬌗托的腭中部及下𬌗托两侧𬌗堤的中间位置。哥特式弓描记法是目前唯一能够在确定关系时客观观察下颌后退程度的方法，这一技术已经使用了近一个世纪（图 6-14）。

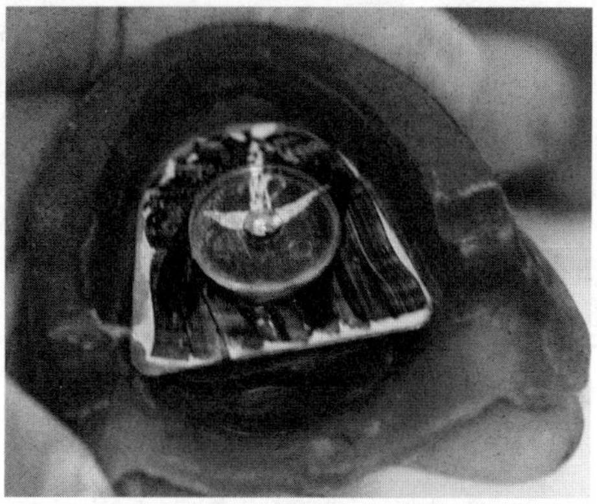

图 6-14　哥特式弓描记法

（2）直接咬合法：对于存在下颌习惯性前伸的无牙颌患者，可采用以下方法协助其下颌退回至正中关系位。

1）卷舌后舔法：在上颌托后缘中部粘贴一个直径约 5mm 的小蜡球，指导患者在咬合过程中舌尖向后上方卷起抵住蜡球，随后缓缓咬合至适宜的垂直距离。舌尖向后上方抵住蜡球的动作会拉动舌骨，进而带动舌骨肌使下颌后退，从而使髁突回归至生理后位。

2）吞咽咬合法：让患者在吞咽唾液的同时咬合至恰当的垂直距离。吞咽动作时，下颌升肌能够起到将下颌固定于正中关系位的作用。因此，通过结合吞咽咬合的方式，下颌受到推力而回退，更容易使下颌达到生理后位。

3）后牙咬合法：上下𬌗托就位后，医师将双手示指置于后牙区，嘱患者咬医师示指，示指滑向𬌗堤的颊侧，上下颌𬌗托接触，达到下颌的生理后位。咬合时，颞肌、咬肌、翼内肌同时收缩，牵引下颌向后上方移动，可使髁突回到正中关系位。

4）肌肉疲劳法：在确定正中关系前，嘱患者反复做下颌前伸运动，直至肌肉疲劳，此时再咬合时下颌通常可自然后退。

4．核对颌位关系记录

（1）验证垂直距离的适宜性：可借助之前提及的多种确定垂直距离的方法进行再次确认。此外，还可运用发音法进一步检验垂直距离是否恰当。例如，通过发“m”音来确定下颌的息止颌位，以及发“s”音来确定最小发音间隙。

（2）确认正中关系的准确性：观察患者在多次咬合过程中托盘是否有前移或扭转现象。医师可以将两小指插入患者外耳道并紧贴前壁，感知并对比咬合时两侧髁突向后撞击的力量是否均衡。同时，也可以将双手掌的大鱼际部位贴于患者颞部，感知并对比咬合时两侧颞肌的收缩力度是否强劲，以及两侧力度是否对称。

（3）检查𬌗平面是否合适：𬌗平面两侧应等高，后牙区𬌗平面应等于或略低于舌背的粗糙面和舌侧缘的移行部，远中延长线应约等于磨牙后垫 1/2 高度。

5．画𬌗堤唇面标志线

（1）中线：根据整体面部轮廓确定中线，并在蜡堤前部的唇面进行标记，该线代表面部正中矢状面的位置，是两个上颌中切牙交界处的参考线。

（2）口角线：当上下唇自然轻闭时，在𬌗托上标出口角的位置，口角线是一条垂直于𬌗平面的直线。

（3）唇高线与唇低线：将上下颌𬌗正确放置于口中，让患者微笑，随后使用蜡刀在上下颌𬌗堤的唇面画出微笑时上唇下缘和下唇上缘的位置线，这两条线分别被称为唇高线和唇低线。

（二）模型上𬌗架

上𬌗架（mounting articulator）是将带有上下颌𬌗托的上下颌模型用石膏固定在𬌗架上，以便维持上下颌模型间的高度和颌位关系。

1．𬌗架的分类 根据𬌗架模拟下颌运动的程度不同，将𬌗架分为不可调𬌗架、平均值𬌗架、半可调𬌗架及全可调𬌗架。

（1）不可调𬌗架：仅能做旋转开闭运动，不能做侧方和前伸运动，仅能做较粗略的咬合检查，不适合全口义齿修复。

（2）平均值𬌗架（图 6-15）：髁导斜度为固定值，以人类颅颌结构的平均数据设计。一般髁间距设为 100 ～ 110mm，前伸髁导斜度设为 25°～ 30°，侧方髁导斜度设为 15°。可做开闭、前伸和侧方运动。

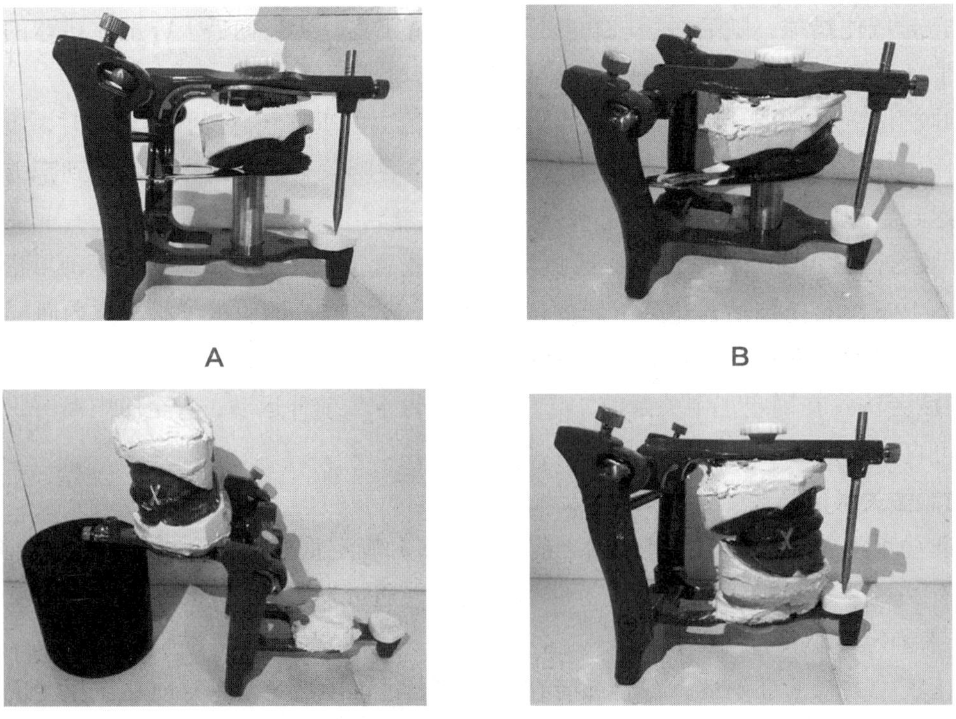

图 6-15　平均值𬌗架上𬌗架流程

A. 调节𬌗架；B. 固定上颌模型；C. 下颌模型就位；D. 固定下颌模型。

（3）半可调殆架：髁间距设为 100～110mm，前伸髁导斜度、侧方髁导斜度和切导斜度可调整，工作侧髁球不能侧移，无后退设计，需配合面弓转移确定模型与殆架关节的空间关系，固定模型上殆架。

（4）全可调殆架：对下颌运动的模拟比半可调殆架更精确，比如模拟侧移、后退运动、具备曲线髁导、髁间距可调节、双侧髁导也可单独进行调整。

2. 半可调殆架的使用方法

（1）面弓转移：面弓作为一种测量与转移装置，能够将患者上颌与颞下颌关节的相对位置关系进行准确转移（以吉尔巴赫殆架为例，图 6-16）。临床上常使用耳塞式经验面弓来确定上颌与颞下颌关节间的位置关系。经验面弓依据经验轴点来记录上颌与开闭轴的相对关系。面弓的弓体后端设有平面，该平面与鼻翼耳屏线对齐，通过螺丝旋紧来确保弓体平面与鼻翼耳屏线平行。

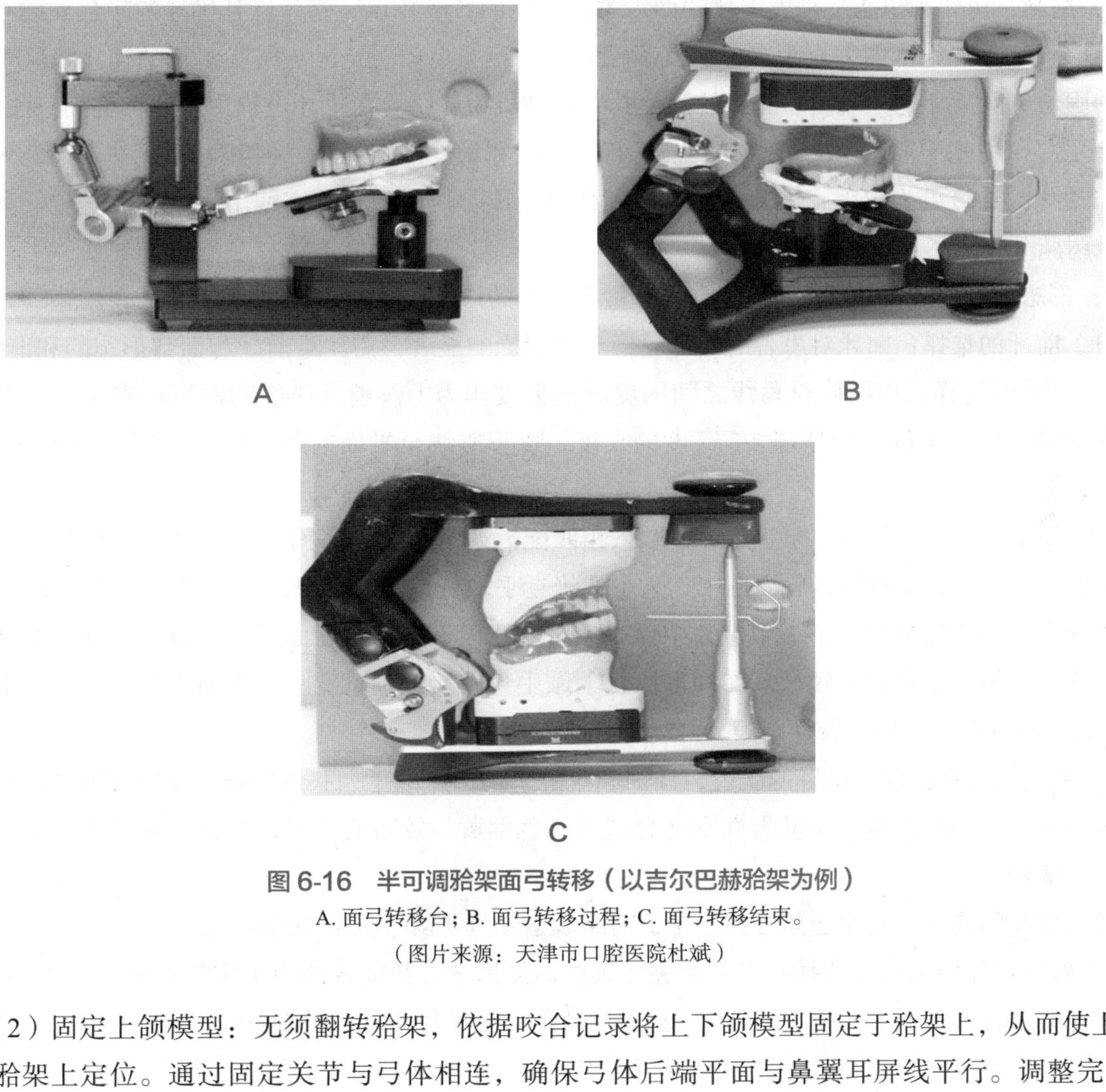

A　　B

C

图 6-16　半可调殆架面弓转移（以吉尔巴赫殆架为例）

A. 面弓转移台；B. 面弓转移过程；C. 面弓转移结束。

（图片来源：天津市口腔医院杜斌）

（2）固定上颌模型：无须翻转殆架，依据咬合记录将上下颌模型固定于殆架上，从而使上颌模型在殆架上定位。通过固定关节与弓体相连，确保弓体后端平面与鼻翼耳屏线平行。调整完成后，将固定关节的万向节与模型的髁突相连接，再次确认弓体后端平面与鼻翼耳屏线平行。

（3）固定下颌模型：翻转殆架体，根据咬合记录将下颌模型固定在殆架上，闭合下颌体并固定于殆架上。

（4）前伸髁导斜度的记录与调整：克里斯坦森（Christensen）观察到，当下颌前伸髁道为正值，天然牙列的下颌前伸至前牙切端相对位置时，上下颌后牙殆面间会出现一个前小后大的楔形间隙，且前伸髁道斜度越大，该楔形间隙也越大，这一间隙被称为克里斯坦森间隙。

（5）侧方髁导斜度的记录与调整：当下颌进行侧方运动时，工作侧相对接触，而非工作侧的上下颌托间会出现楔形间隙，可使用咬合记录材料获取侧方记录。侧方髁导斜度可通过以下公式计算得出：侧方髁导斜度 = 前伸髁导斜度（H）/8 + 12。

微课：
全口义齿
排牙和
蜡型试戴

四、全口义齿排牙和蜡型试戴

（一）选牙

选牙要考虑材料、形态、色泽、大小等各方面。

1. 材料 瓷牙和树脂牙是人工牙的两大类别，它们各具特点。瓷牙以其优异的颜色和耐磨性著称，能够长期保持稳定的垂直距离，但其脆性较大，容易崩损。瓷牙与树脂基托的连接依赖于前牙舌面的固位钉及后牙瓷牙底面和邻面的固位孔，这种机械式结合在排牙过程中可能会遇到一些困难。树脂牙主要由甲基丙烯酸甲酯树脂制成，具有质量轻和韧性好的优势，但其耐磨损性不如瓷牙。树脂牙与基托的连接更为牢固，因为它们由同种树脂制成。在国内临床实践中，由于成本较低和操作便利，树脂牙得到了广泛的应用。

2. 形态、色泽和大小 选牙时需重点考量人工牙的形态、色泽和尺寸。

（1）前牙的选择：前牙对患者的面部轮廓和外观影响显著，需注重前牙与面部形态的和谐统一。

1）尺寸的选择：以两侧口角线之间的堤唇面弧度作为上颌前牙 3–3 的总宽度参考。以上唇线至平面的距离确定上颌中切牙切 2/3 高度的长度，以下唇线至平面的距离确定下颌中切牙切 1/2 的长度。

2）形态的选择：牙形应与患者面部形态相匹配。通常依据患者面型挑选合适的牙形。①方形脸：上颌中切牙牙颈部较宽，唇面近中、远中边缘近乎平行，唇面平坦，切角接近直角。②尖形脸：上颌中切牙牙颈部宽度适中，近中、远中面大致呈直线但不平行，唇面平坦，唇面宽度从切缘至颈部逐渐变窄，近中线角较尖锐。③卵圆形脸：上颌中切牙牙颈部略宽，近中面微微凸起，远中面的切 1/2 部分较为凸出，唇面较为圆润，两个切角也较为圆滑。

3）颜色的选择：参考患者的肤色、性别和年龄来挑选。中年、肤色白皙的女性宜选择较白的牙齿，而年纪较大、面色偏黑黄的男性则适合选择颜色偏黄、较暗的牙齿，并且要征求患者对牙齿颜色的个人偏好。

（2）后牙的选择：后牙选择的关键在于其面形态要与牙槽嵴状况相适应。

1）后牙近远中宽度的选择：以下颌尖牙远中面至磨牙后垫前缘的距离作为下颌人工牙 7–4|4–7 近远中径的总宽度参考。上颌 7–4|4–7 的近远中宽度应与下颌 7–4|4–7 相协调。

2）牙色的选择：后牙颜色应与前牙颜色相协调，或略深一些。

3）后殆面形态的选择：具体如下。①解剖式牙（anatomic teeth）：殆面形态接近天然牙，牙尖斜度大约为 30°。在正中咬合时，上下牙列呈现尖窝交错的广泛接触，咀嚼效率较高，但产生的侧向力较大，适合牙槽嵴高大且宽阔的情况。②非解剖式牙（non-anatomic teeth）：这种牙齿没有明显的牙尖，上下颌后牙面之间为平面接触，殆面仅设有排溢沟。在正中咬合状态下，全口义齿具有较大的自由度，适合牙槽嵴条件不佳的患者。③半解剖式牙（semi-anatomic teeth）：为了降低全口义齿在功能运动时产生的侧向力，将人工牙的牙尖斜度减小至约 20°。对于对侧向力耐受性较差的患者，例如牙槽嵴低平或呈刃状的情况，可考虑选用半解剖式牙。

（二）排牙原则

全口义齿人工牙的排列要考虑美观、组织保健和咀嚼功能三个方面。

1. 美观原则　在进行牙齿排列时，需关注以下要点。

（1）牙列的弧度应与颌弓的形状相匹配。为了使上颌前牙能够衬托出上唇的丰满度，可参考以下几点。

1）上颌前牙唇面距离切牙乳突中点 8 ～ 10mm。

2）对于年轻人，上颌尖牙的顶部连线应通过切牙乳突的中点；而老年人的上颌尖牙顶部连线则与切牙乳突的后缘齐平。

3）通常情况下，上颌尖牙的唇面与腭皱的侧面间距约为 10.5mm。

4）上颌前牙的切缘在唇线下方露出约 2mm，老年人露出的部分相对较少。

5）若患者上颌骨萎缩较为严重，可通过增加基托的丰满度来提升义齿对唇部的支撑效果。

（2）牙齿排列应展现患者个性，尽可能模拟患者原有天然牙的排列方式，可借助患者的照片、拔牙前的记录或令人满意的旧义齿作为参考依据。在处理切缘和颈缘时，需考虑不同年龄段的差异，对于年纪较大的患者，切端及尖牙的牙尖可适当磨平，颈部外露部分可增多，以模拟牙齿磨损和牙龈萎缩的情况，如有需要，还可模仿天然牙的着色。人工牙的排列应避免过于整齐，可适度模拟天然牙的轻微拥挤和扭转，防止出现不自然的“义齿面容”。上颌前牙的排列应在患者参与决策的过程中完成，充分参考患者的意见，以确保义齿的美观度和患者的满意度。

2. 组织保健原则

（1）人工牙的排列应处于肌力平衡的位置，即中性区，以避免干扰舌、唇、颊肌的正常活动。当人工牙排列在中性区时，唇颊舌肌对义齿的作用力达到平衡，义齿的稳定性提高。

（2）后牙的功能尖应尽可能排列在牙槽嵴顶上，使咬合力沿垂直方向传递至牙槽。

（3）若牙槽嵴吸收较多，应根据牙槽嵴斜坡的倾斜方向调整后牙的倾斜度，使咬合力尽可能垂直地传递至牙槽嵴。对于严重吸收的牙槽嵴，需注意将咬合力最大的部分放在牙槽嵴的最低处，以减少义齿在功能状态下的翘动。

（4）前牙应排列成浅覆𬌗、浅覆盖，覆𬌗和覆盖约为 1mm，这样更容易实现前伸平衡。

（5）在上下颌牙自由滑动时，应保持平衡接触，即当前牙对刃接触时，后牙每侧至少有一点接触；当后牙一侧咬合时，工作侧应为组牙接触（尖牙保护不适用于全口义齿），非工作侧至少有一点接触。

（6）为减少功能状态下的不稳定因素，非功能尖应适当降低，例如上颌磨牙的颊尖和下颌磨牙的舌尖应适当降低，以减少研磨食物时义齿的摆动。

3. 咀嚼功能原则　高效咀嚼与良好咬合是人工后牙的核心功能，需确保牙尖接触广泛且尖窝关系稳固。优先选择解剖式或半解剖式牙齿，以提升切割效率、扩大接触区域，进而增强咀嚼效果。虽然无尖牙可实现广泛的平衡接触并降低侧向力，但其咀嚼效能较有尖牙略逊一筹。

（三）排牙的具体方法

1. 前牙的排列

（1）上颌前牙排列：1|1 接触点与𬌗堤中线一致，1|1、2|2、3|3 相互连续，1|1 切缘和 3|3 牙尖与𬌗平面接触，2|2 切缘离开𬌗平面约 1mm；1|1 唇舌向接近直立或颈部微向舌侧倾斜，2|2 颈部的舌向倾斜大于 1|1，3|3 颈部微突向唇侧；1|1、2|2、3|3 颈部均向远中倾斜，远中倾斜度 2|2 ＞ 3|3 ＞ 1|1；三者切缘旋转度与𬌗堤一致（图 6-17）。

（2）下颌前牙的排列：1|1 近中面接触点与𬌗堤中线一致，321|123 切缘高出平面约 1mm，与上颌前牙建立正常的覆𬌗关系；1|1 冠部的近远中向近于直立，32|23 颈部远中倾斜；1|1 颈部微向舌侧倾斜，2|2 冠的唇舌向近于直立，3|3 颈部向唇侧倾斜；321|123 旋转度与𬌗堤唇面弧度一致（图 6-18）。

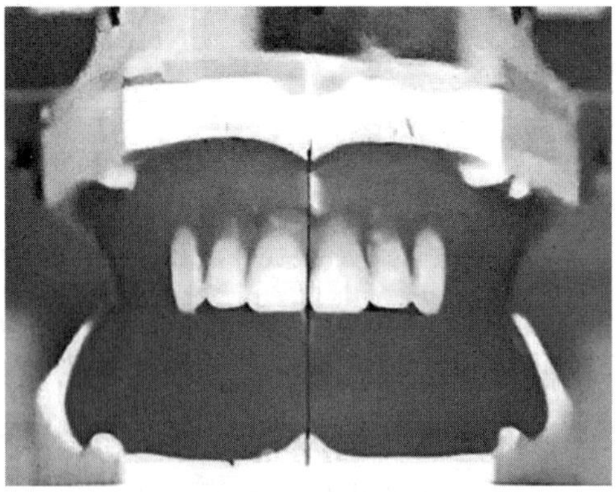
图 6-17　上颌前牙排列

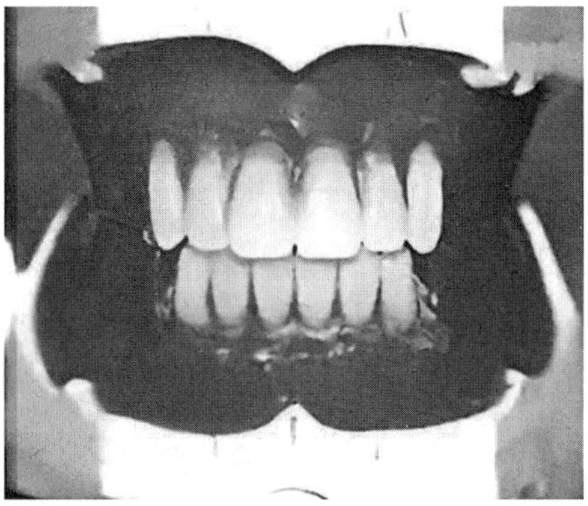
图 6-18　下颌前牙排列

2. 后牙的排列

（1）后牙的排列顺序：后牙排列存在多种方式。例如，斯温森（Swenson）排牙法主张先完成上颌后牙的排列，随后再进行下颌后牙的排列；Snow 排牙法则建议先排好一侧的牙齿，之后再排另一侧；而协调对称排牙法则是从一侧上颌第一前磨牙开始排列，接着排同侧下颌第一前磨牙，然后是上颌第二前磨牙，再接着是下颌第二前磨牙，以此类推。操作者可以根据个人习惯，选择合适的顺序进行牙齿排列。

（2）后牙排列的基本要求（图 6-19）

1）上颌前磨牙排列：4|4、5|5 与 3|3 相连续；4|4、5|5 舌尖对向下颌后牙牙槽嵴顶连线；4|4、5|5 的颊、舌尖中仅有 4|4 舌尖离开𬌗平面 1mm，其余牙尖与𬌗平面接触，4|4 颈部微向远中和颊侧倾斜；5|5 牙长轴垂直。

2）上颌磨牙的排列：6|6、7|7 与 5|5 相连续；6|6、7|7 的两个舌尖均对向下颌后牙牙槽嵴顶连线；6|6 近舌尖接触𬌗平面，远舌尖、近中颊尖离开𬌗平面 1mm，远中颊尖离开𬌗平面 1.5mm，7|7 近舌尖离开𬌗平面 1mm，远舌尖、近中颊尖离开𬌗平面 2mm，远中颊尖离开𬌗平面 2.5mm；6|6、7|7 颈部均微向腭侧和近中倾斜。

7-4|4-7 下颌后牙排列与上颌后牙呈最广泛接触的𬌗关系。

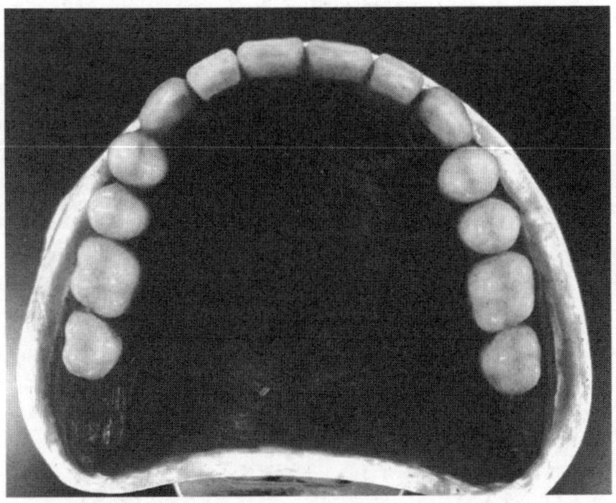

A

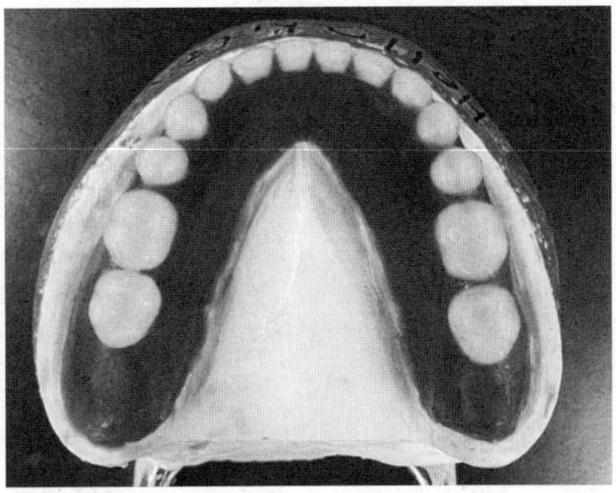

B

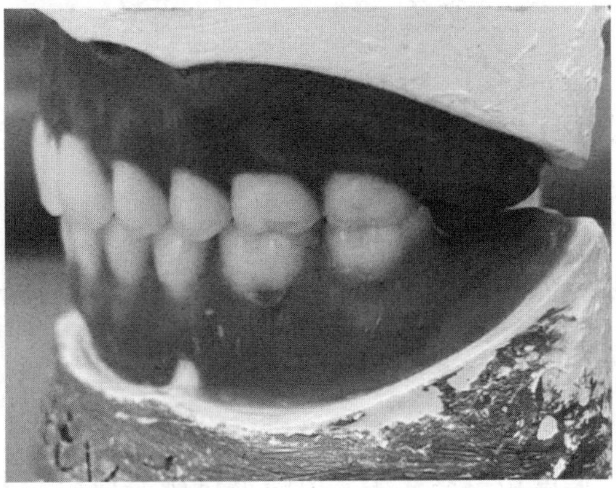

C

图 6-19 上下颌后牙排列

A. 上颌后牙排列𬌗面观；B. 下颌后牙排列𬌗面观；C. 上下颌后牙咬合应密合。

（3）后牙排列的注意事项

1）若牙槽嵴状况良好且上下颌关系正常，后牙在矢状面和冠状面的排列都应保持相互平行且对称的状态。

2）从后牙区的颊舌断面观察，当下上颌牙槽嵴的连线与平面所成角度大于 80°时，上下颌骨关系正常，可以排列成正常的尖窝接触关系。若上下颌牙槽嵴的连线与平面的交角为 80°或略小，仍可排列成正常的咬合，但需减小后牙的覆盖范围。当上下颌牙槽嵴的连线与平面的交角明显小于 80°，即下颌弓宽度超过上颌弓时，后牙应排列成反𬌗关系，第一前磨牙可保持在正常位置，形成过渡关系，即上颌第二前磨牙的颊舌尖均为支持尖，将下颌第二前磨牙的舌窝向远中扩展，以容纳两个支持尖，上颌磨牙的颊尖和下颌磨牙的舌尖作为支持尖，形成反𬌗关系。

3）当下颌牙弓相对较短时，可采用减数排牙法，即减少一个前磨牙或第二磨牙的排列。

4）当牙槽嵴出现严重萎缩时，除减数排牙外，还需确定“咀嚼中心”，将牙槽嵴的最低点定为“咀嚼中心”，并在该位置排列相对较大的磨牙，以此来避免义齿在功能状态下的翘动（图 6-20）。

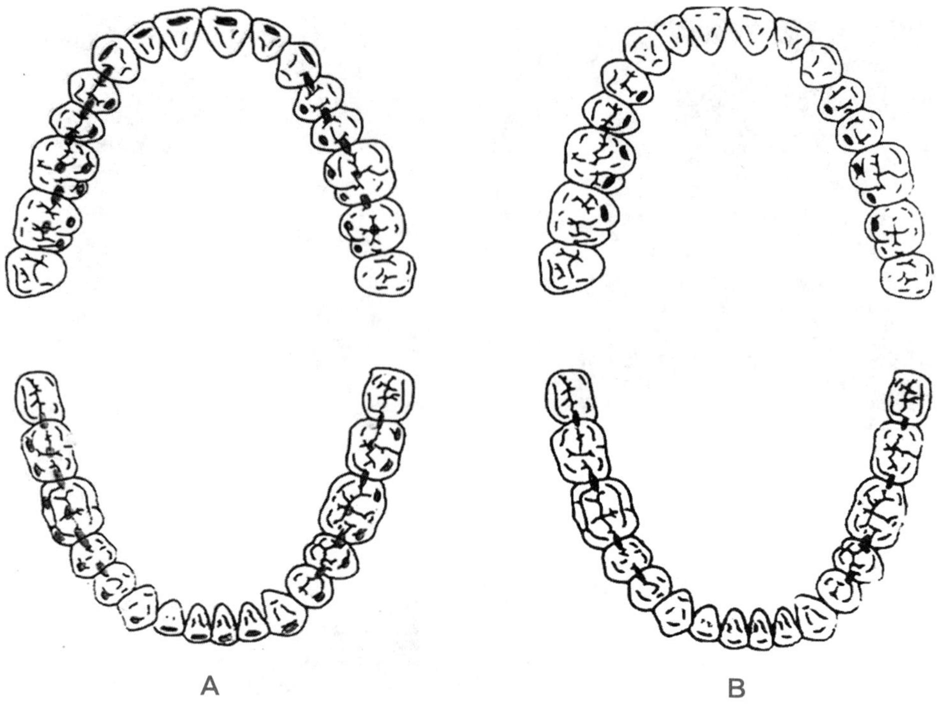

图 6-20　解剖牙𬌗型正中咬合接触点

A. 解剖𬌗型正中咬合接触点示意；B. 舌侧集中𬌗型正中咬合接触点示意。

（四）完成蜡型

1. 蜡基托边缘伸展范围、厚度和形态　在义齿蜡型试戴完成后，若使用的是临时基托，需确保其紧密贴合工作模型，并适量添加蜡料，以保证义齿基托的厚度尽可能均匀。若采用金属基托，则应先使其与模型紧密贴合，随后用蜡进行封闭固定。基托的边缘应延伸至模型的移行沟内，其厚度和形状应完全根据石膏模型上经边缘整塑后得到的前庭沟底的位置与形态来确定，使用热蜡刀将蜡基托固定在模型上。需要注意的是，模型不可浸水，以免蜡型与模型之间产生缝隙，无法紧密封闭。

2. 颈缘线的形成　在牙齿的唇面或颊面上，以 45°持蜡刀，从一侧牙间隙沿着人工牙颈部雕刻至另一侧牙间隙，形成龈缘的形状。牙冠露出的长度应保持协调，同时用蜡填充牙间隙以模拟牙间乳头。牙冠露出的长度和龈乳头的形态应与患者的年龄相匹配。对于年纪较大、牙龈退缩、牙根外露、临床冠增长及龈乳头肿胀的情况，应尽可能模仿天然牙的实际情况。

3. 磨光面外形的形成　在蜡模上对应牙根的位置，塑造出牙根的长度和凸度。在上颌中，尖牙的牙根最长，侧切牙最短，中切牙的长度介于两者之间。在下颌中，尖牙的牙根最长，中切牙最短，侧切牙的长度则位于尖牙和中切牙之间。在后牙的颊面、舌面或腭侧面应形成凹面，以适应颊舌的活动，从而有利于义齿的稳定固位。

4. 义齿蜡型的表面处理　利用酒精喷灯对蜡型表面进行吹光处理，或使用软布擦拭蜡面，使其表面光滑（图 6-21）。

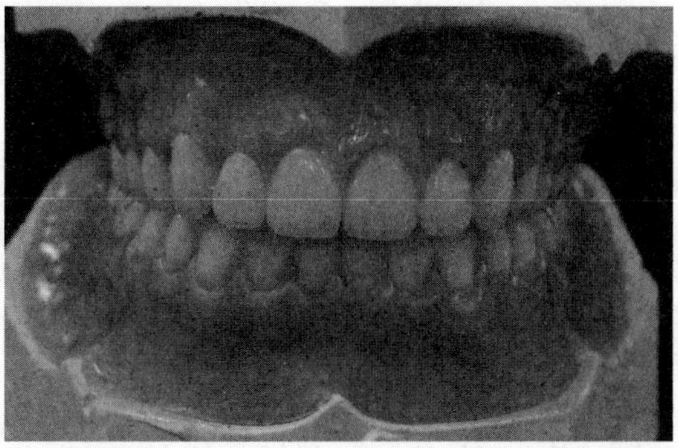
A

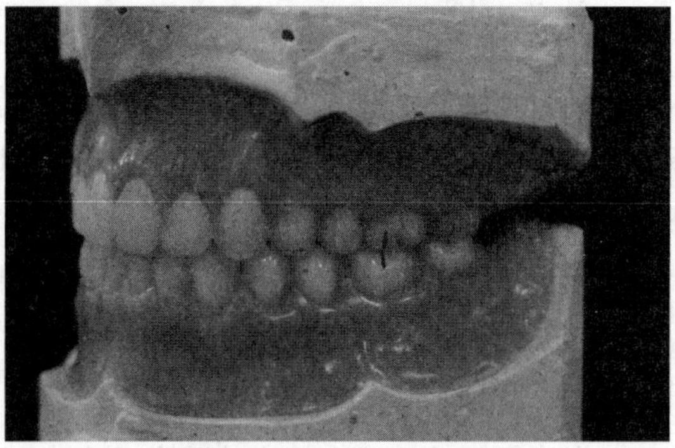
B

图 6-21　蜡型

A. 正面观；B 侧面观。

（图片来源：江苏医药职业学院刘洪）

（五）义齿蜡型试戴

排牙、上蜡后，在患者口内试戴，发现问题可修改或返工。

1. 义齿在殆架上的检查

（1）核查基托边缘的伸展是否适宜，以及是否具备稳定性。

（2）确认前牙的覆盖是否准确，后牙的排列是否与牙槽顶的连线处于合适的位置，检查两侧是否对称且协调。从颊侧和舌侧观察，后牙是否呈现良好的尖窝交错关系，并检验义齿在殆架上是否达到平衡殆。

2. 义齿蜡型戴入口腔后的检查

（1）面部比例是否协调：观察患者正面和侧面外形是否自然和谐，鼻唇沟、口角线是否与患者年龄相符。

（2）检查颌位关系：检查垂直关系有无过高或过低，水平关系有无前伸、偏斜现象。

（3）检查发音：检查患者发音是否清楚、轻松。

（六）完成

1. 装盒　将附带义齿的模型嵌入型盒的下部，装盒过程中应确保下部石膏表面尽可能平滑无倒凹，下颌两侧后缘及舌侧部分应呈斜坡状，以防开盒时模型发生断裂。

2. 开盒、除蜡　开盒及除蜡的步骤与可摘局部义齿相似，除蜡时需留意是否有松动的人工牙，若有，应在蜡完全清除后，将人工牙重新放回型盒上半部对应的人工牙阴模内。

3. 充填树脂　树脂充填的流程与可摘局部义齿一致。鉴于全口义齿基托面积较大，所需树脂量较多，应分批次填充树脂并施加压力。填充的树脂量需充足，施加的压力要均匀，以防止树脂内产生气泡或导致人工牙移位。热处理方式与可摘局部义齿相同。

五、全口义齿初戴

微课：全口义齿试戴

全口义齿的初戴主要包括两方面，一是对义齿的检查和调磨，二是对患者使用义齿的指导。

（一）义齿检查

1. 义齿就位的检查 在义齿就位之前，需确认义齿是否洁净、表面是否光滑，并清除残留的石膏和组织面的树脂瘤。通常情况下，义齿应能顺利就位。如果就位困难，通常是存在明显的倒凹，需要经过磨改后才能顺利就位。

2. 平稳度检查 义齿就位之后，用示指按压义齿后牙的咬合面，检查义齿的稳定性。若不稳定，一般是因为存在支点未进行缓冲处理，需要进行缓冲。如果缓冲后仍然不稳定，则可能是基托发生了变形。

3. 义齿基托的检查 检查内容包括基托边缘的长度和磨光面的形状。基托过长会压迫软组织引发疼痛，还可能受到唇、颊、舌肌运动的影响，不利于义齿的稳定固位，应磨除多余部分。基托过短也会影响固位效果，可以使用自凝树脂在口内进行加长处理，或者重新制作。基托的磨光面应设计成凹形，以增强义齿的稳定性。

4. 颌位关系检查 检查方法与全口义齿试戴时相同。如果发现颌位关系存在问题，一般需要重新进行修复。

5. 咬合检查与选磨调𬌗 将咬合纸置于咬合面，嘱患者做正中、侧方、前伸咬合，检查咬合接触点是否均匀。

（1）正中咬合早接触的选磨：早接触（premature contact）是指当正中咬合时，多数牙尖不接触而个别牙尖有接触。分为支持尖早接触和非支持尖早接触。通常应调磨非支持尖，即调磨上颌后牙颊尖和下颌后牙舌尖。对于支持尖早接触，应调磨对𬌗牙的中央窝或近远中边缘嵴。

（2）侧方𬌗干扰的选磨：𬌗干扰（occlusal interference）是指侧方和前伸𬌗接触滑动时，多数牙尖不接触而个别牙尖接触。工作侧的𬌗干扰发生在上颌后牙颊尖舌斜面和下颌后牙颊尖颊斜面之间，或者上颌后牙舌尖舌斜面和下颌后牙舌尖颊斜面之间，应调磨非支持尖。平衡侧𬌗干扰发生在上颌后牙舌尖的颊斜面和下颌后牙颊尖的舌斜面，应调磨这两个斜面，若平衡侧𬌗干扰牙尖在正中咬合也存在早接触，则调磨此功能尖。

（3）前伸𬌗干扰的选磨：前伸𬌗时后牙的𬌗干扰发生在上颌后牙远中斜面与下颌后牙近中斜面，应分别调磨上颌牙颊尖远中斜面和下颌牙舌尖近中斜面。对于前伸𬌗前牙𬌗干扰，应选磨下颌前牙的唇斜面或上颌前牙的舌斜面，应注意避免磨短上颌前牙。

（4）选磨的注意事项

1）保持垂直距离，尽量避免选磨支持尖从而降低垂直距离。

2）保持𬌗面形态，避免调磨过多而将人工牙𬌗面的牙尖和窝沟磨除，使用小的磨头。

3）选磨时应单颌调磨，每次量要少。每次调磨后要重新检查咬合，调磨过的接触点要保持接触。至少达到“三点接触”，不必强求达到完全接触的平衡𬌗。

（二）全口义齿的平衡𬌗

全口义齿的平衡𬌗（balanced occlusion）是指在正中咬合及下颌做前伸、侧方等非正中咬合运动时，上下颌相关的牙都能同时接触。

1. 正中平衡𬌗（centric balanced occlusion） 当下颌处于正中关系位时，上下颌人工牙之间存在广泛的尖窝交错接触，这种状态称为正中平衡𬌗。正中咬合时，要求后牙有广泛而紧密的接触，鉴于无牙颌患者前部牙槽嵴的骨组织通常较脆弱，无法承受较大压力，在制作义齿时应尽量减少前部牙槽嵴所受的垂直和水平力，保持正中关系位时前牙不接触。

2. 非正中平衡𬌗（eccentric balanced occlusion） 包括前伸平衡𬌗和侧方平衡𬌗。

（1）前伸平衡𬌗（protrusive balanced occlusion）：当下颌前伸使上下前牙相对，随后滑回正中关系位时，若前后牙均保持接触，则根据后牙接触情况，可将此分为三点接触、多点接触和完全接触的前伸平衡𬌗。三点接触平衡𬌗是指前伸下颌时，上下前牙接触计为一点，两侧最后磨牙各有一牙尖接触计为两点，合计共三点接触。若前牙接触，后牙除最后磨牙接触两点外，至少还有一牙尖接触，但未实现后牙尖全面接触的，称为多点接触的前伸平衡𬌗。当前牙接触且后牙相对牙尖全部接触时，称为完全接触的前伸平衡𬌗。在前牙执行切割功能时，若食物未被切断，无论何种前伸平衡状态，后牙均不接触；一旦食物被切断，前牙切缘接触的同时，后牙也会接触。从后牙接触的功能来看，当前牙在切割食物受力时，可能会导致义齿后部翘动，而后牙尖的接触则起到防止义齿后部翘动的作用，这是一种平衡机制。

（2）侧方平衡𬌗（lateral balanced occlusion）：当下颌向一侧进行咬合滑动时，若两侧后牙均保持接触，则称为侧方平衡𬌗。比如，当下颌向左移动时，右侧髁突向内前下方滑动，而左侧髁突近乎原地旋转。在此过程中，两侧后牙首先脱离正中咬合状态，随后下颌向左移动，左侧上下后牙以同名尖相对咬住食物，并在返回正中咬合的过程中对食物进行咀嚼。此时，左侧后牙被称为工作侧，左侧髁突为工作侧髁突。与此同时，右侧后牙则以异名尖相对，即上颌舌尖与下颌颊尖相对，该侧不参与咀嚼功能，但其后牙接触有助于义齿的稳定，因此称为平衡侧。

（三）给患者的戴牙指导

全口义齿戴好后，应对患者做如下医嘱。

1. 初次佩戴义齿可能会让患者感觉有异物，甚至可能出现吞咽困难、恶心、发音不清晰等情况。提前告知患者这些情况，使其有充分的心理准备。

2. 初戴义齿时，患者可能难以准确咬合到正中关系位，这会影响义齿的稳定性和咀嚼功能。应指导患者先进行吞咽动作，随后用后牙进行咬合。

3. 初戴义齿的前几天，建议患者主要练习正中咬合和发音。等适应之后，再尝试用义齿咀嚼食物，起初应选择软且小块的食物，咀嚼时动作要缓慢，并使用两侧后牙进行咀嚼，避免用前牙切咬食物。经过一段时间的适应和锻炼，再逐步过渡到正常饮食。

4. 餐后应取下义齿，用冷水冲洗或用牙刷清洁后再佩戴。睡前需摘下义齿，将其浸泡在冷水中，让无牙颌承托区得到适当休息，这有益于口腔组织健康。若义齿刺激导致黏膜破损，应及时摘下义齿让组织恢复，并尽快联系修复医师进行调整。切勿让患者自行使用砂纸、小刀或玻璃等工具刮除基托组织面。

5. 不佩戴义齿时，应将其浸泡在清水中，避免长时间放置在干燥环境中。义齿可用牙膏和牙刷进行清洁，或定期使用义齿清洁剂浸泡，但应避免使用热水、强酸或强碱溶液进行浸泡。

第五节　修复体戴入后的问题及处理

微课：修复体戴入后的问题及处理

一、疼痛

（一）定位明确、局限性疼痛

1．基托组织面在无牙颌的缓冲区域未做足够缓冲处理，可能导致黏膜受压疼痛，甚至形成溃疡。需标记黏膜压痛处相对应的组织面后进行适当磨除缓冲。

2．基托边缘过度伸展，干扰周围组织和系带的正常活动，可能引发组织损伤，需要适当磨改。

3．基托侵入组织的倒凹部位，在摘戴义齿时可能会引起疼痛。较浅倒凹可标记黏膜压痛处相对应的组织面后进行适当磨除缓冲；深倒凹区可局部添加软衬材料缓冲；若存在广泛性倒凹，则需重新取模并采用闭口印模等功能性印模技术补偿。

4．人工牙存在局部咬合过高点，在正中咬合或侧方咬合时，会使该处基托下方组织承受过大压力，产生压痛。正中咬合时压痛点通常在牙槽嵴顶，侧方咬合时压痛点多在牙槽嵴的侧斜面。需对局部咬合过高点进行调磨修正。

5．若石膏模型损坏，基托组织面残留石膏或树脂瘤，也可能压迫相应部位的黏膜，造成压痛。需磨除基托组织面上的石膏或树脂瘤，并抛光。

（二）定位不明确或弥散的疼痛

1．人工牙的咬合关系失衡或正中关系不正确，会导致咬合时义齿不稳定，出现滑动、翘动或扭转，进而使支持组织受力不均。咬合关系不平衡可通过选磨调来纠正，而正中关系错误通常需要重新制作义齿。

2．对于刃状或过度低平的牙槽嵴，由于主承托区范围较小，难以承受较大的咀嚼压力，容易出现定位不明确或广泛的黏膜压痛。可采取减少后牙数量、选磨调以降低侧向力、在基托组织面添加软衬等措施。在必要时，可能需要重新制作义齿。

3．垂直距离恢复过高，牙槽嵴承受的压力过大，可能会导致义齿承托区黏膜出现广泛的压痛。在这种情况下，应考虑重新制作义齿。

4．印模或模型发生变形，或由于义齿制作过程中的问题，导致基托与组织不贴合，会引起承托组织压力分布不均，从而产生压痛。可以通过组织面重衬来解决，如果问题严重，可能需要重新制作义齿。

二、固位不良

1．初次佩戴义齿可能会让患者感觉不舒服，唾液分泌增多，这可能会影响义齿的稳定性和固定性。但只要坚持佩戴，经过一段时间的适应和调整，义齿的固定效果就会逐渐改善。

2. 如果义齿与口腔黏膜贴合不良，边缘伸展不够，就会导致边缘封闭效果差，缺乏足够的固定力。可以通过对基托组织面进行重衬，或者重新制作义齿来增强其固定性。

3. 在口腔处于静息状态时，义齿的固定性尚可，但在开口、说话或打哈欠时，义齿容易脱落。这可能是因为义齿边缘过长或过厚，或者人工牙位置不正确，干扰了唇、颊、舌肌或系带的正常活动。应该修整义齿边缘，或者重新排列或制作人工牙，以提高义齿的固定性。

4. 在咀嚼过程中义齿容易脱落，这通常是因为人工牙的咬合不平衡或者存在咬合干扰，破坏了义齿的稳定性。此时需要对咬合进行调整，去除过早接触点和干扰，以实现咬合的平衡。

三、发音障碍

全口义齿初戴时，患者可能会出现发音不清的情况，但通常能迅速适应并克服。上颌义齿在前磨牙区牙弓过窄，或上颌前牙舌面及腭侧基托表面过于光滑，可能会导致气道变窄，说话时气流快速通过产生哨音。前牙唇舌向位置不当或唇侧基托过厚，会影响唇音的清晰度。上颌前牙长度过长或过短，都会影响唇齿音的清晰度。上颌前牙过于偏向唇侧或前牙覆盖过大，会影响舌齿音的清晰度。前牙唇舌向位置异常，或上颌义齿腭侧基托前部过厚，会影响舌腭音的清晰度。下颌前牙过于偏向舌侧，覆盖过大，息止𬌗间隙过小或过大，人工后牙排列过于偏向舌侧，舌侧基托过厚等，都可能影响齿音的清晰度。解决方法为根据具体情况调整人工牙位置或重新排牙，调磨过厚的基托。

四、恶心

初戴义齿时，患者可能会感到不适、恶心和唾液分泌增多，这些症状通常会在几天内逐渐减轻。如果持续不适，可能是因为义齿后缘过长刺激软腭，基托与黏膜贴合不良，或者前伸咬合不平衡导致义齿翘动刺激黏膜。更年期患者也可能更容易感到恶心。

解决方法包括：根据情况调整或磨薄过长的基托后缘和舌侧；进行重衬以确保基托与黏膜紧密贴合；调整咬合以消除前伸干扰；调磨人工后牙舌面，为舌提供更多活动空间。

五、咬颊、咬舌

后牙缺失时间过长未修复，可能导致两颊部向内凹陷，或舌体变大，从而容易造成咬颊或咬舌。戴用一段时间后，这种情况通常可以自行改善。必要时，可以通过加厚颊侧基托，将颊部组织推向外侧等方法来解决该问题。义齿制作时应避免人工牙排列过于偏向舌侧，确保舌体有足够的活动空间。

如果后牙颊侧覆盖过小导致咬颊，可以磨改上颌后牙颊尖舌侧斜面和下颌后牙的颊面。如果后牙舌侧覆盖过小导致咬舌，可以磨改上颌后牙舌面和下颌后牙舌尖颊斜面。

六、咀嚼功能差

1. 初戴义齿时，患者可能会因为不适应、疼痛、固位不良、恶心或咬唇颊舌等问题而无法正常咀嚼。经过短暂的适应期，咀嚼功能通常可以逐渐恢复。对于存在疼痛、固位不良、咬唇颊舌等问题的患者，需要找出具体原因并加以解决。

2．咬合关系不良，导致上下颌人工牙咬合接触面积小，可通过调𬌗来增加咬合接触点。

3．调𬌗时磨除过多，使人工后牙失去应有的尖窝解剖形态，可修改𬌗面形态，恢复尖凹解剖外形和食物排出道，或重新排牙。

4．义齿垂直距离过低导致咀嚼无力，或垂直距离过高导致咀嚼费力，咀嚼肌易疲劳，应重新制作义齿。

5．人工后牙𬌗平面过高，咀嚼时舌肌易疲劳，应重新排牙，调整𬌗平面位置。

七、心理因素的影响

义齿修复的成功不仅需要医师的专业技能，还需要患者的积极参与。患者在初次佩戴义齿时，若能保持耐心与信心，主动练习使用义齿，并在感觉义齿不稳定时采取恰当的应对措施，将有利于更快地适应义齿的使用。

▶知识拓展

全口义齿改良𬌗型——长正中改良𬌗型

长正中改良𬌗型全口义齿是一种结合了“长正中”和“改良𬌗型”设计理念的全口义齿修复方案，旨在为无牙颌患者提供更稳定、舒适且功能良好的修复方案。这种设计通过优化咬合关系和减少侧向力，特别适用于牙槽嵴条件较差或咬合力分布不均的患者，是现代全口义齿修复中的重要技术之一。“长正中”是指在下颌从正中关系位（CR）到正中𬌗位（CO）的移动过程中，允许下颌有较长的自由滑动距离。这种设计使患者在咬合时能够自然地找到最舒适的咬合位置，同时减少了对支持组织的压力。长正中的特点是上下颌牙齿在正中关系位时接触较少，在正中𬌗位时接触面积增加，从而分散咬合力，避免局部压力过大。长正中改良𬌗型全口义齿广泛应用于无牙颌患者的修复中，尤其适用于牙槽嵴严重吸收，咬合力分布不均或侧向力较大，以及需要提高义齿稳定性和舒适度的患者。

—• 考试知识点总结 •—

—• 本章小结 •—

—• 协和云课堂……　拓展练习及参考答案 •—

（白　银　张孝霞）

第七章　种植义齿

教学课件

视频：
种植义齿

学习目标

素质目标

具备科学严谨的临床素养及口腔修复个性化治疗理念，能够结合患者自身口腔条件及其对种植义齿的需求，提供必要的人文关怀。

知识目标

（1）掌握：种植义齿的基本原理、适应证和禁忌证。

（2）熟悉：种植义齿的修复设计，包括种植义齿上部结构的设计和制作。

（3）了解：种植义齿的并发症及处理方法、修复后的健康维护。

能力目标

（1）提高口腔修复设计多样性的能力，能够合理应用种植义齿。

（2）能够指导患者开展有效的健康维护。

（3）能够针对随访中发现的问题采取有效措施予以解决或修正，保证种植义齿的成功。

案例导入

【案例】

患者，女，42 岁。因右下后牙缺失 3 月余来口腔科就诊。体格检查：面部对称，开口型开口度正常，46 缺失，缺牙区间隙近远中宽约 8mm，𬌗龈距离约 6mm，咬合关系正常，其余天然牙无缺失。

【问题】

该患者的修复治疗方案有哪些？

第一节　概　　述

一、种植义齿组成和结构

种植义齿（implant supported denture）是指利用植入颌骨内的种植体获取类似于天然牙支持固位的修复体。20 世纪 60 年代，瑞典学者布蓝马克（Brânemark）教授提出的骨结合（osseointergration）理论奠定了现代口腔种植的基础。骨结合是指种植体和周围骨组织之间直接结合，种植体与周围骨组织之间无纤维组织介入，这种结合能够承受负重。种植义齿的发展，为牙列缺损和牙列缺失的修复方案提供更多的选项。

种植义齿的结构主要分为三部分，即种植体、基台和上部结构（图 7-1）。目前主流设计中，种植体、基台和上部结构是各自独立的三部分，通过中央螺丝、修复螺丝或粘接剂粘接联合成一个整体，而个别种植系统为适应极端种植条件把种植体和基台设计为一体式。种植义齿可以很好地解决游离端缺失或牙列缺失的固位问题，能模拟天然牙行使咀嚼功能。

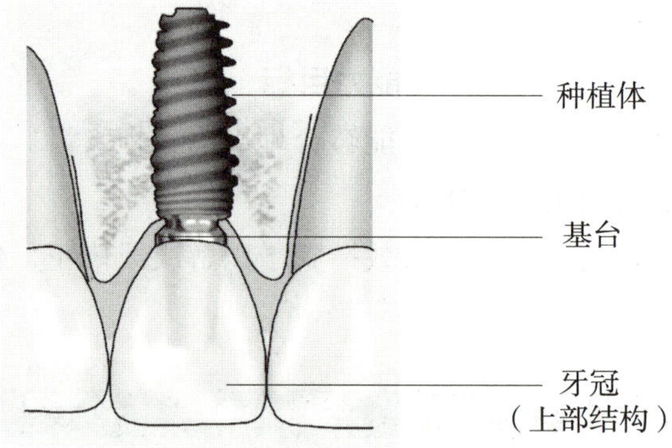

图 7-1　口腔种植体基台及牙冠

（一）种植体

种植体（implant）是植入骨组织内替代天然牙根的结构，具有支持基台及上部结构、传导和分散𬌗力的作用。种植体目前常用的材料是四级纯钛、钛合金，其外形多为根形种植体，类似天然单根牙的牙根（图 7-2）。钛和钛合金均具有良好的耐腐蚀性和生物相容性，能和骨组织发生骨结合。根据植入深度，可分为骨水平种植体和软组织水平种植体。种植体的表面处理技术也在不断发展，通过物理和化学方法改善种植体的表面特性，可以显著提高其与骨组织的结合能力。

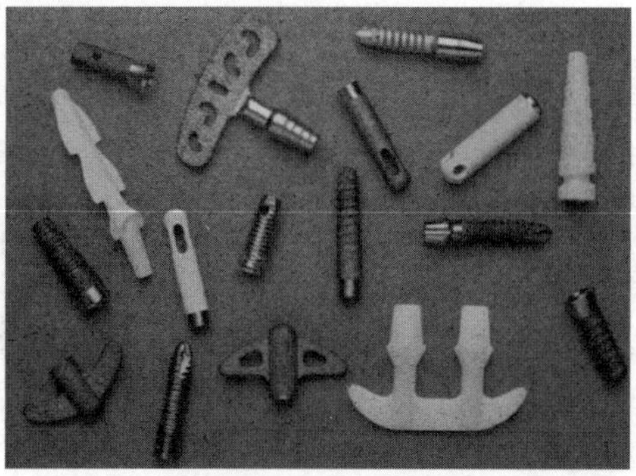
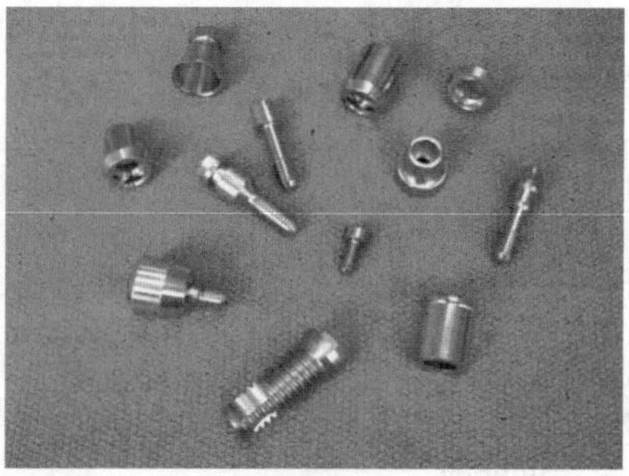

A　　　　B

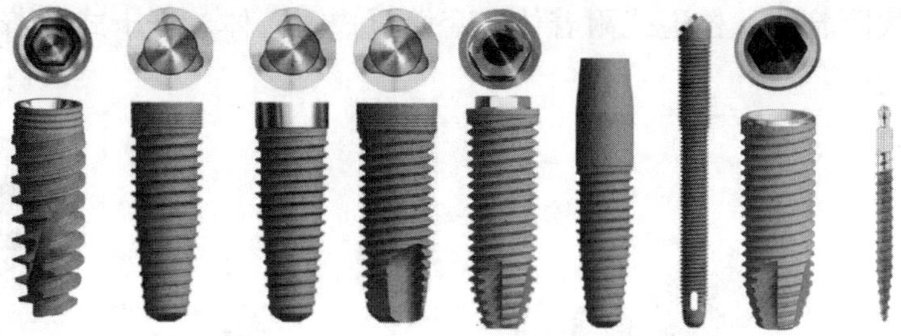

C

图 7-2　临床不同类型牙种植体

A. 早期研发的基于钛质或高分子聚合物的根形、叶状种植体；B. 布蓝马克单牙抗旋种植体；C. 适应临床需求的各种现代基于钛质的锥形、柱形、内、外连接的种植体。

（二）基台

基台（abutment）是用来支持、固定修复体或上部结构，穿过牙龈暴露于口腔中的结构。基台下端的内连接或外连接抗旋转结构与种植体上端通过中央螺丝固定、连接（图 7-3）。通常由钛、钛合金或陶瓷材料制成。基台的材料、设计和形状直接影响到上部结构的稳定性和美观性（图 7-4）。

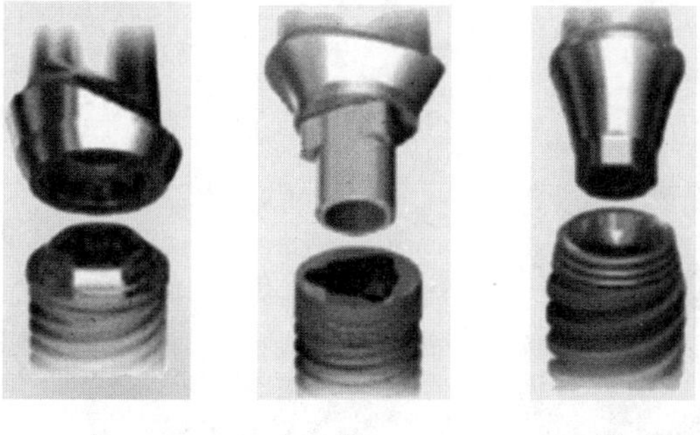

A　　　B　　　C

图 7-3　基台与种植体的连接方式

A. 外连接；B. 内连接；C. 内连接 + 平台转移。

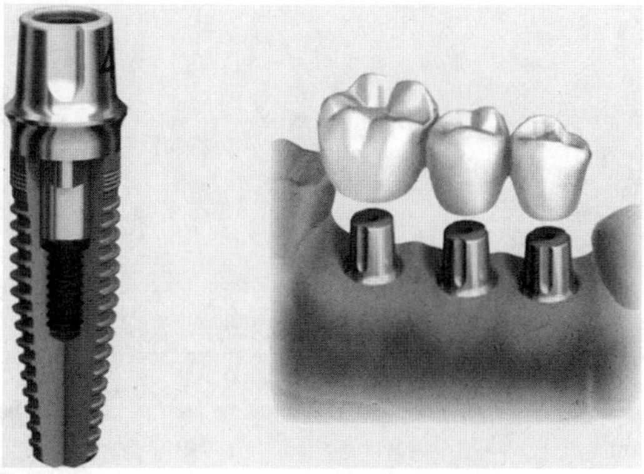

图 7-4　基台与牙种植体

（三）上部结构

上部结构（superstructure）根据设计不同，一般分为可摘式和固定式。根据修复的缺失牙数量和修复设计，上部结构组成包括以下一种或几种构件。

1. **人工牙冠** 通过粘接或螺丝与基台连接固位。

2. **金属支架** 是与基台相连的金属结构，起到增加上部结构强度、固位及分散咬合力的作用（图 7-5）。

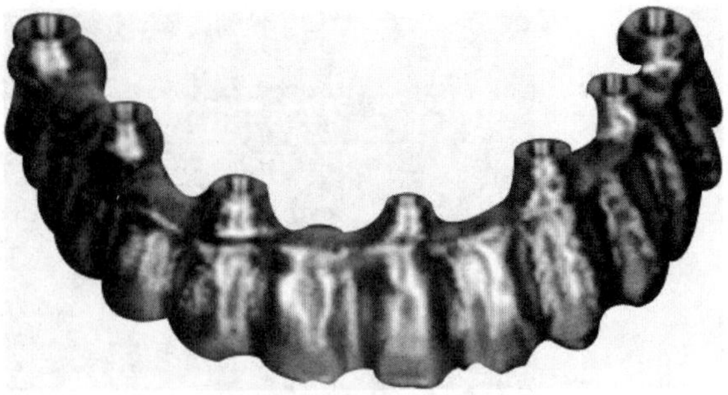

图 7-5 金属支架

3. **基托** 种植义齿的基托边缘伸展少、范围较小，一定程度上弥补软硬组织缺损及分散殆力。

4. **修复体螺丝** 是将上部结构与种植体的基台相连接的螺丝，可拆换。

5. **附着体** 种植义齿的附着体为义齿提供固位和支持，可分为球帽式附着体、栓道式附着体、套筒冠式附着体、杆卡式附着体及磁性式附着体等（图 7-6、图 7-7）。

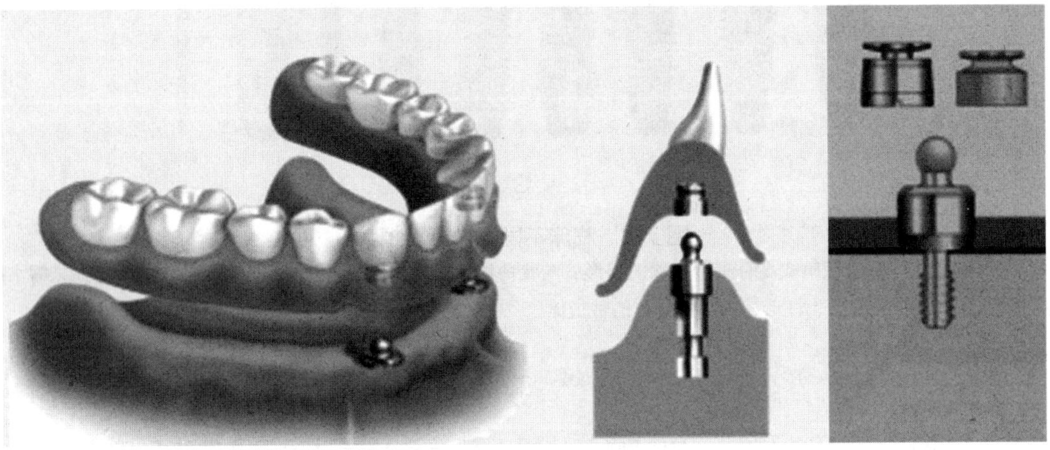

图 7-6 球帽式附着体

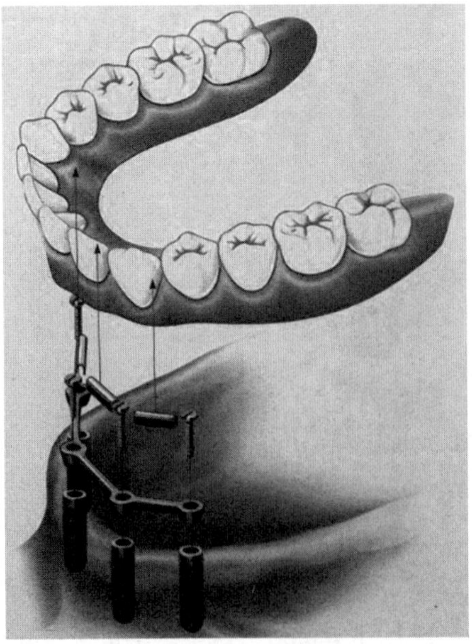

图 7-7 杆卡式附着体

（四）种植体相关辅助部件

1. 覆盖螺丝 用于种植体植入后封闭种植体上方预留衔接基台的孔。

2. 愈合帽 又称愈合基台，在种植体植入后初期稳定性达到一定程度，或种植体与周围骨组织形成骨结合后，安装于种植体上方以保证种植体周围龈组织成形的结构（图 7-8）。

3. 中央螺丝 连接种植体与基台的杆形螺丝，一般在基台内部贯穿基台后与种植体连接，有的种植体系统螺丝与基台设计为一体（图 7-9）。

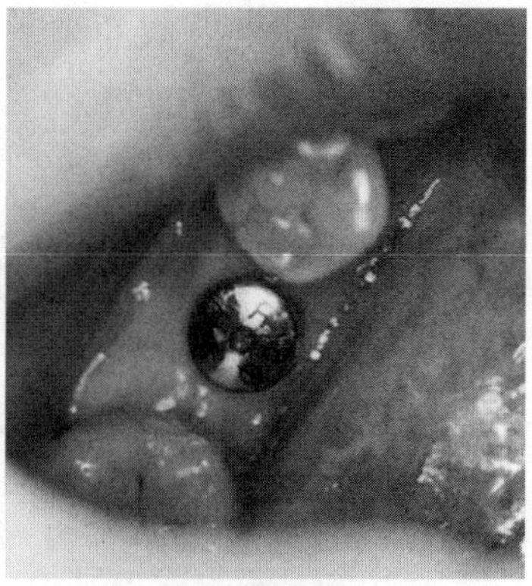

图 7-8 愈合帽

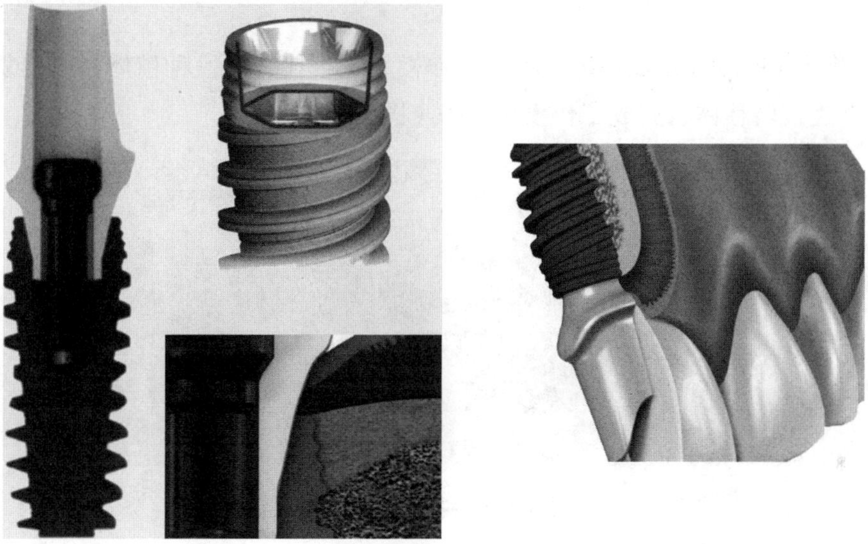

图 7-9 中央螺丝

（五）种植义齿制作辅助构件

种植义齿制作时，可采用替代口内种植体及其基台的代型结构，提高种植义齿的精确性。

1. 转移体（impression cylinder） 又称为印模转移桩、转移杆（图 7-10），是将口腔中种植体或基台的位置、方向转移到工作模型上的结构组件。转移体下段接口可与种植体或基台完全吻合；根据取模时转移体连接水平分为种植体水平取模和基台水平取模，临床上比较常用的是种植体水平取模，所用转移体主要有以下两大类。

（1）闭口式转移体：常为不规则柱状的锥形帽状结构，表面较平滑。取模时，将螺丝旋进口内种植体上端或基台内，印模取出后，转移体仍留在口内，将转移体从口内取出，再与替代体紧密相连，使其准确就位于印模内相应孔洞后灌制模型。用这种转移体制取的印模模型，基台位置间接获得，其准确性易受影响，常用于开口度较小的患者或初印模制取。

（2）开口式转移体：转移体的上段有较大倒凹，中央空心，转移体固定螺丝穿过其中与种植体上端相连（图 7-11）。在托盘上开窗制取印模，印模取出时先将外露于托盘窗外的固定螺丝放松，解除其与种植体之间的固定连接，然后将转移体及印模一并取出，直接与替代体紧密连接后，灌制模型，这种方法制取的模型比较准确，常用作开口度较大患者的终印模制取。

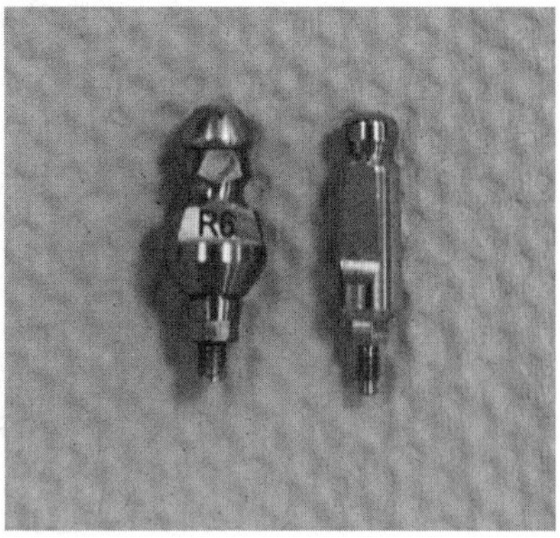

图 7-10　转移杆

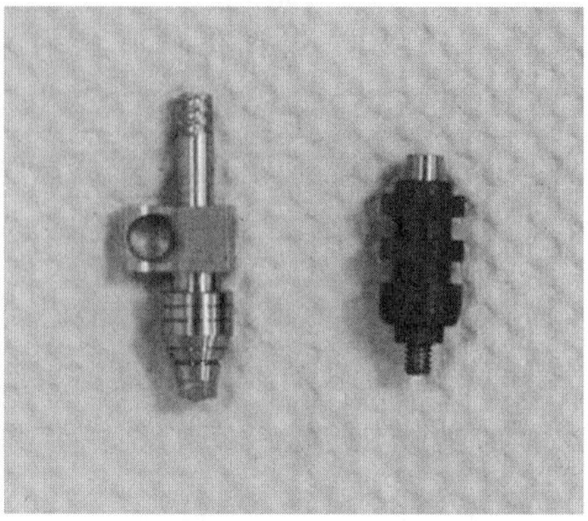

图 7-11　开口式转移体

2. 种植体替代体（implant analog） 在工作模型上替代骨内段种植体，精确复制口内种植体的位置和方向，并连接转移体，完成工作模型制备（图 7-12）。

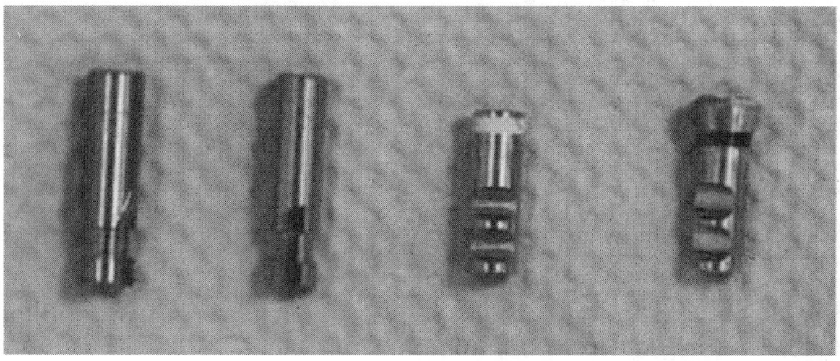

图 7-12　种植体替代体

3. 种植体扫描基台 又称扫描杆（图 7-13），与闭口转移体类似，常为柱状，带有两个或多个平面，通体哑光外观，中空并有中央螺丝，可固定在种植体上端。通过数字化扫描设备，记录种植体在口内的三维位置、口内邻牙及对颌牙、咬合关系等信息，建立数字化模型制作种植义齿。随着数字化技术在口腔种植修复中的应用，口腔种植的发展趋向更加高效、精准和舒适。

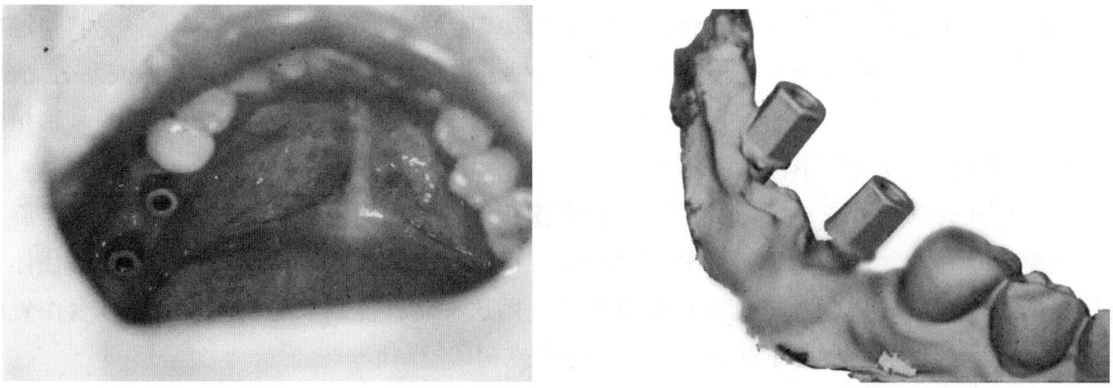

A　B

图 7-13　种植体扫描基台

A. 口内照；B. 数字化印模。

二、种植义齿成功标准

很多学者对于种植义齿成功的标准做了大量的研究，其中 1986 年阿尔布雷克特松（Albrektsson）和扎布（Zarb）等提出的牙种植体成功标准得到了学术界广泛认可，其标准如下。

1. 临床检查单个种植体无动度。
2. 放射学检查，X 线检查显示种植体周无透射区。
3. 种植体功能负载 1 年后，垂直方向骨吸收每年应小于 0.2mm。
4. 种植体无持续性和 / 或不可逆的症状，如疼痛、感染、神经疾病、感觉异常及下颌管损伤。
5. 达到上述标准，5 年成功率 85% 以上，10 年成功率 80% 以上。

近年来，随着种植领域研究的不断深入，对种植体周围软硬组织有了更新、更深入的认识，因此对于牙种植成功标准需要进一步修订和完善。种植体骨结合 X 线表现见图 7-14。

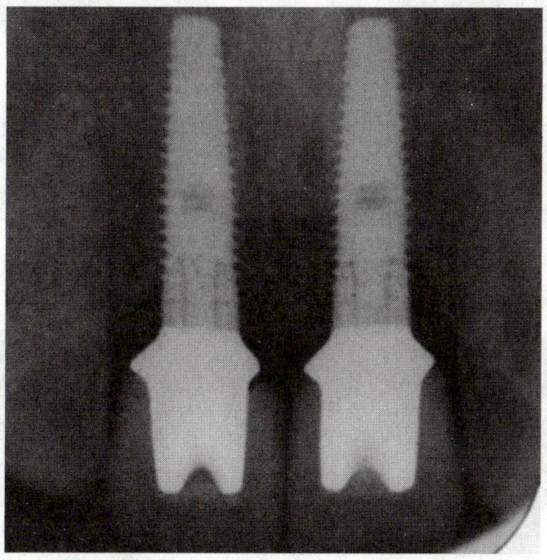

图 7-14　种植体骨结合 X 线表现

第二节　种植义齿分类

一、按固位方式分类

种植义齿根据固位方式可分为固定式种植义齿、全颌或半颌无牙颌覆盖式种植义齿（图 7-15）

1. 固定式种植义齿（implant supported fixed partial denture） 上部结构与基台之间采用粘接剂或者螺丝固定的修复方式，外形类似天然牙，佩戴舒适，固位及支持力强，咀嚼功能恢复效果良好。可分为单冠、联冠和固定桥三种修复方式。

2. 无牙颌覆盖式种植义齿（implant supported complete overdenture） 在半口或全口无牙颌牙槽骨吸收严重，牙槽骨现有的位置和骨量不适宜采取固定式种植义齿或患者意愿要求时采用。在适当位置种植 2~4 颗种植体，在种植体基台上利用杆卡、球帽、套筒冠、磁附着体等连接形式，通过树脂基托恢复牙槽骨缺损及面型丰满度，患者可自行摘戴。

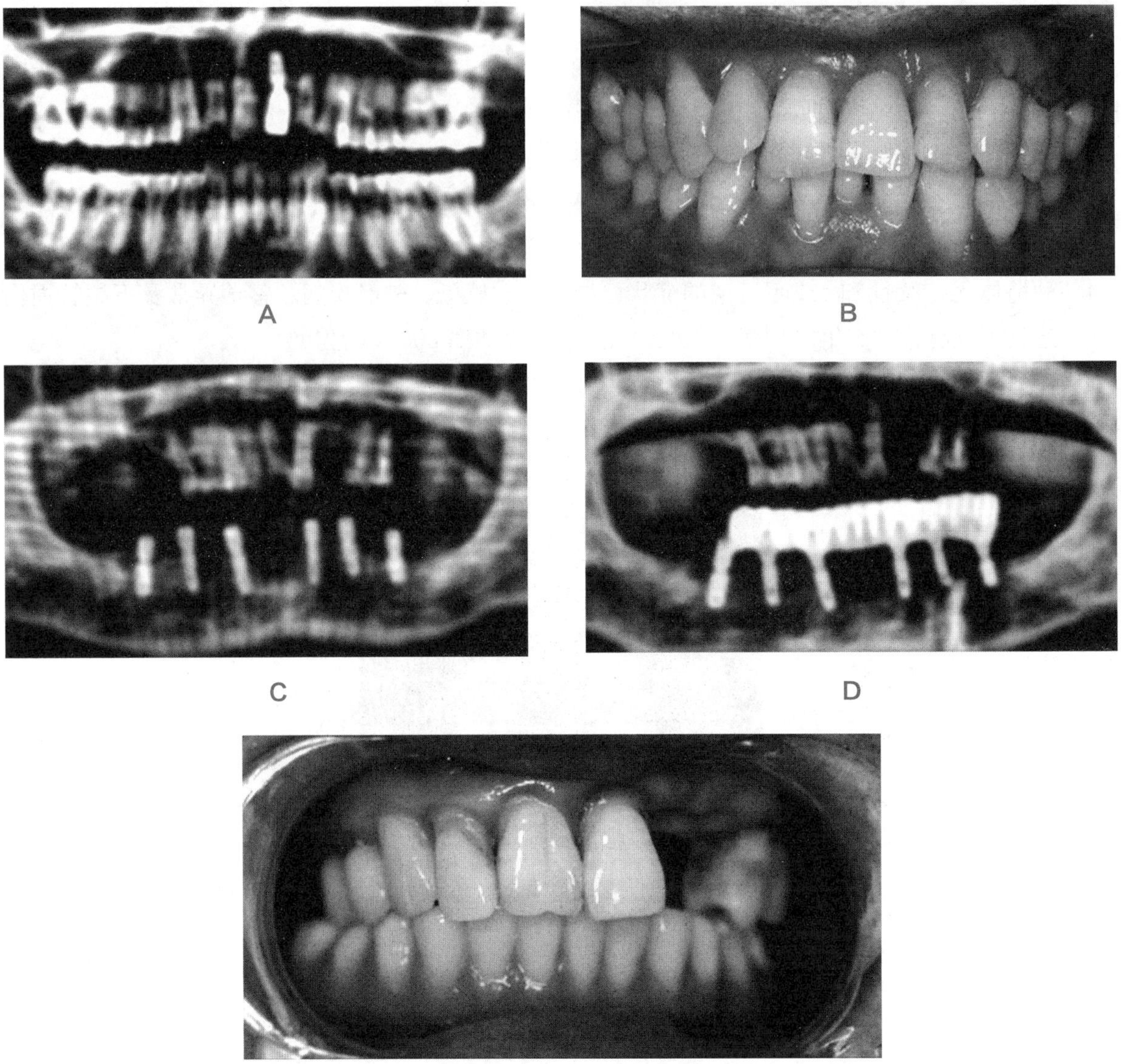

A B C D E

图 7-15　不同类型的种植义齿

A. 右上中切牙缺牙区植入种植体修复后 X 线片；B. 右上中切牙缺牙区植入种植体修复后口内照；C. 下颌牙列缺失植入种植体 6 颗 + 愈合帽 X 线片；D. 下颌牙列缺失植入种植体 6 颗修复后 X 线片；E. 下颌牙列缺失植入种植体 6 颗修复后口内照。

二、按缺牙数目分类

种植义齿根据修复缺牙数目可分为单颗牙种植义齿、多颗牙种植义齿和全颌种植义齿。

1. 单颗牙种植义齿　又称种植单冠，即在基台上直接制作全冠，通过粘接或者螺丝固位。

2. 多颗牙种植义齿　按支持基牙不同可分为种植体支持式联冠和种植体支持式固定桥（图 7-16）。

3. 全颌种植义齿　按照固位方式可分为全颌固定式种植义齿和全颌覆盖式种植义齿。

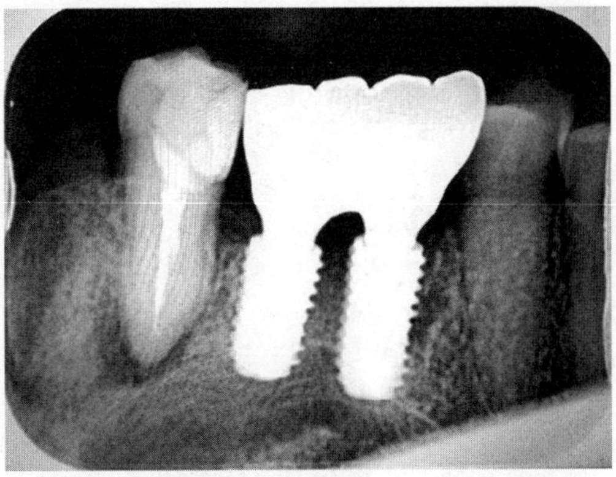

A

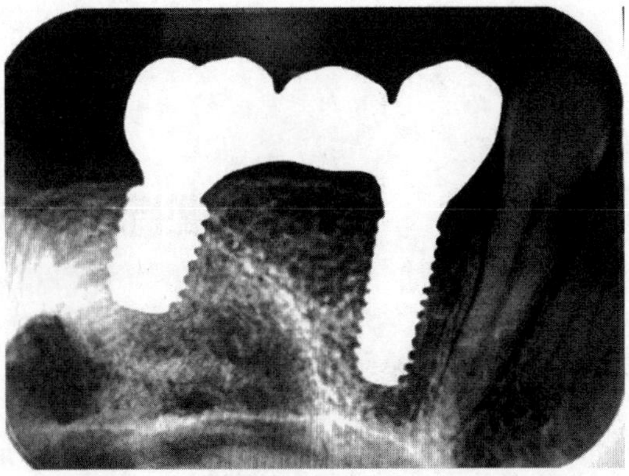

B

图 7-16　多颗牙种植义齿

A. 种植体支持式联冠 X 线片；B. 种植体支持式固定桥 X 线片。

第三节　种植义齿的适应证和禁忌证

一、种植义齿的适应证

随着口腔种植学的发展，种植义齿的适应证也在不断地扩大，在患者自愿的前提下，能够按期复查，全身情况良好，缺牙区软、硬组织无严重病变和无不良咬合习惯，或者通过特殊外科手术解决了软硬组织量不足的问题时，可考虑种植义齿修复。

二、种植义齿的禁忌证

1. 患有全身性疾病，如心脏病、血液病、糖尿病、高血压、肾病等未得到有效控制者；不能忍受手术创伤、不能配合医师治疗者。
2. 缺牙区有颌骨囊肿、骨髓炎及较严重的软组织病变的患者和有严重牙周病未得到控制的患者。
3. 患颞颌关节疾病伴有开口受限、因咬合力过大或咬合不稳定可能导致种植修复失败的患者。
4. 缺牙区骨量和骨密度不理想，且通过特殊外科手术不能满足其要求的患者。
5. 严重的心理或精神疾病未能得到有效控制者。

第四节　种植义齿修复设计

一、种植义齿修复原则

种植义齿修复应遵循下列原则。

（一）正确恢复牙的形态和功能

1. 种植义齿的制作应遵循常规义齿的制作原则，恢复牙轴面的凸度，维持与邻牙的接触关系，具有适当的外展隙和邻间隙及良好的咬合关系，牙冠外形应适当减少颊舌径和牙尖斜度，其加载的力的方向应尽可能接近于种植体的长轴，以便能有效地分散种植体所受到的𬌗力，减少侧向扭力。

2. 全口种植覆盖义齿修复应设计为平衡𬌗。

3. 对颌牙为固定局部义齿、天然牙，或者为 Kennedy 三类、四类缺失修复时，设计为组牙功能𬌗或尖牙保护𬌗（尖牙为种植牙除外）。

（二）良好的固位、支持和稳定

1. 良好的固位力　种植义齿的固位力与基台的聚合度、𬌗龈高度及其基台与种植体的紧固度、牙冠或支架的固位方式、螺丝的紧固度及数量等密切相关。

2. 种植义齿的支持力　种植义齿的支持力受种植体与周围骨组织的骨结合程度直接影响，骨结合率越高，种植体周围骨支持力越大。在相同情况下，种植体数目越多、直径越大，支持力越大。

3. 种植义齿的稳定性　影响种植义齿稳定性的因素有：①两个种植体支持的桥体与支点线位置的关系，当桥体中心位于支点线上时，稳定性较好；桥体中心位于支点线一侧或前方时，偏离越多则稳定性越差。②多个种植体的种植义齿，种植体位置分布呈三角形或四边形的支持面时，稳定性较好。③设计有悬臂时，悬臂的长度影响种植义齿的稳定性，悬臂越长，稳定性越差。④基台的半就位状态或金属支架的非被动就位，会出现螺丝松动或折断的情况，从而造成种植义齿的松动，严重者可致种植体的折断。

（三）坚固耐用

选择具有较高机械强度和较好耐腐蚀性的修复材料是种植义齿能够较长期留存、正常行使功能的保证。

（四）美学

自然逼真的外观与良好稳定的功能是种植义齿修复的目标。种植义齿的颜色、外形应参考患者余留牙，结合个性化需求来制作。几乎所有的种植义齿修复病例都存在不同程度的软硬组织缺失或萎缩。应根据患者的要求、软硬组织缺失情况及唇线位置等因素客观分析，制订治疗计划，预测治疗效果，正确选择种植体、植入位置及深度，对软硬组织进行功能和美学的整复处理，使牙、牙龈及唇线和谐美观。

二、种植义齿设计中的生物力学

（一）咀嚼负荷对种植体 – 骨界面的力学影响

种植义齿承受的𬌗力可分为压力、张力和剪切力，压力的作用是使物体相互挤压，张力能使物体分开，剪切力可以引起滑动错位。形成骨结合的种植体、固定基台的中央螺丝及修复体粘接材料都能较好地耐受压力，但耐受剪切力能力较差。一般通过种植体外形的设计改进或其表面处理等方法减小剪切力的危害。当种植义齿受到斜向加载或其上部结构存在远中悬臂梁结构时，种植体会受到使其发生转动的力——扭矩的不良作用。因此合理控制种植义齿𬌗力，是维持种植体 – 骨界面稳定结构的重要措施之一。

（二）种植义齿的生物力学

1．固定式种植义齿的生物力学

（1）种植体单冠修复的生物力学要求

1）上颌前牙单冠修复：为满足前牙美观的需求，种植体长轴与上颌前牙受到的𬌗力方向通常不一致，很容易受到旋转扭矩的作用，牙冠越宽，扭矩就越大。临床上应尽可能将种植体植入位点，且使植入方向与牙冠长轴一致，使种植体的长轴与前牙修复体切端相对或靠近，同时尽量采用长度更长、直径更大的植体，减少侧向力。在正中咬合位，磨牙紧咬牙时前牙有轻微接触；下颌前伸时，前牙无早接触。

2）磨牙单冠修复：磨牙区种植体单冠修复时应适当减小颊舌径，植入方向尽量使种植体长轴对应对颌牙功能尖的窝斜面，使𬌗力尽可能沿着种植体长轴的方向传递。在牙尖交错位，天然磨牙轻咬合时，种植体牙冠与对颌牙无早接触，磨牙紧咬牙时种植义齿与对颌牙轻接触；下颌侧向运动时，种植体牙冠无接触，若尖牙为天然牙，可设计为尖牙保护𬌗。若尖牙为种植牙冠，则应设计为组牙功能𬌗，避免单个种植体牙冠在下颌侧向运动时有早接触。

（2）多个种植体联冠修复：为了减少每一个种植体受到的应力，特别是减少单个种植体所受到的扭力，一般将上部结构设计为联冠。在这种情况下，种植体植入方向尽可能平行，戴牙时确保上部结构都能准确就位，避免种植义齿内部螺丝的被动旋紧。

（3）全颌固定式种植义齿：该义齿数目越多，每个种植基牙上承受的𬌗力就相对较少。为降低每一颗种植体周围的应力，在上下颌弓的末端应尽量设计植入种植体，消除或减小悬臂梁结构。种植体植入位点分布应该均匀并呈多边形排列，避免应力集中。

2．可摘式种植义齿的生物力学　可摘式种植义齿通常植入 2 ～ 4 或 6 个种植体，通过附着体获得义齿的固位和稳定。全颌覆盖式种植义齿的种植体数目与排列影响其应力分布。种植体数目越多，种植体、种植体 – 骨界面、基托及黏膜受力越小，应力越分散。种植体的分布尽量分散，以缩短悬臂梁的长度。设计 2 颗种植体支持的可摘种植义齿，种植体应垂直于𬌗平面并且长轴平行，以利于𬌗力沿种植体垂直传导。

三、种植义齿植入手术设计

在种植外科手术前，根据种植义齿的修复设计和患者条件，确定种植体的数目、尺寸、植入位点及方向。种植体骨内段的尺寸和表面积也与修复设计有关，骨内段越长、越粗、表面积越大，对上部结构的支持力就越大。种植体植入位点骨质应均匀致密、骨量充足，如骨量不足可分期或同期行植骨手术。根据颌骨的骨质密度可以将骨质分为 4 级，理想的骨密度为 2 级或 3 级（图 7-17）。

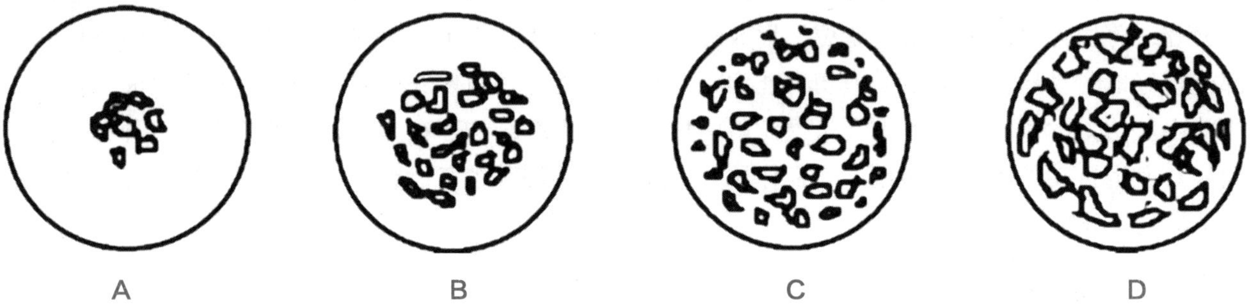

图 7-17　骨密度分级

A.1 级：颌骨几乎完全由均质的骨密质构成；B.2 级：厚层的骨密质包绕骨小梁密集排列的骨松质；C.3 级：薄层的骨密质包绕骨小梁密集排列的骨松质；D.4 级：薄层的骨密质包绕骨小梁疏松排列的骨松质。

牙种植术属于手术范畴，应遵循外科的基本原则。种植体受感染影响骨结合是种植失败常见原因之一，预防感染常用的方法有：术前全口洁治、预防性应用抗生素、术中确保无菌操作等。种植体表面多有特殊处理，如表面涂层、喷砂酸蚀等，术中要避免其他物质如手术器械、手套等与种植体表面接触而造成污染，影响骨结合。牙种植术应遵循以下原则。

1. 防止副损伤原则　牙种植术应在颌骨内进行，避免超出骨外，另外对于一些重要的解剖结构如下颌牙槽神经管、颏孔等要保留 2mm 的安全距离，防止钻孔过程中损伤邻牙牙根。

2. 微创原则　术中创伤过大或备洞过程中骨组织热损伤，均可造成骨结合不良而致种植体松动、脱落。骨组织热损伤会造成骨细胞坏死，使种植体与骨之间形成纤维愈合而非骨结合。术中应根据各种植系统的要求选择相应的钻速，配合低温生理盐水反复冲洗窝洞，及时更换不锋利的钻头，熟练手术技能做到稳准且轻柔，把手术创伤降到最低。

3. 初期稳定性原则　种植体的初期稳定性是指种植体与种植窝骨壁的初始骨接触的结合程度，这是形成骨结合的基础，也是种植成功的关键因素。保证种植体初期稳定性的常用措施包括以下几个方面。

（1）使用种植体相匹配的手术器械，按种植系统要求制备窝洞。

（2）种植窝洞制备过程中避免反复提拉致窝洞孔径扩大。

（3）尽量保留牙槽嵴顶的骨皮质，厚度适中的骨皮质是初期稳定性的保证。

（4）对于骨密度低者可采取减径备孔、骨挤压技术提高初期稳定性。

四、种植义齿咬合设计

不同于天然牙，种植体直接与骨组织结合，缺乏牙周膜的缓冲作用，因而种植义齿的咬合设计对牙种植体的存留及功能有十分重要的意义。

（一）种植体保护𬌗（implant protective occlution，IPO）

健康的天然牙因为牙周膜的缓冲，轻力作用下可有垂直向 28μm 的位移，而较大𬌗力作用下种植体的垂直动度约为 5μm，同等情况下，种植体受到的应力也更高。异常咬合力容易造成牙种植体骨界面结构的破坏，因而种植义齿的咬合设计应用种植体保护𬌗，可以降低种植系统应力。

1. 现有咬合情况的评估　修复之前检查开闭口运动中是否有早接触点、咬合关系是否异常、颞下颌关节情况、牙齿磨耗等，评估其是否对现有牙列及未来修复体有潜在影响并在修复前予以修正或采取预防措施。

2. 种植区骨量与恢复牙冠外形的关系　种植区剩余骨量与牙冠外形恢复密切相关，赖荷姆（Lekholm）和扎布（Zarb）（1985）对牙槽骨剩余量进行了分类（图 7-18）。

（1）A 类骨：在这类患者中，骨量宽度和高度理想，种植体易于植入相应区域内，即种植体在主要咬合接触区正下方，力沿种植体长轴传导。A 类骨咬合接触区应该在中央窝处，对于下颌为天然牙的上颌种植义齿，其主要咬合接触区应该为下颌牙的颊尖。

（2）B 类骨：上颌 B 类骨种植体植入在原天然牙舌尖的位置上，种植义齿颊尖在正中和各种侧向运动时无咬合接触，主要接触点在上颌牙舌尖和下颌牙中央窝。

（3）其他：当牙槽嵴进一步吸收，成为 C、D 类骨时，种植体的植入位置和主要接触点也相应更偏向舌侧，为改善受力方向，通常在后牙区修复至反𬌗。

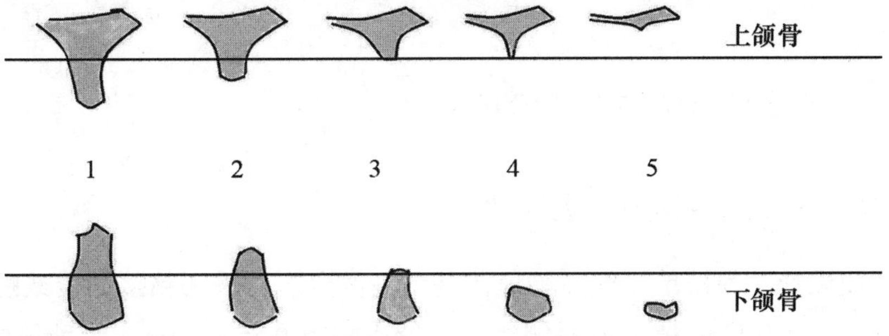

1. A 类：大部分牙槽骨尚存；2. B 类：发生中等程度的牙槽骨吸收；3. C 类：发生明显的牙槽骨吸收，仅基底骨尚存；4. D 类：基底骨已开始吸收；5. E 类：基底骨已发生重度吸收。

图 7-18　牙槽骨剩余量分类

3. 增大种植体表面积　种植体表面积的增加能有效降低应力。因为应力是和载荷成正比、与截面面积成反比。在某些应力易集中的区域，可以增加种植体的数目或直径来增大面积，采用联冠分散应力。

4. 保护薄弱环节　在种植体保护𬌗的设计中应该考虑到以下内容：①找到整个种植义齿的最薄弱部分。②设计保护修复体部件的咬合和修复方案。

5. 种植体植入方向　植入方向应垂直于 Wilson 曲线和 Spee 曲线，使种植体的受力沿长轴方向，成角度的种植体会增加牙槽嵴吸收、螺丝松动的风险。

（二）种植义齿调𬌗的注意事项

种植义齿修复前应消除天然牙不稳定的𬌗因素，记录原有牙列咬合接触点，便于种植义齿戴入，前后对照，使𬌗力在种植义齿与天然牙之间分布协调稳定。临床上多采用的调𬌗标准为：轻咬无接触，重咬轻接触。用 10μm 咬合纸检查无𬌗接触，即患者在轻咬合接触状态下可将咬合纸从上下颌牙之间抽出；嘱患者用力咬合时，用 20 ～ 40μm 咬合纸检查咬合接触点的分布和强度。尽量将咬合接触控制在种植体直径范围内，有利于𬌗力沿种植体长轴传导。

（三）影响种植义齿稳定性的不良咬合表现

1. 咬合早接触 通常发生在牙尖斜面上，产生的侧向力很大，对种植体周围骨及种植义齿上部结构的压力大小成比例增加。在副功能运动时，早接触的危害更大。

2. 悬臂梁结构 邻近悬臂梁的种植体承受较大的拉应力和剪切力，与悬臂的长度和影响成正比。悬臂区应沿悬臂的长度，逐渐减少咬合接触，消除悬臂梁的侧向受力。

3. 过长的牙冠 过长的种植牙冠相当于垂直悬臂梁，在受到侧向力时，可成为𬌗力放大器，对骨组织造成明显的损害。

4. 角度基台 角度基台的使用容易形成不利侧向力，应该增加种植体的数目或直径，以对抗侧向力。

第五节 种植义齿上部结构的设计和制作

一、局部种植义齿上部结构的设计和制作

（一）局部种植义齿上部结构的分类设计

1. 种植单冠修复设计 种植单冠即在种植体基台上做全冠，采用粘接固位或螺丝固位的方式。

（1）因美观需要，前牙区种植单冠唇侧边缘应位于龈下 0.5 ～ 1.0mm，种植体基台唇面及切端应余留 1.5 ～ 2.0mm，保证牙冠强度和色泽。后牙区牙冠颊舌径适当缩小，功能尖应位于种植体上方或尽量靠近种植体，降低牙尖斜度。

（2）前牙区使用角度基台时应控制在 30°以内。

（3）前牙区咬合呈浅覆𬌗浅覆盖关系，后牙区侧方运动时无干扰或无接触，以减轻侧向力的影响。

2. 种植体支持式联冠或固定桥的修复设计 种植联冠和固定桥可采用单纯种植体支持或与天然牙联合支持的联冠修复设计。

（1）在种植体的排列上，建议多枚种植体非直线性排列，以减少每一个种植体的应力，牙冠修复时，也应当维持这种排列，并尽量使应力沿着每一个种植体的长轴方向传递。

（2）邻牙有松动时，避免设计作为基牙与种植体联合修复。

（3）种植体轴向沿牙槽骨的方向，并且相邻种植体之间保持平行。

（4）尽可能选择较大直径的种植体，减小修复体牙尖斜度，形成种植体保护𬌗。

（二）局部种植义齿上部结构的制作要点

1. 种植体及基台位置关系的转移　口腔种植模型的制备常用方法包括种植体水平印模、基台水平印模、个性化印模及数字化印模。种植体水平印模是临床上最常用的印模制取方法，是指将转移体连接于种植体颈部进行印模制取，并使用种植体替代体，将种植体的三维位置直接转移到石膏模型当中。根据转移体结构的不同分为开窗式（开口式）印模技术（open tray implant impression）和非开窗式（闭口式）印模技术（closed tray implantimpression）。以开窗式印模技术为例，具体步骤如下。

选用合适托盘，与种植体相对应的部位开窗，以便拆卸转移体。取模前将愈合帽从种植体顶部卸下，将转移体固定于植入体上，确认转移体正确就位防止非被动就位影响印模精度。取印模时采用硅橡胶类印模材料，检查转移体固定螺丝能否通过托盘窗口，待印模材料变硬后，松开转移体固定螺丝，取出带有转移体的印模。

灌制模型前，将种植体替代体与印模内的转移体准确连接固定，于替代体颈部注射人工牙龈材料，灌制模型，使种植体替代体埋入模型内。待模型硬化后拆卸转移体，取出托盘，便获得了有种植体替代体的工作模型。

为了保证在制取印模和模型的过程中种植体位置、方向不改变，应确保：①替代体和转移体的吻合度与口内种植体和转移体相同，紧固过程不能导致任何偏移。②选用的印模材料及托盘应该有足够的强度，不会因为从口内取出印模、松解或紧固固定螺丝引起取模柱位置的变化。

取模也可采用闭口式方法，因种植体系统不同，转移体设计不同，方法略有差异，但共同的特点是无须在托盘上开窗。其基本要求和目的相同，即准确将种植体的方向和位置转移至模型。

2. 种植体修复的固位方式与选择　常用的种植体基台结构有以下两类。

（1）实心基台（rigid abutment）：只能采用粘接固位。

（2）非实心基台（nonrigid abutment）：可采用粘接固位和螺丝固位两种方式。临床上非实心基台应用较多。

1）粘接固位（cemented retention）：冠修复体与基台之间采用粘接剂固位，一般用于基台高度4mm以上或开口度小，难以实施螺丝固位者。临床操作简单，但在不使用个性化基台的情况下，龈下较深的基台－冠粘接界面容易形成粘接剂残留，从而引发种植体周围组织炎症（图7-19）。

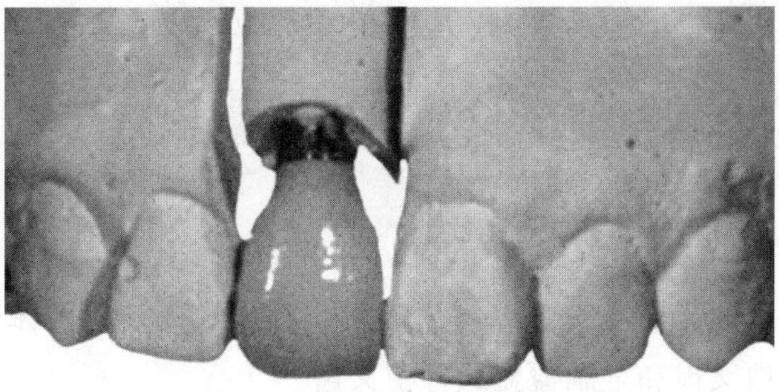

图7-19　牙冠粘接固位

2）螺丝固位（screw retention）：适用于殆间距离小，基台高度小于4mm、开口度满足条件者。虽然避免了粘接剂残留，但二级螺丝加载扭矩较小，容易出现修复体松动，使得种植体与修复体间隙残留菌斑，从而引起种植体周围组织炎。采用该方式应注意定期复查，检查固位螺丝紧固度，螺丝开孔尽量避开功能尖和美学区（图 7-20）。

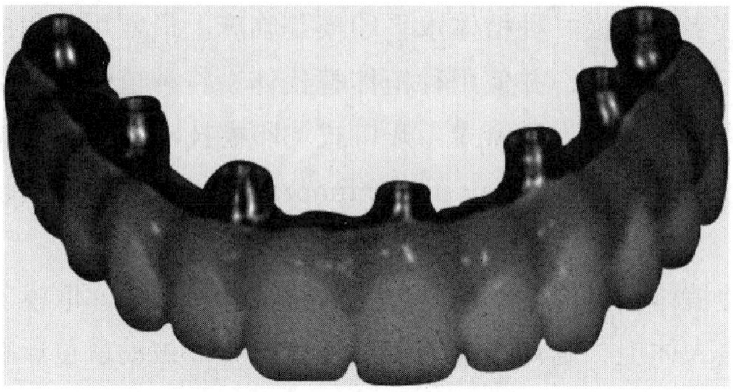

图 7-20　螺丝固位种植义齿

3）螺丝固位一体化基台冠（screw-retained integrated abutment crown）：利用非实心基台通过粘接剂将冠修复体连接为一体，在牙冠表面开孔，直径比基台中央螺丝略大，方向与基台中央螺丝一致。具有固位力强、无粘接剂残留、数字化加工性能高效且稳定、易于维护修理等优点。戴牙时基台和冠在体外粘接完成，戴入口内利用基台中央螺丝旋紧固位，光固化复合树脂封闭螺丝孔道（图 7-21）。

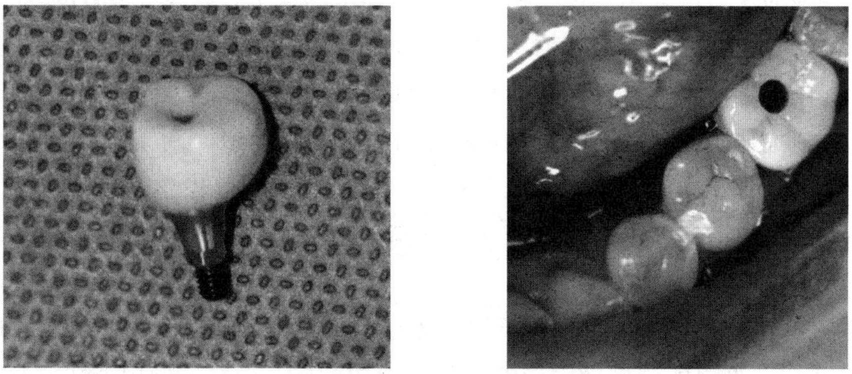

A　　　　B

图 7-21　螺丝固位种植体

A. 种植体口外照；B. 种植体螺丝固位后口内照。

二、全颌种植义齿上部结构的分类设计

（一）全颌种植义齿上部结构的种类

全颌种植义齿的上部结构由人工牙、基托、支架、固定螺丝及附着体等组成。根据连接方式不同，可分为全颌固定式种植义齿和全颌覆盖式种植义齿。

1. 全颌固定式种植义齿

（1）种植体和基台的要求：全颌固定式种植义齿通过粘接或螺丝将上部结构固定在种植体基台上，患者不能自行取戴。其上部结构的龈端不与黏膜组织接触或轻微接触，上部结构的支持和固位完全由种植体承担。种植体位置要求比种植覆盖义齿高，种植体数目为 4 ～ 10 枚，上部结构可整体

或者分段设计。

1）粘接固位：将种植修复体通过粘接剂固定在基台上获得固位，固位力受基台轴面的聚合度、基台轴面的高度及表面积、基台表面的光洁度、粘接剂的种类等因素影响。此类种植义齿的美观性好，有更理想的𬌗面形态、修复体制作的难易程度及成本低。

2）螺丝固位：基台顶端留有固位螺孔，在支架相应部位也有固位孔，上部结构放置于多个基台上后，用螺丝固定，分为纵向螺丝固位和横向螺丝固位。患者不能自行摘戴，需由医师定期拆卸后清洗、检查、维护。

3）混合固位：上部结构除冠修复体外，通过螺丝固位于种植体基台上，支架的上端设计成单个的基底冠，冠修复体通过粘接剂固位在基底冠上。此种固位方式结合了粘接固位和螺丝固位的优点，避免了螺丝固位的𬌗方开孔，规避了粘接剂残留影响种植体周围组织的风险，同时个别冠破损易于修理。

（2）支架的设计：全颌固定式种植义齿的支架由固位体、桥体及连接体等组成。人工牙和基托覆盖其上，龈方与种植基台相连。支架起到增强上部结构的强度、固位和分散𬌗力的作用。

固位体的设计主要取决于上部结构与基台间的固定连接方法。粘接固位全颌固定义齿的固位体多为基底冠，通过粘接剂固定在基台上。螺丝固位采用固定螺丝固定于基台上，前牙的固定螺丝在舌（腭）侧，后牙的固定螺丝在𬌗面中央或舌（腭）侧面。

1）桥体和连接体的设计：根据种植体的分布，支架的桥体分为不带悬臂和带悬臂两大类。是否需要悬臂取决于最远端种植体和修复体的关系。带悬臂结构的全颌固定式种植义齿，因悬臂的存在增大了末端种植体的负荷，悬臂越长，末端种植体受力越大，理想的悬臂长度既能均匀分散传导𬌗力，又不会造成种植体－骨界面过载。悬臂长度受下列因素影响：①无牙𬌗牙弓形状及骨组织结构。上颌骨较下颌骨疏松，故上颌种植义齿悬臂设计长度应短于下颌，方形牙弓的悬臂要短于尖形牙弓。②种植体的数目和尺寸。③种植体的位置。④其他，如支架负载的频率、咬合力大小等。

2）支架材料的选择：𬌗力在种植体上是否均匀分布也受支架材料的影响。材料刚度越大，支架及种植体骨界面的应力分布越均匀。目前常用的材料是氧化锆、钴铬合金、纯钛。

3）支架的适合性：指支架与基台间的吻合程度。支架的非被动就位可能引起生物学并发症和机械并发症，如种植体颈部骨吸收、固定螺丝松动或折断，种植体折断等。影响上部结构被动就位的因素多而复杂，例如，印模材料的弹性形变、修复体制作的各个环节的误差及医师对被动就位的判断。

（3）种植义齿的人工牙设计

1）人工牙的外形及位置：应根据种植体植入数目、种植体直径、位置、颌间距离及对颌牙列的情况等来综合考虑，尽量使力沿种植体轴向传导，减少侧向力和扭力的可能性。

2）人工牙咬合设计：应当遵循种植体保护𬌗原则。当上颌采用传统可摘全口义齿修复，下颌采用种植固定全口义齿时，上颌全口义齿可减小下颌种植义齿受到的侧向力，但可能会出现上颌义齿不稳定或压痛等问题，咬合设计要注意：①由于上颌全口义齿固位和稳定相对较差，可以将后牙𬌗平面适当提升。②前牙呈浅覆𬌗、浅覆盖，正中咬合时前牙无接触，前伸运动中无咬合早接触点。为恢复美观、发音功能，种植义齿前牙区的龈端唇侧应与龈组织有轻微接触，起到封闭作用。③下颌磨牙舌尖排在由尖牙近中至磨牙后垫颊舌两侧缘所形成的三角区域中，以增加下颌义齿的稳定性，使上颌的咬合力沿牙槽嵴长轴传导；悬臂的非正中咬合无接触，减少悬臂的正中咬合接触点面积和力量。

3）人工牙的材料选择：一般硬度越小的材料，应力缓冲作用越大。

2. 全颌覆盖式种植义齿 全颌覆盖式种植义齿的上部结构覆盖在基台和黏膜上，通过附着体与基台相连，其上部结构的支持和固位由种植体独立承担或种植体与基托下组织共同承担，患者可以自行摘戴。

（1）全颌覆盖式种植义齿的支持结构：全颌覆盖式种植义齿的支持力由颌骨条件、植入种植体的数目及部位所决定。若植入 2 枚种植体，种植义齿以基托下组织支持为主，种植体起固位和辅助支持作用；若植入 3 ～ 6 枚种植体，种植义齿由种植体、附着体、基托下组织联合支持。若植入 7 ～ 10 枚种植体，种植义齿采用切削杆附着体和套筒冠附着体固位，此为全种植体支持。

（2）全颌覆盖式种植义齿各类附着体的设计：附着体是覆盖式种植义齿的固位装置，可分为按扣式附着体、杆卡式附着体、套筒冠式附着体、球帽式附着体和磁性式附着体。

1）按扣式附着体固位的种植义齿：按扣式附着体由安装于种植体上的基台（附着体阳型）及对应固定于基托组织面的带有固位扣的固位帽（附着体阴型）构成，种植义齿主要的固位力来自固位帽内的固位扣形变，当修复体固位力下降时，可通过更换固位扣来重新获得固位力。按扣式种植覆盖义齿的特点包括：①附着体的基台高度可以选择，对种植体植入后牙槽嵴顶高度差异较大的患者，可以选择不同高度的基台。②对颌间距离的要求低。③固位附着体允许最大可调节两种植体长轴 40°的角度偏差。④可通过更换不同型号的固位扣选择最佳固位强度。⑤义齿摘戴方便。

2）杆卡式附着体固位的种植义齿：由水平杆、固位螺丝及夹卡组成。水平杆通过接圈以螺丝固定在基台上，夹卡固定于相应义齿基托组织面内。义齿固位力通过杆和夹卡之间的摩擦力和机械力提供。①杆的种类：根据基台在颌弓上的位置，可分别设计为直杆、成角杆、弧形杆。当前牙区为 2 枚种植体时多用直杆；若牙槽嵴正中还有 1 枚种植体时用成角杆；当有多枚种植体，但牙槽嵴正中无种植体时，其基台的连接则采用弧形杆。根据杆的外形和结构分为圆杆、卵圆杆及矩形三种。一般认为，前两种形态的杆可获得较满意的效果，后一种杆的表面形态有类似导平面的作用，虽然可增加上部结构的固位和稳定，防止旋转，但增加了种植体的扭矩。②杆与牙槽嵴的位置关系：垂直方向上杆与牙槽嵴黏膜之间应预留 2mm 以上的间隙，有利于杆的自洁及防止食物嵌塞。矢状方向上杆应尽量位于牙槽嵴顶上方，不能过分偏舌（腭）侧或唇（颊）侧，以免妨碍颊、舌活动及人工牙排列。水平方向上要求杆平面与下颌铰链轴（jaw hinge axis）平行，防止种植义齿受力时对基台产生扭矩，同时允许种植义齿绕杆做少许转动（两个基台时）。③颌间距离的要求：单颌殆龈距离至少 12mm，否则可能影响义齿的强度（图 7-22、图 7-23）。

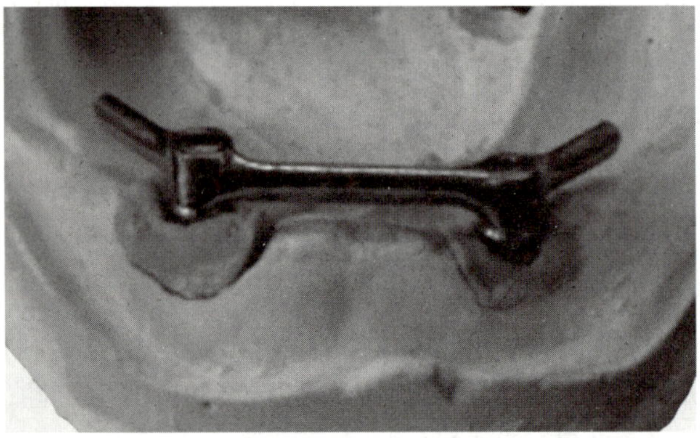

图 7-22 种植杆

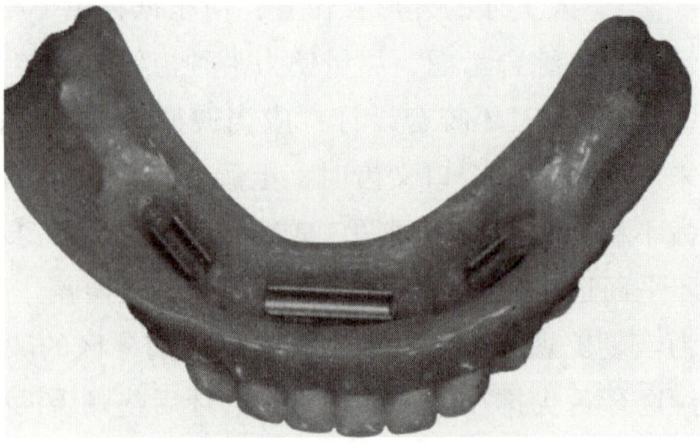

图 7-23 种植杆组织面

3）套筒冠式附着体固位的种植义齿：类似天然牙套筒冠修复义齿。在种植体基台上制作金属内、外冠，内冠可粘固于基台上，也可将基台直接切磨成内冠似的锥形，外冠固定于义齿基托组织面内，利用两层冠之间的摩擦固位（图 7-24、图 7-25）。

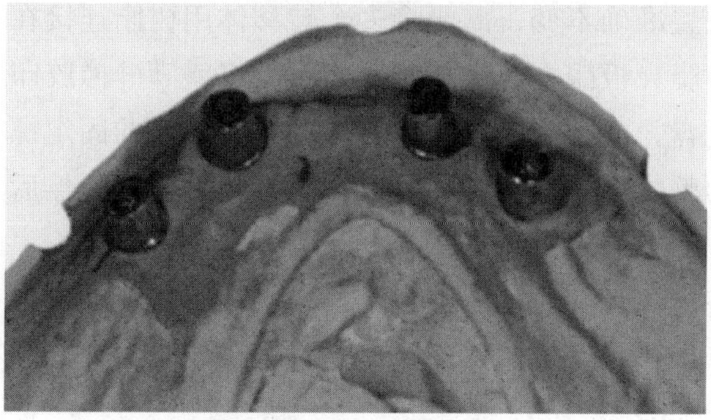

图 7-24　种植套筒冠内冠

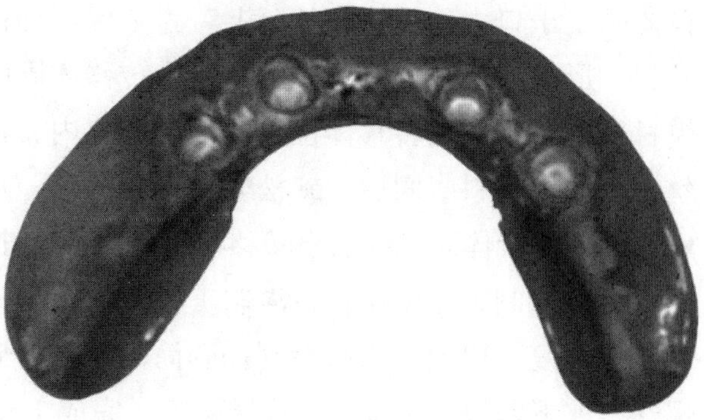

图 7-25　套筒冠组织面

4）球帽式附着体固位的种植义齿：与按扣式附着体类似，由阴型和阳型两部分组成，顶端为小球的阳型部分直接将下端旋进基台内与种植体连接成一个整体，阴型部分则固定于覆盖义齿基托组织面相应的部位，阴型内带有固位环。球帽状附着体的优点是：①由于固位体的阳性部分为球形，义齿受力时，可允许基托围绕球体轻微旋转移动，有利于应力的分散。②可允许两种种植体存在长轴小于 30°的偏差，如果因两侧不平行产生应力集中，球的颈部成为主要受力点和薄弱环节，会先折断起到应力中断作用，可保护种植体。③球帽式附着体基台系统与义齿基托组织面之间间隙小，食物不容易积聚，清洁操作简单。

5）磁性式附着体固位的种植义齿：利用软磁合金衔铁嵌入种植体的基台内或粘固于基台的顶端，在相应的覆盖义齿基托组织面内埋入永磁体，当永磁体和衔铁接触时，衔铁被磁场磁化形成闭路磁场，使两部分吸附在一起，一般可提供约 400g 左右的固位力。根据固位的需要可能设计 2 个或 3 个磁性固位单位，放置在颌弓前后有利于固位。磁性固位体结构简单，易操作，价格低廉，固位力长久。常用于黏膜较厚、牙槽嵴低平或不方便取戴的无牙颌患者。

（3）全颌覆盖式种植义齿基托的设计：附着体、黏膜混合支持式全颌覆盖式种植义齿的基托，常用铸造金属网加强，以提供足够的稳定性，保护固位体及支持人工牙，其伸展范围要结合基托可用空间，保证一定的稳定性和美观性。基托边缘一般小于传统全口义齿边缘，上颌腭基托可部分去除，增加义齿的舒适度。

（二）全颌固定式与覆盖式种植义齿比较

1．全颌固定式种植义齿稳定性良好，咀嚼效率高，使用舒适性好，对种植体周骨组织有良好的生理刺激作用。但对于颌骨缺损较大或颌间间隙过大的病例，种植义齿内部各部件之间及种植体周骨受到的应力较大，容易出现生物学和机械并发症；由于无基托结构，对于牙槽骨水平向缺损较大者的面型丰满度难以恢复；价格昂贵；不适用于保持口腔卫生较困难者。

2．全颌覆盖式种植义齿恢复美观效果好，种植体内部及种植体周组织所受的应力损伤小，可摘戴，易于清洁，适宜于老年患者，价廉；但咀嚼效率低于全颌固定式种植义齿，舒适度也不如固定式义齿；需要定期复查，维护附着体部件及必要的基托重衬。

（三）全颌固定式种植义齿上部结构的制作

1. 制取印模和工作模型

（1）制取印模：采用开窗式印模技术，主要有基台水平和种植体水平取模两种。首先将印模转移体固定于口内种植体或基台上。为了保证种植体位置准确不变，需要将多个转移体用树脂连接在一起，形成树脂夹板。取模时，先将转移体周围及树脂夹板龈方填满硅橡胶，然后将盛满硅橡胶印模材料的托盘根据转移体位置准确置于口内，稳定托盘，进行功能修整，暴露取模转移体的固定螺丝。待印模材料凝固后，旋松全部固定螺丝，从口内整体取出带有转移体及树脂夹板的印模，然后用螺丝把替代体固定在取模转移体上，确认完全就位后，包围印模，灌制工作模型。

（2）灌制工作模型：在灌制工作模型前，先在替代体颈部注入人工牙龈材料，该材料可取下并可原位恢复，以便于肩台在制作套筒冠熔模时到位。调拌石膏灌制工作模型，待硬固后，松开固定螺丝，取下印模，用基台替代转移体，完成工作模型制取。

（3）颌位记录：在模型上制作树脂暂基托，按照常规的全口义齿颌位关系记录方法进行颌关系转移。

2. 排牙与试戴　在树脂暂基托上进行人工牙排牙。排好人工牙后，在患者口内试戴，其外观需要得到患者认可，检查颌位记录是否正确，如需调整则再次试排牙。

3. 底层冠或支架的制作　底层冠或支架的制作与天然牙修复体底层冠相似，但螺丝固位形的底层冠在基台相应位置应开窗。支架制作常用的方法有失蜡铸造法和CAD/CAM切削法，铸造法可使用金合金、钛合金、钴铬合金等多种支架合金材料，支架跨度较大时有发生形变的风险。随着口腔数字化技术的进步，现在越来越多地采用CAD/CAM切削法制作氧化锆或者纯钛支架，此法形变小，被动就位好，可以达到较高的精度。

4. 完成上部结构　金属支架经口内试戴，确认其是否被动就位后，送回技工室在支架上再次排牙，经临床试戴并经患者认可后返回技工室完成义齿其余的制作过程。

（四）全颌覆盖式种植义齿上部结构的制作

覆盖式种植义齿上部结构的制作以按扣式覆盖种植义齿为例。

1. 选择基台高度　一般基台至少高出牙龈黏膜2mm，确保两颗种植体的基台在同一水平线上。

2. 戴入基台　使用专用螺丝刀将基台拧入种植体，并根据种植系统要求的扭力拧紧基台。

3. 义齿戴入　义齿戴入时，在口腔内固定附着体阴性部件。

（1）将预先制作完成的义齿组织面对应基台处打磨出适当大小的孔洞，以便容纳阴性部件。

（2）在患者口内进行义齿试戴。确认颌位关系、垂直距离、美观效果后，调𬌗达到正中与非正中平衡𬌗。

（3）试戴合适后，先将预成树脂圈戴入口内基台阳性部件上，以填塞基台颈部倒凹。然后在其上方扣入带黑色衬垫的阴性部件。

（4）将义齿组织面预留的阴性部件空间扩大，尽量在舌面非美观区设置排溢孔。

（5）调拌自凝树脂，在拔丝期放入孔洞内，并将义齿放入患者口内，引导患者于正中关系位紧咬合，待树脂凝固后取下义齿，此时阴性部件已经固定在义齿组织面内，去除多余自凝树脂。

（6）将阴性部件内的黑色衬垫更换为适当固位力大小的阳性垫片，再次将义齿戴入患者口内，复查咬合关系并调改抛光。

覆盖式种植义齿随访时应注意基托衬垫，以增加游离端基托与牙槽嵴的密合度，减小种植体应力，确保游离端下沉时，种植体不成为支点和应力集中区。

第六节　种植义齿的健康维护

种植义齿修复治疗的完成并不意味着治疗的结束，定期的随访和维护是整个种植治疗的重要一环。健康维护包括口腔卫生的随访检查、自我维护及专业维护。

一、随访检查

（一）种植义齿的检查

检查主要包括种植义齿表面及周围的口腔卫生状况，评估患者自我维护效果；种植体周围软组织颜色、质地是否正常，必要时进行牙周探诊；种植义齿的完整性及松动度，是否存在螺丝松动，螺丝孔封闭树脂是否完整；咬合情况的检查，必要时予以调改；影像学检查，种植体周围骨的情况，一般建议半年到一年检查一次，种植体在行使功能的第一年周围骨吸收量应该小于 2.0mm，此后每年应小于 0.2mm。

（二）患者的卫生习惯及指导

应该使患者充分认识到口腔卫生对种植义齿健康的重要性。认真询问患者的口腔卫生习惯，包括了解口腔清洁是否有规律，使用的清洁工具及其时间、次数和方法，患者有无不利于口腔卫生的嗜好或习惯等。指导患者采用正确的口腔卫生维护方法，推荐并指导患者使用有效的清刷工具，使患者易于掌握并乐于接受。

二、自我维护

（一）漱口

漱口实施容易，能洗除附着疏松的软垢及食物残渣，一定程度减少口腔中微生物的数量，可配合使用含有化学药物抑制菌斑形成的漱口水增强效果，但其不能有效清除菌斑，不足以维持良好的口腔卫生，应和刷牙配合进行。

（二）刷牙

刷牙是种植义齿卫生维护措施中最有效的方法之一，建议患者养成餐后刷牙的习惯，应选择刷毛较柔软、其末端为圆头的牙刷，清洁种植体基台周围时注意动作应轻柔，避免牙刷损伤其周围软组织。

（三）特殊器具的使用

1. 牙间清洁器（interdental cleaning aids） 也称牙缝刷，为单束毛刷或锥形橡皮头，用于清除邻间隙和基台近远中邻面的菌斑。

2. 纱布条 当种植义齿的悬臂端与牙龈有间隙时，可用纱布条去除悬臂端组织面的食物残渣，并对上部结构组织面和基台起到抛光作用。

3. 牙线 牙线常用于清洁邻间隙及基台间的空间，建议使用长短可自由截取的牙线，手握其两端来回或上下提拉，清洁基台及上部结构龈面菌斑。

（四）不良习惯及相关疾病的控制

建议患者主动戒烟，积极治疗牙周病，控制如糖尿病、骨质疏松症等影响骨代谢的疾病。

三、专业维护

仅通过自我维护不能彻底控制菌斑，需要通过定期的专业维护，保护种植体及上部结构的健康稳定。菌斑控制措施包括手工洁刮治、超声洁治、激光处理、喷砂及化学药物的处理。

1. 手工洁刮治的工具

（1）树脂或硬木类洁刮器，对钛种植体表面的生物学特性的影响最小，既不会改变其光洁度，也不会破坏其氧化层。

（2）纯钛类洁刮器的材料与纯钛种植体一致，避免了因不同金属材料的接触而造成对种植体表面的污染，能有效地去除菌斑和牙结石，且在种植体表面留下的痕迹较浅。

2. 超声洁治 采用专用碳纤维洁治头或塑料头，在种植体表面的划痕浅，易于抛光，但碳纤维洁治易于磨耗，成本较高；塑料洁治头硬度不足，去除结石效果稍差。

3. 激光处理 一般使用 Er：YAG 激光，能明显减少种植体表面细菌微生物数量，同时使种植体表面粗化，利于种植体周围骨结合。

4. 喷砂 采用甘氨酸等低磨耗性抛光材料进行龈下喷砂，可在不改变粗糙度的情况下有效去除菌斑及色素。

5. 化学药物的处理 在局部清创的同时，采用枸橼酸或柠檬酸、氯己定、甲硝唑或四环素类药物局部应用，起到控制感染维持治疗的效果。

综上所述，理想的洁刮治方法应在有效去除菌斑、结石、色素的前提下，尽量避免破坏钛种植表面的完整性、生物学性能及种植体周龈组织的封闭性。

第七节 种植修复并发症及处理

种植义齿修复并发症与种植义齿设计、上部结构设计不良及患者自身维护不当等因素有关。主要有以下几种。

一、生物学并发症

（一）种植体周黏膜炎（peri-implant mucositis）

种植体周围牙龈组织充血、红肿或增生，质地松软，临床检查探诊出血、探诊深度增加。炎症局限于种植体周软组织，没有累及骨组织。

原因：主要与菌斑、结石刺激、粘接剂未去净有关，如上部结构龈缘在形态上不适合，表面不光滑，自洁作用差；基台高度不合适，修复体组织面与牙龈接触不良，特别是全口覆盖义齿杆卡与牙龈的距离少于 2mm，均容易导致菌斑结石堆积；患者使用过程中不能保持良好的卫生习惯，又不能定期复查。处理措施：去除病因，局部冲洗，并配合适当的抗生素治疗。

（二）种植体周围炎（peri-implantitis）

种植体周围炎是已经形成骨结合并行使功能的种植体周组织发生的破坏性炎症（图 7-26）。炎症性损害累及支持种植体的牙槽骨组织，常表现为溢脓、种植体周围骨吸收、牙周袋形成。种植体周围炎常由种植体周黏膜炎发展而来，一旦出现种植体周围炎，应用刮治、翻瓣术等方法治疗；伴有骨吸收的可采用骨再生术；严重者应拔除种植体，待伤口愈合后再根据情况进行修复。

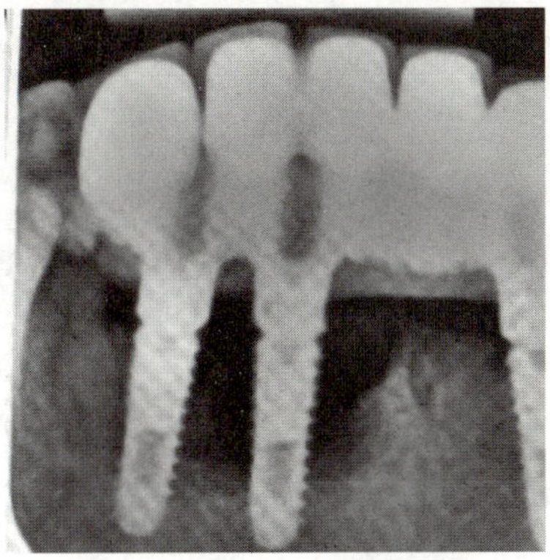

图 7-26 种植体周围炎

二、机械并发症

（一）种植体基台的松动和折断

1. 原因

（1）种植体基台材料本身及制作的缺陷。

（2）金属疲劳、缝隙腐蚀。

（3）上部结构适合性差，存在非被动就位。

（4）不良咬合负载，如过大的侧向力、扭转力致使应力集中。

（5）患者不良咀嚼习惯，如夜磨牙、紧咬牙等。

2. 临床表现 上部结构松动、移位、脱落等，X线检查可表现为裂隙。

3. 处理措施 在设计和制作过程中应针对上述原因加以预防，一旦出现基台松动、折断，应消除病因，必要时更换基台。

（二）上部结构固定螺丝的松动和折断

1. 原因

（1）未使用匹配的螺丝，螺丝与螺丝孔不吻合，产生应力集中。

（2）旋紧螺丝时操作不当，扭力过大或受力不均。

（3）上部结构与基台适合性差。

（4）使用时间过长，金属疲劳、腐蚀。

（5）不良的咬合负载。

（6）上部结构设计不良，如悬臂梁、支架伸展过长产生大的扭转力。

（7）患者不良咀嚼习惯，如夜磨牙、紧咬牙等。

（8）螺丝松动、折断后出现上部结构的松动、脱落。

2. 处理措施 在设计和制作过程中应针对上述原因加以预防。一旦出现螺丝松动、折断，应查明原因，对症处理，然后再加固螺丝或直接更换螺丝。

（三）种植体折断

1. 原因 该并发症的发生常伴有严重骨吸收，牙槽突高度降低及种植体实际骨结合长度不足，种植体受到的屈矩过大，致使种植体疲劳、损伤造成折断，同时也与种植体的选择不当、咬合力过大有关。

2. 处理措施 为防止种植体折断，应根据患者具体情况选择合适的种植体，并减少损伤因素。一旦出现折断，一般要取出种植体。

（四）种植修复支架折断

1. 原因

（1）支架制作过程中存在缺陷。

（2）悬臂设计过长或负荷过大。

（3）选用材料自身抗力不足。

（4）未能完全被动就位。

（5）种植体支持不足，如基牙中某个种植体已失去骨结合或上部结构粘接剂松解。

2. 处理措施　在设计和制作过程中应针对上述原因加以预防。如发生种植体支持不足，应重新设计上部结构。

三、美学并发症

1. 原因　术前设计不严谨、术中种植体植入位点和方向不理想。

2. 临床表现

（1）种植义齿与周围组织不协调。

（2）种植义齿形态对面部丰满度恢复欠缺。

（3）上前牙区邻间隙牙龈充盈不足，出现“黑三角”。

（4）钛金属基台在美学区暴露。

3. 处理措施

（1）使用数字化技术控制种植体植入的三维位置。

（2）应用数字化软件进行术前设计或术前诊断。

（3）行软硬组织增量术，改善种植区组织异常，以获得良好形态的种植床。

（4）应用临时修复体塑形牙龈形态，使用个性化取模。

（5）条件合适时，进行即刻或早期种植。

（6）使用全瓷基台，使穿龈效果自然美观（图 7-27）。

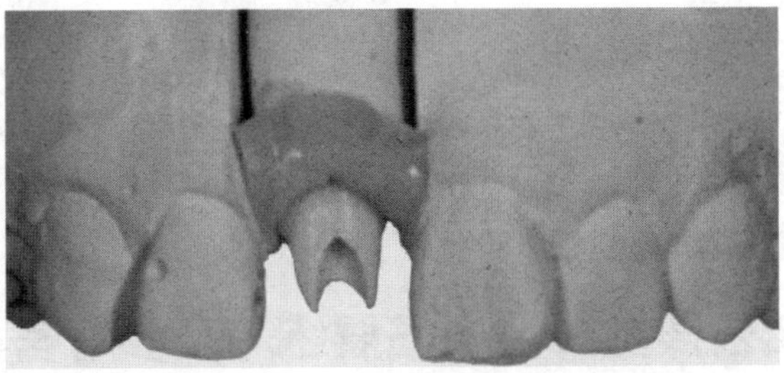

图 7-27　种植体全瓷基台

▶知识拓展

口腔数字化技术在种植义齿中的应用

种植义齿中的数字化技术包括术前对患者进行各种临床信息的采集，如术前照片拍摄、面部形貌扫描、口内扫描、电子面弓扫描、锥形束 CT（CBCT）检查等，从而制订治疗方案；术中利用静态数字化导板或动态导板技术、口腔种植机器人等将种植体精确植入相关位置（图 7-28）；术后利用 CAD/CAM 制作上部结构。数字化技术极大地减少传统治疗、制作过程中的误差，为口腔种植医疗质量的提升带来革命性的改变，不仅节约椅旁操作时间，还能提高修复体制作精度，使治疗效果变得更加可预见。随着人工智能的发展，口腔种植中的数字化应用也将迎来更多的使用场景和想象空间。

应用举例：上颌中切牙外伤致冠根折断需要拔除一例，患者美观要求高，不能接受牙齿缺失，拟行即刻种植即刻修复。治疗过程：在拔除患牙之前对患者外貌及微笑拍照、口内扫描、拍摄 CBCT，在排除患者术前美学缺陷及咬合问题后，根据 CBCT 及患牙位置，确定种植体位置，利用 CAD/CAM 设计制作种植导板及临时牙冠，术中微创拔除患牙，种植导板就位后植入种植体，安放临时基台及临时牙冠。待愈合期后，口内扫描取模，制作个性化基台及牙冠。

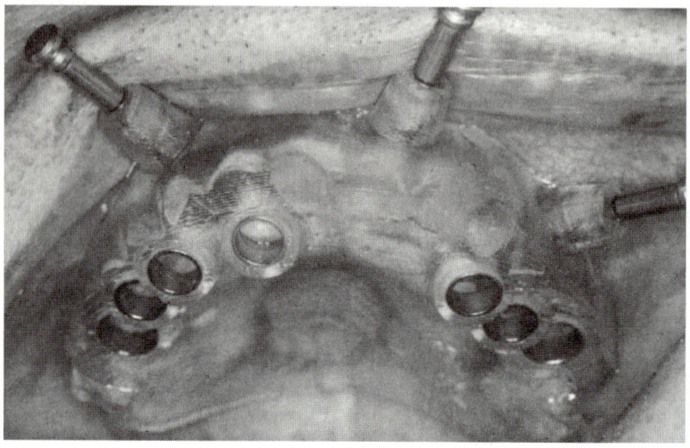

图 7-28　种植手术导板

考试知识点总结

本章小结

协和云课堂……　拓展练习及参考答案

（宋　楠）

第八章　其他口腔修复治疗

教学课件

微课：
其他口腔修复治疗

学习目标

素质目标

（1）拥有跨学科协作的临床思维能力，具备整体化诊疗思维和严谨细致的工匠精神。

（2）能注重医患沟通，通过跨学科协作帮助患者解决问题。

知识目标

（1）掌握：固定－可摘义齿修复的定义；附着体义齿、套筒冠义齿、赝复体适应证及临床注意事项；牙周病的修复治疗。

（2）熟悉：附着体义齿、套筒冠义齿种类；牙体预备注意事项。

（3）了解：赝复体的制作流程与取模方式。

能力目标

具有运用特殊修复方式完成口腔诊疗的能力。

案例导入

【案例】

患者，男，65 岁。因上腭鳞状细胞癌手术行上颌骨次全切除术后影响进食，要求治疗。专科检查：右上颌 11–17 缺失，左上颌牙列完整，右上颌牙槽骨部分缺失。

【问题】

1. 此病例采取何种修复方式？

2. 如何进行印模制取？

第一节　牙列缺损 / 缺失的固定 – 可摘义齿修复

一、固定 – 可摘义齿修复的概念

（一）固定 – 可摘义齿修复的定义

固定 – 可摘义齿修复是一种采用附着体或套筒冠固位的可摘活动义齿修复方式，用于牙列缺损、牙列缺失的修复。

（二）固定 – 可摘义齿修复的特点

一部分结构固定在基牙或种植体上，另一部分结构与可摘活动义齿相连，两者之间通过摩擦力、弹簧力、扣锁力等机械力或磁性固位体的磁力产生固位。同时具备固定义齿稳定、舒适、体积小和可摘活动义齿适应证广的优点。

适应证：缺牙数目多，不能直接用固定义齿修复，而患者又希望义齿稳定性、功能性、美观性好于一般的可摘活动义齿。

（三）固定 – 可摘义齿修复的分类

1. 附着体义齿　是以附着体为主要固位形式的固定 – 可摘义齿，附着体是由阴型和阳型两部分组成的精密嵌合体，一部分固定在口腔中的牙根、牙冠或种植体上，一部分固定在可摘义齿上，二者之间靠不同的机械方式或磁体的吸力连接。

2. 套筒冠义齿　是以套筒冠为主要固位体的固定 – 可摘义齿，套筒冠由高度密合的内外冠组成，内冠固定在基牙或种植体上，外冠固定在可摘义齿的相应部位，通过内外冠之间有一定锥度且高度密合产生的摩擦力产生固位力。

二、附着体义齿

（一）附着体分类

1. 根据附着体放在基牙的位置　分为冠外附着体、冠内附着体、根面附着体；根面附着体又分为根内附着体、根上附着体，常见根面附着体有杆卡式、按扣式等。

2. 根据附着体的精密程度　分为精密附着体和半精密附着体。

（1）精密附着体：是一种通过机械精加工制作成的预成金属修复体，由阴型和阳型两部分组成，使用时通过激光焊接在义齿的相应部位。

（2）半精密附着体：采用预成的树脂或蜡型铸造而成的附着体。

3. 根据附着体的固位原理　分为机械式附着体和磁性附着体

（1）机械式附着体：通过摩擦、制锁等机械作用力产生固位力，一般有杆卡式、按扣式、球帽式。

（2）磁性附着体：通过永磁体间或衔铁与永磁体间的磁力形成固位力。

4. 根据附着体的坚硬程度　分为刚性附着体和弹性附着体。

一般情况下，精密附着体属于刚性附着体，阴型阳型两部分嵌合后几乎没有动度，主要用在非游离端缺失时修复体的两端，是基牙支持式附着体义齿。

半精密附着体属于弹性附着体，用在游离端缺失或跨度很大的非游离端缺失时，对基牙有一定的应力中断作用。

5. 根据附着体的阴阳两型之间固位力是否可以调节　分为主动固位式附着体和被动固位式附着体。

（1）主动固位式附着体：通过更换弹性不同的附着体阴型来实现固位力的调节，主要用于可摘局部义齿或覆盖义齿。

（2）被动固位式附着体：固位力不可调节，主要用在非游离端缺失的可摘义齿两端或者在固定义齿和可摘义齿间，起应力中断作用。

6. 根据附着体形态　分为杆卡式附着体，按扣式附着体，套筒冠附着体，栓体－栓道式附着体。

（二）常用附着体的特点、适应证、治疗程序

1. 机械式附着体

（1）组成：根据临床牙列缺损 / 牙列缺失，修复设计不同，其组成部分不同（图 8-1）。

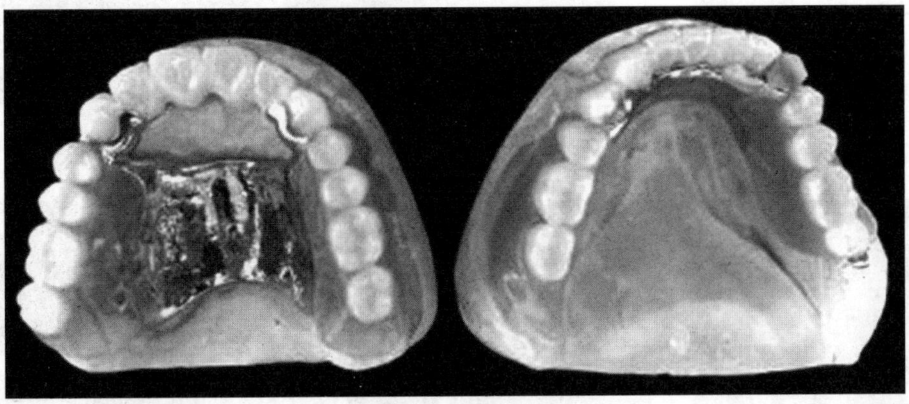

图 8-1　附着体义齿

1）附着体：作为固位体起到固位和支持作用。

2）桥体：是可摘式桥体附着体义齿修复缺失牙形态和功能的部分。

3）人工牙：恢复缺失牙形态与功能。

4）基托：连接附着体、人工牙、金属支架等义齿组成部分，并起到固位、传递和分散𬌗力的作用。

5）连接体：指附着体义齿的大连接体，包括腭板、腭杆、舌板、舌杆等，起分散𬌗力，加强义齿及连接义齿其他组成部分的作用。

（2）适应证

1）缺失牙数目：缺失牙数目少或缺失区两端都有基牙支持时，可以选用刚性的冠内或冠外附着体。

2）基牙受力：缺失牙数目多或双侧末端游离缺损时或基牙承受殆力的能力降低，可选用缓冲型附着体，同时应选择邻近缺失牙区 2 个以上邻牙，用联冠形式制作联合基牙。

（3）修复体设计

1）冠内附着体（图 8-2）：基牙牙冠垂直高度大于 4mm，颊舌径宽度足够。用于牙列单侧或双侧的游离或非游离端缺失时，附着体可提供与固位卡环臂、殆支托及对抗臂类似的作用，当同一义齿使用两个以上附着体，要注意附着体就位方向的平行。当修复体难于在口内取得共同就位道，可将修复体分为几段分别固定，其间用附着体连接。制作长跨度的固定桥时，为减少铸件收缩造成的误差，可将铸件分段，其间用附着体相连。

2）冠外附着体（图 8-3、图 8-4）：不受基牙大小影响，主要受牙槽嵴高度与宽度的影响，安放附着体应该有足够的颊舌向宽度，殆龈距大于 6mm。

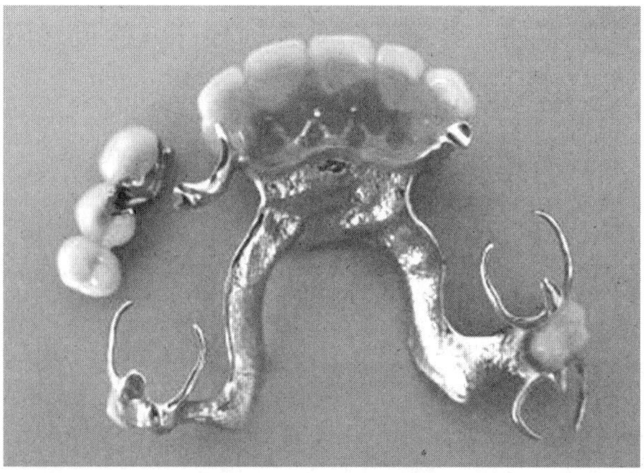

图 8-2 冠内附着体

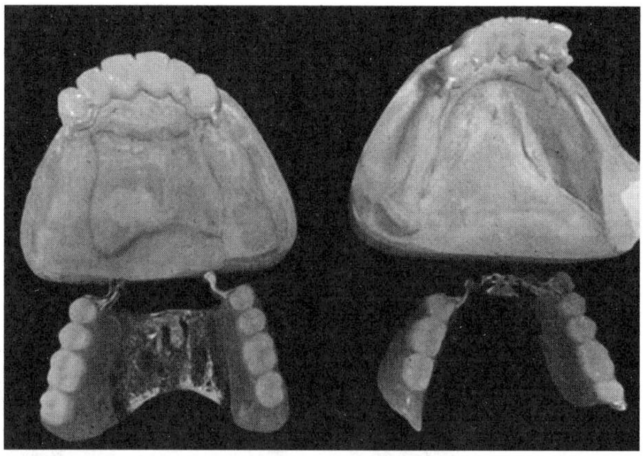

图 8-3 冠外附着体

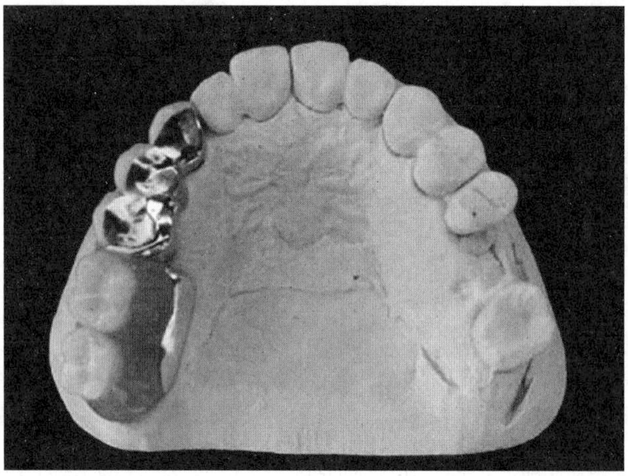

A

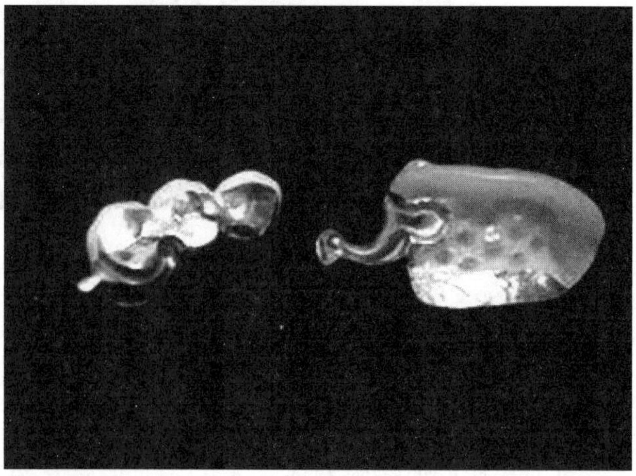

B

图 8-4 按扣式冠外附着体

A. 按扣式冠外附着体殆面观；B. 按扣式冠外附着体分解示意。

3）杆卡式附着体（图 8-5）：常用于覆盖义齿，将口内两个或多个牙根或牙冠或种植体之间通过金属杆连接，卡安装在覆盖义齿的组织面基托内，通过杆与卡之间的卡抱作用产生摩擦力固位。它能通过杆对余留牙起夹板作用，使义齿的咀嚼压力通过金属杆传递到基牙上或种植体上，通过金属杆连接使义齿固位和稳定。

常用于以下情况。①天然牙：牙弓前部余留 2 个天然牙，通常为尖牙或前磨牙，或后牙区 1 侧余留 2 个天然牙，常是磨牙和前磨牙。②种植牙：依靠将 2 颗或多颗种植体连接为一体的金属杆获得固位，金属杆焊接于金属基底，金属基底通过螺丝固位于种植体上。覆盖义齿前部依靠金属杆相连的种植体支持，后部依靠黏膜组织支持。

金属杆的外形与牙弓形态、基牙位置及牙槽嵴形态密切相关。理想的情况是将金属杆置于牙槽嵴顶，唇舌侧留有容纳修复体的空间，金属杆与牙槽嵴保持平行关系，金属杆组织面与牙槽嵴顶间间隙应大于 2mm，卡子安放在杆的平坦部位。

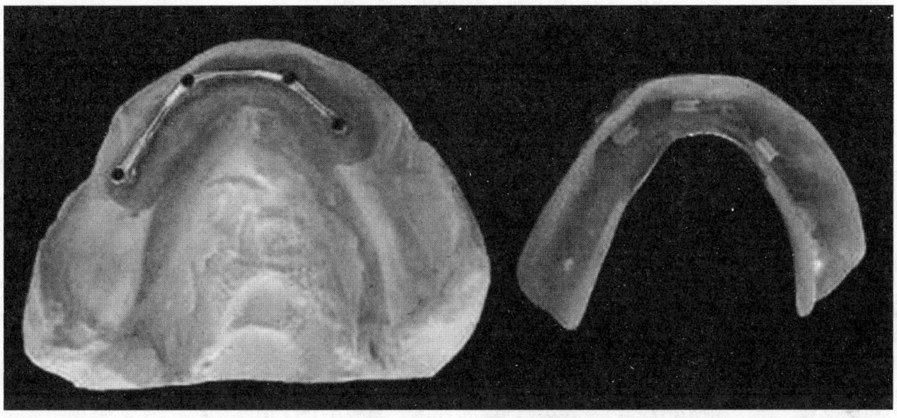

图 8-5 杆卡式附着体

4）按扣式（图 8-6）、球帽式附着体（图 8-7）：附着体通过阴型和阳型间的弹性锁扣作用产生的摩擦力固位。体积小，结构简单，选择病例时需考虑颌间距离和唇舌向空间问题，影响这种修复方法远期效果的主要因素是口腔卫生及牙周健康，因为附着体边缘易积存食物残渣，对牙周产生刺激（图 8-8，图 8-9）。

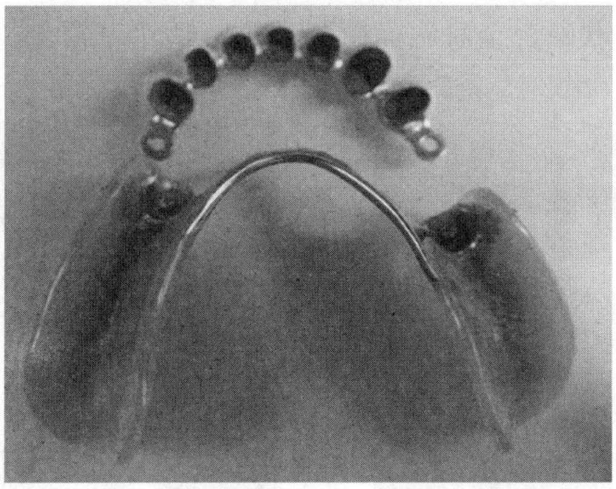

图 8-6 按扣式附着体

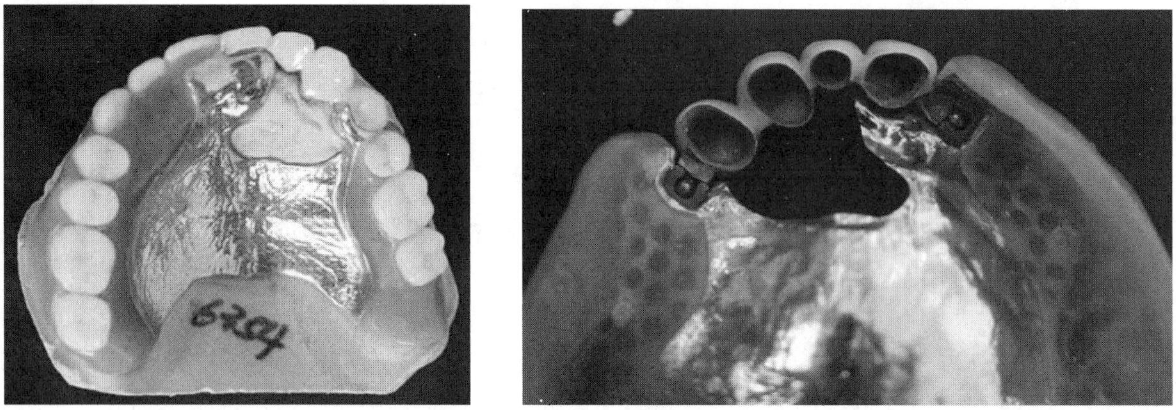

A　　B

图 8-7　球帽式附着体

A：𬌗面冠；B：组织面冠。

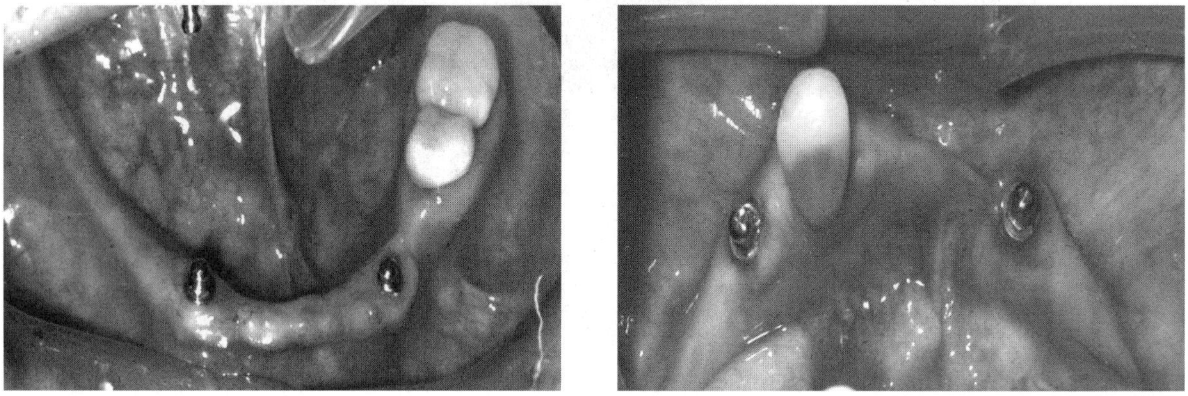

A　　B

图 8-8　种植体支持球帽式附着体

A. 𬌗面观 B. 局部放大。

2. 磁性附着体（图 8-10） 通常由安置在患者口内余留牙根或种植体上的衔铁（可被磁化的软磁合金），和安置在义齿基托内的磁体两部分组成，当覆盖义齿戴入时软磁合金被磁化产生磁场，增加义齿固位，当义齿取下时，软磁合金脱磁而磁场消失，适用于覆盖义齿或赝复体修复。

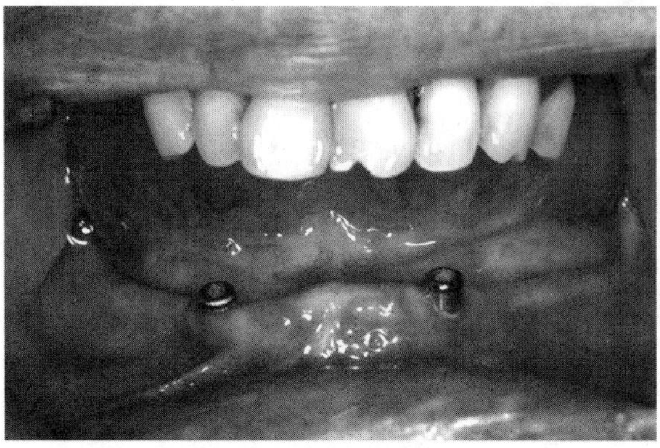

图 8-9　种植体支持 LOCATOR 附着体

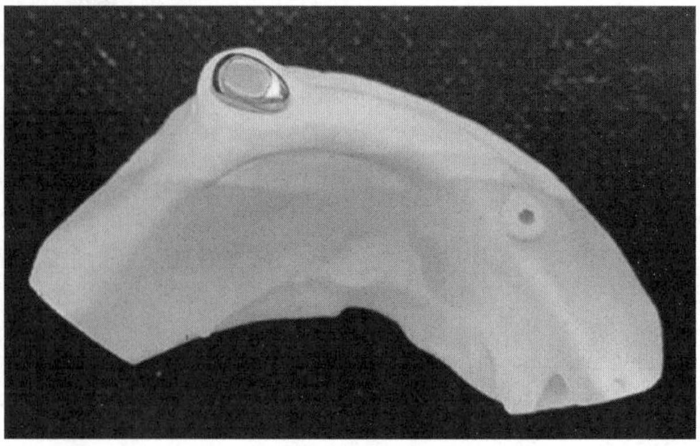

图 8-10　磁性附着体

（1）适应证：颌关系正常，人工牙可以排在牙槽嵴顶，单颌义齿的颌间距离大于 6mm。

（2）基牙选择：颌弓两侧选择基牙，尽可能分散，通常选择 2 ～ 3 个基牙，同等条件下首选有效根长（牙根在骨内的长度）大于 8 ～ 10mm 的尖牙和前磨牙，松动度小于 1°，牙槽骨吸收小于根长的 1/3，经完善的根管治疗术后，牙周无炎症。

（3）特点

1）固位力足够且稳定持久，不同规格的磁性附着体可提供 2 ～ 9N 的固位力，满足义齿功能状态下的固位要求。

2）体积小，操作简单，不受基牙方向的限制，无严格的就位道方向要求，义齿完成后无须经常调改修整。

3）具有轴向固位力强、侧向固位力弱的特点，在义齿摘戴或行使功能时减少基牙或种植体所受侧向力和扭转力，有利于基牙或种植体健康。

三、套筒冠义齿

本部分以临床应用最广泛的圆锥形套筒冠（Korber K.H.1958 年设计）为例进行介绍。

（一）适应证

适用范围广，但修复体制作工艺要求高，费用高，牙体预备量大，应根据缺牙区、基牙、牙周组织健康状况及患者对修复的具体要求综合分析，慎重选择适应证。

1. 多数牙缺失、少数牙残留的牙列缺损修复　磨损、长期牙列缺损未修复，或者先天或外伤导致的咬合关系紊乱需进行咬合重建修复，少数牙残留一般指单颌牙列中仅剩 1 ～ 5 颗牙，通常余留牙牙周、牙体条件不好，如残根、残冠，牙周炎症，伸长倾斜，冠根比例不协调，往往伴随咬合关系紊乱，需咬合重建修复。套筒冠义齿修复通过对基牙内冠的牙体预备和外冠的形态恢复，以及活动部分人工牙的排列，能改善冠根比例，减轻余留牙负担，同时对牙周组织有生理性刺激，利于重建咬合关系，义齿固位稳定性好，兼顾美观性。

2. 牙周炎及牙周炎伴牙列缺损修复　经牙周系统治疗，需牙周夹板固定的患者，可摘式和固定牙周夹板对菌斑的控制仍比较困难。圆锥形套筒冠固位体内冠呈锥形，内冠表面高度光滑，患者更易清洁，同时夹板固定效果同牙周夹板相似。

3. 颌骨部分切除伴牙列缺损修复，先天性牙列缺损修复　先天性发育畸形唇腭裂患者，常伴上颌牙槽骨发育不良、前牙牙列畸形、咬合关系不良；外伤或肿瘤术后的颌骨和牙列缺损，余留牙往往位置异常，固位形差，用一般卡环固位效果不好。使用圆锥形套筒冠义齿，可降低因支点造成的修复体或赝复体翘动和摆动程度，有效提高咀嚼效能，固位稳定好，外形美观，但基牙数较少时慎重设计。

（二）特点

1. 内聚角越小，固位力越大，一般起固位作用的基牙内聚度在 4°～ 6°，其他基牙内聚度大于 6°，当内聚角超过 8°时固位力基本消失。

2. 基牙由高度抛光的内冠覆盖，使菌斑不易附着，有利于保护基牙及牙周组织的健康，戴入后将基牙连为整体，起到牙周夹板的作用，𬌗力通过固位体传递到基牙，通过基托传递到缺牙区黏膜，将𬌗力分散，有利于保存牙槽骨高度。

3．由于减少拔牙过程，避免了卡环的金属暴露，患者更易接受。

4．制作较一般义齿复杂，费用较高，对患者的口腔卫生维护要求较高，如制作金属内冠义齿取下后影响美观。

（三）临床操作程序

目前常采用的 2 种治疗流程如下（表 8-1，表 8-2）。

表 8-1　套筒冠临床操作流程 A 法

临床操作	技工室操作
修复前检查 治疗方案确定 修复前准备 （根管治疗，牙周基础治疗，𬌗垫治疗）	
取印模（2 副） 一副研究模型：研究分析各基牙轴向和咬合情况，确定义齿共同就位道，在各基牙上标记牙体预备量，绘制义齿设计图	
	一副交技工室：记录颌位关系并转移𬌗架上，按确定的共同就位道和牙体预备量，对模型上基牙进行牙体预备，制作树脂临时义齿
基牙牙体预备（按模型设计内聚角度，各基牙间有共同就位道）：轴面 1.5 ～ 2.0mm，切端 / 合面 2.0 ～ 2.3mm，0.3 ～ 0.5mm 的斜面 / 直角肩台，平龈或位于龈下 0.5mm 取内冠印模 颌位关系记录 临时义齿初戴	
	内冠制作：确定基牙共同就位道，确认内冠内聚度 个别托盘制作
内冠试戴、粘固 取外冠及活动义齿印模 取𬌗关系记录 临时义齿修整	制作暂基托及𬌗记录、𬌗堤
	转移𬌗位关系上𬌗架 制作：外冠，金属支架 + 人工牙排列
试戴外冠，试金属支架义齿 + 人工牙 （外冠和金属支架用室温固化型树脂固定） 再次记录咬合关系	

续 表

临床操作	技工室操作
	再上𬌗架确认颌位关系 外冠与金属支架或基托焊接 义齿制作完成
义齿初戴	

表 8-2 套筒冠临床操作流程 B 法

临床操作	技工室操作
修复前检查 治疗方案确定 修复前处理 （根管治疗，牙周基础治疗，𬌗垫治疗）	
取印模（2 副） 一副研究模型：研究分析各基牙轴向和咬合情况，确定义齿共同就位道，在各基牙上标记牙体预备量，绘制义齿设计图	
	一副交技工室：按咬合关系记录转移𬌗关系上𬌗架，按确定的共同就位道和牙体预备量，对模型上基牙进行牙体预备，制作树脂临时义齿
基牙牙体预备 取内冠印模 颌位关系记录 临时义齿初戴	
	内冠制作：确定基牙共同就位道，确认内冠内聚度 个别托盘制作
内冠试戴，取印模 记录𬌗关系	
	转移颌位关系至𬌗架 制作：外冠，金属支架 + 人工牙排列
外冠试戴 金属支架试戴 + 人工牙试𬌗 （外冠和金属支架用室温固化型树脂固定） 再次记录咬合关系	
	再上𬌗架上确认颌位关系 外冠与金属支架或基托焊接 义齿制作完成

续 表

临床操作	技工室操作
内冠＋义齿试戴 内冠粘固	

两种临床与技工室操作步骤的区别如下。

A 法：将内冠粘固后取印模制作外冠和修复体。

B 法：内冠试殆后取印模，在翻制模型的金属内冠上直接制作外冠和修复体，义齿初戴时同时试内冠、外冠和修复体，合适后再粘固内冠。

A 法操作相对简便，外冠是在内冠粘固后制取的石膏模型上制作而成的。

B 法是在金属内冠上直接制作外冠，避免了因内冠粘固后再取印模及石膏模型灌注等步骤对内、外冠密合度的影响。

第二节　附着体临床修复

一、基牙选择

1. 牙周　骨吸收小于根长的 1/3，牙周炎症得到有效控制。

2. 牙体　经过完善的根管治疗，根尖周无炎症，冠外附着体的基牙牙冠要有足够的殆龈向高度和颊舌向宽度。

3. 磁性附着体　单颌义齿的颌间距离大于 6mm，牙根在骨内的长度小于 8 ～ 10mm，松动度小于 1°。

4. 套筒冠　基牙选择条件较宽，根据牙列缺损类型，基牙条件和义齿设计要求分为固位支持型基牙、支持型基牙、缓冲型基牙。

二、基牙预备

1. 冠外附着体和套筒冠的牙体预备　与常规全冠牙体预备基本相同，颊舌侧预备量 1.2 ～ 1.5mm，如冠外附着体基牙舌侧需增加固位舌臂，舌侧预备量增加 0.5mm，切端及殆面预备量 1.5 ～ 2.0mm，如做金属殆面，预备量在 0.5 ～ 1.0mm，邻面聚合度 2°～ 5°，套筒冠需按模型设计内聚角度预备，各基牙间有共同就位道。

2. 冠内预备　冠内附着体需进行冠内预备，预备的箱形与其他基牙有共同就位道，空间应比附着体宽 0.6mm，深 0.2mm，以便牙冠铸造完整和正确安装，牙冠的舌、腭壁要预留对抗臂空间。

3. 根内预备　桩道的预备要求与桩核冠相同，一般将基牙根面预备至平龈或龈下 0.5mm，制备成平面或凹面，可预备颈部肩台斜面增加固位，为抗旋转，在根管口可预备凹槽。

附着体临床预备注意事项详见表 8-3。

表 8-3　附着体临床预备注意事项

修复前检查	牙体情况：缺损，松动度，移位，伸长，磨损 牙周情况：口腔卫生，牙龈，牙周袋，附着体丧失情况 缺失区：牙槽骨吸收情况，黏膜情况，缺牙区与对颌牙的殆龈距离 咬合情况：正中殆，侧方殆，前伸殆，覆殆覆盖，咬合干扰，早接触，息止殆间隙，垂直距离，颌位稳定性等 颞下颌关节区：开口度，开口型，弹响，压痛 放射学检查：根尖片，全景片，CT，颞下颌关节侧位片 牙列模型：基牙位置，伸长、下垂、倾斜等移位情况，咬合情况
修复前准备	口内：系统完善的牙体，牙周治疗 牙列模型：修复设计，临时义齿设计，磨损患者考虑殆垫治疗
修复治疗	牙体制备 修复体制作 修复体戴入 定期复查

三、附着体义齿戴入后常见问题及处理

附着体义齿戴入后需按时复查，一般初戴后 24 小时复查，以进一步检查调殆，检查基托下组织是否有压痛、压痕、溃疡等，调磨缓冲相应组织面。教会患者义齿清洁方法，初戴 1 个月后再次复查，以后常规每 6 个月复查 1 次，及时检查咬合及义齿组织面贴合程度，如有问题及时调殆或重衬。

1．义齿易脱落或不易摘戴，评估附着体固位力，酌情调整或重新制作。

2．设计不合理或者义齿共同就位道的差异导致基牙牙周组织创伤，通常需重新设计重新修复。

3．附着体部件磨损、损坏，或者基牙出现继发龋、牙髓 / 根尖病变，固位力下降或者口内附着体部件出现松动或边缘微渗漏。

4．修复体是否有损坏，如有损坏需找出原因，视严重程度修理或重新制作修复体。

5．修复体或套筒冠内冠脱落或损坏，分析脱落或损坏原因，选择重新粘固或者重新制作内。

6．基牙继发龋、折断和牙周病，由于安装了附着体固位部件，对患者口腔卫生维护的要求更高，冠或者根帽边缘的不密合导致菌斑堆积，基牙牙体预备后组织强度下降，导致基牙继发龋、折断、牙周病。因此要求基牙行完善的牙周、牙髓治疗后再行修复，对患者进行口腔卫生宣教，掌握对牙列和修复体的清洁方法，定期复查，及时发现问题并处理问题。

第三节 牙列缺损 / 缺失的覆盖义齿修复

一、概述

覆盖义齿是指义齿基托覆盖于牙根、牙冠或种植体上的全口或可摘局部义齿。种植覆盖义齿见本书相关章节，本节主要讲述天然牙支持的覆盖义齿。

（一）覆盖义齿的生物学基础

覆盖义齿基托下方有经过完善治疗的牙冠、牙根、种植体，不仅对可摘义齿的固位和支持有改进，而且对维持牙槽骨高度、保留牙周本体感受器有独特作用。

1. 保留牙根对义齿支持和固位力的改进 由于覆盖基牙的存在，可有效减少覆盖牙齿对牙槽嵴黏膜的负荷，大大提高支持作用，这对减缓下颌牙槽嵴的吸收尤其重要。覆盖基牙高度不同，数目多寡，分散程度，提供给义齿的固位力大小也不同。

2. 保留牙根对维持牙槽骨高度和保留牙周本体感受器的作用 保留天然牙的牙周韧带可以缓冲义齿传导到牙槽骨的咬合力，更有效地控制咀嚼吞咽反射中咀嚼循环的范围和类型，分辨力的方向、大小，避免过大的咬合力对覆盖基牙及其牙周组织造成破坏，延缓牙槽骨吸收，同时提高咀嚼效率。有研究表明，覆盖义齿治疗的患者能更多地支持大于 2000g 的负荷，增加咀嚼肌活动，达到 79% 的咀嚼效率，而全口义齿患者仅有 59% 的咀嚼效率。

3. 保留牙根对基牙的作用 覆盖义齿修复时，需降低覆盖基牙临床冠高度，减小冠根比例，义齿在行使功能时，减轻甚至完全消除了基牙上的侧向力和扭力，从而减少了对基牙的创伤，有利于改善基牙牙周组织健康。

4. 保留牙根对患者心理的影响 对某些患者而言，即使只有单个牙根，患者也没有成为无牙颌，这不仅增加了义齿固位，对患者心理也是莫大的安慰。

（二）覆盖义齿的适应证及优缺点

1. 适应证

（1）基牙条件差，如冠根比不协调。

（2）余留牙少（至少有 1 ～ 2 颗可保留，其位置对义齿的支持、固位、稳定有益）。

（3）牙槽嵴吸收严重、口腔干燥综合征、对口腔异物反应敏感、适应能力差等直接戴用总义齿效果不佳者。

（4）口腔卫生维护良好，能够有效清洁基牙，防止或减缓覆盖义齿基牙的牙体牙髓或牙周损害者。

（5）先天性口腔缺陷患者，如先天性唇裂，先天性小牙畸形，外胚叶发育不全导致的恒牙稀少，牙釉质发育不全等。

2. 禁忌证

（1）余留牙牙体牙髓、牙周疾病未行完善治疗者。

（2）口腔卫生差或丧失口腔卫生维护能力者。

3. 优缺点

（1）优点

1）可保留一些采用可摘义齿难以利用或保留的牙齿牙根，牙周本体感受器的保留使义齿具有分辨咬合力的方向和大小的能力，并可判断𬌗面间食物的大小厚薄，免受或减轻咬合创伤，有效防止或减缓牙槽骨的吸收，减小或消除基牙所受的扭力和侧向力，改善松动度，甚至完全稳固。

2）义齿支持，稳定，固位效果好，可以安装各种附着体，与总义齿相比，更好地恢复咀嚼功能。

3）减轻患者拔牙痛苦和等待周期，保留牙根对患者心理的安慰作用，附着体义齿可大大减小基托范围，使患者更为舒适。

4）义齿易于修理和调整。

（2）缺点

1）基牙易龋坏或发生牙龈炎症，基牙覆盖在义齿基托下，缺乏自洁作用，食物残渣易存留，使细菌易于繁殖，加之覆盖基牙或根上覆盖物的刺激，如果患者口腔卫生维护差，基牙龋病和牙周病的概率增高。

2）治疗周期长，治疗费用高，制作难度高。

二、覆盖义齿的修复设计

（一）覆盖基牙的牙周情况

要求无牙周袋，无溢脓感染，牙龈附着正常，松动度小于Ⅰ度，骨吸收小于根长1/2，牙根周围至少5mm的骨支持和3～4mm的附着龈宽度。

（二）覆盖基牙的牙体牙髓情况

要求经过完善的牙体牙髓治疗，若根管钙化无法行根管治疗，但根尖无明显炎症也可选作覆盖义齿基牙。

（三）覆盖基牙的数量

较为理想的情况是单颌保留2～4颗基牙，但在某些情况，如先天性小牙畸形，外胚叶发育不全导致的恒牙稀少，重度磨损，残根残冠较多时，也可保留较多基牙，对于牙槽嵴特别低平的，颌弓上仅余留1颗孤立牙或牙根，满足牙周、牙体、牙髓要求时，也有保留价值。

（四）覆盖基牙的位置和分布

理想的位置是在牙弓的前后左右均有基牙，且位于咬合力最大的位置，4个分开的基牙为覆盖义齿提供支持和稳定，通常情况下前牙和后牙均可选择，但多选择前牙，首选尖牙。

（五）覆盖基牙的作用

1. 支持作用 简单覆盖义齿将剩余牙根截短（龈上 1.5mm），以树脂、银汞封闭根管口，或制作金属根帽覆盖，仅将合力传递到牙周组织，使覆盖义齿从剩余牙齿上获得支持。

2. 支持与固位作用 截短牙根保留龈缘上 3 ～ 8mm 的高度，牙根对覆盖义齿起到支持与固位的双重作用。

3. 固位附着体 在预留牙根或种植体上安放附着体，增加固位。

（1）常用的单个根上附着体有球帽式附着体和磁性式附着体。适应证：只有 1 个余留牙，对角线型基牙，跨度太大不能用杆连接，剩余牙槽嵴上方空间不足，牙弓前部呈 V 形者。

（2）杆式附着体常应用于前牙区或一侧后牙区，具有更大的机械稳定性和抗磨损性。适应证：基牙牙周状况欠佳，使用杆式连接做直接夹板固定者。

（3）套筒冠式附着体：详见附着体。

三、覆盖义齿的修复流程及注意事项

（一）修复流程

经完善的牙体牙髓牙周治疗后再开始覆盖义齿修复（表 8-4）。

表 8-4 覆盖义齿修复流程

临床操作	技工室操作
修复前检查 治疗方案确定 修复前处理 （根管治疗，牙周基础治疗，𬌗垫治疗） 桩道预备，制取印模	
	制作桩 – 球帽 / 根面附着体 制作个别托盘
粘固桩 – 球帽 / 根面附着体 取活动义齿印模 记录颌位关系	
	制作义齿支架
义齿试戴 固定基托组织面内附着体结构	
复诊检查 定期复查	

（二）注意事项

1. 基牙预备

（1）简单覆盖义齿的基牙预备

1）截冠：具体如下。①短冠基牙：如果牙根用于支持义齿，截短至龈上 1.5mm，如果牙根需要对抗侧向力，至少要保留 3mm 高度，不能将牙根截至龈嵴顶下。短冠基牙改变了冠根比例，所受侧向力极小，可有效保护基牙健康。②长冠基牙：龈缘上保留 3 ～ 8mm 的基牙，原则上冠长不能超过根长的 1/2，预备量少；仅调磨基牙各轴面，以取得基牙共同就位道，根据具体情况降低基牙高度，保证覆盖义齿有足够的厚度和强度，临床应用极少，除特殊情况（如唇腭裂患者）外，其他情况不建议使用。

2）将根面修成光滑的圆顶状，根管口调磨成小斜面。

3）可用树脂、银汞合金等材料封闭根管口，并打磨抛光。

（2）直接使用预成固位装置的牙根预备，基本形式是成品的球形突起连接于螺纹桩上。

（3）桩 – 根帽的牙体预备：对于桩 – 根帽预备体来说，牙本质肩领完整，至少在龈上 1.5mm，在上颌前牙区，因为美观原因可以预备在龈下 0.5mm，或者颌间隙不够的患者也需要预备龈下边缘。

（4）单层金属顶盖：覆盖并粘固在整个基牙表面的冠帽，边缘与颈缘线一致，牙周组织健康者，其轴面聚合度可小，反之则大。

（5）双层金属顶盖：是在单层顶盖上再制作一金属冠帽并固定在覆盖义齿基托组织面。

（6）套筒冠按照要求制备。

（7）覆盖基牙 / 种植体上的附着体：在基牙的金属顶盖或种植体上安放附着体，详见附着体相关章节。

（8）临时覆盖义齿修复：可以在牙髓治疗或基牙截短后任何时间为患者提供临时性或即刻覆盖义齿作为过渡，经过这个过程，患者可获得一定的活动义齿戴用经验和心理适应。

2. 基托设计要求

（1）保留间隙：基托组织面与覆盖基牙间，基托组织面与金属顶盖间，均应留有 1mm 间隙，该间隙可根据义齿承托区黏膜的厚度不同而略有差异，承托区黏膜厚度较薄或较致密者，基托组织面与覆盖基牙间预留的间隙可适当减小，反之适当加大。

这种环基牙开放式设计有利于牙周组织健康，但也会引起嵌塞，基托易折断，以及发“S”音困难等不良现象，因此设计时基托应尽可能少覆盖边缘牙龈；邻面间隙的边缘用金属制作；覆盖基牙越多，预后越好，开放间隙也可越大。

（2）利用磁性附着体固位。

（3）基托增力设计使用高强度树脂制作基托或者金属基托，也可设计成局部或全腭金属基托，避免基托折断。

四、覆盖义齿可能出现的问题及预防和处理

（一）可能出现的问题

1. 义齿基托折断或裂纹 覆盖义齿使用铸造加强支架后已很少折断，但当义齿受力不当，附着

体或覆盖基牙附近常出现树脂裂纹，应及时地调𬌗或重衬基托，消除过大应力。

2. 附着体磨耗损坏 需定期更换附着体阴型或者重做附着体根帽。

3. 根面龋 这是覆盖义齿患者的常见并发症，覆盖义齿戴入后患者的清洁难度增加，基牙牙周附着丧失，老年患者饮食结构上更多偏碳水化合物和软食，唾液量减少促使菌斑堆积，引起基牙龋坏。

（二）预防方法

（1）彻底有效的机械清洁基牙，使用普通牙刷及牙缝刷清洁所有暴露的根面及牙龈区。

（2）化学法防龋，建议患者每日使用含氟凝胶或者含氟漱口水，使用低磨损性牙膏清洁义齿，定期使用义齿清洁剂护理，预防义齿性口炎的发生。

（3）龈炎及牙周炎，义齿长期戴用后患者口腔卫生差，食物嵌塞，基托边缘压迫龈缘等原因导致牙周问题，牙周疾病的发展速度与口腔卫生质量和牙齿所受应力程度有关。

（三）处理方法

（1）基牙周围基托设计合理，不能压迫龈缘，也不能缓冲过多。

（2）夜间停戴义齿。

（3）牙周复查维护不仅是去除菌斑和牙石，还要再次对患者进行口腔卫生宣教指导。

（4）义齿存在支点，导致牙齿𬌗力先传递到该基牙，引起基牙负担过重，牙槽骨吸收。义齿基托密合度提示牙槽骨的吸收程度，剩余牙槽嵴进行性萎缩可导致垂直和水平关系的改变，造成𬌗干扰，需定期调𬌗，必要时需重衬处理。

（5）当失去最后一颗基牙时，通常重衬覆盖义齿改为总义齿。

（6）覆盖义齿的术后护理：覆盖义齿修复后患者的日常护理与定期复查是义齿成功的重要步骤，第一次复查安排在义齿戴入后 3 个月，以后根据患者的口腔卫生情况安排在 6 ～ 12 个月，了解患者的义齿使用维护情况，是否有新发龋损，患者对基牙和义齿的清洁能力，牙周健康状况等，检查义齿咬合及基托密合度，发现问题及时处理。

第四节　颌面缺损修复

颌面赝复学（maxillofacial prosthetics）是口腔修复学的一个重要组成部分，是研究和利用人工材料对颌面部缺损进行修复的一门学科。用人工材料制作用以修复颌面部缺损的修复体称为颌面部赝复体（图 8-11）。

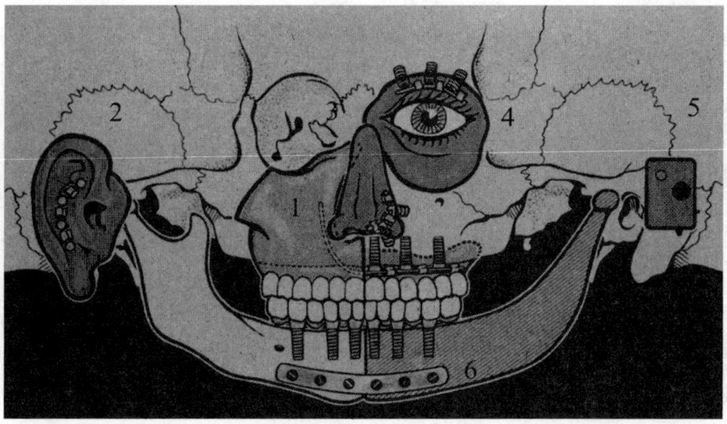

1. 上颌区义颌；2. 义耳；3. 义鼻；4. 义眼；5. 耳助听器；6. 下颌区义颌。

图 8-11 颅颌面缺损、缺失畸形示意

一、颌面部缺损的病因及影响

（一）颌面缺损的原因

颌面部缺损的原因有多种，大致可分为先天性和后天性两大类。

1. 先天性因素 在颌面部缺损畸形中，以唇裂和腭裂（图 8-12）最为常见，还有先天性耳缺损、鼻部缺损及面裂等。先天性唇、腭裂和鼻缺损畸形等一般以手术治疗为宜，效果较好；先天性耳缺损目前仍多采用义耳修复。

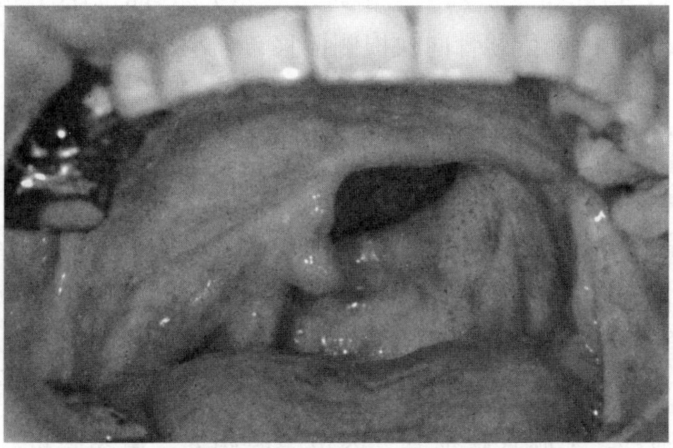

图 8-12 软腭缺损修复前

2. 后天性因素

（1）外伤：常见的有烧伤、交通伤等所造成的颌骨、耳、鼻、眼（图 8-13）缺损。

（2）疾病：最常见的是由颌骨及颜面部肿瘤手术切除后所造成的缺损，其中尤以上颌骨缺损（maxillary defect）最为多见（图 8-14）。

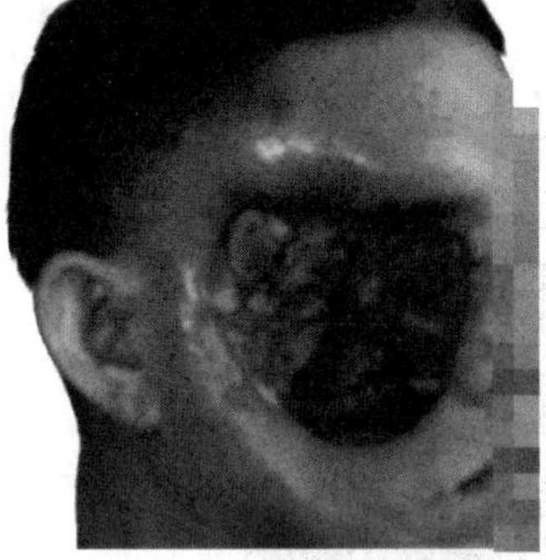

图 8-13　颌面部多器官缺损

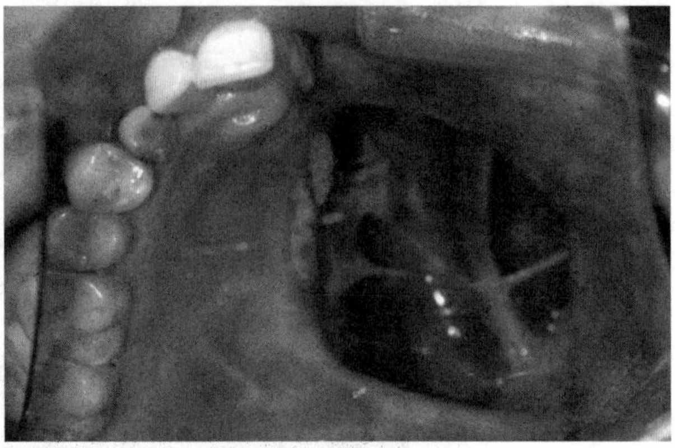

图 8-14　上颌骨缺损

（二）颌面缺损的影响

颌面部不但构成每个人的正常面部外形和容貌特征，而且承担了咀嚼、语言、吞咽、吮吸及呼吸等重要生理功能。颌面部缺损对人的身心健康及生活影响很大，其主要表现在以下几个方面。

1. 咀嚼功能　虽然咀嚼功能主要依靠牙来完成，但还需唇、颊和舌的协同配合。当颊部、舌部有缺损时，均可使咀嚼功能受到影响。颌骨缺损，一般都伴有多颗牙的缺失，因而咀嚼功能的减退就更为明显。特别当下颌骨缺损时，下颌骨会向缺损侧偏移，使上下颌牙列失去正常的咬合关系，使咀嚼功能丧失殆尽。

2. 语言功能　人的语言是气流冲击和摩擦使声带振动发生音波，后经过口腔加以改变而形成的。颌面部发生缺损时，口腔器官的特有结构发生变化，共鸣腔遭到破坏，发音也随之变得模糊不清。上颌骨或腭部缺损时，口腔和鼻腔就完全相通，破坏了原有的封闭性能，使发出的元音都带有浓厚的鼻音。下颌骨缺损者，因余留颌骨向缺损侧偏移，缩小了口腔的范围，使舌的正常功能受限，也会影响语言功能。

3. 吞咽功能　当上颌骨、腭部或颊部有缺损穿孔时，由于口鼻腔相通食团难以形成，即使部分形成也不能沿着正常的途径进入咽部，尤其在饮水或进食流质食物时，患者需要将头部后仰，否则液体将从上颌缺损处经鼻腔流出，患者非但无法下咽，还会出现喷呛。

4. 吮吸功能　上颌骨、腭部、面颊或唇部有缺损穿孔时，口腔不能形成一个封闭的环境，吸气时，口腔内不易产生负压，从而影响了吮吸功能。缺损范围较大者，吮吸功能可能全部丧失。

5. 呼吸功能　在正常呼吸时，特别当吸气时，外界空气经过鼻腔，得到鼻黏膜的过滤、润湿和加温后再进入咽喉和肺部。上颌骨缺损者，因口鼻腔相通，鼻黏膜也相应地缺损。吸气时，外界混浊的冷空气得不到过滤、润湿和加温，直接抵达咽喉进入肺部，使患者易患气管炎、肺炎等疾病。

6. 面部外形　颌面部的正常结构和外形是维持容貌的基本因素。颌面部缺损后，面部就失去了完整性和对称性。下颌骨缺损还会引起下颌骨偏位或畸形。面部有大面积缺损者，畸形更为严重。

7. 精神情绪　由于上述颌面缺损后所引起的一系列影响，特别是面部外形的毁损，易使患者产生悲观失望和厌世情绪，会极大地影响患者的工作、学习和生活。

二、颌骨缺损的修复

颌骨缺损是口腔颌面缺损中最常见的缺损。颌骨不但是颜面部外形的支撑结构，同时也是咀嚼器官、语言器官、呼吸器官的重要组成部分。因此，无论是从患者的需求性，还是缺损影响的严重性来说，颌骨缺损的修复都是口腔修复医师的一个重要任务，也是一个重要的研究领域。

（一）颌骨缺损的修复前检查

颌骨缺损修复治疗前或拟进行手术治疗前，必须对患者的全身情况，特别是口腔颌面部情况做详细的检查，在对患者有完整的了解后，提出最适合该患者的治疗计划及修复方案，以获得后续最佳修复效果。

1. 全身情况的检查

（1）首先应了解颌骨缺损的原因是属于先天性的，还是后天形成的；若为肿瘤术后的缺损，应弄清有无复发趋向等，这与修复方案、修复时间、方法等都有密切关系，对有复发趋向的患者应缓行修复治疗。

（2）了解手术时间，检查术后创面的愈合情况。一般情况下，应在手术 2 个月后进行永久性修复，过早创面愈合不全，过晚影响患者的恢复。术后创面愈合不好的患者，应推迟修复时间。

（3）对于恶性肿瘤的患者尚需了解其是否在进行放射治疗及放射治疗的量和结束时间。在放射治疗期间一般不做修复治疗。在放疗结束 2 个月后，方可开始修复治疗。拟在缺损区及邻近部位植入种植体修复的，植入时间为放射治疗结束后半年。

（4）了解患者有无全身系统性疾病，若明显精神异常，不能主动配合修复治疗，则不宜行修复治疗。患者若有心脏病、血液病、糖尿病、高血压、肾病或代谢障碍等疾患，则需慎重考虑采用种植式修复体。

2. 颌面部检查

（1）颌面部缺损的部位和范围，与颌骨缺损有无关联，能否采用同一修复体修复。

（2）颌面部的外形有无改变，唇颊部的丰满度如何，有无凹陷，左右是否对称，有无颜面部瘢痕挛缩，是否需做手术松解，能否用修复方法恢复面部外形。

（3）下颌骨的位置是否正常，与上颌骨的关系如何，有无缺损、偏移，是否需做植骨手术。

（4）开口是否受限，口裂有无缩小，唇、颊部的弹性如何，对取模和修复体的摘戴有无影响，是否需做瘢痕切除术或口裂扩大术。

3. 口腔检查

（1）颌骨缺损的部位及范围。上颌骨缺损者口鼻腔有无穿通，下颌骨缺损者有无颌骨偏位，是否做过植骨手术。颌骨骨折者，应仔细检查骨折断端愈合情况，有无错位愈合，是否需做复位手术。

（2）缺损区的组织愈合情况，有无炎症、出血、化脓、肉芽组织瘢痕等，必要时应请有关科室会诊处理。

（3）上颌骨缺损者应特别注意鼻底、鼻咽腔、残留软腭及颊侧倒凹等的情况，以判断相应部位能否作为固位区。

（4）余留牙的情况，有无残根、龋齿、错位牙、伸长牙及松动牙。由于颌骨缺损后修复体的固位常存在一定的困难，故对余留牙一般采用尽量保留的原则。对牙Ⅱ度或Ⅲ度以下松动牙，有利于固位者也可考虑保留，Ⅲ度松动牙，一般仍以拔除较好。

（5）牙槽嵴的高度和宽度及唇颊沟的深度如何，是否需做唇颊沟加深术。

（6）𬌗关系是否正常，覆𬌗的程度，有无反𬌗、深覆𬌗、开𬌗等情况；后牙的咬合关系如何，上下颌有无早接触、少数牙接触或完全无接触。

（7）有无瘢痕挛缩，开口度情况。开口度小于 2.0cm，将影响印模的制取和修复体摘戴。应嘱患者行开口训练，必要时辅以松解术。

（8）语音和吞咽情况。语音是否清晰，腭咽腔是否能闭合。

4. X 线检查 对采用常规修复体不能达到良好修复效果的患者，应做颌骨的 X 线检查，观察余留颌骨的高度和骨密度。对有足够高度，骨质为中等密度的颌骨，可考虑植入种植体，作为修复体的固位和支持装置。颌骨高度低于 10mm、骨密度低的颌骨，不能考虑种植体植入，颌骨有囊肿、炎症、肿瘤等疾病的也不宜考虑种植体植入。

（二）颌骨缺损的分类

1. 上颌骨缺损的分类 国内目前采用的是赵铱民（1996）提出的上颌骨缺损的八类法分类。他在 Aramany 分类法的基础上，将无牙颌上颌骨缺损独立为一类，同时将全上颌骨缺失独立列为一类，再将原分类按照修复的难易程度进行顺序排列，提出上颌骨缺损的八类分类法（图 8-15）。

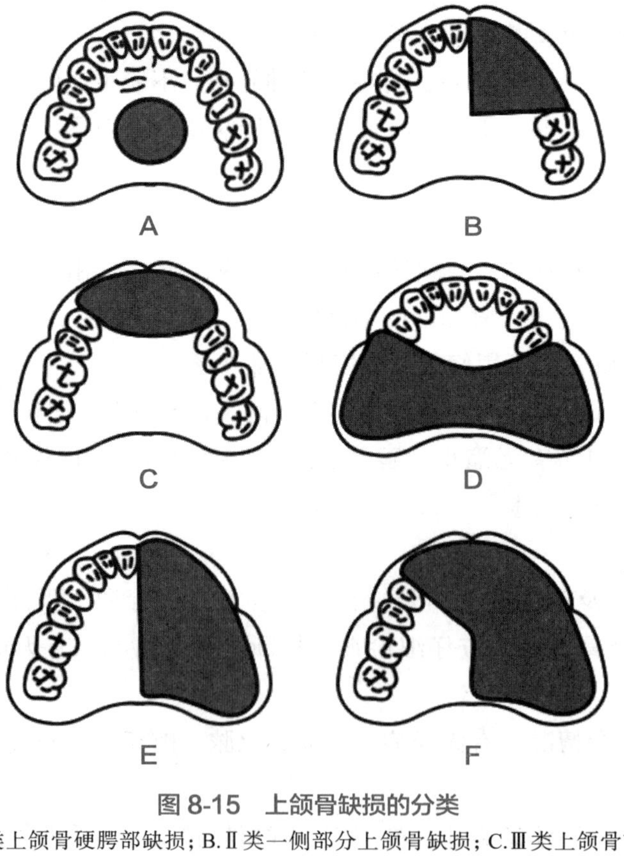

图 8-15 上颌骨缺损的分类

A. Ⅰ类上颌骨硬腭部缺损；B. Ⅱ类一侧部分上颌骨缺损；C. Ⅲ类上颌骨前部缺损；D. Ⅳ类上颌骨后部缺损；E. Ⅴ类一侧上颌骨缺损；F. Ⅵ类双侧上颌骨大部分缺损。

Ⅰ类：为上颌骨硬腭部缺损。

Ⅱ类：为一侧部分上颌骨缺损，分前后颌，缺损在颌骨前部为Ⅱ类第 1 亚类，记为$Ⅱ_1$；在颌骨后部者为Ⅱ类第 2 亚类，记为$Ⅱ_2$。

Ⅲ类：为上颌骨前部缺损。

Ⅳ类：为上颌骨后部缺损。

Ⅴ类：为一侧上颌骨缺损。

Ⅵ类：为双侧上颌骨大部分缺损，即缺损超过中线。

Ⅶ类：为无牙颌的上颌骨缺损，再按其缺损的部位和范围，参照本分类法中前 6 类的缺损部位和范围，定为相应的六个亚类，分别标为$Ⅶ_1$、$Ⅶ_2$、$Ⅶ_3$、$Ⅶ_4$、$Ⅶ_5$、$Ⅶ_6$。

Ⅷ类：为双侧上颌骨缺失。

此分类法覆盖了上颌骨缺损的各种情况，便于记忆，对上颌骨缺损的修复更具指导意义；缺点是不够简洁。

2. 下颌骨缺损的分类 目前国内外对于下颌骨缺损的分类方法尚未统一，Brown 等认为下颌骨有 4 个“角”，包括 2 个下颌角，为垂直方向上的角；2 个尖牙所在位置下颌骨常有明显转折，为 2 个水平方向上的角。修复重建手术涉及这些“角”时，往往需要对移植骨块截骨进行塑形，以恢复下颌骨的轮廓，在此基础上，Brown 等以上述 4 个角为标志，按缺损累及的角数，将下颌骨缺损分为 5 类。

Ⅰ类：一侧下颌骨缺损累及下颌角但不累及同侧尖牙区，且不伴同侧髁突缺损。

Ⅱ类：下颌骨缺损同时累及一侧下颌角及尖牙区，但未到达对侧尖牙区，且不伴同侧髁突缺损。

Ⅲ类：下颌骨前部缺损，累及双侧尖牙区但不累及双侧下颌角。

Ⅳ类：下颌骨广泛缺损，累及双侧尖牙区及一侧或双侧下颌角，且不伴髁突缺损。

以上Ⅰ、Ⅱ、Ⅳ类缺损若同时伴有髁突缺损，则分别记为Ⅰc、Ⅱc、Ⅳc。这种分类方法比以往分类更能全面地反映下颌骨缺损的复杂性，为下颌骨切除术后重建效果提供一个更科学和更有效的评估标准，对指导临床修复具有重要意义。

（三）颌骨缺损的修复原则

对于颌骨缺损首选方案应是采用骨、皮瓣移植的外科方式修复缺损、恢复颌骨外形，再以种植牙的方式重建咀嚼功能。在不能用外科方式实现颌骨重建时，则应采用修复体进行修复。

颌骨缺损修复应遵循以下修复原则。

1. 早期系列修复 颌骨缺损不仅使口腔生理功能受到一定程度的障碍，还使面部产生不同程度的畸形，所以，应在早期进行系列修复治疗。永久性修复最好在创面愈合后（一般 2 ~ 3 月）制作，临时性的修复则应越早好。如在手术前制作预成腭护板，手术后立即戴入腭护板，可保护手术区创面，分隔口鼻腔；下颌骨缺损则应术前制作翼状导板，术后戴入；术后 7 ～ 10 天拆线的同时将腭护板等在口内直接改制成暂时性阻塞器，以减少瘢痕的挛缩，减轻面部畸形的程度，早期恢复部分的生理功能。

2. 尽可能恢复生理功能 颌骨缺损的修复应尽可能恢复咀嚼、语言、吞咽、吮吸等生理功能。在恢复功能的基础上，尽量恢复患者的面部外形。当两者间有矛盾时，应以功能恢复为主。

3. 保护余留组织 颌骨缺损后，除必须拔除的残根或过度松动牙，骨尖、骨突的修整，以及瘢痕组织的切除等外，应尽量保留余留牙齿和口腔组织，以用于修复体的固位稳定和支持。

4. 要有良好的固位稳定 颌骨缺损修复的效果，在很大程度上取决于修复体的固位和稳定。颌骨缺损的修复体往往大而重，由于支持组织较少，修复体的固位稳定难度较大。应充分利用余留牙和各种方式使修复体获得良好的固位和稳定。

5. 修复体要坚固轻巧，使用方便舒适 修复体还必须设计得既牢固又轻巧，尽可能减小修复体体积，采用轻质材料，缺损区的基托应采用中空的形式以便减轻重量；同时便于取戴，使用舒适。

（四）颌骨缺损的修复特点

作为一种特殊的缺损形式，颌骨缺损在其修复方法上与常规义齿有较大差异，归纳起来，主要有以下四方面特点。

1. 印模特点 颌骨缺损是多种多样的，其使口腔颌骨的原有解剖形态发生了很大变化，且需制取印模的范围通常较大，同时患者常伴有开口受限，因而需采用一些特殊的取模方法。

（1）个别托盘印模法：此种方法在制取颌骨缺损印模中最为常用，且可在开口受限的情况下采用。个别托盘可在通用托盘的基础上加蜡改造而成，也可在临床临时制作。将软化的印模膏或蜡片，加在托盘相应部位上，放于口中缺损部位，待冷却后取出，将其表面及边缘区均匀刮除约 2mm 留做印模材料空间，再将表面做成粗糙面，以防印模料脱落，此即成为个别托盘。然后，再以弹性印模料衬印，即可取得较准确印模。

（2）分瓣印模法：下颌牙列舌侧和舌翼区的倒凹大，或开口受限者，可采用此法。将印模膏软化，做成两片状，将一片覆盖舌侧与𬌗面，另一片覆盖颊侧与𬌗面，二者在𬌗面重叠做标记以便于口外拼对。待其固化后分别取出，拼合后即成完整的印模。将其内侧刮去一层，用弹性印模料分瓣衬印，再按前述顺序取模，两瓣印模分别取出后拼在一起，即得准确的印模。

（3）分层印模法：在上颌骨缺损腔较深或深达眶底者，多采用此法。先取得上颌缺损区初步印模，灌注模型，在模型缺损腔顶端上以自凝树脂或印模膏制作缺损区个别托盘，用此托盘加弹性印模材料于口内，制取缺损腔顶端的准确印模，待此层印模料结固后，保持不动，再以上颌个别托盘制取全上颌印模，待印模料固化后，分两层取出印模，在口外精确对位后固定在一起，灌制模型。

除这几种常用的取模方法外，还有分区取模法、分段取模法、注射印模法等，可适用于不同情况的颌骨缺损印模制取。在临床上制取复杂缺损区的印模时，通常是两种或几种方法的结合使用，才能获得最准确的印模。

2. 固位技术 由于颌骨缺损后所形成的特殊解剖结构和组织特点，以及修复体的特殊固位要求，仅常规的义齿固位方法已不能满足修复体的固位要求，需采用一些特殊的固位技术，以下将简略介绍一些颌骨缺损中常用的固位技术。

（1）磁附着固位技术：磁性附着体具有固位可靠，操作简单，可自动复位无须调节修理，不传递侧向力，以及应用范围广等优点，现已成为改善颌骨修复体固位的重要手段。磁性附着体的应用方式主要有四种：①将衔铁设置在余留牙根或残冠上，而将闭路磁体设置在义齿或赝复体的对应部位。②将衔铁和闭路磁体分别设置在修复体的两部分的相应位置上。③将衔铁设置在种植体顶端，作为种植体的上部结构，而将闭路磁体设置在修复体的对应部位。④将衔铁设置在种植体或牙根支持的金属支架上，将闭路磁体设置在修复体相应部位，利用衔铁与闭路磁体间的磁引力使修复体获得良好的固位。一只磁性附着体的固位力可以有 200g 到 950g 不等，因而通常应用两只磁性附着体即可显著改善修复体的固位。

（2）种植体技术：种植体是颌骨缺损修复中重要的固位和支持结构，利用种植体可以植入临近缺损区有足量骨组织部位，解决修复体的支持和固位问题。种植体具有多种上部结构。在颌骨缺损修复中应用最多的是杆卡式、磁附着式和螺丝固定式三种上部结构。除用于牙列缺损及颌骨缺损修复外，还常用于颜面部缺损的修复，用于义耳、义眶、义鼻等的固位。

（3）组织倒凹固位：利用组织倒凹实现修复体固位是修复临床常用的方法，如部分上颌骨缺损后，其缺损腔的鼻腔侧常有一个较大的倒凹区，以硅橡胶等弹性材料制成富于弹性的阻塞器，使其发生弹性变形后进入倒凹区，然后阻塞器再依靠弹性恢复原来的形状，即可稳固地保持在缺损腔内，获得良好的固位。在此基础上还可利用磁性附着体连接和固定其他部分修复体。

（4）卡环固位：是口腔缺损修复中最常用的方式，在有余留牙的颌骨缺损修复中，其仍然是主要的固位形式。以单臂卡、联合卡、间隙卡和 RPI 卡环组的应用最为常见。一般来说，颌骨修复体所用卡环数量常多于普通义齿。临床上根据基牙情况可以选择弯制卡环或铸造卡环。一副颌骨赝复体不应少于 2 只铸造卡环（图 8-16）。

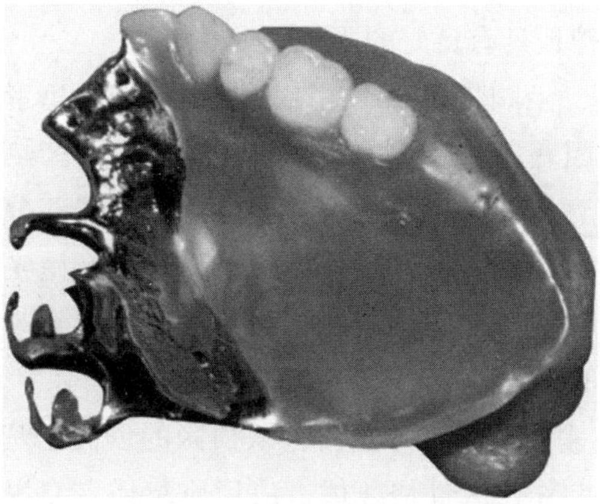

图 8-16　上颌骨缺损赝复体

3. 颌位关系记录　颌骨缺损后，由于局部骨支持组织的缺失，颌位关系的记录和转移较为困难。在临床上通常采用恒基托记录法，即在取得余留颌骨、牙列及缺损区的准确印模的基础上，按照设计的修复体形式，在模型上制作卡环等固位体，继而用热凝树脂制作恒基托，利用恒基托来记录颌位关系。恒基托在记录颌位关系时不会发生变形，可以获得准确的颌位关系，也有利于口内排牙。同时还可利用恒基托检查模型的准确性。

4. 咬合设计　颜骨缺损患者通常伴有咬合关系错乱，在外伤及先天性唇腭裂、骨裂的患者尤为严重，因此在口内排牙及咬合设计上都有其特点。

（1）口内排牙：颌骨缺损患者的人工牙排列应考虑以下三个方面，即恢复咬合关系、重建咀嚼功能、恢复患者颜面部外形。赝复体多采用口内直接排牙法。记录颌位关系后，在恒基托上直接排前牙，使前牙有适宜的超覆关系，又使唇颊部半满度适当，面型自然。还要注意对发音的影响，必要时还可排成对刃𬌗、反𬌗。排后牙可在口内进行，也可在𬌗架上进行。

（2）咬合设计：在骨缺损修复中，充分应用𬌗垫、人造冠、嵌体及双重牙列等方法，对于个别牙牙尖突出𬌗平面造成早接触的，可以选磨牙尖形成平衡𬌗，尽可能恢复患者的咬合关系，使患者能较好地恢复咀嚼功能。

（五）上颌骨缺损修复系列治疗

上颌骨缺损的修复是一个系列化的治疗，准确的系统治疗决定最终的修复效果。这个系统治疗包含以下四个步骤。

1. 术前设计及准备 上颌骨切除术前，颌面外科医师应与修复医师一起会诊制订手术方案。修复医师应根据病变的范围、程度及修复体固位稳定功能恢复的要求提出对术中保留范围、保留结构及手术方法的意见，颌面外科医师根据会诊意见制订出具体手术方案。手术方案确定后，修复医师即可为患者制取印模，并按照预定的手术方案在模型上修去相应的部分，使模型恢复正常的腭部及牙槽嵴形态。在此基础上为患者制作预成的腭护板，腭护板可利用在余留基牙上设置的卡环进行固位，也可在基板边缘打孔做结扎固位，在无牙颌或余留牙很少的患者，还可设计螺钉固位。通常采用透明自凝树脂制作腭护板，在软腰部其板边缘应略超过缺损区。

2. 术中腭护板的应用 上颌骨部分切除后，在完成止血和皮片移植后，即可进行局部的敷料加压包扎，此时即需给患者戴入腭护板。可用卡环将腭护板固定在基牙上，也可在基牙固位形不良时用钢丝将腭护板结扎固定在基牙上；对于无牙颌患者，可用 10mm 左右的螺钉将腭护板固定在患者的牙槽嵴或硬腭上，务必使腭护板具有良好的固位。

3. 术后暂时阻塞器的戴用 上颌骨切除术后 1 ～ 2 周，应为患者取下腭护板清洁创面。而将腭护板或原有义齿改制为暂时性阻塞器。通常采用在聚合过程中不产热、无刺激性的自凝树脂逐层在腭护板式义齿上方在患者口内直接成形，使进入缺损腔的阻塞器部分与缺损区组织完全适合，待树脂固化后，取出阻塞器。有前牙缺失的患者还可排列上前牙，经抛光后即可戴用。暂时性阻塞器戴用 1 ～ 2 周后，可因局部瘢痕收缩产生不适，可在此基础上进行磨改和衬垫。暂时性阻塞器通常戴用 2 个月左右，即可制作正式的修复体。

4. 永久性修复体的戴用 手术后 2 个月左右，缺损区的创面已基本愈合，炎症已消失，周围组织趋于稳定，此时即应为患者制作永久性修复体。应用修复体恢复患者丧失的语言、咀嚼、吞咽等功能，恢复患者的面容。

（六）上颌骨缺损的修复设计

本段将重点介绍颌骨缺损中最具代表性的一侧上骨缺损修复设计。

一侧上骨缺损为第 V 类缺损，是颌骨缺损中最多见的一类，属于侧方游离端。这类缺损修复设计的重点是修复体的稳定、口鼻腔封闭及面型恢复。

这类缺损的前方邻牙（通常是中切牙）是缺损修复中最重要的基牙，在修复体功能活动中，它所承受的侧方扭力最大，也最易受到损伤，因而应首先予以加强和保护。将中切牙、侧切牙及尖牙以 3/4 冠或全冠联结成一个整体，并在中切牙冠的舌面制作舌面支托窝。在中切牙、尖牙、第二磨牙上均应设计支托，形成一个小的三角形支持面。如基牙条件允许，则应多设计支托，使缺损侧修复体的力能够较均匀地传递到多个基牙上。一般可设计 3 ～ 4 个固位体，其中铸造卡环不应少于 2 个，在中切牙上设置 T 型卡或长臂卡。也可将基牙分组，在余留牙的腭侧采用联合卡，设计高基托或铸造对抗臂以增加基牙整体对抗侧方扭力的能力。将修复体的阻塞器的侧后部伸展到缺损腔顶部，此处为蝶骨大翼所在处，也是整个缺损区中唯一余留的可直接起支持作用的骨组织，依靠该区域的支持，可以显著增加修复体的稳定性和提高咀嚼效能。还可使阻塞器的侧壁展进入颊侧瘢痕组织索上方的软组织倒凹中，这一方面可增加口鼻腔封闭的密合性，另一方面起到一定的辅助固位作用。修复体阻塞器部的顶端除在侧后方与蝶骨大翼保持接触外，其余部分均应与鼻顶部保持 1.0 ～ 1.5cm 的空间，作为气道和发音时的共鸣腔，阻塞器的高度，一般为 2.0 ～ 2.5cm。缺区牙列只恢复到第一磨牙，若基牙条件差，则只恢复到第二前磨牙。

（七）下颌骨缺损的修复设计

下颌骨缺损与上颌骨缺损在修复上有许多共同之处，上颌骨缺损的修复原则中大部分内容都适用于下颌骨缺损。此外，下颌骨缺损的修复又具有如下特殊性。

1. 恢复下颌骨的连续性　下颌骨缺损使下颌骨的完整性、连续性受到破坏，也使得双侧髁突联动关节的整体运动受到破坏，使余留骨段变成各自的独立运动，从而使整个下颌运动受阻，咀嚼、语言功能发生障碍。因此，下颌骨缺损修复的关键是要尽早恢复下颌骨的连续性。对于因各种原因暂时不能行植骨修复的，可从用导板等将余留骨段间固定在原来位置上，为后期植骨创造条件等方式恢复下颌骨连续性。

2. 恢复咬合关系　下颌骨缺损后，余留骨段会出现程度不等的偏移，形成咬合错乱，缺损区越大，咬合错乱越严重。恢复上下颌牙列间正常的咬合关系，是下颌骨缺损修复的重要目标。无法行即时植骨的患者，下骨切除术前最好应预成翼状导板，术后及时戴入，通过翼状导板的翼部阻止下颌骨的偏移，使余留牙列被动地保持原有的咬合关系。

3. 早期修复　下颌骨缺损的修复应尽早进行。下颌骨缺损修复的时机在不同情况下有所不同。对未植骨的患者，一般主张切除术前先做预成翼状导板；如术前未做，可在术后 2 周制作翼状导板，植骨术后 3 个月，即可行可摘义齿修复；自体骨植入者，可于植骨术同时植入种植体，4 个月后行种植二期手术进行义齿修复，也可在骨愈合后，再行种植体植入，术后 4 个月行义齿修复。

下颌骨缺损后，口腔常有下列特点。①开口受限：给取模和修复体的摘戴都带来困难，必要时要采用外科方法松解瘢痕，增加开口度。②植骨区颊沟平浅：植骨后，植骨区通常无明显颊沟并与口底平齐，且易在植骨区形成骨尖与骨嵴，这都要求修复体的设计具有特殊性。必要时应采用手术方法作颊沟加深术，修整骨尖、骨嵴。③咬合错乱：下颌骨缺损后余留骨段的移位，会造成咬合错乱。经植骨术后，大多数得到改善，但常难以恢复准确的𬌗关系，会有开𬌗、反𬌗等情况，需要采用双牙列、𬌗垫、人造冠、嵌体等进行修复，以恢复良好的咬合关系。

下颌骨特殊的解剖结构和功能特性，尤其是它的活动性及缺损后的特点，使得下颌骨缺损的修复既不同于上颌骨缺损，又有别于普通的牙列缺损，本节以两类常见的下颌骨缺损为例，介绍其修复设计。

1. 第一类下颌骨缺损的修复设计　第一类下颌骨缺损的修复实际上应是缺损区植骨术前的准备，修复的目标是使下颌骨的余留段保持在正常位置上，并与上颌骨保持良好的关系，解决植骨过渡时期的咀嚼问题。

第 1 亚类（I_1）的修复设计：第 1 亚类缺损的特点是缺损区位于下颌骨前部，缺损区大小不等。设计的重点是修复体的固位和强度。针对不同的缺损范围，可有以下几种设计。

（1）固定义齿修复：可在缺损区两侧各选择 3 个以上基牙，制作金属全冠桥或烤瓷全冠桥（一般不宜采用 3/4 冠固位体）修复相应的牙列缺损，并通过固定桥来固定两侧余留骨段，恢复下颌骨的连续性。由于骨组织具有一定的自愈能力，固定义齿使双侧骨端保持了相对稳定的位置关系。数月后骨缺损区可自动愈合。

这种设计的优点是一次性实现永久性修复，不需要再行植骨术；且固定可靠、异物感小。主要用于缺损时间短、余留骨段的活动性较好、可以准确复位、缺损区小于 15mm、缺损区两侧的基牙健康稳固，并有良好的固位形的患者。义齿制作的要点是在基牙预备中，两侧的基牙应在正中关系位上，具有严格的共同就位道。

（2）可摘局部义齿修复：利用缺损区两侧的全部后牙作为基牙，在各基牙上设计支托及铸造卡环，最好是设计带支托的分臂卡，调整和磨改各基牙的倒凹深度，使各卡环均能发挥其固位作用。在最靠近缺牙隙的基牙近中，设计铸造邻面板，使其与基牙的近中邻面密切贴合。缺牙区做金属网状加强，义齿的基托可采用金属基托或金属网，以增加义齿的强度。在缺牙区排列人工牙，人工牙一般不排成密切接触的关系，可排成垂直小开𬌗或水平小开𬌗，以减小𬌗力对义齿稳定性的影响。

这种设计是此类下颌骨缺损植骨前的过渡性修复，主要适用于下颌骨前部缺损在 3 ～ 6 个牙位，余留牙列能被动恢复正常咬合关系的患者。

（3）上颌双侧带翼导板：对于下颌骨前大部分骨缺损，双侧余留骨段仅余留少数牙的患者，可设计上颌牙列双侧带翼导板，利用带翼导板来控制下颌骨余留骨段，阻挡其偏移。具体设计是在上颌的双侧牙列的尖牙、前磨牙和磨牙中，各选择 3 ～ 4 颗牙作为导板的固位基牙，在其上设计钢丝间隙卡，在上颌的中、后部制作腭部基托，在基牙腭侧，将基托向下延伸 8 ～ 10mm，一般不超过下颌牙冠的高度；延伸部分，即翼的外形与上下颌牙列广泛接触、与上下颌牙位置、外形相一致，翼的舌侧面及下缘要高度磨光。翼状导板就位后，在闭口时导板的翼部恰好卡在下颌余留牙的舌侧面，阻挡下颌骨向舌侧偏移，使下颌骨余留段被动地保持在正常位置上。其优点是固位可靠，能有效地阻挡下颌骨内移位，但也使下颌的开闭口动作受到限制。此外，翼状导板的基托面积较大，进食时仍需取下导板。

这种上颌带翼导板也可用于下颌骨后部缺损的修复，只是将双侧翼板改为单侧，仅保留有下颌余留骨段的一侧，以阻扰此骨段向舌侧方倾斜和移位。

2. 第二类下颌骨缺损的修复设计 第二类下颌骨缺损即植骨完成后的下颌骨缺损，通过植骨或骨代用品植入，已恢复了下颌的连续性，使下颌骨重新形成了一个双侧联动的整体功能单位。此时的下颌骨缺损仅是有牙槽嵴和牙列缺损，因此可将植骨后的下颌骨缺损简化地看成需采用义齿修复的牙列缺损；因而义齿修复的原则基本上也适用于植骨后的下颌骨缺损修复。

（1）第 1 亚类（II_1）的修复设计：第 1 亚类为植骨后的下颌牙槽嵴及部分牙列缺损，因而可以采用种植义齿、可摘局部义齿进行修复。

1）种植义齿的设计要点：种植义齿是植骨后下颌骨缺损修复的首选方式，其不仅具有咀嚼效能高、使用便捷舒适的优点，且能弥补常规固定义齿适应证窄，可摘局部义齿体积大，咀嚼效率低易引起压痛和骨吸收等不足。

种植义齿的适应证广，除有全身及局部禁忌证和所植骨没有足够骨量者（如植入骨为肋骨）之外，均可适用。但根据所植入骨的种类不同，其种植的时机也不同，带血管蒂的髂骨或腓骨移植时，在植骨同时即可在骨段上植入种植体，也可在植骨段愈合后，即术后 4 个月后重行种植术。植入骨为异体骨（如冻干骨式脱钙骨等）时，通常在术后 2 年，方可植入种植体；钛网架复合骨松质及骨髓移植，要在术后 1 年，下颌骨骨性重建后，方可在原钛网上预留的种植体孔中植入种植体，种植术后 4 个月方可行义齿修复。

种植固定式义齿主要适用于植骨区有足够骨量，能植入与缺损牙数量相近的种植体，且种植体间能够获得严格的共同就位道的患者。设计要点是种植体的支持力与𬌗力相适应，种植体周围及桥体下方黏膜组织保持健康。

可摘式种植义齿是在种植体上，设置一些特殊的可摘式上部结构，使义齿与种植体间成为可摘式连接，义齿由种植体与基托下组织共同支持，可由患者自行摘戴，进行护理，还具有种植体数量少、手术操作简单、制作工艺简化、适应证广、美观及手术创伤小等优点，特别适用于植骨术后的大范围下颌骨缺损患者。在下颌骨缺损修复中应用较广的是，种植体－杆卡式附着体固位的可摘义齿和种植磁附着体固位的可摘义齿。

2）可摘局部义齿的设计要点：在一些不适宜或无条件使用种植义齿修复的情况下，可以采用可摘局部义齿修复。①充分利用基牙支持：下颌骨缺损后，应尽可能地利用余留牙、余留牙根来支持义齿。对邻近缺牙区的基牙应采用联冠形式进行加强后作为支持单位，在其上设计较多的支托。卡环以铸造卡环为宜，同时增加义齿基托或连接体的刚性，让基牙承负较大的力，而减缓义齿对植骨区的压力。②弹性缓冲衬垫：对于缺损区较大（游离端缺损大于3个后牙位，非游离端缺损大于5个牙位）的患者，可以在缺损区义齿基托的组织面，均匀地衬垫2mm左右的硅橡胶，利用硅橡胶的弹性缓冲力，使𬌗力均匀分布于植骨区组织上，从而减少骨吸收和减轻疼痛。③恢复咬合：可综合应用各种修复方法，如𬌗支托、高嵌体、人造冠、𬌗垫，双牙列高覆盖义齿等恢复咬合关系，改善美观。④减轻𬌗力：植骨区颌骨组织及黏膜支持力不足的特点，要求在可摘局部义齿的设计上要注意减轻𬌗力，通过减牙、减径达到减轻植骨区负担、减少骨吸收、防止压痛的目的。

可摘局部义齿用于植骨后的下颌骨缺损修复，具有适应证广、变化灵活、制作简单等优点；但其支持力较小，易产生压痛，咀嚼效能较低。

（2）第2亚类（$Ⅱ_2$）的修复设计：第2亚类为植骨术后的无牙颌。此类缺损最有效的修复方法是种植全口义齿修复，包括种植固定式全口义齿和种植可摘式全口义齿，其修复设计要求与普通的种植修复设计要求相同。

三、颜面部缺损的修复

（一）概述

颜面部被称为人体的“风景区”，又是视觉、听觉、嗅觉、咀嚼及呼吸等多个重要器官所在部位，承担着人体感觉、呼吸、摄食和情感等重要功能，颜面部组织缺损带给患者生理、心理的创伤远比其他部位严重。随着颌面外科学、整形外科学的发展，许多面部缺损（facial defect）已能用自体组织移植的方法进行较好的修复，但有一些缺损，如眼球、眶、耳或鼻等缺损，仍需采用赝复体的形式进行修复。本节将简要介绍颜面部缺损的修复技术。

1．修复原则

（1）早期修复：面部缺损的修复，在恢复缺损区外形的同时也在保护创面、防止周围组织挛缩等方面起着一定的作用。因此，面部缺损以早期修复为原则，如果在手术后不久即配上临时性的修复体，不但有利于伤口的愈合，而且对患者在精神上起到一定的安慰作用。

（2）要尽可能恢复面部的正常外形：虽然面部缺损修复也能恢复一些功能，但主要目的在于恢复外形。因此，除形态仿真外，修复还应做到色彩仿真、质感仿真，并争取功能仿真，尽可能恢复面部的正常容颜。

（3）要有足够的固位力：面部修复体经常暴露在外面，容易受到碰撞或挤压，故无论是机械性固位还是黏着性固位，都必须具有足够的固位力，以免松动脱落。

（4）要简单轻巧、使用方便：设计时应尽量减轻修复体的重量。除义耳外，一般都做成薄壳中空式。大面积面部缺损者，有时可以只做表面的一层而不必深入到缺损腔内。要使患者佩戴舒适，使用方便，易于清洁，对组织无刺激且不产生过大压力。

2. 颜面部缺损修复的印模方法 颜面部缺损修复的基础是获得准确的缺损区及面部印模，面部缺损印模以面模的制取作为基础。

（1）面部印模方法：制取面模时，应使患者取水平仰卧位，将毛发包扎在头巾中，清洗面部，特别要洗净缺损区周围的分泌物、血迹及污垢；用凡士林等油脂沿眉毛、睫毛方向涂抹，使眉毛、睫毛黏附在皮肤上，以免脱模时拔下眉毛和睫毛；用两段长约 5cm 的软橡胶管插入患者鼻孔，在取面模时保证患者呼吸道的通畅。调拌褐藻酸印模料至流动性较好的程度，使其均匀地流布于整个面部，厚度为 1cm 左右，注意在印模料流布和结固过程中，术者均不能在患者面部加压，以免引起面部变形，影响取模效果。在印模料结固前，用一块单层纱布覆盖在印模料上，增加印模的强度，增强与石膏之间的连接；待印模料完全结固后，用抗膨胀液调拌石膏，将其均匀覆盖在整个印模上，厚度应大于 1cm。石膏结固后，通过纱布的连接作用，与印模料建成一个整体，最后仔细地取下印模，灌制人造石模型。

（2）耳缺损的印模方法：首先将手术椅靠背放平，嘱患者侧卧，使印模区与地平面基本平行，用小棉球填塞外耳道深处，以免印模材料流入耳内。于皮肤表面及邻近头发处涂布凡士林，以油泥做围堤，用水胶体印模材料采取印模。因义耳必须与健侧的真耳形态一致，故健侧真耳也需用同样方法采取印模，灌注成石膏模型。

3. 固位方法 目前常用于面部赝复体的固位方式有以下几种。

（1）种植体固位：用于面部赝复体固位的是颅面部种植体，其骨内段长 4 ～ 6mm，配以专门的穿皮基台。应用两期手术法将颅面部种植体植入耳、眶、鼻等缺损区邻近的骨组织中，待其形成骨结合后，在种植体顶部设置杆卡式附着体或磁性附着体，可以使赝复体获得良好的固位稳定，同时又可方便地摘戴，是目前较理想的面部赝复体固位方式。

（2）磁性附着体：通常将磁性附着体的衔铁与种植体结合，形成种植磁附着体，或将衔铁设置在种植体支持的杆式支架上，或设置在缺损区的阻塞器上；将闭路磁体部分设置在赝复体上。利用两者间的磁引力使修复体固位。固位可靠，摘戴方便，是目前广泛用于面部缺损修复的固位方式。

（3）粘贴固位：粘贴固位即采用一些特殊的生物粘接剂将软质的修复体粘贴在缺损区皮肤上。一方面可以使颜面部修复体获得固位，另一方面可使修复体获得良好的边缘封闭，与皮肤组织形成自然移行。这种固位方法主要用于眶、耳、鼻等面部赝复体。主要缺点是粘接剂的长期使用会对皮肤造成刺激。

4. 赝复材料 要实现面部缺损的仿真修复，面部赝复体应具有与皮肤及软组织相似的质感，包括柔软度、比重、弹性透明度和颜色等，因而面部赝复体通常采用软性材料制成。

（1）常用的软性材料：主要有增塑型聚甲基丙烯酸甲酯树脂（图 8-17）、聚氨酯弹性体和硅橡胶，其中以硅橡胶的生物相容性、生物安全性和仿真性能最好。硅橡胶由聚二甲基硅氧烷和填料所组成，在交联剂的作用下聚合成弹性体，分热硫化和室温硫化两大类，目前更为常用的是室温硫化加成型硅橡胶。其代表材料为MDX4-4210、Factor-2186硅橡胶及我国自行研制开发的ZY系列硅橡胶，后者是由乙烯基等多种不同功能基团的有机硅树脂混聚形成的复合型硅橡胶材料（图8-18），不仅有良好的仿真性能，还具有较高的抗撕裂强度。室温硫化型硅橡胶通常由基胶与交联剂两部分组成，将二者按规定比例混合，再加入适合的颜色，经灌注充填，在室温下即可聚合，升温则可加速其聚合。

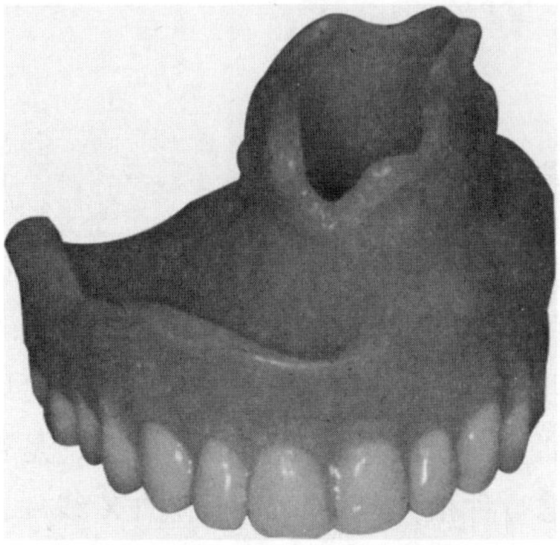

图8-17　增塑型聚甲基丙烯酸甲酯树脂赝复体

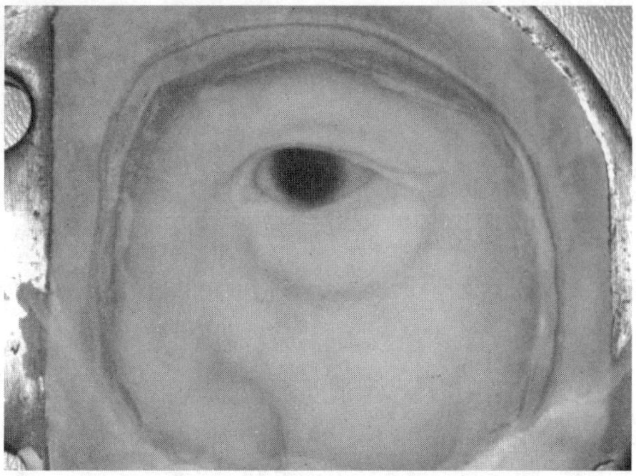

图8-18　赝复用硅橡胶材料

（2）软性材料的配色：为了使软性材料具有与患者面部肤色近似的颜色，使用时应根据患者的肤色进行配色。最好采用不易褪色的无机颜料配色，如钛白、赭石、石蛤、生褐及镉红等。材料的配色分为两类，一类是内着色，即按患者面部缺损区局部的颜色特征，将颜色调于材料中，再进行充填固化；另一种是外着色，将颜料调于稀释过的材料中，将其涂布在修复体表面，目前临床上是两种方法结合应用。有学者尝试将计算机测色、比色、配色技术用于面部赝复体的配色，已取得了一定进展。

（二）眶缺损的修复

眶缺损指眼球、眼眶内容物及眼睑部均被切除。眶缺损后缺损区常呈一底小口大的锥状空腔，有时眶底或眶内侧壁的孔道还与鼻腔交通，眶缺损修复的目的在于恢复颜面部容貌的完整性（图8-19～图8-21）。

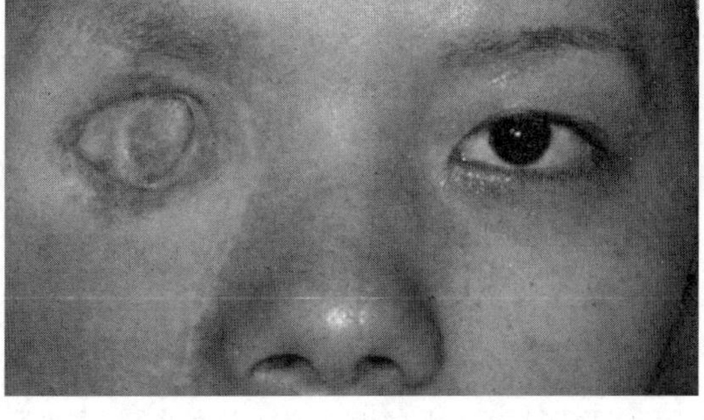

图8-19　右侧眶缺损修复前

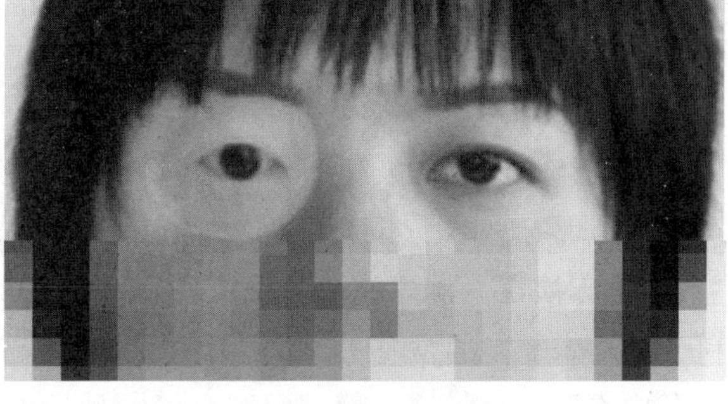

图8-20　眶赝复体染色前

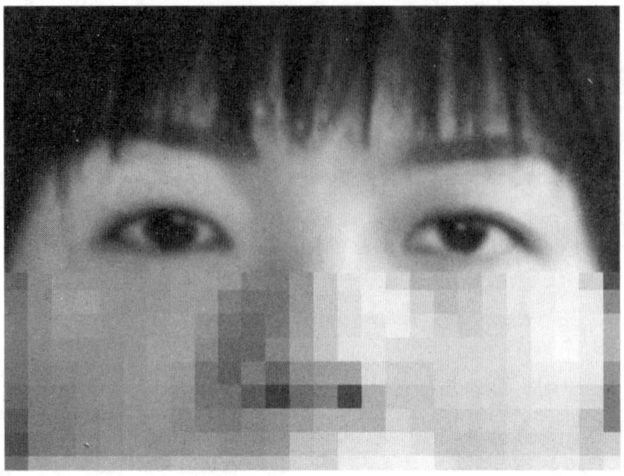

图 8-21　眶赝复体修复后

1. 临床检查　全身检查的重点是了解缺损原因、手术时间及全身状况，若为肿瘤患者则应了解是否做放疗及有无复发，对有肿瘤复发迹象和放疗期间的患者应暂不做赝复，对放疗术后 1 年内的患者暂不考虑种植修复。局部检查重点是缺损区的形状与范围，以及有无与鼻腔交通和可以利用的组织倒凹；缺损区及邻近部位的皮肤是否健康，创面是否愈合，有无明显瘢痕、炎症，是否还需做外科修整或其他治疗；患者的面部肤色及外形。对拟考虑行种植修复的患者还应拍 X 线片，观察缺损区周围骨质有无足够厚度和适宜的骨密度。

2. 修复设计

（1）种植式设计：于缺损区的眶上缘、眶外缘下 1/2 部位及眶上缘上，分别植入 3 枚颅面部种植体。在种植体的顶端设置磁性附着体衔铁或铸造杆式支架，或在杆式支架上再设置磁性附着体衔铁，在眶修复体的相应部位设置闭路磁体，使赝复体固位。这种设计具有固位可靠、摘戴方便、便于清洁等优点；适用于放疗术后 1 年以上，肿瘤无复发迹象，眶周骨组织健康，骨质、骨量适宜的患者（图 8-22）。

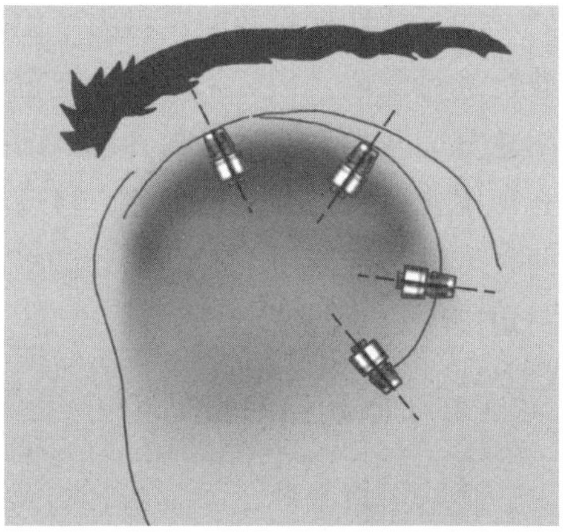

图 8-22　眼球缺失及眼眶缺损的种植式设计

（2）粘贴式设计：将硅橡胶眶赝复体的边缘做成与组织自然移行的边缘，并伸展到邻近的皮肤组织上 5 ～ 8mm，用粘贴剂将眶赝复体粘贴在缺损区的皮肤上。这种设计固位比较可靠，但摘截困难，不易清洁，不适于过敏体质及恶性肿瘤术后的患者。

（三）耳缺损的修复

耳缺损分为全耳缺失和部分耳缺损两种。部分耳缺损因缺损范围小，采用外科手术整复效果好；全耳缺失因现有整形手术还不能达到仿真效果，故目前仍多采用义耳修复（图 8-23 ～图 8-25）。

1. 临床检查　常规的全身检查和局部检查同眶缺损，重点检查缺损区有无耳余留部分，是否有利于义耳修复。通常有 1/2 以上耳残留的，应首先考虑整形手术修复；检查缺损区有无瘢痕组织，是否影响修复效果，厚层瘢痕组织会影响种植体与皮肤界面的形成，可在植入术同时进行局部瘢痕切除或修整。有外耳道闭锁者应先行外耳道再通手术；还需特别注意健侧耳的颜色和形状。拟行种植修复的患者需采用 X 线头颅侧位片，或 CT 检查耳颞部、乳突部的骨质情况。

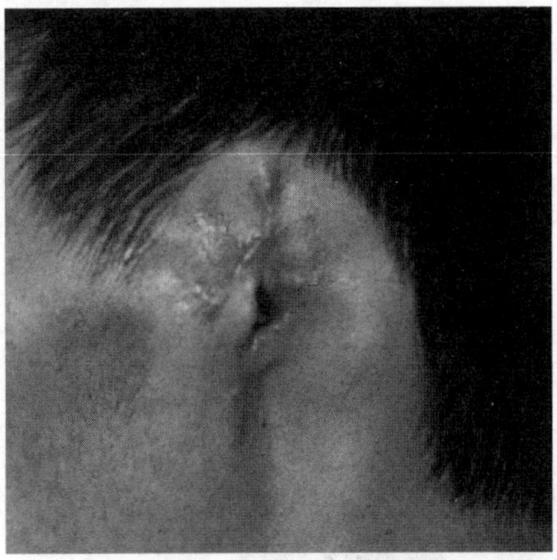

图 8-23　耳缺损修复前

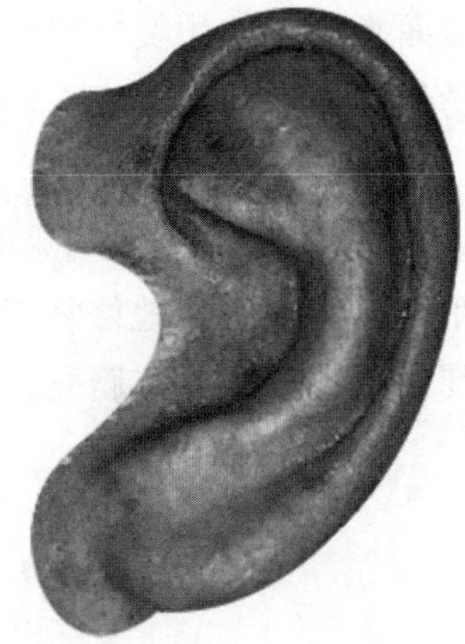

图 8-24　耳郭赝复体

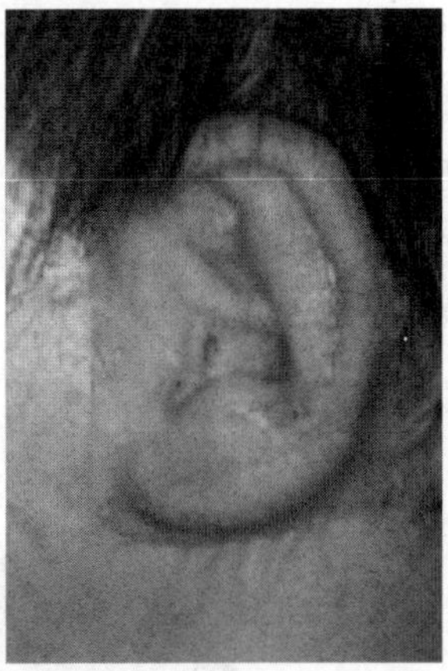

图 8-25　制作完成的耳赝复体

2. 修复设计　耳缺失或缺损通常无可利用的倒凹区，故临床上主要采用种植体固位或粘贴式固位，也有少数患者采用发夹固位。

（1）种植式设计：以缺损侧外耳道为中心，在距外耳道 15mm 的 12 点、2 点、4 点（左侧），或 12 点、10 点、8 点（右侧）的位置上植入 3 枚颅面部种植体（图 8-26）。在种植体顶端设置杆卡式附着体的杆式支架，在义耳的相应部位设置弹性卡，义耳就位后，通过杆卡间的弹性卡抱力使义耳获得固位。在多种种植体上部结构中，杆式附着体具有固位可靠、摘戴方便的特点，又有较强的抗侧向力能力，因而作为义耳固位的首选上部结构。种植磁附着体也可用于义耳的固位，但因其抗侧向力能力较弱，应用时需增加抗侧向力的结构。

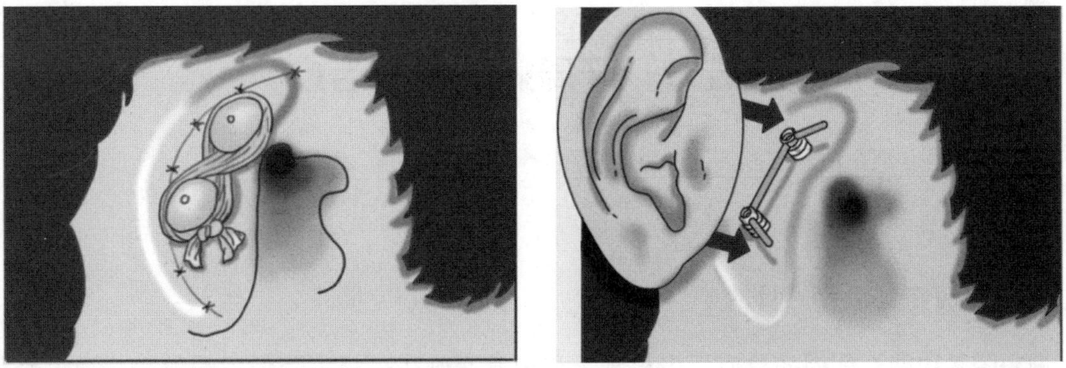

A　　　　B

图 8-26　右耳缺失种植体植入

A. 愈合帽下方环绕垫置油纱布；B. 杆卡式义耳附着固位。

（2）粘贴式设计：用硅橡胶整体制作义耳，将其菲薄边缘向缺损区邻近组织扩展 5 ～ 8mm，以粘贴剂将义耳粘贴在缺损区，此设计更适于部分耳缺损修复。

（四）颜面赝复体的制作

颜面赝复体的制作通常经印模制取，印模修整，树脂支架制作，蜡型雕塑，蜡型试戴，蜡型精修完成，蜡型装盒、冲蜡，硅橡胶配色、硅橡胶充填、硅橡胶固化，赝复体出盒，边缘及表面修整，表面外着色，表面硅胶封闭及表面去光泽等十多个步骤方可完成，与常规义齿或颌骨修复体的制作有很大差异，需专门学习。此外，颜面赝复体的仿真性要求修复医师和技师有很高的美学素养，要求修复体制作者不仅要有足够的医学知识和经验，还要有高超的美术、雕塑技能，故培养一名合格的赝复医师或技师通常需要很长的时间和大量的临床实践。2003 年，赵铱民等将计算机技术引入赝复体的设计及制作，创造了颌面赝复体的智能化仿真设计和快速制作技术，该技术可以快速地设计、制作出逼真的颜面修复体并成功地用于临床，完美地修复患者的颜面部缺损，恢复患者面容，为赝复体修复技术带来了根本性变革，其未来将取代传统赝复技术成为颜面赝复的主导技术，造福患者（图 8-27，图 8-28）。

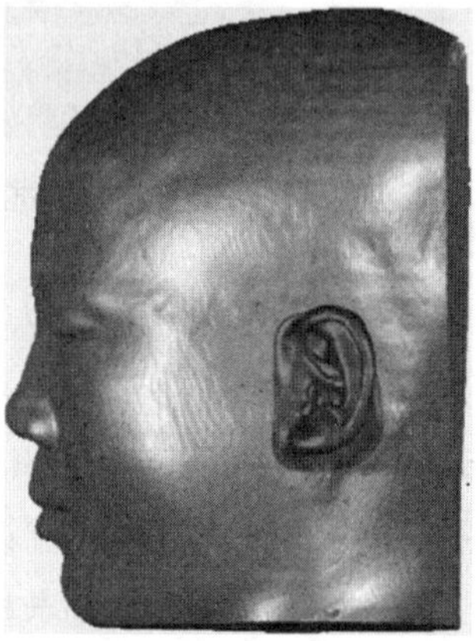

图 8-27　计算机设计赝复体

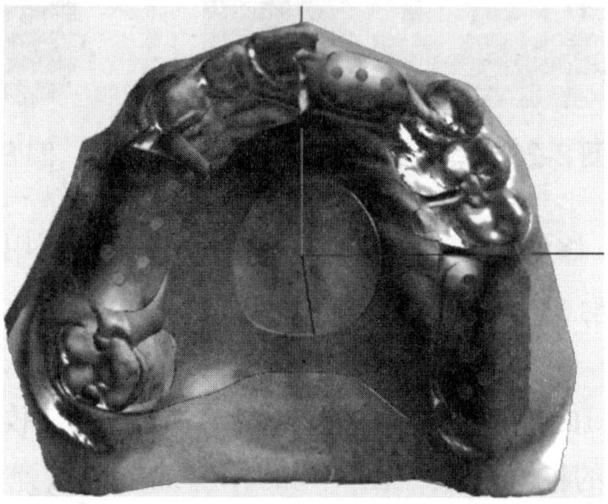

图 8-28　可摘局部义齿支架的数字化设计模型

第五节　牙周病的修复治疗

一、概述

（一）牙周病修复治疗的目的

1. 恢复咀嚼功能　牙周病致使牙齿松动、移位甚至缺失，极大降低咀嚼效率。通过修复治疗，如安装义齿、固定松动牙等，能重新构建完整牙列和正常咬合关系，提升咀嚼能力，确保患者能正常进食各类食物，保障营养摄取。

2. 维护牙周组织健康　患病后牙齿咬合力分布异常，加重牙周组织负担。修复治疗可调整咬合力，使其均匀分散，避免局部受力过大，减轻牙周组织压力，促进牙周组织的修复与愈合，维持其健康状态。

3. 改善美观　牙周病常引发牙龈退缩、牙齿间隙增大、牙齿移位等问题，严重影响美观。修复手段如烤瓷牙修复、正畸与修复联合治疗等，能够恢复牙齿正常形态和位置，改善牙齿外观，提升患者自信心。

4. 改善发音功能　牙齿缺失或移位会改变口腔共鸣结构，导致发音不清。修复治疗能恢复牙齿正常排列，优化口腔结构，从而改善发音功能。

牙周病的修复治疗是牙周病综合序列治疗的一个重要环节，通过修复的方法来改善牙列中患牙的松动、移位，牙周创伤，以及咀嚼无力等症状，并维持牙周病综合序列治疗的远期疗效。

（二）牙周病修复治疗的原理

1. 生物力学原理　利用力学知识，通过修复体改变牙齿受力方向与大小；牙周病的修复治疗效果与牙周夹板固定治疗特点有关；牙周病夹板固定的基本原理是将多个单根或多根的患牙和健康牙，通过夹板连接成一个整体，从而组成一个新的咀嚼单位。当受到外力作用时，将力分散到更多的牙上，从而减轻个别牙的负荷。当受到倾斜外力时，由于原单个牙受力时支点位置发生改变，牙运动方向也相应改变，因此不会造成单根牙似的倾斜位移。在夹板的作用下，原单个牙运动变为整体运动，如同一个多根牙以更多的垂直方向力作用于牙周支持组织，从而符合牙周组织能耐受较大垂直向力的生理特性，使原松动牙受力控制在生理范围之内。

2. 生物学原理　根据咀嚼功能及𬌗力的测试，在正常生理情况下牙周组织有一定潜力，平时咀嚼食物所需力量，仅为牙周组织耐受力的1/2左右，因此每个牙齿均有很大的功能潜力。这种潜力在一定条件下可以产生代偿作用。牙周病修复治疗就是利用牙周组织的代偿功能，通过牙周夹板将牙列中的患牙连接成整体，使牙周夹板中的基牙充分发挥牙周组织潜力，同时对牙周组织吸收破坏较重的个别患牙起到减轻𬌗力的作用，使其能得到生理性休息，从而达到促进牙周组织修复和愈合的目的。

3. 美学原理　依据口腔美学标准，对牙齿的形态、颜色、排列进行重塑。如烤瓷牙修复，根据患者邻牙及面部整体协调性，精心设计修复体的颜色、大小和形状，达到自然美观的视觉效果。

（三）牙周病修复治疗的适应证

1. 牙列缺损　单颗或多颗牙齿缺失，影响咀嚼和美观时，可选择固定义齿、活动义齿或种植牙修复。例如，前牙单颗缺失，若邻牙健康，可考虑烤瓷固定桥修复；后牙多颗缺失，活动义齿是常见选择，而对于经济条件允许且身体状况适宜的患者，种植牙是更为理想的修复方式。

2. 牙列拥挤或移位　上颌前牙扇形移位，或后牙颊舌向、近远中向移位，患牙牙周组织破坏吸收未超过根长的1/2，经牙周病基础治疗，牙周炎得到控制的患者，可先行正畸治疗，移位患牙复位后，再做牙周夹板修复治疗。

3. 牙齿松动　牙列中个别牙或一组牙松动度在Ⅰ～Ⅱ度，牙周组织破坏吸收达根长的1/2～2/3，牙周病基础治疗基本完成，牙周炎症得到控制的患者，可做牙周夹板修复治疗。

4. 食物嵌塞　因牙齿邻接关系不良、牙龈乳头萎缩等导致食物嵌塞，可通过修复治疗恢复良好邻接关系，如制作嵌体、全冠等，防止食物再次嵌入，减少对牙周组织的刺激。

5. 咬合创伤　存在早接触、咬合干扰等问题，导致牙周组织损伤时，可通过调𬌗、修复治疗等方式，消除异常咬合，使咬合力正常分布，保护牙周组织。

二、牙周病修复的调𬌗

（一）调𬌗前的准备

牙周患者进行调𬌗治疗前，除了了解牙周病基础治疗后牙周炎的控制情况外，还需要注意牙列的完整性，剩余牙齿及殆曲线的情况，上下颌咬合关系，从而进一步了解患者牙列情况，为选择修复治疗方式和判断术前是否需要做牙体牙周治疗提供依据。

（二）调殆的目的

1. 减轻咬合创伤 当存在咬合干扰或早接触时，原本正常的咬合力会对患牙的牙周组织造成过大的压力，即咬合创伤。调殆可以去除这些异常的咬合接触，使咬合力能够均匀地分布在牙周组织上，减轻患牙的负担，防止牙周组织进一步损伤。

2. 改善咬合关系 牙周病可能引起牙齿移位，导致咬合关系紊乱。调殆可以对牙齿的咬合面进行适当的调整，使上下颌牙齿之间的咬合接触更加广泛、均匀和稳定。这有助于提高咀嚼效率，同时也为牙周组织的修复创造一个良好的力学环境。

3. 促进牙周组织修复 合理的咬合关系对于牙周组织的健康和修复至关重要。调殆减少了对牙周组织的不良刺激，使牙周组织能够在一个相对稳定的力学环境中进行自我修复，在减轻咬合创伤的同时，有利于改善牙周组织的血液循环，促进炎症的消退和组织的再生。

（三）调殆的要求

1．通过临床检查明确为创伤殆引起的牙周炎，应先行调殆，消除咬合创伤，然后对牙周炎症进行治疗；牙周炎症和创伤殆都很明显者，则消除牙周炎症与调殆应同时进行。

2．调殆时，先作正中咬合检查，再作前伸和侧向咬合运动检查，确定患牙咬合早接触与殆干扰的部位，查明原因再进行牙体调磨。

3．调殆时，应注意保持牙尖交错殆的咬合点，防止因调殆而破坏颌位稳定性，降低牙尖交错位高度。

（四）调殆的适应证

1．调磨创伤殆患牙的过高牙尖，消除早接触点。

2．磨改因磨耗不均而造成的高尖陡坡和高边缘嵴，以减小侧向殆力。

3．磨改楔状牙尖，防止食物嵌塞。

4．正畸治疗过程中及治疗后对倾斜、移位牙进行调殆，稳定牙移动后的位置，促进建立协调的殆关系。

5．调磨伸长牙、不均匀边缘嵴、重度磨耗所致的过宽殆面等形态异常。

（五）调殆的方法

调殆前需要确定殆面和切端调磨的范围、具体位置和调磨量，必要时取研究模型并上殆架，做进一步检查分析和确定调殆方案。调殆需要得到患者配合，患者要能理解并准确地完成正中咬合、前伸咬合、侧向咬合。临床通过视诊、扪诊、咬合纸、咬合蜡片及研究模型等检查，可以找出牙周病患牙的早接触点和殆干扰点，确定需调磨的部位。

1. 调磨原则

（1）少量多次：每次调磨的牙体组织量要少，避免过度调磨，一般每次调磨厚度不超过 0.2 ～ 0.3mm，然后及时检查咬合情况。牙体组织一旦调磨过多，很难恢复，而且可能会导致牙本质暴露等问题。

（2）先功能尖后非功能尖：在调整咬合时，通常先从功能尖入手。例如，对于后牙，先调磨上颌磨牙的舌尖或下颌磨牙的颊尖，因为这些功能尖在咀嚼过程中起主要作用。在功能尖的咬合关系调整好之后，再考虑非功能尖的调磨，以达到整体咬合的平衡。

（3）由正中𬌗位到其他咬合位：首先要确保正中𬌗位的咬合平衡，调磨引起正中𬌗位早接触的牙尖或边缘嵴。当正中𬌗位的咬合调整好后，再检查侧向𬌗位和前伸𬌗位的咬合情况，对存在的干扰进行调磨，这样可以有条不紊地建立良好的咬合关系。

2. 调磨部位与技巧

（1）调磨部位

1）牙尖调磨：调磨牙尖时，要注意保持牙尖的基本形态。一般是从牙尖顶向牙尖斜面方向调磨，避免只调磨牙尖顶而导致牙尖形态破坏的情况出现。例如，对于上颌磨牙舌尖的调磨，需沿着舌尖的斜面，以适当的角度和力度进行调磨，使牙尖高度降低，同时调整其斜度，以改善咬合接触。

2）边缘嵴调磨：边缘嵴的调磨主要是为了调整牙齿之间的邻接关系和咬合接触。调磨时要注意两侧牙齿边缘嵴的协调性，避免出现一侧调磨过多，导致邻接关系不良的情况。例如，在调磨下颌磨牙近中边缘嵴时，要同时考虑与上颌磨牙远中边缘嵴的关系，使调磨后的边缘嵴能够形成良好的咬合接触。

3）咬合面调磨：对于咬合面的调磨，要根据咬合纸或蜡片检查的结果，针对存在早接触或咬合高点的区域进行。调磨过程中要注意保持咬合面的窝沟形态，以利于食物的排溢。例如，在调磨上颌磨牙咬合面的高点时，不能将窝沟完全磨平，而是要在调整咬合的同时，保留一定的食物排溢通道。

（2）调磨技巧

1）消除咀嚼运动时的障碍点：①伸长牙：调磨超出𬌗平面、影响咬合运动的伸长牙，使其与牙列中邻牙协调。可分次调磨，配合脱敏治疗，必要时需对患牙根管治疗后进行全冠修复。②高低不平、磨耗不均匀的边缘嵴：两个相邻牙边缘嵴高度不一致，可引起食物嵌塞和异常受力，造成牙周组织损伤，应酌情调磨较高的边缘嵴或用修复方法使相邻牙边缘嵴高度恢复协调。③过高牙尖、陡斜面和楔形牙尖：牙体𬌗面或切端的磨耗，可形成牙体过高牙尖、陡斜面或楔形尖。在咀嚼运动时，这些部位产生的力可引起食物嵌塞，并使𬌗力分解成明显的侧向分力，对牙周组织产生不利影响。通过磨改过高牙尖、楔状牙尖、改变斜坡陡度，减小𬌗力侧向分力。④磨耗小平面：因磨耗而出现在牙凸面上的刀削状光滑小平面，会干扰下颌边缘运动造成功能障碍，并产生较大的侧向分力，损伤牙周组织。磨改这些区域牙体外形，消除磨耗小平面可以消除对下颌运动的妨碍，减小𬌗力侧向分力。⑤宽平的𬌗面：牙体重度磨损造成牙尖斜度过低，牙体形成宽平的𬌗面。当该牙受𬌗力作用时，易产生倾斜外力，对牙周组织有破坏作用。调𬌗时应磨改牙冠轴面外形和𬌗面颊舌径，改善牙尖、沟窝和边缘嵴的形态，加深沟、槽和溢出道。

2）消除早接触点和𬌗干扰：①牙尖交错𬌗的早接触点：牙尖交错𬌗的早接触点会导致下颌的非正中滑动，即牙尖交错𬌗时，早接触点的存在，使下颌向前或偏向一侧滑动后，上、下颌才能完全闭合。调磨早接触点，缓解早接触牙齿的牙周创伤症状，有利于牙周组织的修复。调磨后应能达到非正中滑动消失。下颌能无障碍地由正中关系闭合至牙尖交错位，上下颌牙列接触受力均匀，牙周组织受到生理性刺激。②前伸𬌗的𬌗干扰：下颌前伸𬌗运动和前伸颌位时，下颌前牙切缘与上颌前牙舌面均有接触，上、下颌前牙切缘有最大的接触面积。前伸𬌗运动检查，如发现个别牙有早接触需进行调𬌗，应磨除前伸𬌗运动中的干扰点，使下颌前牙能自由滑动，上下颌前牙有最大面积接触。③侧向𬌗的𬌗干扰：天然牙列在侧向𬌗接触时，上下颌后牙区工作侧的同名牙牙尖有咬合接触，非工作侧的牙根据个体差异可无接触或接触。侧向𬌗的𬌗干扰造成牙周创伤时需调𬌗，应先调磨工作侧的干扰点，使牙尖工作斜面关系协调，上下颌后牙广泛接触，受力时𬌗力分散均匀，再调磨；此外需消除因非工作侧的干扰点引起的肌张力异常。

三、牙周夹板固定术

（一）牙周夹板修复治疗目的

牙周夹板可分为暂时性和恒久性两类。

1. 暂时性夹板 修复治疗目的是暂时固定牙周病松动牙，待患牙的牙周组织逐步修复和愈合后，可拆除夹板。暂时性夹板使用时间较短，一般为几周到数月不等。

2. 恒久性夹板 修复治疗目的是长期固定牙周病患牙，控制牙周病病理性松动牙的松动度，其有助于牙周病患牙牙周组织修复，维持牙周病基础治疗的远期疗效。

（二）牙周夹板应达到的要求

1. 除对中重度牙周病采用固定或套筒冠牙周夹板外，尽可能少磨削牙体组织。
2. 对牙列中牙齿的固定效果要良好，使牙齿能抵御来自各个方向的外力。
3. 戴入后应不妨碍口腔清洁，在咀嚼食物时，尽可能达到自洁作用，有利于牙周组织维护。
4. 戴入后对口腔软硬组织无不良刺激，同时不妨碍牙周病基础治疗的开展。
5. 应注意降低口腔内异物感，将对自然牙列外观的影响降低到最低程度。

（三）暂时性夹板

1. 适用范围

（1）固定因外伤或咬合创伤引起的急性牙周炎患牙及松动牙齿，有利于牙周组织修复和愈合。

（2）牙周病基础治疗过程中，作为过渡性措施，暂时性固定牙周病患牙，观察牙周组织的修复效果。

（3）牙周病修复治疗选择恒久性夹板治疗，在牙周病基础治疗过程中，为阻止患牙的创伤和移位，可采用暂时性夹板先行固定牙周病松动牙。

2. 种类

（1）光固化树脂夹板：适用于因外伤或咬合创伤引起的急性牙周炎及松动的下颌前牙，无须做牙体预备，夹板固定的周期在1年以内。待牙周组织修复愈合或牙周组织炎症得到控制后，需拆除夹板或改做恒久夹板修复治疗。光固化树脂夹板固定下颌前牙的位置，应在下颌前牙邻面和舌隆突上，邻间隙应保持通畅，以利于牙周病基础治疗和自洁作用，不能形成咬合早接触点（图8-29）。

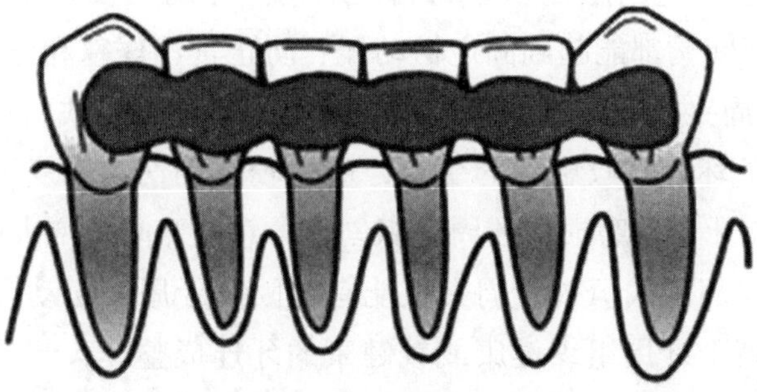

图 8-29　下颌前牙光固化树脂夹板

（2）纤维加复合树脂夹板：适用于选择恒久性固定夹板或套筒冠牙周夹板治疗的病例，在进行牙周病基础治疗阶段，对松动的上前牙和后牙作暂时性固定，固定周期在 6 个月至 1 年以内。夹板固定时先进行牙齿清洁，制作完成后调殆抛光，消除早接触点与殆干扰点。夹板固定后应保持邻间隙的通畅，以利于自洁作用（图 8-30）。

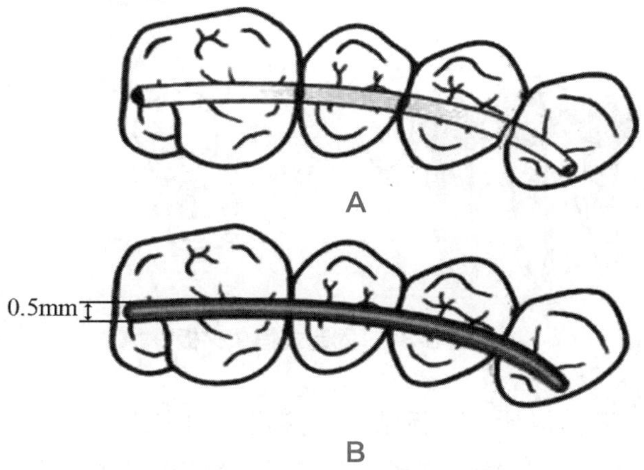

图 8-30　纤维加复合树脂夹板

A. 预备沟；B. 充填后夹板。

（四）恒久性夹板

1. 适用范围

（1）牙周组织破坏吸收严重的中重度牙周病，经牙周病基础治疗及暂时性夹板固定，牙周炎症基本消失，病情得到控制，可以用恒久性夹板进行牙周病最终修复治疗。

（2）牙周病伴牙列缺损，经牙周病基础治疗后，牙周炎症基本消失，病情得到控制，选择恒久性夹板修复缺失牙，同时固定松动牙。

2. 种类

（1）可摘式恒久夹板：此类夹板患者可以自行摘戴，有利于口腔清洁，不会影响牙周基础治疗维护，对完整牙列和牙列缺损的牙周病患者均适用。可摘式恒久夹板有金属支架可摘式牙周夹板和金属支架殆垫式牙周夹板两种类型。

1）金属支架可摘式牙周夹板：与金属支架可摘局部义齿的组成及制作方法基本相同。设计修复体时应在牙列中选择牙周组织健康或相对健康的基牙或某一组牙放置起主要固位作用的固位体，在牙周组织破坏吸收的患牙上放置固定松动牙的固位结构。牙周夹板修复体中联合卡环、长臂卡环、连续卡环、间隙钩、切端邻间钩都能起到固定松动牙、防止食物嵌塞和分散𬌗力的作用。

2）金属支架𬌗垫式牙周夹板：修复体组成结构与金属支架可摘式𬌗垫基本相同，咀嚼时可以分散咬合力，减少牙周组织破坏和吸收患牙的受力，避免咬合创伤，恢复牙尖交错𬌗的垂直距离。临床常用于牙列后牙𬌗面和前牙切端磨损伴牙周组织创伤，息止𬌗间隙增大的病例。

（2）固定式恒久夹板：固定式恒久牙周夹板能有效固定牙周病松动牙，把牙周组织破坏和吸收的个别或一组松动牙与牙列上牙周组织健康或较健康的牙连成整体，起到分散𬌗力、避免咬合创伤的作用，但对牙体组织磨削量较多，同全冠修复相似。临床适用于牙周病，经牙周基础治疗，牙周炎症得到控制，能有效维护牙周清洁的病例。固定式牙周夹板同全冠联冠修复体的组成结构基本相同（图 8-31）。

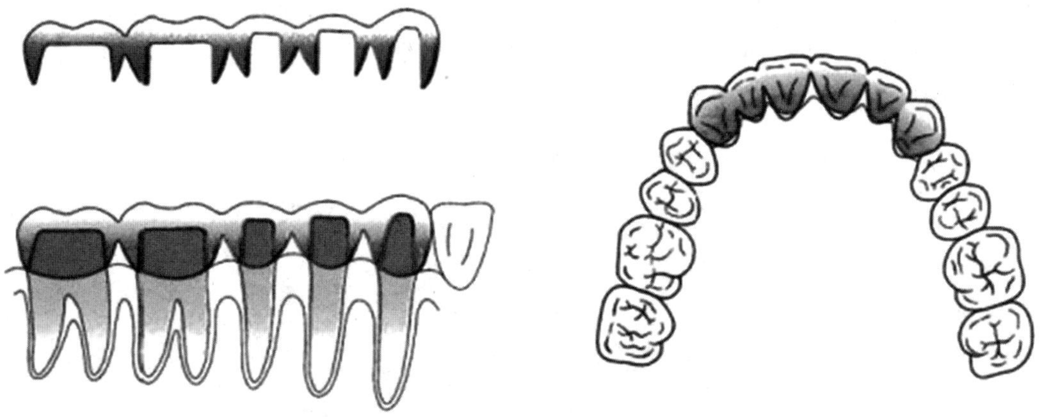

图 8-31　固定式恒久夹板

（3）套筒冠牙周夹板：套筒冠牙周夹板结合可摘式和固定式恒久夹板的特点，将牙周组织破坏和吸收较严重的患牙和较健康的牙连接固定形成多基牙，为牙周夹板修复体提供支持和固位，又对牙周组织破坏和吸收的松动牙起到固定作用，避免咬合创伤。夹板摘戴方便，有利于牙周病基础治疗效果的维护，以及牙周清洁维护。此类牙周夹板适用于牙周组织破坏和吸收较严重的牙周病。

第六节　咬合病与颞下颌关节病的修复治疗

一、咬合病

（一）定义

咬合病是指由于咬合的异常，引起口颌系统的功能紊乱和组织损伤。其病因主要包括咬合干扰（如早接触、𬌗干扰等）、咬合创伤等。例如，牙齿在咀嚼过程中出现过高的牙尖或者充填物修复后形成的早接触点，会使个别牙齿承受过大的咬合力，导致牙齿支持组织出现损伤。颞下颌关节病和食物嵌塞广义上也都属于咬合病。

（二）病因

1. 咬合因素

（1）早接触：下颌从姿势位沿肌力闭合道闭合，到上下颌牙最初发生接触的颌位，这时牙接触的位置称肌肉接触位，简称肌位。下颌到达此位时，上下颌牙广泛接触的关系就是牙尖交错位，简称牙位。如果肌位只有少数牙或个别牙先接触，不是牙尖交错广泛接触，这种个别牙的接触称为早接触。早接触可对先接触的牙产生侧向力，导致牙创伤，使牙周组织受到损害。

（2）𬌗干扰：在正常情况下，下颌前伸运动应平滑无阻碍，前牙接触时，后牙应无接触，侧颌运动时，工作侧牙接触，非工作侧牙应无接触。如前伸运动中出现后牙的接触、侧颌运动中出现非工作侧牙的接触，这些异常的接触点称为𬌗干扰。𬌗干扰可妨碍下颌的正常运动，易造成颞下颌关节和咀嚼肌的损伤，是导致口颌系统功能紊乱的重要原因之一。

（3）慢性创伤：长期的不良咀嚼习惯，如单侧咀嚼、夜磨牙、紧咬牙等属于慢性创伤因素，表现为𬌗面或切缘低平，牙体形态改变。过度的磨耗可导致咬合垂直距离降低，髁状突向后上移位，引起咀嚼肌和颞下颌关节的一系列改变，出现功能紊乱，是颞下颌关节紊乱综合征的病因之一。

2. 牙列不齐与错𬌗畸形 牙列拥挤、扭转、反𬌗、深覆𬌗、深覆盖等错合畸形会导致咬合关系紊乱。例如，深覆𬌗患者，上前牙覆盖下前牙过多，在咀嚼过程中，下前牙可能会受到上前牙过度的咬合力，容易造成下前牙的牙周组织损伤，使咀嚼效率下降，并且增加颞下颌关节发生病变的风险。

3. 牙体缺损和牙列缺损

（1）个别或多个牙体缺损失去咬合接触，可造成对颌牙伸长、邻牙倾斜、移位，导致食物嵌塞，容易形成偏侧咀嚼习惯，致双侧肌肉功能不协调，引起颞下颌关节紊乱综合征。

（2）牙列缺损破坏牙列完整性，一侧牙缺失，可形成偏侧咀嚼习惯；双侧后牙缺失未及时修复，可导致髁突后移，出现关节区疼痛，肌肉及颞下颌关节功能紊乱。

4. 急性创伤 意外的外力撞击，如交通事故、运动损伤等导致颌面部受伤，可能会引起牙齿的折断、移位，或者颞下颌关节的挫伤、脱位等。例如，在车祸中，患者的下巴受到撞击，可能会使髁突骨折，破坏颞下颌关节的正常结构，进而导致咬合关系紊乱，引发咬合病。

5. 牙周疾病引起形态和功能异常 牙周疾病可导致牙槽骨吸收，牙齿松动移位，进而导致𬌗接触和𬌗曲线改变，造成咬合关系紊乱。严重的牙周病可造成牙齿松动脱落，形成牙列缺损，也是咬合病的诱因之一。

6. 医源性因素

（1）牙体充填修复过程中，如果没有正确恢复咬合关系，如充填形态过高、冠修复体的咬合面形态不准确等，可能会形成早接触。正畸治疗过程中，矫治力使用不当也可能引起咬合病。如果矫治力过大，可能导致牙齿过度移动，使牙根吸收，进而影响牙齿的正常咬合关系。

（2）拔牙后如果没有及时进行修复，邻牙可能会发生移位、倾斜，对颌牙也可能会过度伸长，从而导致咬合紊乱，这种变化会破坏原有的咬合平衡。颞下颌关节手术等外科操作如果术后恢复不佳，也可能影响咬合关系，导致咬合病的发生。

（三）临床表现

1. 牙体硬组织异常 早接触、𬌗干扰可能造成牙磨耗、牙隐裂、牙折，可继发牙髓炎、根尖周炎等。

2. 牙周组织异常 咬合关系异常或咬合力量不协调可引起𬌗创伤，导致牙齿所受的𬌗力过大或异常，超出其耐受范围而引起牙周组织异常。

3. 颌位异常 肌位与牙位不一致。

4. 颞下颌关节异常 关节突和关节盘的位置关系异常。

5. 咀嚼及吞咽异常 对神经、肌肉、颞下颌关节、下颌运动的影响，造成咀嚼及吞咽的异常。

（四）临床检查

咬合病的临床检查是一个系统的过程，主要包括以下几个方面。

1. 病史采集

（1）了解患者是否有牙齿疼痛或敏感的情况。

（2）询问患者是否存在咀嚼肌疲劳或疼痛。

（3）了解患者颞下颌关节区是否有症状。

（4）询问患者的咀嚼习惯。

（5）了解患者过去是否接受过口腔治疗，如牙体修复、正畸治疗、拔牙等。

2. 口腔外部检查

（1）面部对称性检查：从正面和侧面观察患者的面部是否对称。正常情况下，人的面部左右两侧基本对称。

（2）颞下颌关节检查：关节区触诊。用手指轻轻触摸颞下颌关节的外侧，包括髁突。

（3）关节结节等部位检查：检查是否有压痛。如果存在压痛，可能表示关节及其周围组织有炎症或损伤。

（4）关节运动检查：观察患者开口、闭口，以及下颌的前伸、侧方运动。正常开口度一般在3.7 ～ 4.5cm。

（5）肌肉检查：检查咀嚼肌，包括咬肌、颞肌、翼内肌和翼外肌等的状态。可以通过触诊来判断肌肉是否紧张或有压痛。

3. 口腔内部检查

（1）牙体检查：仔细观察牙齿的形态、颜色和完整性。

（2）咬合检查：观察上下颌牙齿在牙尖交错位时的接触情况，检查是否存在早接触。有直接法、模型检查法、下颌运动检查法等。

（3）牙周检查：检查牙龈的颜色、质地和形态。

（4）松动度检查：检查牙齿的松动度。

（五）临床治疗

咬合病的临床治疗主要是针对病因进行综合治疗，以恢复正常的咬合功能、减轻症状和防止疾病进一步发展。

1. 调𬌗 调𬌗即咬合调整或咬合调改，通过调磨来改变其形态以消除异常因素，改善咬合状态。

（1）调𬌗的步骤和基本原则

1）消除牙尖交错位的𬌗干扰：在修改𬌗面窝形态之前，先缩窄工作尖但不要降低工作尖高度；调磨在牙尖交错位所标记的牙尖侧面；首先调磨牙尖交错位𬌗干扰；消除所有后牙斜面接触，只保留牙尖顶接触。

2）消除非正中运动𬌗干扰：在对非正中运动𬌗干扰进行调整之前，应获得最终稳定的咬合接触。完成调𬌗的第一阶段后，标记并调改所有前伸、侧方等非正中运动𬌗干扰。只有建立所有正中关系接触后，才可能完善对后牙脱离咬合起关键作用的前导。调磨后牙上所有的红色印记，不调磨任何黑色印记。通过手法控制髁状突完全就位于正中关系，用黑色咬合纸标记，所有牙齿在正中关系均有接触（黑色点状），而下颌滑动过程中只有前牙接触（红色线状）；该过程重复几次，直至所有红色印记都在前牙上（图 8-32）。

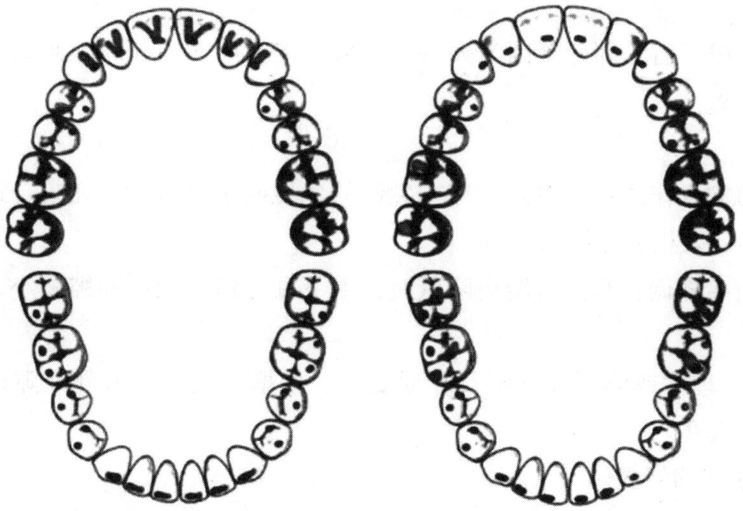

图 8-32 下颌运动咬合接触点

3）调整前导：上下颌切牙之间的角度与下颌的前伸功能相关，前导因人而异。步骤如下：尽可能在所有的前牙上建立协调的正中关系止点；为了包含始于息止颌位的轻咬合，在相同垂直距离将正中关系止点向前延伸；确定前牙切缘的位置；建立前伸𬌗时的组牙功能；建立侧方运动时理想的前牙咬合力量分布。

（2）调𬌗的治疗时间：调𬌗应在确定干扰点后进行。由于长时间开口会使肌肉紧张和疲劳，导致医师对颌位关系的控制把握下降，因此每次治疗时间不要超过 40 分钟，调整的量控制在每次不能超过 0.1mm。若情况复杂，需分次进行，以利于机体恢复到良好状态。

（3）调𬌗后的处理：对经调𬌗牙齿表面进行脱敏和防龋处理。调𬌗选磨治疗对牙齿硬组织的磨削若限制在牙釉质层范围内，做抛光处理即可；若已达牙本质层，则需要根据情况做必要的脱敏和防龋处理。

2. 咬合重建 指用修复方法对牙列的咬合状态进行改造和重新建立，包括全牙弓𬌗面的再造、颌位的改正、恢复合适的垂直距离等，重新建立正常的𬌗关系，使之与颞下颌关节及咀嚼肌的功能协调一致，从而消除因𬌗异常而引起的口颌系统紊乱，使口颌系统恢复正常的生理功能。

二、食物嵌塞

食物嵌塞是指在咀嚼食物的过程中，食物碎块或纤维受外力作用嵌入或滞留于两牙的邻间隙内，是一种常见的咬合病。

（一）病因

1. 邻面接触关系不良

（1）牙齿邻面磨损：当接触区的正常解剖形态被破坏后，原本紧密的邻面接触关系变得松弛，食物就容易在咀嚼过程中嵌入牙间隙。这种磨损可能是生理性的，也可能是夜磨牙等病理情况导致的。

（2）邻面龋坏：龋病是导致邻面接触关系改变的常见原因。

（3）牙齿移位：牙列不齐、正畸治疗过程中牙齿移动不当或拔牙后未及时修复等情况都可能导致牙齿移位。

（4）牙齿倾斜：拔牙后，邻牙会因为失去了原来的支撑而向缺牙间隙倾斜，对颌牙也可能会伸长，从而产生食物嵌塞。

2. 咬合因素

（1）对颌牙尖的楔入作用：当对颌牙存在尖锐的牙尖或边缘嵴时，在咬合过程中，这些牙尖或边缘嵴会像楔子一样插入相邻牙齿的间隙。

（2）咬合垂直距离降低：当垂直距离降低时，上下颌牙齿之间的间隙减小，在咀嚼时，食物容易被挤入邻牙间隙。

3. 牙周因素 生理性或病理性牙龈及牙周萎缩、牙槽骨吸收，龈外展隙过大，易造成食物淤滞，形成水平型食物嵌塞。

4. 不良充填物及不良修复体

（1）充填物及修复体的形态恢复不当；咬合面的形态恢复不当，缺少边缘嵴及溢出沟，牙尖斜面过陡；接触区的形态恢复不当。

（2）充填物有悬突或冠修复体边缘位置不合适、边缘不密合等，可引起龈炎、牙周炎、牙龈萎缩继发食物嵌塞。

5. 口腔不良习惯 使用火柴杆、发夹或制作粗糙的牙签剔牙，可引起牙龈的损伤和炎症，使牙间隙继续增大，加重食物嵌塞。

（二）临床表现

1. 挤压感和持续性胀痛。因食物的楔入造成相邻牙的牙周膜受挤压，挤压力量超过一定限度时，出现持续性胀痛。

2. 龈乳头炎。

3. 牙龈萎缩。

4. 牙周炎。

5. 口腔异味。

（三）临床分型

1. 垂直型 咀嚼时由咬合力量或充填式牙尖的作用使食物从垂直方向嵌入两牙邻面，该型食物嵌塞牙龈组织损害较严重，可引起龈炎、牙龈脓肿、牙周炎等。

2. 水平型 咀嚼时食物碎块由于舌及颊部运动的力量而自颊侧或舌侧横向压入牙间隙内，多见于牙龈萎缩、龈乳头破坏或消失、牙间隙暴露的患者。此型食物嵌塞对牙龈组织损害较轻，较易清除，但很难根治。

（四）治疗

食物嵌塞的临床治疗需要根据其病因和具体情况选择合适的治疗方法，主要包括以下几种。

1. 恢复邻面接触关系

（1）充填治疗：适用于因邻面龋坏导致食物嵌塞的情况。

（2）嵌体修复：适用于邻面牙体缺损较大，单纯充填难以恢复良好邻面接触关系的情况。

（3）全冠修复：适用于牙体组织缺损面积较大的情况，应该做全冠修复来恢复𬌗面的正常形态和紧密的邻接关系。

（4）正畸治疗：适用于因牙列不齐、牙齿移位导致邻面接触不良的情况。

2. 调整咬合关系

（1）调磨法：适用于对颌牙尖的楔入作用导致食物嵌塞的情况。例如，对颌牙存在尖锐的牙尖或边缘嵴，在咬合过程中会将食物挤入邻牙间隙，通过调磨这些牙尖或边缘嵴可以减少食物嵌塞。

（2）咬合重建：适用于咬合垂直距离降低等严重的咬合问题导致食物嵌塞的情况，可能需要进行咬合重建。

3. 治疗牙龈乳头萎缩

（1）牙周治疗：适用于因牙周炎导致牙龈乳头萎缩的患者。牙周治疗通过控制牙周炎症，可以防止牙龈乳头进一步萎缩，并且在一定程度上促进牙龈组织的恢复。

（2）软组织移植手术：适用于牙龈乳头萎缩严重，经过牙周治疗后难以恢复的情况。例如，在一些因刷牙不当或牙周炎导致牙龈乳头严重萎缩，牙间隙暴露明显的患者中，软组织移植可以改善这种情况。随着时间的推移，移植的软组织会与周围牙龈组织融合，一定程度上恢复牙龈乳头的高度，减少食物嵌塞。

三、颞下颌关节紊乱综合征

颞下颌关节紊乱综合征（temporomandibular disorders，TMD）是指以颞下颌关节区疼痛、异常关节音及下颌运动功能障碍为主要特征，而又不属于风湿病等其他临床上或病理上诊断的一类颞下颌关节病的传统总称。TMD 在人群中的发病率相当高，是口颌系统的常见病、多发病。尽管人群中相当一部分人有 TMD 的临床体征和 / 或症状，但其中大概约 5% 的人需要治疗。

（一）致病因素

颞下颌关节紊乱综合征的致病因素很复杂，有不同的学说，已公认的是由以下因素引起。

1. 结构因素

（1）咬合干扰

1）早接触：在牙尖交错位时，个别牙的早接触会使该牙承受过大的咬合力。例如，在牙齿萌出过程中，如果某颗牙齿先接触对颌牙，就会出现早接触。这种异常接触会改变下颌的正常闭合路径，导致颞下颌关节和咀嚼肌受到异常的压力。

2）𬌗干扰：当下颌进行前伸、侧方等功能运动时，非工作侧牙齿的接触或者不适当的工作侧接触都属于𬌗干扰。例如，在侧方咀嚼运动中，非工作侧的后牙出现接触，这会干扰下颌的正常运动轨迹。长期的𬌗干扰会使咀嚼肌不能协调工作，增加颞下颌关节的负担，是导致颞下颌关节紊乱综合征的重要因素之一。

（2）咬合垂直距离改变：咬合垂直距离过高或过低都可能引发颞下颌关节紊乱。

1）当垂直距离过高时，咀嚼肌会处于过度拉伸状态。例如，在全口义齿修复不当，垂直距离恢复过高时，患者会出现面部肌肉酸痛、颞下颌关节疼痛等症状。

2）垂直距离过低则会导致咀嚼效率降低，并且可能引起牙齿过度萌出或牙槽骨吸收等问题，影响颞下颌关节的正常功能。例如，长期戴用不合适的旧义齿，使咬合垂直距离逐渐降低，对颞下颌关节造成不良影响。

（3）错𬌗畸形：牙列拥挤、扭转、反𬌗、深覆𬌗、深覆盖等错𬌗畸形会导致咬合关系紊乱。例如，深覆𬌗患者，上前牙覆盖下前牙过多，在咀嚼过程中，下前牙可能会受到上前牙过度的咬合力，容易造成下前牙的牙周组织损伤，这种异常的咬合关系还会传递到颞下颌关节，引起关节的负担增加和结构改变。

2. 持续因素　持续因素的存在使病变持久不愈，并使治疗困难。弄清并去除这些持续因素是使对 TMD 的治疗保持长期疗效的重要方面。一些易感因素和诱发因素可以成为持续因素。

（1）行为因素：包括磨牙、紧咬、偏侧咀嚼和其他不正常的口腔习惯及颌骨不良的姿势。

（2）社会因素：影响个体对疾病的感受及对疼痛的进一步反应，如继发性获益。

（3）情感因素：如多疑、抑郁、焦虑等情感因素在慢性疼痛患者中很常见，这种情况可能继发持续疼痛，并造成疼痛耐受性的降低，使治疗不易取得良好的效果。

（4）认知因素：若患者对疾病持否定或犹豫不定的态度，可能使医师对疾病的治疗更加困难。

3. 诱发因素　诱发因素导致 TMD 症状的出现主要与外伤或咀嚼系统的不良负重相关。应激和焦虑、睡眠不良、某些药物等均可加剧口腔副功能的频率和强度，研究表明口腔副功能习惯与 TMD 的发生呈正相关。

（二）临床检查

1. 询问病史　询问病史次序为：①主诉。②疾病近况。③医疗史。④口腔科治疗。⑤个人史。

2. 临床检查　检查项目应依据患者目前的主诉症状和患者在生理、心理方面可能存在的变化而决定，确定有无 TMD 体征和症状。

（1）头颈部检查：对头颈部的解剖结构进行望诊和触诊以排除肿瘤、感染及其他病变。

（2）颞下颌关节和颈椎检查：测量下颌开口度及侧向和前伸的运动度，确定下颌运动时的疼痛点和被动挤压时的疼痛点。检查开口型、下颌前伸及侧向运动状态、下颌运动𬌗干扰出现的位置。并检查有无可闻及的关节杂音，能否通过某种措施改变下颌位置以消除、减轻 TMD 疼痛、杂音或运动的不协调性。还需进一步检查大开口、闭口运动时在耳前区触摸髁突是否有正常的滑动运动，以及闭口咬合时触摸外耳道内有无压痛点和局部肿胀；检查颈椎关节有无杂音，颈、肩部有无神经感觉异常。

（3）咀嚼肌和颈部肌肉检查：通过触诊检查颞肌、咬肌等肌群有无压痛、肿胀、肥大及质地的改变。相当一部分颅面疼痛患者伴有颅颈疾患，因此对颈部的一些肌肉也做同样的检查。

（4）口内检查：仔细检查牙和口腔软组织，辨明患者的症状是否由牙、牙周、唾液腺或其他口内病变引起。应特别注意以下情况可能与口腔习惯有关：舌和黏膜的嵴状隆起，牙的过度磨耗、松动、叩痛等。检查咬合情况，包括覆𬌗、覆盖和前牙切导类型等，并根据𬌗接触类型和𬌗接触点位置来评估下颌的稳定性。

（5）咬合检查：主要是正中𬌗、侧向𬌗及前伸𬌗时颞下颌关节的症状。

（6）听诊：主要是关节杂音和咬合音。

3. 影像学检查

（1）X 线检查

1）许勒位片：是目前临床上最常用的方法，从侧面显示一侧颞下颌关节的髁状突、关节凹、关节结节等结构，可了解：①关节间隙，即在正中咬合位时髁状突在关节凹内是处于居中的位置，还是处于后移位或前移位。②髁状突运动度。③骨结构表面的初步情况。

2）关节侧位体层片：显示一侧关节间隙、关节凹、关节结节和髁状突的形态。

3）关节曲面断层片：显示双侧颞下颌关节结构、牙颌状态及两者之间的整体关系。

4）大开口头颅后前位片：可看到髁状突的内外径。

5）髁状突经咽侧位片：可清晰地显示一侧髁状突的骨质情况，避免髁状突与颅骨影像重叠。

6）CT：能清晰地显示关节硬组织结构，并能对其进行三维重建，更直观地显示关节结构及其与邻近硬组织的空间关系。

7）关节造影：向关节腔内注射对比剂，患者会有一定痛苦，只能间接地显示关节盘的移位、穿孔情况，有假阳性的可能，现已很少应用。

（2）磁共振成像检查：对怀疑颞下颌关节有软组织病变的，如关节盘移位、变形、穿孔等，可采用磁共振成像 MRI 检查，并可应用对比增强剂进行三维重建。

4. 行为和心理评价 对所有 TMD 患者的基本临床检查应包括行为和心理评价。某些患者与应力有关的肌肉功能亢进可能是首要的致病因素，而另一些患者诸如焦虑和抑郁等情感问题可能继发于未解除的体征和症状。因此要强调口腔科病史，应包括对个体行为、情感、认知能力及社会性的了解，这些因素可能引发、持续作用于 TMD，或者继发 TMD。

5. 辅助性临床检查

（1）石膏模型上𬌗架：可提示𬌗关系情况，但不能说明是否存在 TMD。

（2）诊断性局部麻醉药注射：包括神经阻滞、扳机点注射和关节腔注射。神经阻滞麻醉用来确定疼痛是否来自阻滞点周围的病变。

（3）实验室检查：包括血常规和尿常规，可能因此而发现血液病、风湿病、代谢病或其他系统性疾病。

6. 其他检查

（1）下颌运动记录：下颌运动异常是 TMD 的主要症状之一。下颌运动测量仪不仅能记录下颌运动轨迹、下颌运动速度，同时还能记录髁突运动轨迹等，为全面了解口颌系统的生理功能特征和病理状况提供信息。

（2）肌电图：是一种检测肌功能较为有效的方法。检测肌纤维的动作电位、静息期电位变化、神经传导速度、振幅大小和频率等信号，以了解各肌的功能状况和肌群的功能协调性及副功能活动。

（3）关节镜：可直接观察关节内组织结构的病理变化。

（4）温度记录术：正常的和不正常的部位其温度是不对称的，进而提示是否有 TMD 的存在。如核素扫描、红外热成像检查等。

7. 诊断 不仅要对其作出正确的诊断，还要找出引起 TMD 的主要致病因素。作出诊断的过程要从能引起同样症状的所有可能的诊断中排除某些病症。由于许多头颅疾病都能表现出相似的疼痛症状，因此，要注意鉴别诊断并及时请有关方面的专家会诊，以保证诊断的正确和治疗的成功。

（三）治疗

1. 治疗程序 TMD 的治疗可分外科手术治疗和非手术治疗，口腔颌面外科手术治疗参见相关教材，这里仅介绍非手术治疗。目前，TMD 治疗程序是：遵照循序渐进，多种方法联合使用的原则。首选可逆性治疗方法，即最初所有的治疗必须是方便的、保守的、可逆性的、无创性的和非侵入性的。先采用多种保守方法如：①治疗教育、心理治疗。②家庭自我保健。③咬合板作𬌗间矫治，义齿修复治疗。④物理治疗、某些药物治疗等可逆性的综合治疗。大多数病例可通过可逆性保守治疗解除病痛。必要时再采用不可逆的保守治疗方法，如调𬌗治疗、正畸治疗、药物治疗等。

2. 修复治疗

（1）𬌗间矫治：一般根据病情采用不同的𬌗间矫治，常用咬合板治疗。咬合板又称𬌗夹板、𬌗垫、𬌗间装置。

1）𬌗间矫治的作用机制：TMD 多由𬌗、咀嚼肌、颞下颌关节受到急慢性损伤，相互之间不协调而导致各种症状。在严重的 TMD 患者中，关节盘双板区组织会损坏或穿孔。因此在关节盘移位后，使移位的关节盘复位，使双板区得到保护、避免损伤，创造出有利于其改建的良好环境，是防止发生严重 TMD 的关键所在。𬌗间矫治即是通过关节盘复位来达到治疗效果。

2）咬合板的种类：①稳定咬合板：又称平面板、肌松弛咬合板，一般用牙色或透明色塑胶制作。覆盖于全牙列，多用在上颌，也可戴在下颌。其𬌗平面平滑，在正中咬合时只与对颌牙的功能尖呈点状接触，而无尖窝交错颌关系，为减轻关节区压力，前牙区轻接触，只在前伸时接触，以便于维持正中咬合关系，调整下颌位置，这有利于肌功能的恢复和颞下颌关节结构的调整。咬合板的厚度在第二磨牙中央窝处应保持在 2mm 左右，一般不得大于息止𬌗间隙。咬合板的平面一定要延伸约 2mm 至唇颊侧，以保证整个牙列的稳定，同时也起固位作用。也可做钢丝隙卡帮助固位，但咬合板的前部也一定要延伸少许至唇侧，保证整个牙列的稳定。咬合板的戴用时间是：开始的一段时间应全天日夜戴用，症状好转后平时可不戴，只在吃饭和夜间戴用；待其症状消失后平时和进软食时可不戴，只在吃较硬食物和夜间戴用；逐渐过渡到只在夜间戴用；最后只在出现应激性症状期间间断（夜间）戴用。若治疗效果理想，患者最后应完全不戴咬合板。疗程通常为 6 ～ 8 周，更长时间戴用也不致有明显的副作用，但要注意保持口腔卫生，进食后取下咬合板清洗并有效刷牙。在使用咬合板治疗期间，还应配合一些辅助治疗措施。②再定位咬合板：也称为复位咬合板或下颌矫正性再定位咬合板，覆盖于全牙列，多用于上颌，也可用于下颌。具体修复方法是：嘱患者下颌稍前伸后再开口，确定开口过程中无弹响出现时下颌最少前伸的位置，值得注意的是此类咬合板可能导致关系的不可逆性紊乱。因此临床上首先应考虑使用稳定咬合板。③软弹性咬合板：是用弹性的软硅橡胶片在患者牙列的石膏模型上热压而成形的覆盖全牙列的咬合板。一般用于治疗夜磨牙症或紧咬牙者。其优点是软弹性𬌗接触对牙、牙周支持组织、咀嚼肌和颞下颌关节在受到很大𬌗力的情况下有很好的保护作用。另外戴用后若发现咬合面有穿孔处时，则可明确诊断出该处是早接触点，因此戴用的过程也是一种诊断的过程。④𬌗调位性咬合板：适用于垂直距离过低，需要做咬合升高的患者，设计在上颌或下颌均可。可先做成稳定咬合板，戴用数周使咀嚼系统功能得以调整后，再加改咬合面，使其成为与义齿类似的咬合关系。经调改合适后再试用 3 个月左右，若患者感到舒服适用，则确定其为最佳适合高度。依此高度及颌位关系作为恒久性咬合重建的依据。⑤前牙咬合板：又称为松弛咬合板，适用于上颌，仅下颌前牙与此板均匀接触，而从第一前磨牙起向远中均无𬌗接触。此设计可消除对咀嚼系统功能影响，特别是降低升颌肌群的肌活动。但是，此种咬合板可能会增加颞下颌关节的机械负重，导致后牙移位或前牙内倾，因而必须严密观察其治疗效果，禁忌长期戴用。

（2）常用的辅助治疗

1）治疗教育：良好的医患沟通是治疗成功的必要条件。

2）行为纠正：纠正患者单侧咀嚼、过大开口、持续大开口、啃硬物、过度用力咀嚼等不良行为，通过行为纠正达到辅助治疗并预防复发的作用。

3）热敷：慢性疼痛患者可在疼痛区用热毛巾敷或用中药热敷，达到活血、镇痛、松弛肌肉、促进血液循环、改善组织生理状态等目的。

4）冷敷：冷敷主要用于急性损伤组织的局部止痛、抗水肿。在受伤后 24 小时内，可用冰袋直接在疼痛区冷敷，每次 3 ～ 5 分钟，1 天内冷敷数次。冷敷不能用于结核病变的局部循环不良区或开放性创口。

5）其他：此外，还可采用姿势训练来治疗，包括下颌骨与舌，以及头、颈、肩的姿势训练。

▶知识拓展

运动护齿

运动护齿是一种专门设计用于保护牙齿和口腔组织的防护装备，广泛应用于各种对抗性运动中，如拳击、篮球、橄榄球、冰球等。它的主要功能是减少运动过程中因碰撞或冲击而导致的牙齿损伤、牙龈出血、颌骨骨折等风险。运动护齿的核心作用是吸收和分散外力冲击，保护牙齿、牙龈、舌头和颌骨。在激烈的运动中，尤其是在对抗性项目中，运动员之间难免会发生碰撞，甚至可能受到直接的外力冲击。如果没有护齿的保护，牙齿可能会因撞击而断裂、脱落，甚至发生颌骨骨折。此外，护齿还能减少舌头和口腔软组织的损伤，避免咬伤舌头或嘴唇。根据制作方式和适用场景，运动护齿主要分为三种类型。①预成型护齿：这种护齿是现成的，价格相对便宜，但贴合度较差，保护效果有限，适合偶尔使用者或初学者。②煮沸咬合型护齿：这种护齿可以通过加热软化后，放入口中咬合，使其适应个人的牙齿形状，贴合度较好，保护效果也更强，适合大多数运动员使用。③定制型护齿：由牙科专业人员根据个人的牙齿模型定制，贴合度最佳，保护效果最好，适合专业运动员或对口腔保护要求较高的人群。运动护齿需要定期清洁和保养，以延长使用寿命并保持卫生。使用后应及时用清水冲洗，避免使用热水，以免变形；还应定期用牙刷和牙膏清洁护齿，并存放于通风干燥的护齿盒中，避免细菌滋生。

考试知识点总结

本章小结

协和云课堂…… 拓展练习及参考答案

（李红霞　李丽沙　徐锦佳）

第九章 数字化修复技术

教学课件

学习目标

素质目标

具备严谨、细致、负责的工作态度，提高医患沟通能力；树立终身学习的理念，关注口腔数字化修复领域的新技术、新进展。

知识目标

熟悉：数字化修复的运用和流程步骤。

能力目标

能够结合病例分析运用数字化设计。

案例导入

【案例】

患者，女，30 岁。患者 3 年前进行前牙美学修复，1 年前因为美观问题拆除，并要求重新修复；检查发现形态颜色不如意，要求重新制作。

【问题】

1．该患者的临床诊断是什么，接诊医师应进行哪些临床检查？

2．医师应如何对该患者制订修复治疗方案，是否考虑数字化应用技术？

第一节 概 述

口腔修复的数字化技术以计算机技术为基本技术手段，集成口腔医学、解剖生理学、数学、图形学、机器人学、光学、机械学、电子学、材料学，以及信息化技术、自动化技术、人工智能技术、虚拟现实技术、先进制造技术等技术，是国际口腔医疗技术发展的主要方向之一，也是实现口腔修复过程“微创”“精确”“自动”“高效”最重要的技术手段和保障。

1985年，瑞士苏黎世大学的Werner Mormann研发了世界上第一个椅旁数字化修复系统（CEREC）。这些系统和技术可用于制作嵌体、高嵌体、贴面和全冠。CAD/CAM技术能用于设计加工固定局部义齿和种植体基台。目前，CAD/CAM系统已经得到越来越多的普及，据不完全统计，目前市场上已有的国内外的商品化CAD/CAM系统已超过30余种，全球有超过3万名牙医拥有自己的扫描和加工设备，制作的修复体超过了15 000 000个。

一、CAD/CAM技术

（一）技术流程

1. 口腔扫描 通过口腔扫描仪对患者的口腔进行扫描，获取牙齿、牙龈等口腔组织的三维数字化模型。这种扫描方式不仅快速、准确，而且可以避免传统取模方法给患者带来的不适。

2. 设计修复方案 将扫描获得的三维模型数据传输到计算机辅助设计软件中，口腔医师根据患者的具体情况和治疗需求，在计算机上进行修复体的设计，如牙冠、牙桥、义齿等。此方法可以精确地调整修复体的形态、大小、颜色等参数，以达到最佳的修复效果和美观度。

3. 制作修复体 设计好的修复方案通过数据传输到计算机辅助制造设备中，如数控铣床或3D打印机，直接加工制作出符合设计要求的修复体。这一过程无须经过传统的蜡型制作、铸造等烦琐工艺，大大缩短了修复体的制作时间，提高了生产效率。

4. 修复体试戴与调整 将制作好的修复体在患者口腔中进行试戴，医师根据试戴情况进行必要的调整和精细打磨，确保修复体与患者的口腔组织紧密贴合，咬合关系正常，患者感觉舒适。

（二）优势

1. 精确性高 数字化技术能够精确测量和记录口腔组织的形态和结构，使修复体的制作更加精准，与患者的口腔解剖结构高度匹配，可以减少修复体与牙齿之间的缝隙，降低食物嵌塞和继发龋的发生风险。

2. 个性化定制 根据患者的个体差异和具体需求，数字化技术能够设计出完全个性化的修复体。无论是修复体的形态、颜色还是功能，都可以根据患者的天然牙齿和口腔情况进行定制，达到自然美观、功能良好的修复效果。

3. 高效便捷 相比传统的口腔修复方法，数字化技术省略了许多中间步骤，大大缩短了治疗时间。减少了患者就诊次数和等待时间，提高了治疗效率，为患者提供了更多的便利。

4. 美观度好 通过数字化技术，可以精确地匹配修复体的颜色和透明度，使其与患者的天然牙齿更加协调一致，达到良好的美观效果。同时，修复体的表面光滑度高，质感逼真，进一步提升了修复的美观度。

5. 可重复性强 数字化模型和设计数据可以长期保存，方便医师在需要时进行查阅、修改和复制。如果患者在后续的治疗过程中需要再次制作修复体或进行调整，能够基于原有的数据快速、准确地进行操作，保证了治疗的一致性和可重复性。

（三）应用范围

1. 牙体缺损修复 如龋齿、外伤等导致的牙齿部分缺损，可以通过数字化修复技术制作嵌体、高嵌体、贴面等修复体，恢复牙齿的形态和功能。

2. 牙列缺损修复 对于缺失一颗或多颗牙齿的情况，可采用数字化设计和制作固定桥、活动义齿或种植义齿进行修复，以恢复牙列的完整性和咀嚼功能。

3. 牙列缺失修复 全口义齿的制作也可以借助数字化技术，精确获取患者口腔黏膜和牙槽骨的形态信息，设计出更符合患者口腔生理特点和功能需求的义齿，提高义齿的固位力和稳定性，改善患者的咀嚼和发音功能。

4. 口腔正畸治疗辅助 在正畸治疗中，数字化技术可用于制作正畸矫治器，如隐形矫治器。通过对患者牙齿模型的数字化分析和模拟矫治过程，精确设计出一系列个性化的隐形矫治器，逐步移动牙齿达到矫正的目的。

二、常见的口腔修复 CAD/CAM 系统

（一）CEREC 系统

CEREC 系统是进入市场最早、应用时间最长的椅旁数字化修复系统。该系统可按照功能分为取像系统、CAD 系统和 CAM 系统三个部分。在取像系统方面，2012 年推出的 Omnicam 真彩取像，通过自动频闪摄像获取精确的 3D 自然色彩影像，无须喷粉即可直接扫描。CAD 系统可快速构建牙齿的虚拟模型，能以“生物再造”“复制”“镜像”等模式进行模型构建。CAM 系统的 Cerec MC 系列可进行单牙或桥体的制作，有不同的研磨车针夹具配置，能在短时间内完成修复体的制备，且近年来还推出了干湿两用研磨设备，以配合椅旁氧化锆修复体的研磨。CEREC 系统是口腔临床中应用较为广泛的椅旁 CAD/CAM 系统，具有以下特点。

1. 椅旁操作便捷 该系统体积小巧，可直接放置在牙科诊疗椅旁，医师在诊断后可立即进行修复体的设计和制作，无须将模型送往专门的技工室，患者只需一次就诊即可完成修复治疗，减少了患者的复诊次数和等待时间。

2. 快速成型技术 采用独特的 Milling 技术，能够快速精确地将块状修复材料加工成所需的修复体形状，加工速度快，效率高，同时保证了修复体的精度和表面质量。

3. 与口腔设备集成 可以与其他口腔设备，如牙科综合治疗台、口腔扫描仪等进行无缝集成，实现数据的共享和交互，提高了口腔诊疗的整体效率和数字化水平（图 9-1）。

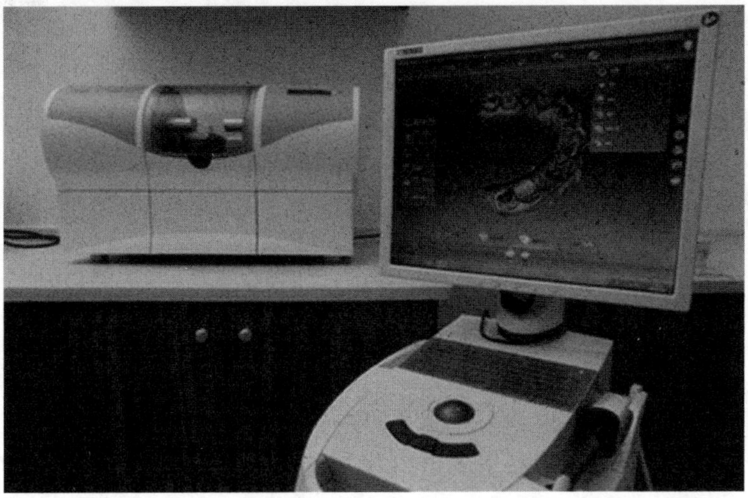

图 9-1 CEREC 系统

（二）Planmeca PlanCAD 系统

该系统是一款高端口腔修复设计软件，适用范围广，可进行各类修复体设计，包括牙冠和桥体设计、嵌体设计、高嵌体设计、贴面设计、蜡型设计、套筒冠设计、螺丝固位和粘接固位个性化基台设计、种植杆卡与桥设计、咬合夹板及 3D 打印模型设计等。软件中的多种工具配有各类高端应用功能，有众多虚拟殆架选择和大量个性化基台设计种植体库，还可根据不同的专业需求进行个性化操作，支持导入、导出且编辑 STL 文件不受限。

（三）iTero Element 系统

iTero Element 系统是一款先进的口腔扫描和 CAD/CAM 系统（图 9-2），主要应用于正畸治疗和部分口腔修复领域，具有以下特点。

1. 高清扫描与可视化 配备高分辨率的光学传感器，能够获取极其清晰的口腔内表面图像和三维数据，为正畸方案设计和修复体设计提供精准的模型。同时，其软件具备强大的可视化功能，医师和患者可以直观地看到牙齿的现状、正畸过程的模拟及修复后的预期效果，有助于医患沟通和治疗方案的制订。

2. 云平台与远程协作 借助云平台，医师可以将扫描数据上传至云端，方便与其他专业人员进行远程协作和会诊，同时也便于患者在不同医疗机构之间进行数据共享和治疗方案的延续。在口腔修复中，这一功能有助于跨地区的专家团队共同为患者制订最佳的修复方案。

3. 与 Invisalign 系统集成 与 Invisalign 隐形矫治系统深度集成，在正畸治疗后需要进行修复时，可以无缝过渡，根据正畸后的牙齿状态精准设计修复体，确保正畸和修复治疗的连贯性和整体性，提高治疗效果。

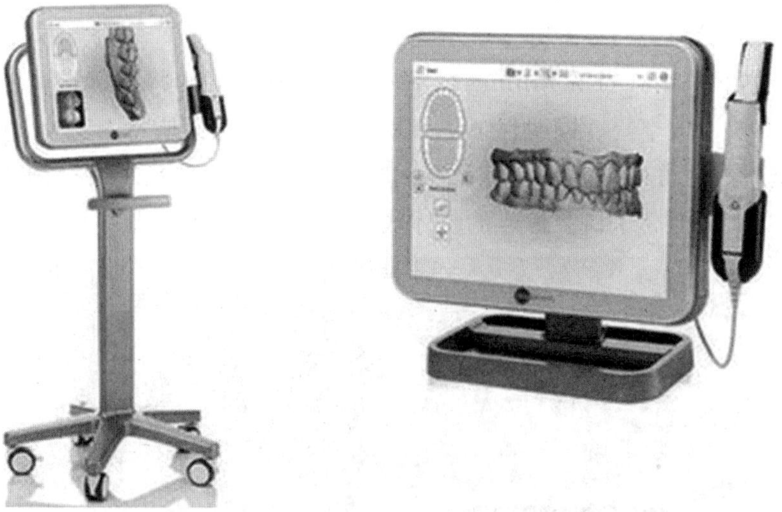

图 9-2 iTero Element 系统

（四）Lava 系统

Lava 系统在口腔修复领域以其高品质的材料和先进的 CAD/CAM 技术而闻名，尤其在全瓷修复方面具有显著优势。具有以下特点。

1. 优质的材料　Lava 系统所使用的全瓷材料具有出色的生物相容性、美观性和机械性能。其强度高，能够满足后牙等咀嚼功能区的修复需求，同时材料的透明度和色泽与天然牙齿相似，修复后的牙齿在外观上几乎可以达到以假乱真的效果。

2. 精确的设计与制作　采用先进的 CAD/CAM 技术，通过高精度的扫描设备获取口腔模型数据，利用专业的设计软件进行修复体的精确设计，然后由数控加工设备进行精准制作。在制作过程中，能够严格控制修复体的尺寸精度和表面质量，确保修复体与患者的口腔组织紧密贴合，咬合关系准确。

3. 临床验证与支持　Lava 系统经过了大量的临床验证和研究，其修复效果和长期稳定性得到了广泛的认可。公司还为用户提供全面的技术支持和培训服务，帮助牙科医师和技术人员更好地掌握和应用该系统，提高临床治疗水平。

第二节　数字化印模技术

从临床应用角度，口腔三维数据获取技术可分为牙颌模型扫描技术、口内扫描技术、颜面部扫描技术和体层扫描技术，利用上述扫描技术，可扫描不同的颌面部软硬组织。其中口内扫描技术、颜面部扫描技术和锥形束 CT 技术是近年来发展较快的三种技术。本节主要介绍口内扫描技术。

一、口内扫描技术介绍

口内扫描技术应用小型探入式扫描测头直接在患者口腔内进行牙体及周围软组织表面形态的获取。该技术最大的优势在于免除了传统临床取模的流程，省略了临床制取印模、翻制石膏模型的步骤。

口内扫描可以使得医师能够实时检查预备体的形态，医师可在椅旁通过观察电脑中高分辨率的三维图像评估牙体预备的细节和质量，如检查聚合度、肩台、预备体边缘、倒凹和就位道等。如有不妥，医师立即在患者口内进行调改，重新扫描检查。

口内扫描技术适用于获取固定修复体的基牙数据，既可用于单颗牙修复，如全冠、嵌体、高嵌体、贴面。也可用于多颗牙修复，如固定局部义齿修复。医师可利用口内扫描设备，借助椅旁 CAD/CAM 系统在一次就诊内完成最终修复体的制作。对于需要多次就诊的患者，医师利用 CAD/CAM 系统完成暂时修复体的设计和制作，戴入患者口内得到认可后，再将口内扫描获取的数据传送至义齿加工中心，由技师对最终修复体进行设计和制作。

二、口内扫描技术操作流程

（一）扫描前准备

1. 患者准备　向患者解释口内扫描的目的、过程和注意事项，以消除患者的紧张情绪，取得其配合。要求患者在扫描前清洁口腔，去除食物残渣、牙菌斑等，以保证扫描图像的清晰度。

2. 设备准备 选择合适的口内扫描仪及配套的扫描探头。不同的扫描仪适用于不同的口腔情况和临床需求，有些扫描仪在精度上更有优势，适用于种植修复的扫描；有些则在扫描速度上表现出色，适合大面积的牙列扫描。检查设备是否正常运行，包括电量、连接情况等，并根据需要对设备进行校准和初始化设置。

（二）口内扫描操作

1. 初步扫描 将扫描探头轻轻放入患者口腔，从牙齿的一侧开始，通常先从磨牙区开始扫描，以获取完整的牙弓形态。扫描过程中，要使探头与牙齿表面保持适当的距离和角度，一般距离牙齿表面约 2 ～ 3mm，以确保能够捕捉到清晰的图像。缓慢、稳定地移动探头，按照一定的顺序依次扫描各个牙齿的颊面、咬合面、舌面等，确保覆盖所有需要扫描的牙齿和口腔组织。对于复杂的牙列情况或有修复体的部位，要适当增加扫描的时间和角度，以获取全面的信息。扫描过程中，要注意观察扫描仪屏幕上的实时图像，及时发现并纠正可能出现的问题，如图像模糊、重叠、缺失等。如果出现问题，应及时调整探头的位置和角度，重新进行扫描。

2. 细节扫描 在完成初步的整体扫描后，对一些关键部位或细节区域进行重点扫描，如牙齿的邻面、牙龈边缘、龋洞、修复体的边缘等。这些部位的细节对于后续的诊断和治疗方案的制订非常重要。可以通过调整扫描探头的角度和位置，使光线更好地照射到这些细节部位，以获取更清晰、准确的图像。对于一些难以直接扫描到的部位，可以利用口内反射镜等辅助工具来完成扫描。

3. 数据整合与验证 扫描完成后，扫描仪会自动将获取的多个扫描图像进行整合和拼接，形成一个完整的牙齿及口腔软组织的三维模型。操作人员需要对生成的三维模型进行仔细检查，查看是否存在数据缺失、不完整或不准确的地方。可以通过旋转、缩放模型等操作，从不同角度观察模型，检查牙齿的形态、咬合关系、牙龈形态等是否与实际情况相符。如果发现问题，需要及时返回相应部位进行补充扫描或重新扫描，以确保数据的准确性和完整性。

（三）扫描后处理

1. 数据保存与传输 将扫描得到的三维模型数据保存到指定的存储设备或数据库中，以便后续的查看、分析和使用。同时，根据需要将数据传输到其他设备或软件中，如用于口腔修复设计的计算机辅助设计软件、用于治疗模拟的计算机辅助制造系统等。在数据传输过程中，要注意数据的安全性和完整性，防止数据丢失或损坏。

2. 报告生成 根据扫描结果，生成详细的扫描报告，包括牙齿的状况、牙周情况、咬合关系分析等内容。报告可以以文字、图像、图表等多种形式呈现，为医师的诊断和治疗提供依据。在报告中，要对扫描过程中发现的异常情况进行详细描述和分析，并提出相应的建议。

微课：CAD/CAM在口腔修复学中的具体应用

第三节 CAD/CAM在口腔修复学中的具体应用

一、可摘局部义齿支架的数字化设计

可摘局部义齿支架数字化设计（digital design for removable partial denture frame）即应用CAD技术，半自动交互式完成可摘局部义齿支架设计的过程。常规可摘局部义齿支架数字化设计的原则和流程如下。

1．通过各种口腔三维数据获取技术获得缺损牙列、牙槽嵴和相邻软组织，以及对颌牙列的三维表面形态数据。

2．借助专业CAD软件的设计功能，分别创建可摘局部义齿支架的各功能组件。

3．最终合并为完整的支架三维数字模型。

（一）可摘局部义齿支架的数字化设计过程

1．固位体设计 根据基牙的情况和义齿的固位要求，在数字化模型上设计卡环、支托等固位体。可调整卡环的类型、臂端位置和形态，使其既能获得良好的固位力，又能尽量减少对基牙的损伤。例如，使用铸造卡环或锻丝卡环，根据基牙的倒凹情况确定卡环臂的进入深度和角度。

2．连接体设计 数字化软件可以精确设计连接体的形态、位置和厚度，使其在保证义齿强度和稳定性的同时，尽可能减少对口腔组织的刺激，并有利于义齿的摘戴和清洁。如设计腭杆、舌杆等大连接体时，可根据腭部或舌侧的形态和解剖结构进行个性化设计。

3．人工牙选择与排列 数字化系统中通常有丰富的人工牙数据库，可根据患者的牙弓形态、余留牙颜色和形态等，选择合适的人工牙，并在模型上进行精确排列。一些软件还能模拟人工牙的咬合关系，通过调整人工牙的位置和高度，达到良好的咬合平衡。

4．基托设计 根据缺牙区的范围和牙槽嵴的形态，设计基托的伸展范围、厚度和外形。利用数字化技术可以使基托的边缘更贴合牙龈组织，减少食物嵌塞和对牙龈的刺激，同时合理分布基托的应力，避免基托折断或对牙槽嵴造成过度压迫。

（二）可摘局部义齿支架的数字化应用

1．设计验证与优化 在计算机上进行义齿的虚拟试戴，模拟义齿在口腔中的就位情况、固位效果、咬合关系等。医师可以从不同角度观察义齿与口腔组织的贴合程度，及时发现设计中存在的问题，如义齿就位困难、卡环与基牙不贴合、咬合干扰等，并进行调整和优化。

2．有限元分析 一些先进的数字化软件可以对义齿的设计进行有限元分析，模拟义齿在咀嚼过程中的受力情况，分析应力分布是否合理。根据分析结果，对义齿的薄弱环节进行加强，或调整设计以避免基牙和牙槽骨承受过大的应力，从而提高义齿的使用寿命和患者的舒适度。

针对可摘局部义齿支架的CAD，现有技术大多将支架结构拆解成各个功能组件分别设计，具体包括：转支托、卡环、舌杆、网状结构、大连接体（腭板）等，最后设计小连接体，将各个组件连接起来，完成可摘局部义齿支架数字模型的设计。对于支架各功能组件的设计，现有 CAD 技术大多采用在三维扫描的牙列模型上选取或勾勒组件的组织面形态，并按照口腔临床要求的各组件功能参数及其截面形态，生成磨光面形态的方式实现。全部设计流程主要采用人机交互方式实现。

二、固定义齿的数字化设计

随着口腔 CAD/CAM 的出现，近几年固定义齿的数字化设计技术越来越成熟，其结合临床口扫数据与固定修复设计，实现了诊疗快速化，修复体制作精准化。

（一）单牙冠设计

在传统工艺中，单牙冠设计分为全冠铸造与内冠铸造加上外部上瓷。固定设计软件中同样将全冠（解剖冠）设计与内冠（基底冠）设计分别进行了设置。

1. 解剖冠设计 解剖冠设计（全冠）是指牙冠整体采用同种材料切削打印出来，具有完整的解剖形态。设计完成的数据可传送到切削系统中，进行后续实物制作生产。现代工艺中可采用氧化锆、玻璃陶瓷、金属、树脂等材料进行后续的打印制作，目前氧化锆的研发成熟，彩色氧化锆的研发更促进了固定义齿数字化修复的完善。下面根据实际病例来介绍设计工艺流程。

以 36 为例，设计解剖冠（全冠），订单设置如下（图 9-3）：36 牙位选择解剖式牙冠，根据医师提供的设计单选择修复材料（图 9-4）。

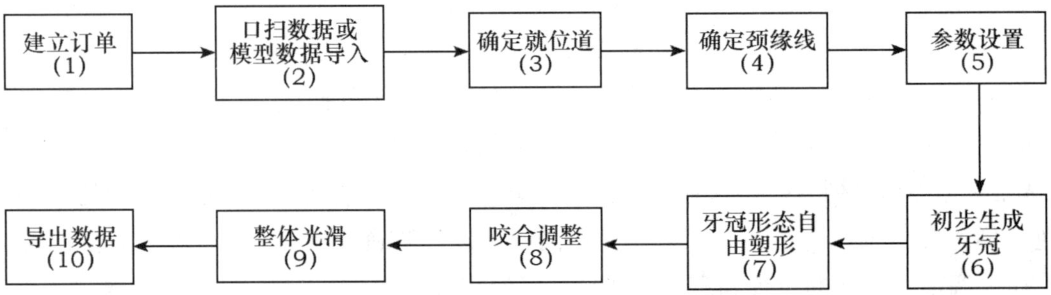

图 9-3 解剖冠设计流程

（1）建立订单：输入患者姓名，输入医师姓名，点击 36，选择为解剖牙冠，选择对颌牙冠，并且选择好制作材料及殆架类型，保存建单。

（2）口扫数据或模型数据导入：该病例为模型数据，若临床提供为口扫数据和模型数据可选择直接载入数据，如果临床上提供的是制取好的印模或者是灌注好的石膏模型，需要利用模型扫描仪将其转化为设计数据才能进行下一步。

（3）确定就位道：选择合适的就位道，使基牙倒凹最小。建立订单，点击保存订单，点击右侧工具栏设计选项后，点击“导入”选项，分别载入工作区模型对颌模型数据，进入设计页面，按住鼠标右键，旋转工作模型，使基牙倒凹最小，点击下一步，设定此试图为义齿就位道。

（4）确定颈缘线：确定边缘，点击生成边缘线，再选择手动添加或减少定位点，最后可以自动校准。

（5）参数设置：在此步骤可以设置间隙剂预留空间、额外间隙剂空间、牙冠边缘宽度等。这些数值会影响后续牙冠成品在基牙上的松紧度。

（6）初步生成牙冠：可以直接在数据库里选择合适的牙冠形态，调整好牙冠的近远中和颊舌侧大致方向。

（7）牙冠形态自由塑形：可以根据需要选择整体移动牙冠，也可以选择调整部分牙尖、嵴等部位。

（8）咬合调整：选择保留牙冠形态后调整咬合，可以保证上一步骤的形态保留。

（9）整体光滑：形态、咬合调整完成后，应进行牙冠整体光滑，使成品美观。

（10）导出数据：完成设计，保存数据，以供下一部门使用或后续检查。

2. 基底冠设计　基底冠（内冠）设计可分为直接设计法和解剖冠回切法两种。直接设计是在建单页面直接选择内冠设计，解剖冠回切法设计跟上述解剖全冠设计步骤一样，差别在于建单时应当选择回切全冠。在解剖冠设计的基础上，完成整体牙体设计后，最后选择“回切”即可得到最后的基底冠。

（二）固定桥的数字化设计

固定桥修复是目前固定修复中应用较广泛的修复方式。CAD/CAM 的出现，也同样减少了其传统制作的流程。冠桥的数字化设计是在单颗牙冠的设计基础上，将连接体设计加入其中，将设计好的单颗牙冠间用连接体相连，最终成为多单位的固定桥修复体。在 CAD 设计软件的功能逐步研发过程中，各设计软件也逐步开发了更多功能，如电子𬌗架的功能研发等，这促进了多单位的牙冠长桥设计，目前已经发展到全口牙列的固定修复设计。在固定桥的设计中，整体流程与单牙冠一致，建单时，需要选择基牙为解剖牙冠，缺失牙为解剖缺失牙，并点亮三颗牙之间的绿色连接指示点，在就位道设置时，需要选择共同就位道，以便于后续修复体就位。在确定颈缘线时，会依次标记两颗基牙颈缘线，其他步骤一样。最后，在牙冠形态设计完成后，需要点击下一步，添加连接体，连接体的位置、大小和形态应根据临床病例实际情况进行调整，在满足功能的情况下，尽量美观。建单与编辑连接体步骤见图 9-4 和图 9-5。固定桥的基底冠设计步骤同上，在建单时，选择基牙为简单内冠，缺失牙为回切缺失牙即可。

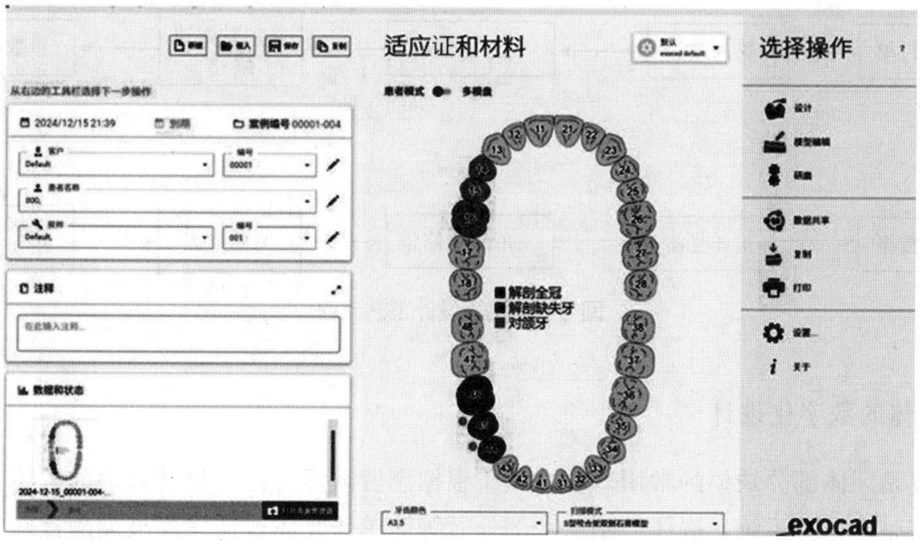

图 9-4　固定桥设计建单页面

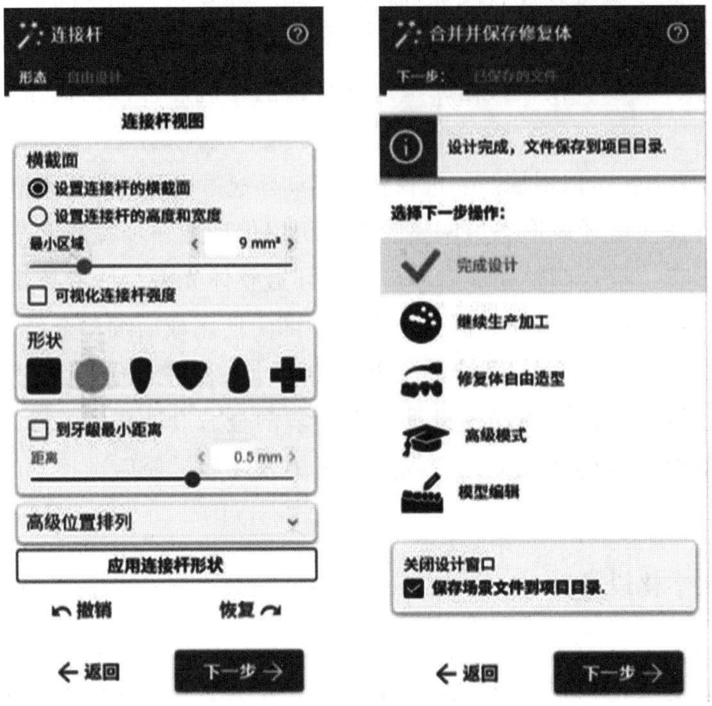

A　　　　　　　　B

图 9-5　编辑连接体页面

A. 编辑连接杆形态；B. 完成设计。

（三）贴面的数字化设计

贴面主要针对牙体表面缺损、先天釉质发育不全、颜色异常的牙齿进行表面修复。磨除牙体组织较少时甚至可以在不备牙的情况下，进行美学贴面修复。目前临床上经常采用玻璃陶瓷材料进行贴面设计，其通透度高，色泽美观，患者接受度高。贴面设计的工艺流程与前文所述牙冠设计流程大体相似（图 9-6）。

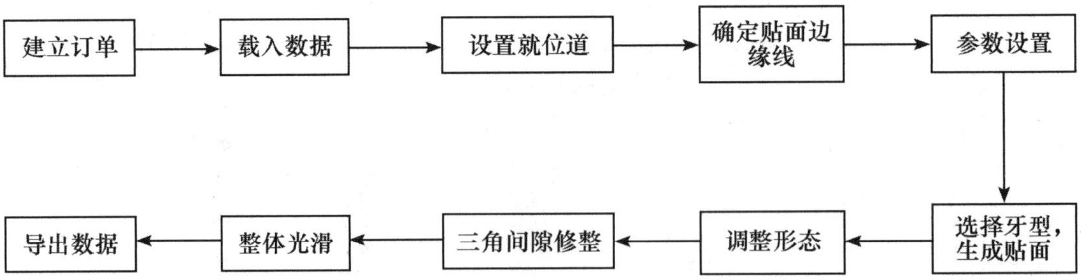

图 9-6　贴面设计工艺流程

（四）嵌体的数字化设计

嵌体修复是牙体部分缺损的常用修复方式，根据患者缺损部位，设计合适的嵌体。目前，临床上大多配有完整的椅旁系统，嵌体、贴面、部分冠等简单修复体普遍采用玻璃陶瓷修复，医师备完牙后，直接采用 CAD 设计软件进行修复体设计，再将数据导入 CAM 制作系统，进行椅旁切削，成品再进行烧结，打磨抛光，可以快速将修复体制作完成，实现患者当天就诊当天戴牙的一站式服务。嵌体设计流程同单牙冠设计流程，只需要在建立订单时，将修复牙位选择为“嵌体”即可。

（五）桩核的数字化设计

桩核冠是患牙大部分缺损，缺损已经累及牙根，经一般根管治疗后，利用髓腔固定，在其中缺损部位形成桩核部分。桩核冠因其根部缺损较深，口内难以扫描完整，因此多采用临床取模之后，再用口扫仪扫描印模获取数据的方式进行固定修复设计。根据患者情况，若桩核部位无倒凹或倒凹较小，可以直接设计得到桩核冠（图 9-7），若倒凹过大，则需要做分体式的桩核冠，分别设计桩核部分。

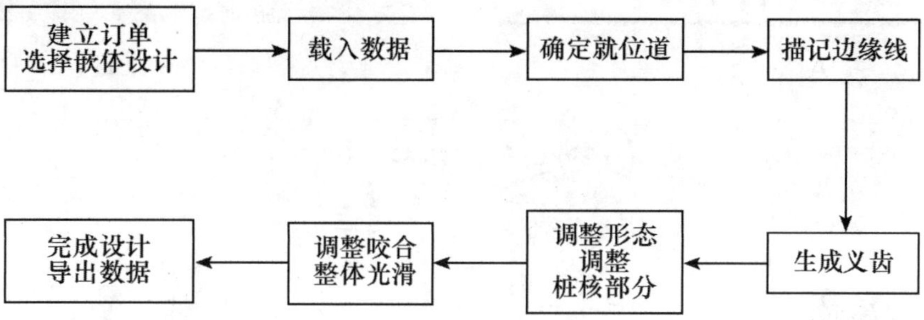

图 9-7　倒凹较小时，一体式桩核冠工艺流程

桩核冠因临床获取口扫数据困难的特点，目前也可以采用传统蜡型制作桩核熔模，再将制作完成的桩核熔模借助口扫仪扫描获得数据后，直接进行切削打印。这种制作方式因蜡材料的流动性而制作精准，制作时需确保后续口内准确就位，辅以扫描打印，让制作快速精准。

三、种植个性化基台的数字化设计

种植牙号称人类的第三副牙，随着口腔种植学科的研究发展，种植技术的成熟和植体的不断研发，种植修复已经成为固定修复的常规修复方式之一。种植义齿由植入缺失牙部位的牙槽骨内的种植体与基台及其上的冠部组成。基台作为下端植体与上端牙冠的连接部分，具有连接与修正植体角度的作用，一般有成品基台与个性化基台作为选择。大多数情况下，可以选择成品基台直接使用，但是当患者口内条件欠缺，种植体植入角度具有个性化特征时，通常采用个性化基台设计，修正种植体角度偏差，并正确定位修复体边缘，获得理想的穿龈轮廓。个性化基台可以通过设计软件，选用合适的角度。基台分为三部分：上部修复连接部分、基台穿龈部分、种植体连接部分。个性化基台的设计主要是针对上部连接修复部分角度进行设计，此处以 3shape 设计软件为例（图 9-8、图 9-9）。

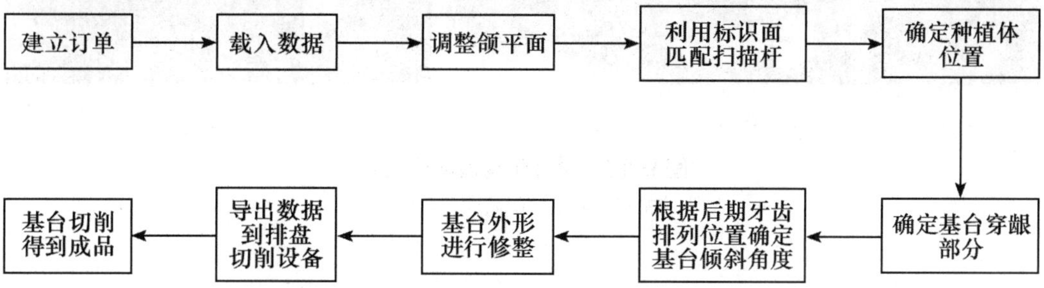

图 9-8　个性化基台设计流程

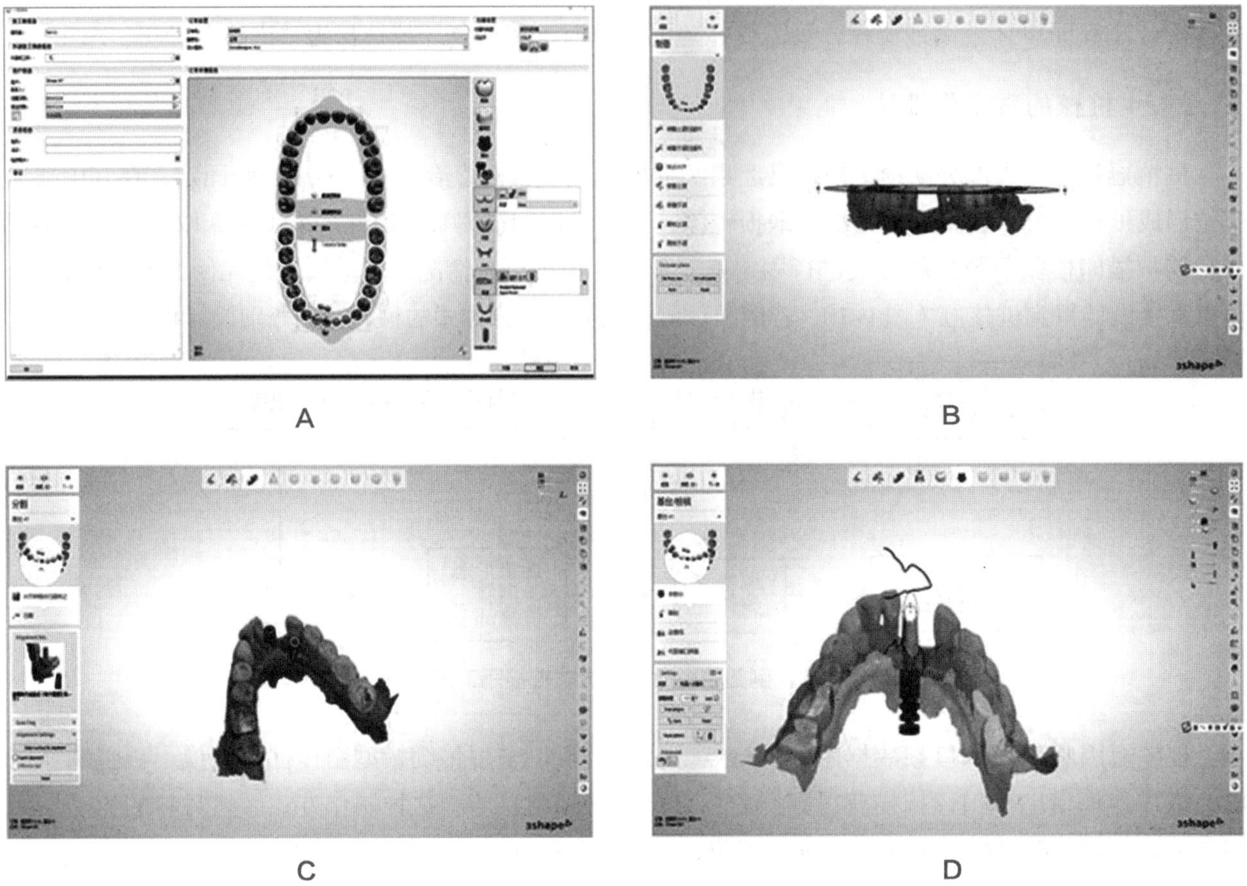

图 9-9　个性化基台设计操作页面

A. 建立订单；B. 调整颌平面；C. 匹配扫描杆；D. 确定种植体位置。

完成个性化基台设计后，可以利用设计软件，结合前面牙冠设计，采用设计软件完成上部牙（图 9-10）。

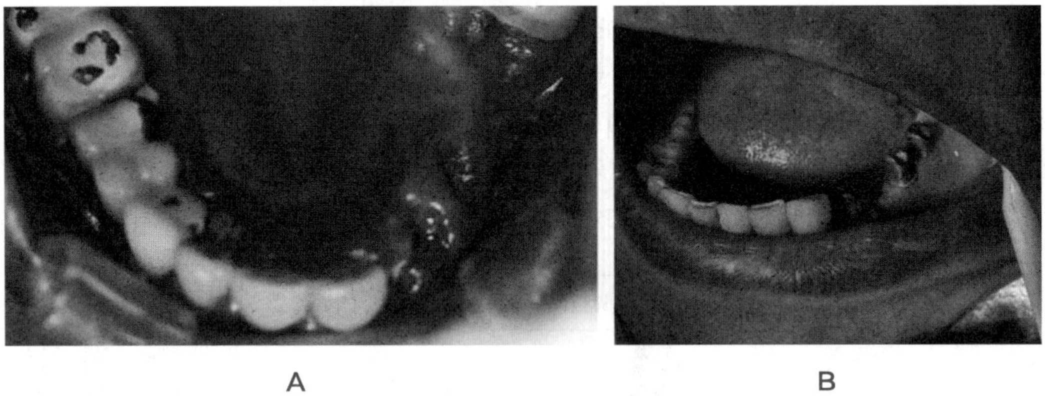

图 9-10　个性化基台设计成品

A. 形成袖口，确定穿龈高度；B. 基台成品。

▶知识拓展

固定义齿的数字化设计软件

固定义齿的数字化设计目前使用普遍。

有的软件支持多种修复体的设计，包括牙冠、桥体、种植体修复等，具有高度自动化和用户友好的界面，支持多平台协作。具有高精度设计、修复体库丰富、支持口内扫描数据直接导入的优势。

还有固定义齿设计软件，具有灵活性和强大的功能。它支持多种修复体设计，包括牙冠、桥体、贴面、种植导板等。具有模块化设计、高度定制化、支持多种扫描设备数据导入的优势。我们可以根据需要选择合适的设计软件。

第四节　数字化全口义齿修复

一、数字化全口义齿技术的定义和分类

数字化全口义齿技术是指将数字化技术应用于全口义齿修复的各个环节，从数据采集、设计、制造到最终佩戴，实现全流程的数字化管理。它利用计算机技术、数控加工和3D打印等先进技术，为患者提供更精确、舒适、美观的全口义齿修复方案。在全口义齿修复领域，数字化技术主要包括以下几类。

1. 数据采集技术　利用口腔扫描仪等设备，无接触地获取患者口腔内的三维数据。

2. 三维设计与建模技术　基于采集的数据，使用专业软件进行义齿的三维设计和建模。

3. 计算机辅助制造（CAM）技术　通过计算机控制的设备，如数控机床或3D打印机，制造出设计好的义齿。

4. 虚拟现实与增强现实技术　用于模拟和展示修复效果，帮助医患沟通和决策。

二、全口义齿数字化修复的流程

全口义齿数字化修复的流程主要包括以下几个步骤。

1. 数据采集　使用口腔扫描仪对患者口腔进行扫描，获取精确的口腔软硬组织数据。

2. 数据处理与设计　将扫描数据导入专业软件中，进行义齿的初步设计和模拟。这一步骤包括牙齿排列、基托设计等。

3. 设计审核与修改　医师和技术人员对初步设计进行审核，根据患者的具体情况和需求进行必要的修改。

4. CAM 加工　将最终确定的设计数据传输至CAM系统，通过数控机床或3D打印机制作义齿。

5. 义齿试戴与调整 对制作好的义齿进行试戴，根据患者的反馈进行适当的调整，确保义齿的舒适度和功能。

6. 最终交付 完成所有调整后，义齿最终交付给患者使用。

上述流程不仅提高了数字化全口义齿修复的精确度和效率，还优化了患者的就医体验。

三、数字化全口义齿修复的技术要点

（一）数据采集技术

数据采集技术是数字化全口义齿修复的基础，其中口腔扫描是最关键的一步。口腔扫描技术利用高精度的扫描设备，无创地捕捉患者口腔内的详细形态，包括牙齿、牙龈、颌骨等结构的三维数据，这种技术的优势包括以下几点。

1. 非侵入性 无须传统的印模材料，提高了患者的舒适度。

2. 高精度 能够获取精确的口腔数据，减少人为误差。

3. 即时性 扫描完成后，可以立即在屏幕上查看和编辑数据。

（二）三维设计与建模

三维设计与建模是基于采集到的口腔数据进行义齿设计的过程，这一步骤涉及以下要点。

1. 个性化设计 根据患者具体的口腔结构和功能需求进行个性化设计。

2. 虚拟排牙 在软件中模拟牙齿的排列，确保美观性和功能性的平衡。

3. 基托设计 设计适合患者口腔的基托形状和厚度，以保证义齿的稳定性和舒适性。

（三）材料选择与加工

材料选择与加工是确保义齿质量和耐用性的关键环节，以下是一些重要的考虑因素。

1. 材料性能 选择适合患者口腔环境、具有良好生物相容性和机械性能的材料。

2. 加工工艺 采用计算机辅助制造（CAM）技术，如数控机床或3D打印技术，以实现精确的义齿加工。

（四）精确匹配与适配性

精确匹配与适配性是评价全口义齿修复成功与否的重要标准，这包括以下几点。

1. 义齿与口腔组织的匹配 确保义齿与患者的口腔软硬组织完美贴合，避免疼痛和不必要的组织调整。

2. 功能适配性 义齿在咀嚼、发音等功能上需与患者原有的生理状态相匹配。

3. 美学适配性 义齿的颜色、形态等需与自然牙齿相协调，达到良好的美学效果。

四、临床应用

（一）患者选择与适应证

在数字化全口义齿修复的临床应用中，患者选择和适应证的正确判断至关重要，以下是一些关键点。

1. 患者选择 数字化全口义齿修复适用于多种类型的患者，尤其是那些需要全口义齿但传统修复方法效果不佳的患者。此外，对于有特殊需求的患者，如对美观要求较高或对传统印模方法不适的患者，数字化修复提供了更好的选择。

2. 适应证 数字化全口义齿修复适用于无牙颌或牙列缺失的患者，以及那些因口腔条件复杂而不适合传统修复方法的患者。此外，对于需要快速修复和希望减少就诊次数的患者，数字化技术尤为适合。

（二）数字化全口义齿修复的临床步骤

数字化全口义齿修复的临床步骤通常包括以下几个阶段。

1. 初诊与评估 评估患者的口腔健康状况，确定是否适合进行数字化全口义齿修复，这包括全面检查患者口腔结构，以及讨论治疗计划和预期结果。

2. 数据采集 使用口腔扫描设备对患者口腔进行无创扫描，获取精确的三维数据，这些数据将用于后续的设计和制造过程。

3. 设计与模拟 利用专业软件对采集到的数据进行处理，进行义齿的三维设计和虚拟排牙，这一步骤允许医师和患者在屏幕上直观地查看和调整义齿的设计。

4. 制作与加工 将设计好的义齿数据传输至 CAM 系统，通过数控加工或 3D 打印技术制作义齿，这一过程大大提高了义齿的精确度和制作效率。

5. 试戴与调整 将制作好的义齿试戴于患者口中，进行必要的调整以确保最佳的适配性和舒适度。

6. 交付与随访 完成最终调整后，义齿交付给患者使用，随后进行定期的随访，以监测义齿的使用情况和患者的满意度。

五、总结

数字化全口义齿修复技术自临床应用以来，已显著成熟，提供了高精度和个性化的解决方案，赢得了患者的广泛接受。该技术广泛应用于各类无牙颌病例，尤其在复杂情况下表现优异。伴随着教育和培训的加强，未来技术创新、成本降低、智能化发展、临床研究的深入，将进一步推动数字化全口义齿修复技术的发展和应用。

—• 考试知识点总结 •—

—• 本章小结 •—

—• 协和云课堂…… 拓展练习及参考答案 •—

（徐锦佳 陈阳梅 张孝霞 白 银）

第十章 实　训

实训一　口腔检查及病历书写

学习目标

（1）掌握：口腔修复前口腔检查的内容和注意事项。

（2）熟悉：口腔修复门诊初诊、复诊病历书写的方法和内容。

（3）了解：口腔检查常用的器械及其他辅助工具。

案例导入

【案例】

患者，男，25 岁。

主诉：要求关闭上前牙间隙。

现病史：上前牙散在间隙多年，现要求修复。

检查：11，21 间隙约 2mm，12 近中切角缺损，22 近中间隙约 0.5mm。12、11、21、22 牙髓活力正常，叩痛（-），松动（-），牙龈未见异常，余牙未见异常。

诊断：

1．上前牙间隙。

2．12 牙体缺损。

治疗计划：12-22 烤瓷超薄贴面。

病例展示：如图 10-1 ～图 10-6 所示。

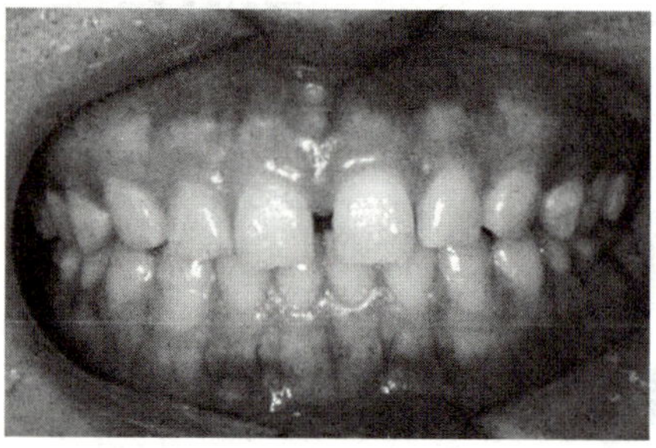

图 10-1　修复前

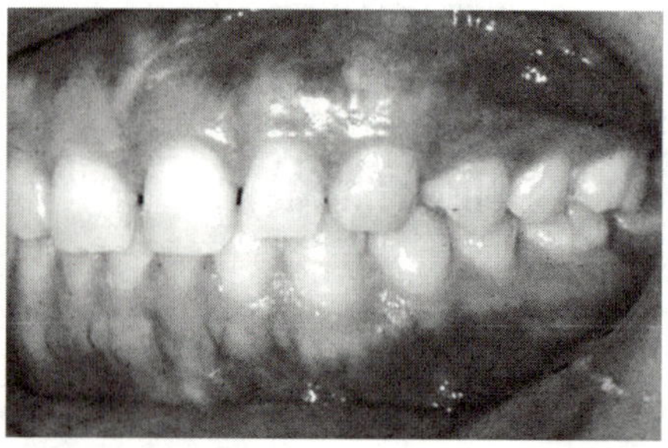

图 10-2　修复后

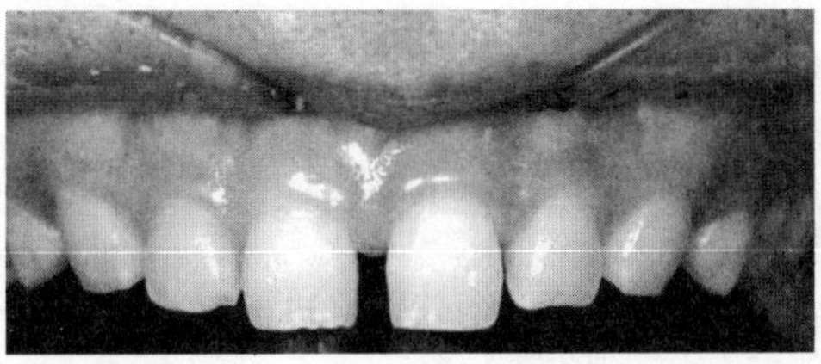

图 10-3 牙体预备前

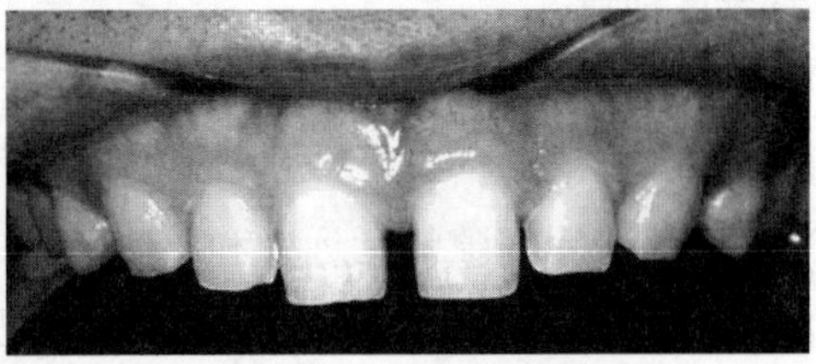

图 10-4 牙体预备后

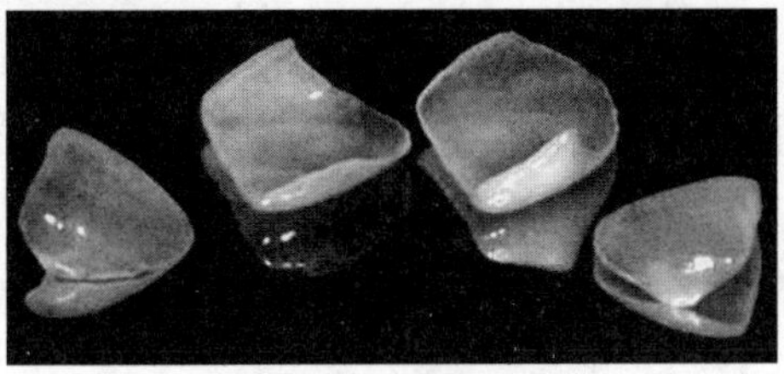

图 10-5 修复体完成

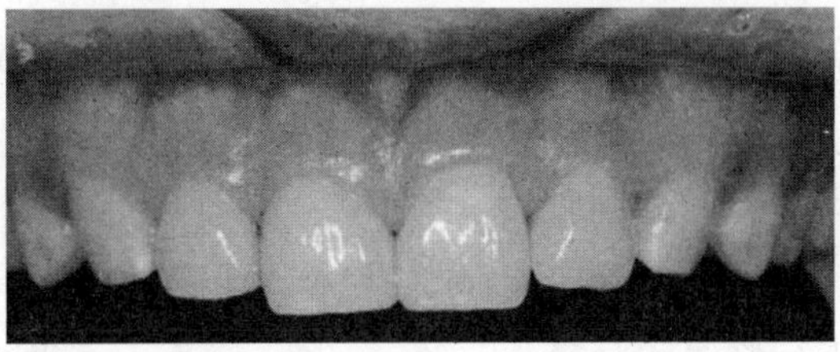

图 10-6 修复体粘接完成

（图片来源：天津市口腔医院杜斌）

【问题】

1．该患者于口腔修复科就诊时，如何对此患者进行口腔检查？

2．病历书写的重点及完整病历范例是什么样的？

3．通过学习，请同学们针对此病例完成更详细的初诊复诊病历。

【实训方法】

1．实验教师请一位同学作为患者，对其修复前口腔检查内容进行示教，教师详细讲解病历书写的方法及内容，并给出标准病历模版供学生参考。

2．角色互换扮演：每两名同学为一组，按口腔检查顺序和内容要求，由 1 名同学扮演被口腔检查对象，另 1 名同学扮演医师，练习口腔检查，完成后角色互换。

3．完成检查后，按照口腔修复学病历书写的格式及内容要求，参考病历模板，如实记录，最后，完成病例的书写。

【实训器材】

一次性口腔治疗盒、一次性手套、牙科综合治疗台、黑色中性笔、病历记录本。

【实训内容】

一、口腔一般检查

1．病史采集 询问患者的主诉和要求、现病史、既往史、家族史等，并进行口腔专科病史采集。

2. 缺牙区检查

（1）了解患者口腔卫生状况，并检查牙菌斑、牙石情况，有无牙龈肿胀出血等。

（2）对患者缺牙的部位、数目、缺牙部分伤口是否愈合进行检查。

（3）对患者缺牙间隙的近远中和殆龈距离的大小进行检查。

（4）对患者缺牙区牙槽嵴的形状、丰满度，牙槽嵴有无妨碍修复的骨尖、骨棱、倒凹，有无压痛等进行检查。

3. 余留牙检查

（1）余留牙的部位、数目、形态、牙体、牙髓状况及牙周情况（包括牙龈、松动度、根分叉病变等），余留牙位置、咬合关系是否正常，对拟作基牙的牙齿应特别关注其牙冠形态、邻接触区状况、根周情况和稳固程度。

（2）余留牙如果有牙周、牙体、牙髓、根尖周的病变，应先进行相关专科治疗。治疗效果稳定后方能进行修复治疗。

4. 殆关系检查

（1）正中殆检查：上下牙列是否有广泛均匀的殆接触关系；中线是否对齐；上下第一磨牙是否是中性殆关系；前牙覆殆覆盖是否存在深覆殆、深覆盖、有无反殆、对刃殆、锁殆；左右侧殆平面是否均匀。

（2）息止颌位检查：比较息止颌位与牙尖交错位时，下牙列中线有无变化，间隙大小有无异常。

（3）殆干扰检查：检查正中殆和前伸殆、侧方殆移动时，有无殆干扰、创伤殆，检查垂直距离有无改变。

5. 口腔黏膜检查　检查口腔黏膜的色泽、黏膜厚度和移动性，检查黏膜有无溃疡、炎症、义齿性口炎等其他疾病；有无舌炎、口角炎等。检查舌体大小、形态、活动度；唇、颊、舌系带附着点的位置。如果有一定要及时到口腔黏膜科进行相应的治疗，才能保证修复的最佳治疗效果。

6. 颞下颌关节检查　如果患者存在颞下颌关节症状，如关节的弹响、疼痛等症状，应让患者做开闭口、侧殆、前伸殆等运动，通过视诊、触诊和听诊检查及时进行相关的检查和治疗。

7. 其他情况检查　检查患者有无严重影响修复治疗计划的错位牙、额外牙、倾斜牙及阻生牙等，如果存在应及时拔除。

8. 原有修复体检查

（1）原有冠、桥修复体的检查：旧修复体有无松动、边缘密合度和边缘长短，咬合面是否磨穿及过高点等。

（2）原有可摘局部义齿的检查：支托是否破损、义齿下沉情况、卡环是否密合等。

（3）原有全口义齿的检查：检查旧义齿垂直距离，颌位关系，有无义齿性口炎，固位及稳定状况，有无松软牙槽嵴，美观性，殆平面、牙面磨耗情况等。

二、病历书写（初诊病历）

病历的书写是对疾病检查、诊断、治疗的重要依据，也是医学研究的宝贵资料，完整的病历应包括以下内容。

1. 一般情况　一般情况包括患者的姓名、性别、年龄、民族、籍贯、职业、婚姻状况、家庭住址、门诊号及就诊日期等。

2. 主诉 患者主要症状及持续时间及其就诊的主要目的和要求。

3. 病史 病史包括现病史，既往史和家族史。现病史是与主诉有关的疾病发生发展情况，包括自觉症状、治疗经过及疗效等。既往史包括过去健康状况，曾患疾病，治疗情况等。家族史是指与患者疾病有关的家族情况。

4. 检查 按照前面我们讲解的口腔检查方法及检查内容，根据患者疾病的具体情况，全面而有重点地将检查结果记录在病历上。

5. 诊断 根据检查所得的资料，经过综合分析和判断，对疾病作出合乎客观实际的结论，重点记录主诉疾病（缺失牙的位置）及口腔其他相关疾病。如对疾病不能确诊时，可用初步诊断或印象诊断等名称代替。

6. 治疗计划和初步修复设计 根据病情，结合患者要求，制订出治疗计划和修复体的具体设计，可用绘图、文字或表格等形式表示。重点书写医师对患者设计的义齿类型、卡环数量、卡环放置的位置及基托伸展的范围等。

7. 治疗过程记录 记录患者在修复治疗过程中每次就诊所做的治疗工作及治疗效果、患者的反映、下次预计进行的工作。如支托窝、间隙卡环沟的制备、工作模型及寄存模型的制取等过程。记载要简明扼要，每次复诊必须写明日期，医师必须签名。如有学生操作，带教教师及学生要双签，教师在上，操作者在下。

牙体缺损、牙列缺损、牙列缺失病历书写初诊及复诊病历模板如图 10-7 ～图 10-9 所示。

【初诊病历】

主诉：右下后牙牙体组织破损 3 年（或者右下后牙龋坏 3 年，牙体治疗后要求修复）。

现病史：右下后牙 3 年前曾因龋坏于外院治疗，1 个月前自发痛于本院牙体科就诊，行根管治疗后 1 周，现该牙无疼痛及其他不适反应，经牙体科建议来修复科要求全冠修复。

既往史：否认高血压、糖尿病等系统性疾病史。

家族史：家中无遗传性疾病及类似病史。

全身情况：健康。

检查：46DO 大面积银汞充填体，边缘密合，龈端可探及悬突，叩痛（–），不松，牙龈无红肿及明显退缩，根分歧无暴露，位置基本正常，咬合无明显异常，X 线示根充恰填，根尖无病变。

17MO 洞深可达牙本质深层，探痛，叩痛（–），不松，龈未见异常，根分歧无暴露。

48DO 近中倾斜阻生，远中龈瓣覆盖，无明显红肿。

全口口腔卫生状况一般，余牙牙龈无明显红肿，CI1-2。

诊断：1. 46DO 牙体缺损

2. 7MO 中龋

3. 48DO 近中阻生

慢性龈炎

治疗设计：1. 46DO 全冠修复

2. 17MO 充填治疗

3. 48DO 外科拔除

定期牙周洁治

处置：今日向患者详细说明修复类型、程序、收费、时间及修复效果等，患者知情、同意并选择镍铬合金铸造金属全冠。今日开始，46 全冠牙体预备，排龈，用硅橡胶印模材取印模，灌模型，行暂时冠修复，嘱注意事项，约日戴冠。

（活髓牙预备时要加碧蓝麻局麻下牙体预备）

【复诊病历】

复诊：今日戴冠，上次治疗无不适主诉。

检查：46 预备体完好，叩痛（–），不松，牙龈无红肿及明显退缩，余同前，余牙检查同上次。

处置：今日 46 试戴铸造金属全冠，接触区略紧，轻微调磨至合适，就位（调磨接触区后全冠就位）固位良好，探及边缘密合，无短缺，局部悬突，调改至合适，咬合略高，调至合适，修改外形，抛光，消毒预备牙及全冠，水门汀粘固，戴走，患者满意后，嘱注意事项，嘱若有不适，随诊。

（活髓牙注明进口羧酸锌水门汀粘固）

图 10-7　牙体缺损修复病历模板

【初诊病历】

主诉：上颌牙缺失 3 个月余或者上下颌缺失或者下颌后牙，ETC。

现病史：4 年来，患者上颌多个患牙因龋坏先后拔除，2 年前在外院进行修复，现因又有余牙拔除，旧义齿松动，并伴有进食疼痛，不易揽碎食物等，要求重新修复。现患者自觉口内余留牙无明显不适症状，自觉无明显松动及牙龈出血症状。

既往史：有高血压、糖尿病病史。

家族史：家中无遗传性疾病及类似病史。

全身状况：良好（一般）。

检查：上颌 7651—1256 缺失，剩余牙槽嵴无明显吸收（较丰满），无明显骨突及骨刺，缺牙区近远中间隙无减少，但颌间间隙较小，对颌牙略过长（注：标出过长牙位，下颌为过长，上颌为下垂）。

27 牙冠完整，位置正常或者向缺隙侧倾斜约 30 度，叩痛（–），松动 I 度，牙龈轻度退缩，无明显牙周袋，但伴轻度根分歧暴露，X 线示牙槽骨吸收达根长 1/4，根尖无病变。

12 牙冠完整，位置正常，叩痛（–），松动 I 度，牙龈轻度退缩，无明显牙周袋，X 线示牙槽骨吸收达根长 1/3，根尖无病变。

上 43—34 牙冠完整，位置正常，叩痛（–），不松，龈未见异常。

前牙正常覆𬌗覆盖，上腭未见明显隆突。

下颌牙未见明显松动，牙龈略红肿，下颌舌侧牙石少量（若下颌牙列缺损病历还需记录口底深度）。

诊断：1. IMP 上颌牙列缺损

2. 慢性牙周炎

治疗设计：1. 系统牙周治疗

2. 上颌可摘局部义齿修复

处置：向患者详细介绍修复类型、种类、收费、时间及修复效果等，患者知情同意并选择上颌铸造支架式可摘局部义齿修复。今日画设计图，牙体预备，红白印模膏 + 藻酸盐取印模，灌模型，颌位关系记录（确定颌位关系），嘱注意事项，约戴牙日。

【复诊病历】

复诊：今日戴牙，上次治疗后无不适主诉

检查：同上次检查

处置：今日戴上颌铸造支架可摘局部义齿，缓冲后就位，（或直接顺利就位），义齿稳定，固位好，基托组织面贴合好，局部基托过伸展，咬合略高，调和，调改基托范围及边缘形态，抛光，戴走，嘱注意事项，不适随诊，或约日复诊。

图 10-8　可摘局部义齿修复病历模板

【初诊病历】

主诉：上下颌全口牙缺失3个月余。

现病史：3个月至10年来，患者因牙周炎先后拔口内全部患牙，曾于外院做上下颌局部可摘义齿修复三次，多因又有余牙缺失，旧义齿松动而重新修复，3个月前拔除口内最后几颗下颌余留牙，现在要求重新修复，患者自觉无不适症状，若是长期未行总义齿修复者，注明是否用牙床进食，有否下颌前伸或偏侧咀嚼习惯。

既往史：有高血压、糖尿病病史。

家族史：父亲及妹妹均有高血压。

全身情况：较差。

检查：

上下7—7，拔牙创愈合良好，上颌剩余牙槽嵴轻度吸收（较丰满），下颌剩余牙槽嵴中度吸收（欠丰满），上下颌未见明显隆突，骨突及骨刺，黏膜无红肿，弹性尚可，未见松软牙槽嵴。

患者面部左右对称，面下三分之一距离适中，患者开口型未见异常，开口度四指，双侧关节未查及明显异常。

上下颌颌间距离足够，上下颌弓对应关系基本正常（或上颌弓大，下颌弓小），舌体大小基本正常。

诊断：上下颌牙列缺失

治疗设计：上下颌总义齿

处置：今日向患者详细说明修复类型、程序、收费、就诊时间及修复效果等，患者知情同意并选择拜耳牙总义齿修复。今日开始上下颌义齿修复，红白印模膏+藻酸盐印模材取印模，灌模型，确定颌位关系，嘱注意事项，约试牙日。

【复诊病历1】

复诊：今日试牙，上次治疗后无不适主诉。

检查：同上次检查。

处置：今日全口义齿试排牙，暂基托就位稳定，固位尚可，正中关系正确，垂直距离满意，颌平面正确，前后牙丰满度适中，中线位置基本正确，前后牙排牙位置合适，患者对牙齿外形，美观及丰满度满意，约日复诊戴牙。

【复诊病历2】

复诊：今日戴全口义齿，上次治疗后无不适主诉。

检查：同上次检查。

处置：今日戴上下颌总义齿，基托就位稳定，上颌固位好，下颌固位尚可，正中关系正确，垂直距离适宜，颌平面正确，前后牙丰满度适中，中线位置基本正确，前后牙排牙位置合适，患者对牙齿外形，美观及丰满度满意，基托边缘（注明区域）略长，调改至合适，组织面用义齿压痛糊剂定位缓冲，调正中，前伸及侧方平衡𬌗，抛光，戴走，嘱注意事项，约日复诊。

图10-9　总义齿修复病历模板

【注意事项】

无论是初诊、复诊还是复查，临床接诊时均要保持良好的医患沟通，并建立互信的关系。要达到该目标，临床接诊时需注意一定的接诊艺术，并保持高尚的职业道德和修养要求。

1．始终体现“以人为本，以患者为中心”的服务理念。

2．体现人文关怀，对患者的病痛、不适要学会换位思考，具有安慰之心。

3．交流的语言通俗易懂，对疾病的预后、治疗程序、治疗效果等做到全面的知情同意，医师尽到告知义务和注意义务，患者享有知情权和选择权。

4．注意语言沟通的技巧，多使用安慰性、称赞性或鼓励性的语言，必要时使用保护性语言和模糊语言，避免因语言不当引起不良的心理刺激或避免使用绝对性语言、夸大性语言。

5．问诊时注意提问的方式，掌握谈话节奏也能把握患者的心态。

6．诊疗过程体现“舒适诊疗”模式，严格遵循“三无理念”，即无菌操作、无痛治疗、无近远期伤害，保持爱伤意识、微创原则。

【实训作业】

1．简要叙述口腔检查的具体步骤及主要检查项目有哪些。

2．完成引入案例的初诊、复诊全面病历书写。

（张海洋　李红霞　赵　越）

实训二　牙体缺损修复的印模制取

学习目标

掌握牙体缺损藻酸盐印模制取的方法、牙体缺损硅橡胶印模制取的流程及具体要求。

案例导入

【案例】

患者，男，20 岁。上中切牙间隙，要求修复治疗。

病例展示：如图 10-10 ～图 10-13 所示。

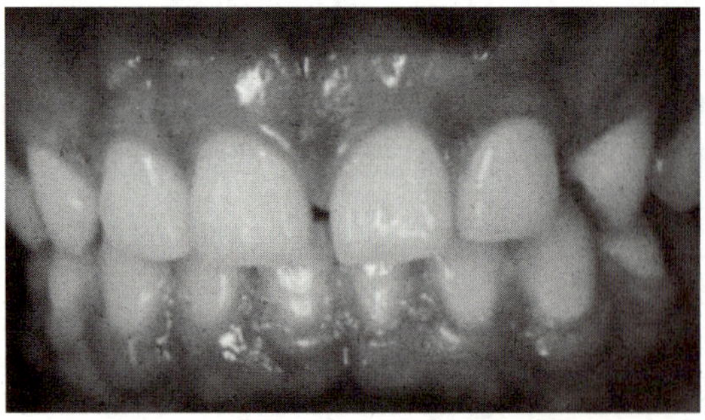

图 10-10　全瓷贴面修复前正面照

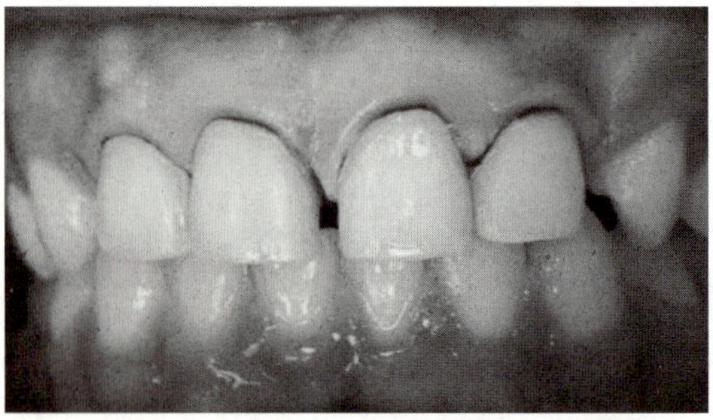

图 10-11　全瓷贴面牙体预备后正面照

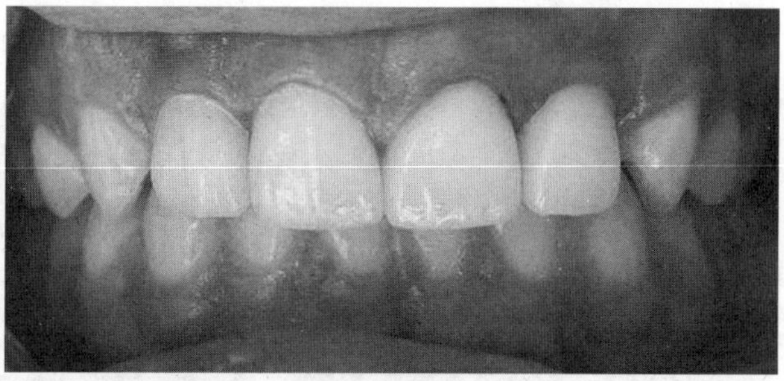
图 10-12　全瓷贴面修复体粘接后正面照

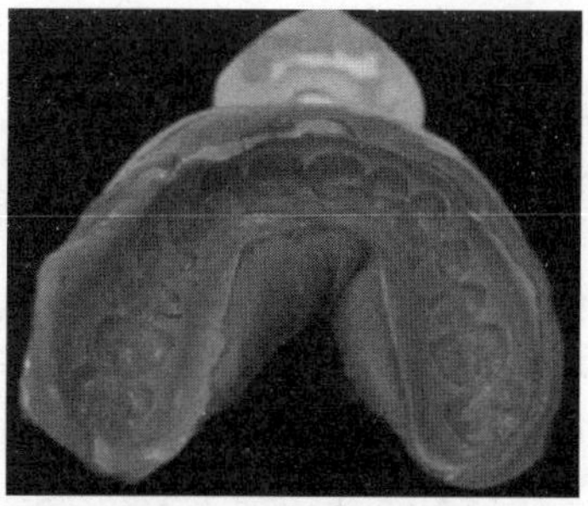
图 10-13　硅橡胶印模

【问题】

1．牙体缺损修复印模制取的具体步骤有哪些？

2．牙体缺损常用的硅橡胶印模制取的注意事项有哪些？

【实训方法】

1．教师对藻酸盐印模及硅橡胶印模制取的步骤及注意事项进行讲解。

2．教师进行口腔牙体缺损印模制取示教。

3．角色互换扮演：每 2 名同学为一组，按教师规定的实验步骤进行临床操作，由 1 名同学扮演患者，另 1 名同学扮演医师，相互制取藻酸盐印模及硅橡胶印模。

4．结束后如实记录实训手册。

【实训器材】

硅橡胶印模材料（图 10-14）、藻酸盐印模材料（图 10-15）、橡皮碗、调拌刀、硅橡胶注射枪、全牙列有孔金属成品托盘或塑料托盘、硅橡胶刀、一次性口腔治疗盘、一次性手套。

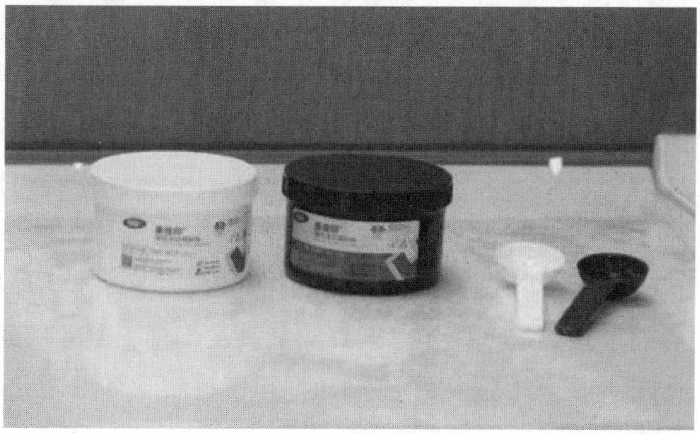
图 10-14　3M 硅橡胶重体

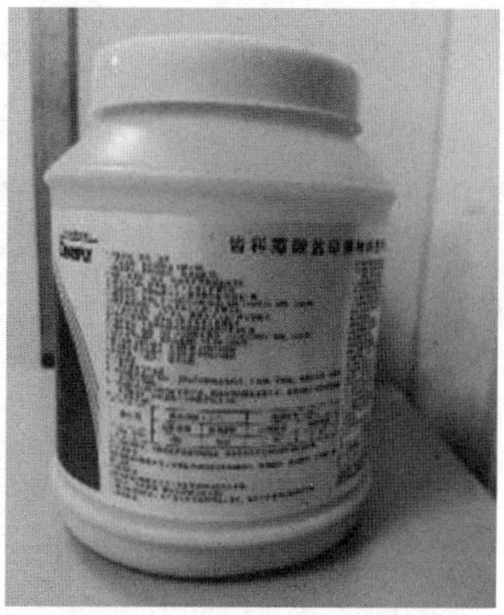
图 10-15　藻酸盐印膜材料

【实训内容】

1. 患者体位 取上颌印模时患者头部应垂直或略向前倾以防止印模材料进入咽喉部。取下颌印模时患者下颌𬌗平面与地面平行。

2. 选择合适的托盘 选取全牙列有孔托盘（图 10-16），托盘尽量与牙弓协调一致。按照患者口内牙弓形状和大小选择一副合适的上下颌有牙颌托盘，要求托盘与牙弓内外侧之间有 3 ～ 4mm 的间隙，以便容纳印模材料。托盘的翼缘距前庭沟或口底黏膜转折应有 2mm 距离，托盘的翼缘应当与前庭沟或口底黏膜的转折处保持大约 2mm 的距离。托盘的后缘部分，在上颌应覆盖至翼上颌切迹，下颌则应覆盖过磨牙后垫。若托盘边缘伸展不够，可用蜡片加长加深。若托盘大小稍不合适，可用技工钳作调改。

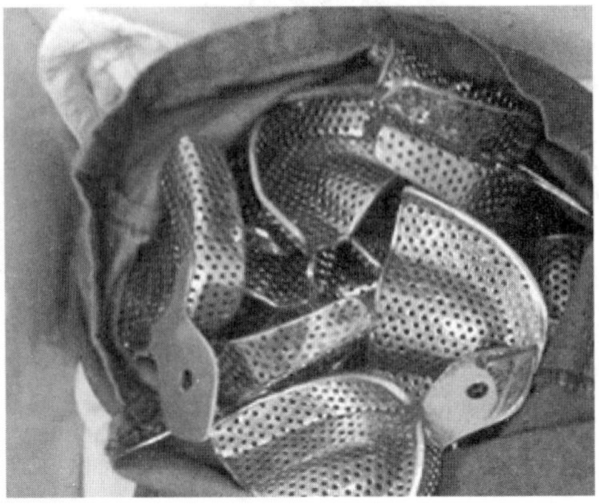

图 10-16　全牙列有孔托盘

3. 调拌印膜材料

（1）藻酸盐印模材料的准备：首先，在橡皮碗内加入适量的藻酸盐印模材料粉剂。根据标准的调和比例，即先加入粉剂（10g），再加入水（23ml），两者混合。使用调拌刀，按照顺时针的方向迅速而均匀地搅拌，直到形成糊状，这个过程大约需要 30 秒，同时要注意尽量避免产生气泡。接下来，将调拌好的材料倒入已经选好的托盘内。重要的是，要在总工作时间（包括调和时间）1 分 30 秒内将材料放入口腔进行取模。以确保印模材料的最佳性能，成功获取口腔的准确印模。

（2）硅橡胶印模材料的准备：双重印模法（两步法）是一种结合了两种不同流动性橡胶印模材料的取模技术，旨在结合两者的优点以获得更精确、更稳定的口腔印模。这种方法通常采用的是双重两步法，也被称为 putty-wash 技术。在这个过程中，首先使用的是油泥型（或称为重体、稠体）印模材料。这种材料具有较高的强度和较小的收缩性，非常适合用于制作个别托盘。制作完成后，需要仔细刮除邻间隙、龈缘等区域的多余印模材料，以避免在后续步骤中阻碍托盘的再次就位。同时，还要预备好排溢道，以确保印模材料能够顺利排出空气和多余的材料。接下来，调和高流动型（或称为轻体）印模材料。这种材料具有极佳的流动性和细节再现能力，非常适合用于捕捉预备体边缘等精细形态。将调和好的高流动型印模材料注入整个个别托盘和牙体预备体周围，然后迅速就位托盘。等待材料凝固后，即可取出印模。在这个过程中，油泥型印模材料起到了支撑和稳定的作用，防止印模在固化过程中发生变形。高流动型印模材料则能够精确地再现口腔内的细节，包括预备体的边缘形态等。此外，由于油泥型印模材料的流动性较差，在口内就位时可以对高流动型材料施加适当的压力，使其更好地渗透到龈沟内，从而提高印模的准确性和完整性。

操作步骤：①将 1 ∶ 1 的 Putty 基质膏和催化剂膏用手揉和约 30 秒，直到颜色均匀。不能使用橡胶手套调制。②放入托盘，轻压口内就位，形成个别托盘型印模。③修整托盘型印模，刮除邻间隙、龈缘等处容易阻碍再次口内就位的印模材，制作排溢沟。④调和高流动型印模材料（可用调和枪调和），注入托盘型印模内，同时注入牙体预备体边缘周围。将托盘再次放入口内就位，直至完全聚合。

4. 取模方法 先取对𬌗模型，后取工作模型。

（1）取上颌模型印模：右手握住托盘，左手持口镜轻轻牵开患者左侧口角。采用旋转的方式，平稳地将托盘放入口腔内。此时，应暂时放下口镜，确保托盘柄正对着面中线，这样可以更好地定位托盘。尽量牵开患者的上唇，并均匀施加压力，使托盘与口腔内的形态完美贴合。右手的中指和示指应放在两侧的前磨牙区，以维持托盘的稳定性。左手将患者的右上唇及右侧面颊肌肉向前下内方向轻轻拉动，以进行初步的肌功能修整。随后，左手可转而持住托盘，右手则接替左手的任务，将左上唇及左侧肌肉同样向前下内方向拉动，从而完成整个被动肌功能的修整过程。在此过程中，必须确保托盘保持稳定，不发生任何移位。

（2）取下颌模型印模：用同样的方法制取下颌印模，嘱患者舌尖稍向后上卷，口镜牵开患者右侧口角，用旋转方式将托盘放入口内，取出口镜，使托盘柄正对面中线，尽量牵开下唇，均匀加压使托盘就位，用右手中指示指支持在两侧前磨牙区，以保持托盘稳定。趁印模材料未硬固前，嘱患者舌尖向前伸并轻微摆动。左手向前上内拉动右下唇，换左手持托盘，同法完成左侧肌功能修整。待材料硬固后将托盘前后向翘动后取出托盘，同法检查印模质量，必要时可做修补。

（3）印模处理：先用自来水流水冲洗尽残余的唾液，必要时还应使用消毒剂消毒，灌模前吹干残余液体。

5. 检查印模完整性 印模从口腔中取出后，对其完整性的检查至关重要。这一步骤要求细致入微地审视印模的每一个细节，确保印模能够完整、清晰地反映出预备牙或基牙的牙体形态、龈沟结构，以及与修复工作密切相关的组织特征，如龈缘、邻牙和对殆牙的印痕。

【注意事项】

取印模时注意操作时间。

【实训作业】

1. 牙体缺损印模制取托盘选择的要求是什么？
2. 上下颌印模制取的医师体位是什么？

（张海洋　李红霞　赵　越）

实训三　牙列缺失修复的印模制取

学习目标

（1）掌握：牙列缺失印模制取的范围和要求。

（2）熟悉：二次印模法的具体过程、个别托盘的制作及小技巧。

案例导入

【案例 1】

患者，女，80 岁。全口牙列缺失 3 个月余，要求全口义齿修复治疗。

病例展示：如图 10-17 ～图 10-31 所示。

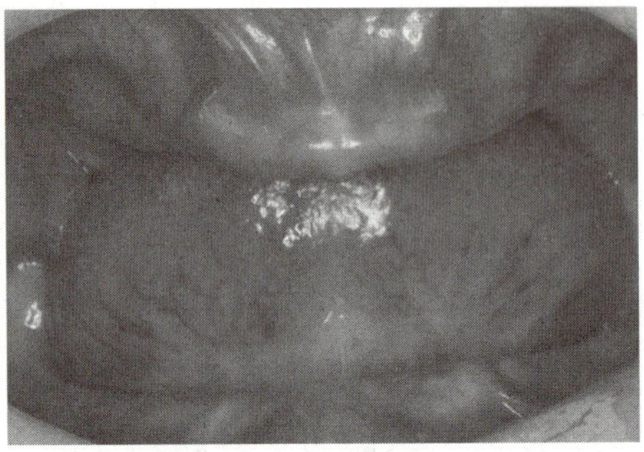

图 10-17　全口牙槽嵴正面照

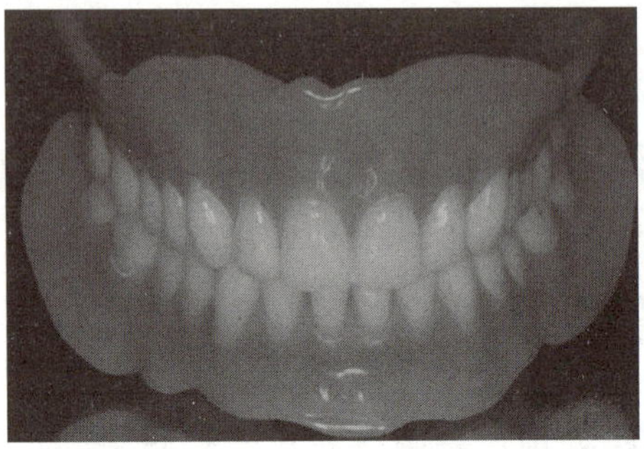

图 10-18　全口义齿终义齿

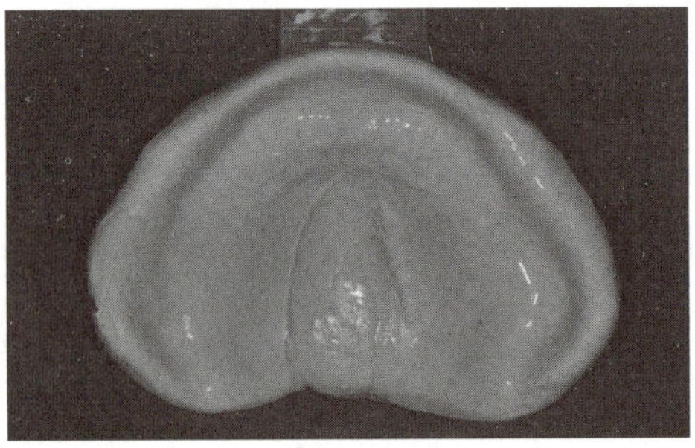

图 10-19　印模膏初印模（上颌）

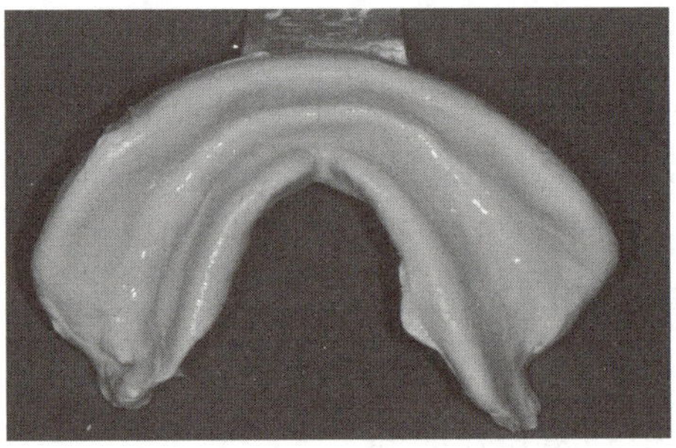

图 10-20　印模膏初印模（下颌）

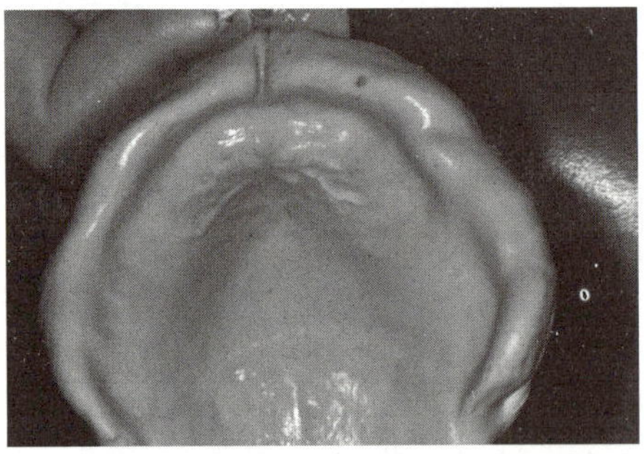

图 10-21　藻酸盐初印模（上颌）

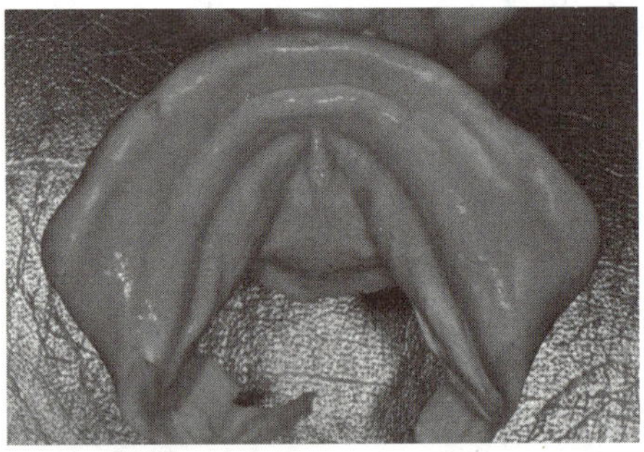

图 10-22　藻酸盐初印模（下颌）

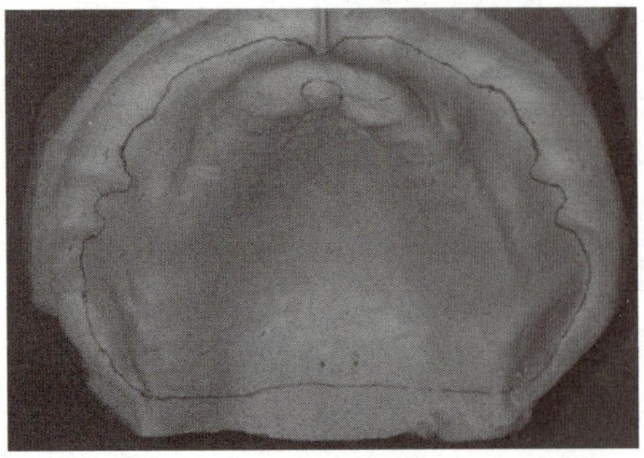

图 10-23　初印模石膏模型（上颌）

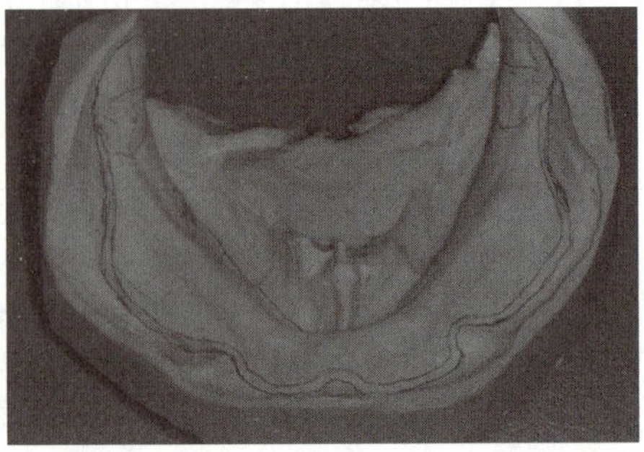

图 10-24　初印模石膏模型（下颌）

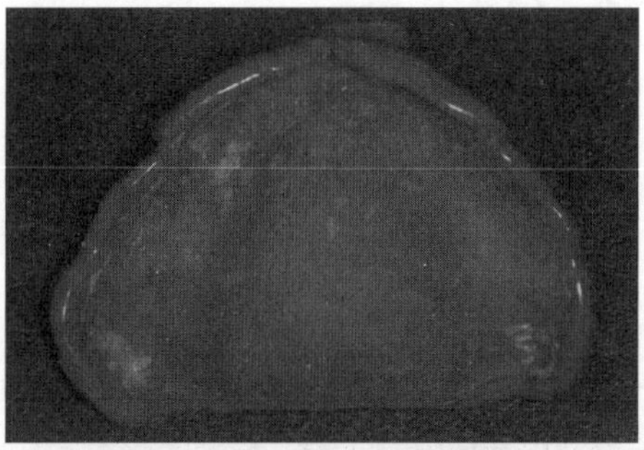

图 10-25　个别托盘边缘整塑（上颌）

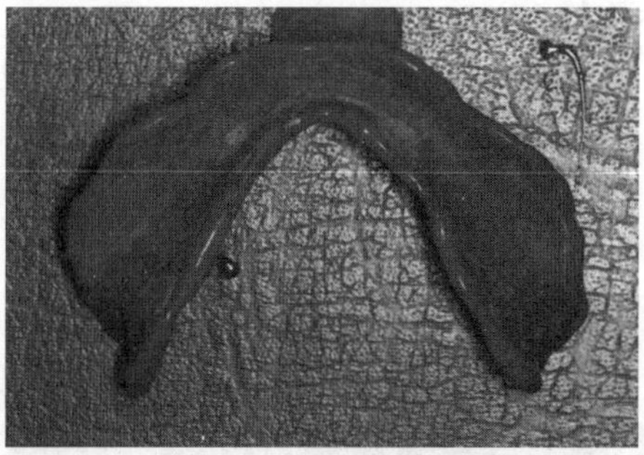

图 10-26　个别托盘边缘整塑（下颌）

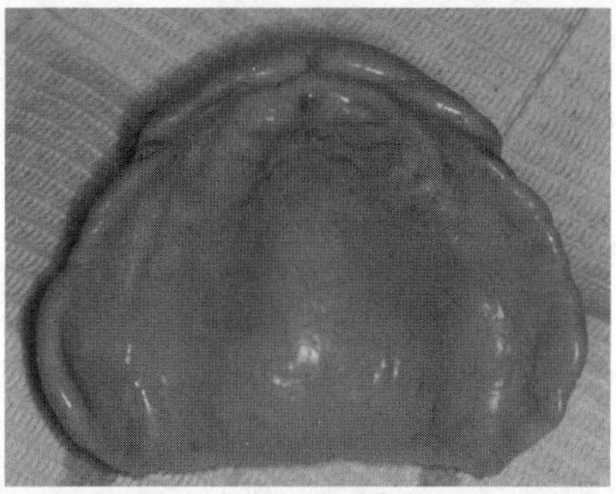

图 10-27　二次硅橡胶印模（上颌）

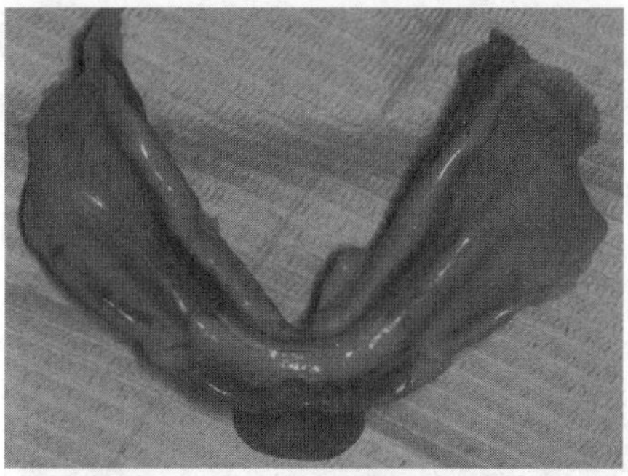

图 10-28　二次硅橡胶印模（下颌）

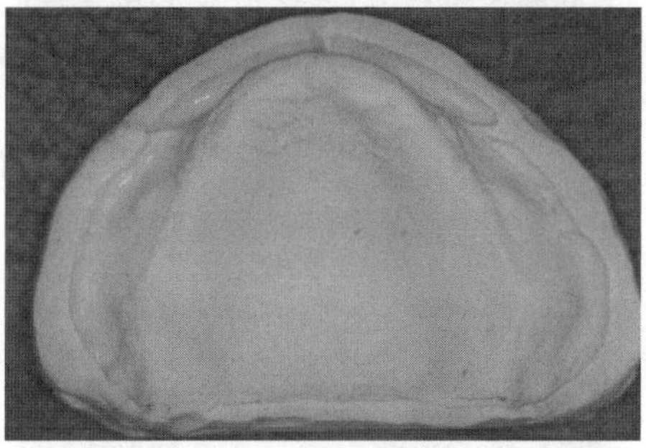

图 10-29　终印模石膏模型（上颌）

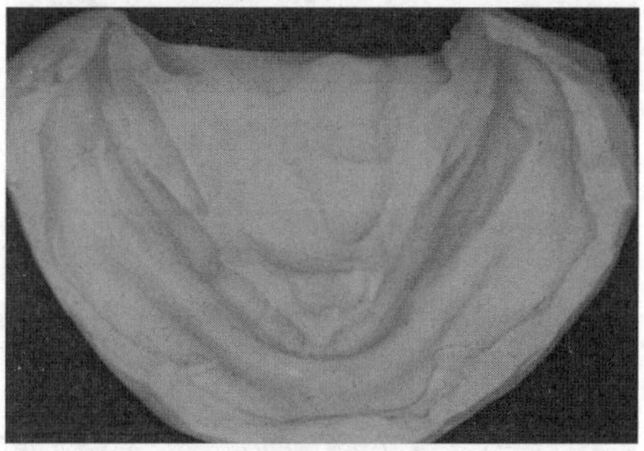

图 10-30　终印模石膏模型（下颌）

（图片来源：天津市口腔医院杜斌）

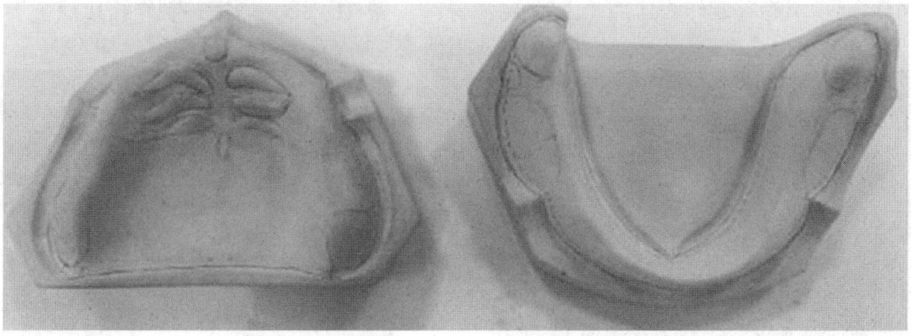

图 10-31　标准模型暂基托划线

【思考】

1. 牙列缺失修复印模制取的方法及步骤?
2. 牙列缺失印模制取为什么采取二次印模法?
3. 个别托盘的制作过程?

牙列缺损印模制取

案例导入

【案例 2】

患者，男，56 岁。上颌 16、26、17、27 缺失，下颌仅余留 33、43、37、47，拟行上下颌可摘局部义齿修复。现已完成牙体制备，需制备印模。

病例展示：如图 10-32 ～图 10-42 所示。

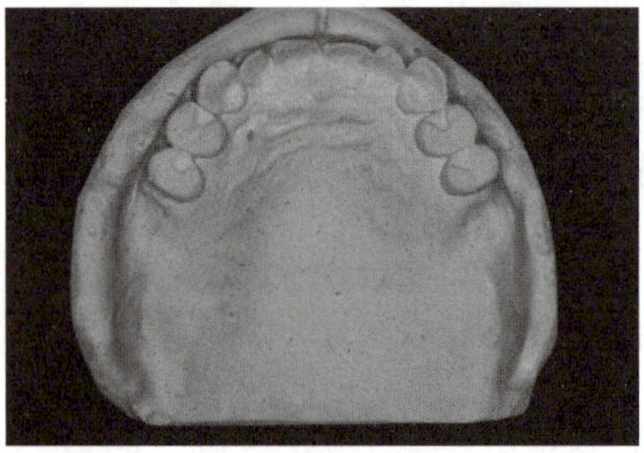

图 10-32　初印模石膏模型（上颌）

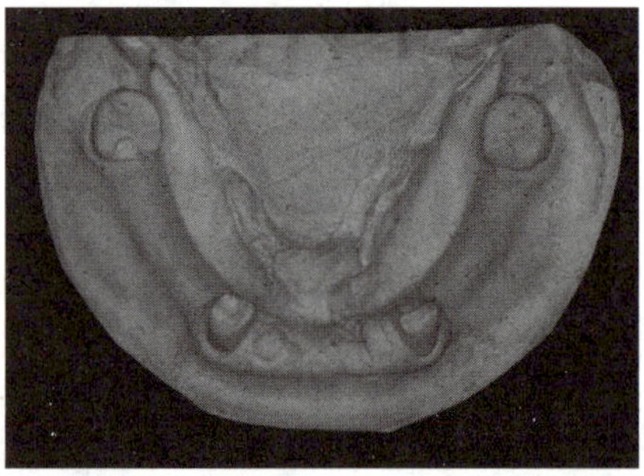

图 10-33　初印模石膏模型（下颌）

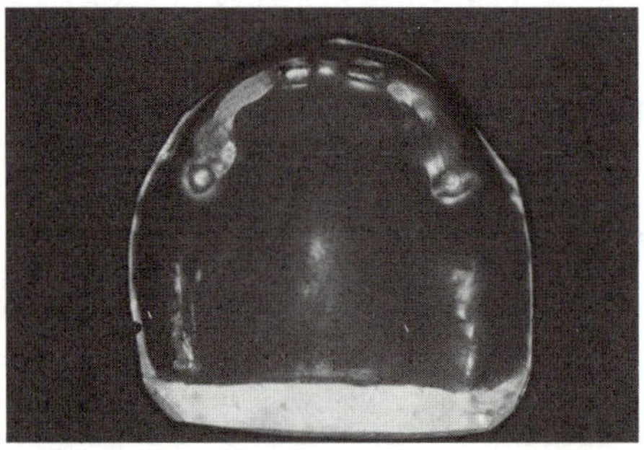

图 10-34　填蜡并制作终止点（上颌）

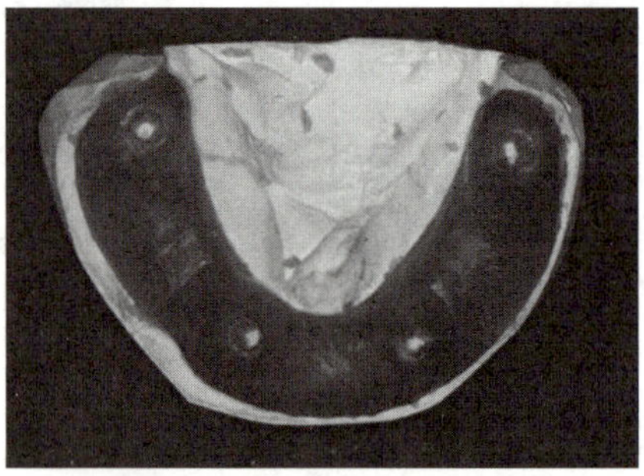

图 10-35　填蜡并制作终止点（下颌）

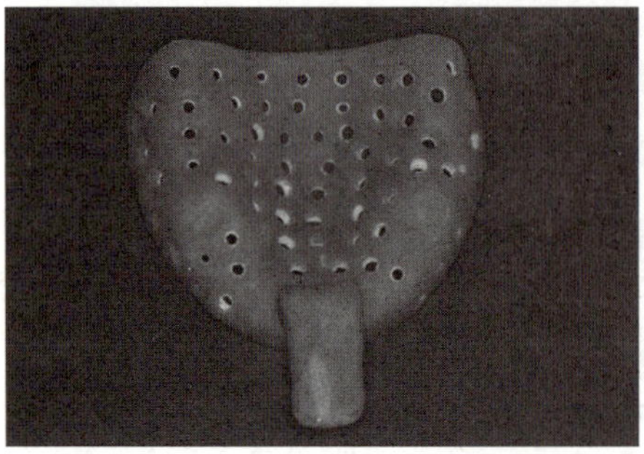

图 10-36　制作上颌个别托盘

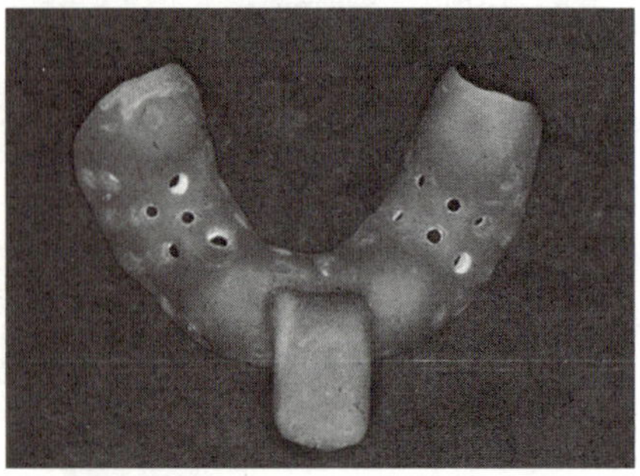

图 10-37　制作下颌个别托盘

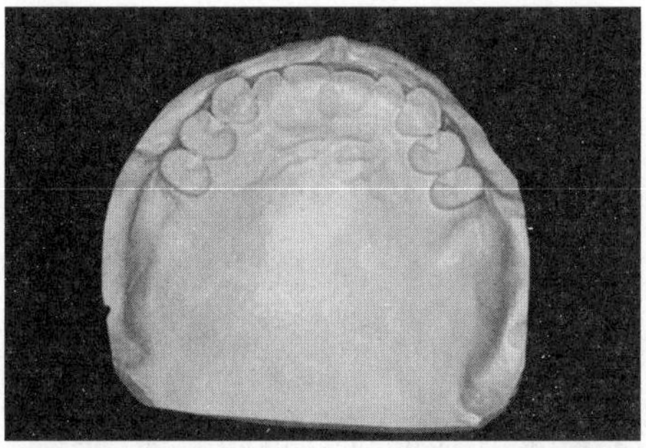

图 10-38　上颌终模型

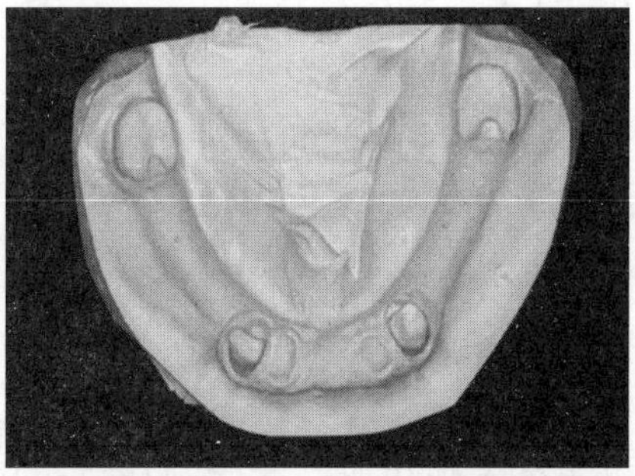

图 10-39　下颌终模型

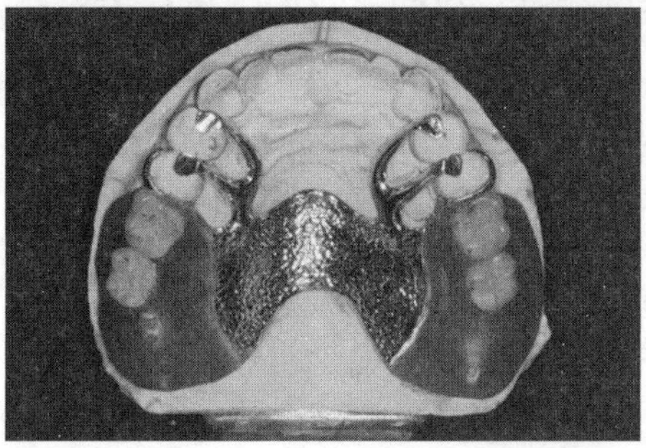

图 10-40　上颌铸造支架试排牙

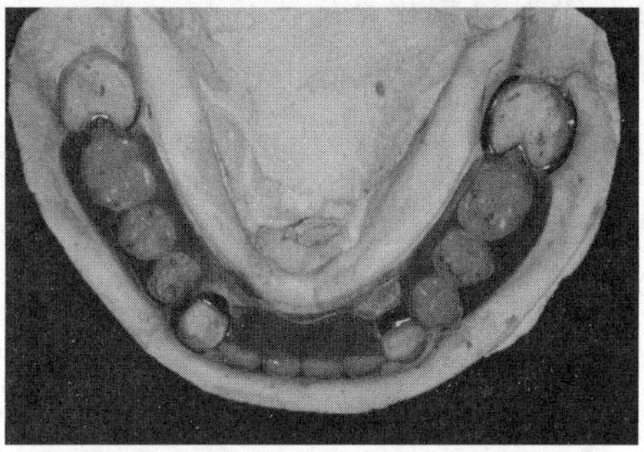

图 10-41　下颌铸造支架试排牙

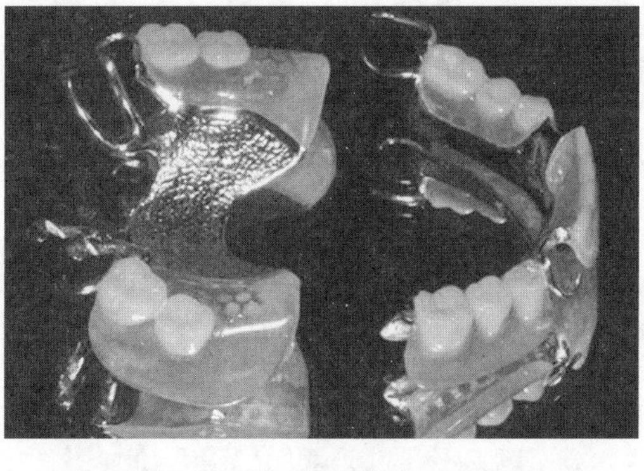

图 10-42　铸造支架可摘局部义齿完成

【思考】

1．可摘局部义齿个别托盘制作的流程有哪些？

2．可摘局部义齿个别托盘制作与全口义齿个别托盘制作的区别是什么？

【实训方法】

1．教师进行口腔印模制取的展示。

2．在仿头模无牙颌模型上进行初印模，制作个别托盘，后用二次印模发制取终印模，并灌制模型。

3．结束后在实训手册上进行如实记录。

【实训器材】

藻酸盐印模材料、橡皮碗、调拌刀、无牙颌成品托盘、硅橡胶印模材料、雕刻刀、光固化个别托盘材料、一次性治疗盘、一次性手套。

【实训内容】

二次印模法是先采用成品无牙颌托盘，用印模膏或藻酸盐或两种材料同时使用制取初印模，然后灌注石膏模型，在模型上制作个别托盘（自凝树脂或光固化树脂个别托盘或旧义齿），即与特定患者个性化的无牙颌形态相适应的印模托盘，最后用个别托盘加终印模材取得终印模。此方法虽相对复杂，但印模准确性高，临床上应用广泛。

1. 患者椅位 患者的椅位应保持直立的状态，使下颌牙槽嵴与地面平行。头部需有足够支撑，使患者感到舒适和放松。

2. 无牙颌托盘的选择 制取初印模可采用铝制无孔无牙颌成品托盘，在口内试戴托盘，检查托盘是否合适，是否有足够的伸展，若过长可用剪刀修剪边缘，若边缘不足可用印模膏弥补或加胶布处理。通常托盘形状、大小与牙弓相一致，托盘上颌长度超过腭小凹 4mm，两侧盖过翼上颌切迹，下颌盖过磨牙后垫，托盘宽度应比牙槽嵴宽 2 ～ 3mm，周边高度应离开黏膜皱襞 2mm 左右，腭穹隆区形状要协调合适。个别托盘可用印模膏或自凝塑料制成，也可利用旧义齿、光固化个别托盘材料制作个别托盘。

3. 初印模制取

（1）目前国内临床常用的方法是用成品托盘加印模膏取得初印模，然后将初印模修改成个别托盘，再加流动性较好的藻酸盐印模材取得终印模。具体方法如下。

1）将印模膏放置在 60 ～ 70℃的热水中软化，取适量软化的印模膏放置在托盘上，用手指轻压，使印模膏表面形成牙槽嵴形状的凹形。

2）将托盘旋转放入患者口内，拉开口唇，使托盘柄对准面部中线，托盘对向无牙颌加压，使托盘就位。

3）将印模膏初印模的组织面及边缘均匀刮除一层（1 ～ 2mm），去除组织面的倒凹，切牙乳突和有骨性隆突等需要缓冲的部位应适当多刮除一些。

（2）制取下颌初印模：医师站在患者的右前方，使用右手拇指、示指和中指拿稳托盘，左手持口镜或用手指牵拉患者右侧口角，从牵拉开的右侧口角处将托盘旋转放入口内。用左手或者口镜牵拉开下唇，确保下颌托盘放置在正中的位置，覆盖牙槽嵴。轻轻下压托盘，嘱患者抬起舌头，前牙区牙槽嵴先就位，后部后就位，使托盘全部就位，然后做唇、颊、舌部的肌能运动，然后用双手示指压住托盘前磨牙的位置，大拇指放在下颌骨下缘。印模结固的整个过程都需要用手扶住并且保持稳定的状态，托盘后部先脱位取出印模。检查印模覆盖范围，是否制取全。下颌包括整个磨牙后垫及其舌侧翼缘区。

（3）制取上颌初印模：医师站在患者的右后方，左手绕过患者的头部，用拇指、示指和中指或者口镜牵拉上唇和左侧口角。用椅位的头枕部支撑患者头部，防止过度后仰。用右手持托盘，将托盘旋转放入口内，托盘就位时注意中线对正、托盘后部先就位，之后就位托盘前部。托盘柄对准患者鼻尖，然后做唇、颊、舌部的肌能运动，印模材料凝固后平稳地取出印模。印模范围应包括整个牙槽嵴，上颌后缘超过腭小凹至少 2 ～ 4mm，两侧包括上颌结节。

4. 初印模边缘修整

（1）初印模过长、过多，边缘过厚的印模材料应削除，使之符合要求。

（2）不足的边缘应加添并在口内修整使之合适。

（3）上颌后堤区印模加压处理，用印模膏条烘软后，放置在上颌后堤区。放入口内，嘱患者发“啊”音。

5. 个别托盘的制作　个别托盘的制造通常涉及以下几个步骤。

（1）绘制边缘：在石膏模型上，使用红蓝铅笔画出个别的托盘范围，注意边缘应该略微超出预期的功能边缘，预留 1 ～ 2mm 的空间，以防边缘整塑时发生移动。

（2）填充倒凹：在石膏模型的倒凹处填蜡，以帮助个别托盘可以顺利从模型上取下。

（3）调整材料：将光固化模型材料放置在石膏模型上，并进行塑形，确保托盘有适当的厚度，通常在 2 ～ 3mm。

（4）裁剪和修整：用手术刀切除多余树脂材料，并将托盘修整至设计的边缘画线处。

（5）制作手柄：有时，还会额外制作手柄，以方便患者携带和使用。

（6）光固化：将修整后的托盘放入光固化机器中照射，时间 5 ～ 8 分钟。由于上颌颤动线处容易出现光固化树脂聚合收缩，因此在光照时可以先用手扶 10 秒后再继续光照。

（7）检查和边缘修整：照射结束后，托盘从石膏模型上脱离，并对成品进行检查和边缘打磨修整，边缘不能过锐以免刮伤患者，且形成粗糙小斜面，以进行边缘整塑，方便整塑材料与个别托盘结合。

6. 终印模制取（第二次印模）　在第二次印模前在上下颌缓冲区（如上颌腭乳头腭隆突区，下颌隆突区，内斜嵴突出区）做相应的缓冲，即刮去部分初印模材料，终印模常采用流动性较大的印模材料，如硅橡胶印膜材料，将印模材料调拌后置于印模膏个别托盘上，以同样的方法取上下颌第二次印模，并做好印模边缘的功能修整，凝固后取出，即获得终印模，又可称为功能性印模。

7. 边缘整塑

保持托盘稳定不动，在印模膏具有良好的可塑性（流动性）的情况下，通过牙槽嵴周围软组织的功能运动，确定印模边缘的正确位置和形态。印模边缘的功能整塑包括被动功能整塑和主动功能整塑。

被动的功能整塑是由医师牵拉患者的肌肉来模仿组织的功能运动，如医师先牵拉患者上唇向下，然后分别牵拉两侧颊部肌肉向下前内方向，进行上颌印模唇颊侧边缘整塑（整塑唇颊系带及唇颊前庭黏膜皱襞）；医师先牵拉患者下唇向上，然后分别牵拉两侧颊部肌肉向上前内方向，进行下颌印模唇颊侧边缘整塑。

主动的功能整塑是患者在医师的指导下自主进行的功能运动。如嘱患者闭口作吸吮动作，可整塑上下颌唇颊侧边缘；伸舌舔上唇，并用舌尖分别舔两侧口角，可整塑舌系带及口底黏膜皱襞处印模边缘；嘱患者做闭口咬合动作，可整塑远中颊角区；嘱患者微闭口时下颌左右侧方运动，可整塑上颌颊侧后部边缘厚度。

【注意事项】

1．取印模时注意印模材料的操作时间。

2．注意不要忽略印模过程中的肌功能整塑。

【实训作业】

1．牙列缺失印模制取托盘选择的要求是什么？

2．个别托盘的制作。

（张海洋　赵　越　李红霞）

实训四　工作模型的灌注

学习目标

（1）掌握：工作模型灌注的操作步骤。

（2）熟悉：工作模型灌注的注意事项。

（3）了解：工作模型的灌注方法。

案例导入

【案例 1】

患者，女，35 岁。因后牙缺损需要全冠修复。

【思考】

1．工作模型的灌注方法及步骤？

2．口腔科的工作是建立在精确的制作基础之上的，在模型制作上产生的错误会影响所有的后续工作，那么在灌注工作模型的过程中应该注意哪些问题？

【实训方法】

1．教师进行工作模型灌注的展示。

2．先制取好牙列印模，后根据顺序调好石膏灌注好工作模型。

3．结束后在实训手册上进行如实记录。

【实训器材】

橡皮碗、调拌刀（图 10-43）、水、石膏（图 10-44）、振荡器、牙列印模（图 10-45，图 10-46）、一次性手套。

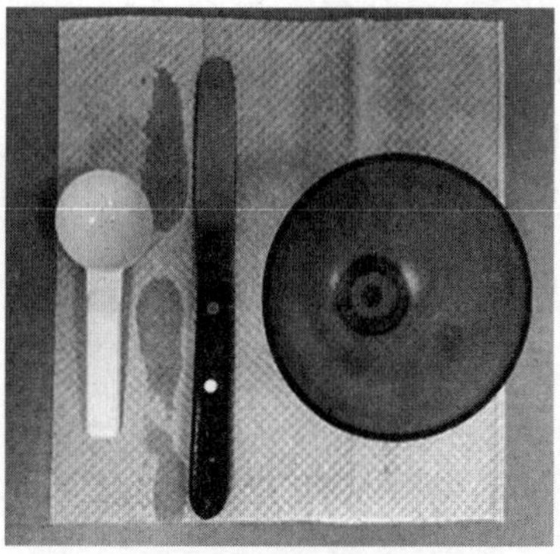

图 10-43　器械准备

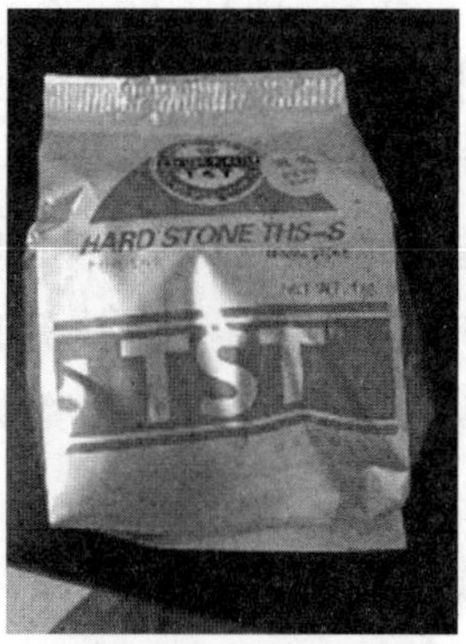

图 10-44　石膏

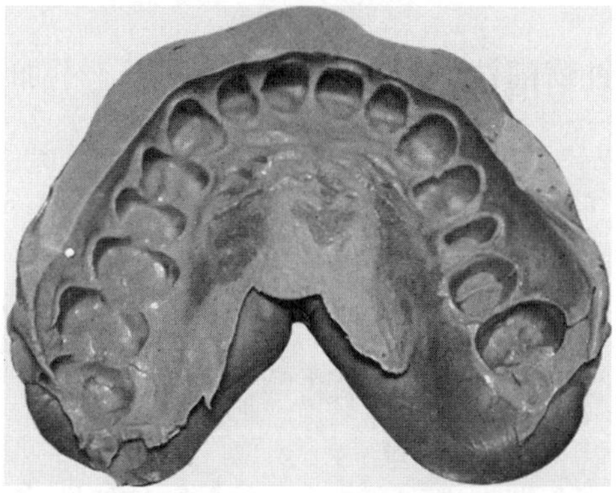

图 10-45　牙列印模

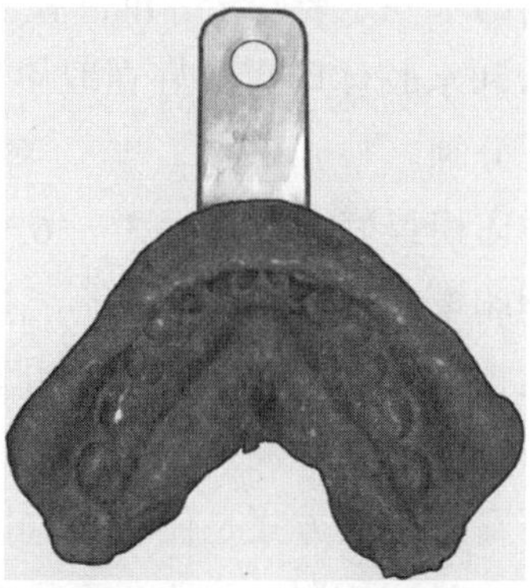

图 10-46　硅橡胶印模

【实训内容】

一、工作模型的灌注（一般灌注法）

1. 一般灌注法　先选择好石膏，后按合适的水粉比例调拌模型材料，用调拌刀均匀调拌，在振荡状态下，注入印模内。灌模时由基牙的一个斜面，缓慢地灌入，将内部的空气排出，减少基牙气泡。依次灌注各细微部分，不断添加石膏，直至所需厚度且不能加压。

2. 围模灌注法　首先在印模下缘约 2mm 处用直径 5mm 的软性粘接蜡条将印模包绕，如果是下颌印模则需在下颌舌侧口底部用蜡片封闭间隙。然后用蜡片沿蜡条外缘围绕 1 周，并使蜡片高于印模最高点以上 10mm。用蜡封闭蜡片与软性蜡条间的间隙，然后置于振荡器上，用调和好的模型材料灌注于印模内。此方法灌注的模型外观整齐，厚度一致，但较复杂。

3. 分段灌注法　若是形状复杂的印模，可采用分段灌模，即在印模组织面灌注超硬石膏，其他部分用普通石膏，以保证模型的强度达到要求，在取出时不被折断。如果采用分步灌模需在超硬石膏未完全凝固前灌注普通石膏，以免两种模型材料分离。

二、模型的分离和修整

1. 分离模型　灌注模型约 30 分钟后，石膏模型材料基本硬固，即可脱模。此时的弹性印模材料仍有一定弹性，分离模型比较容易。一手拿住模型底部，另一手拿托盘，顺着牙体长轴方向轻轻用力，使印模和模型分离。若基牙倒凹较大或存在孤立基牙时，为防止基牙折断，可适当延长脱模时间。脱模时，可先将托盘与印模分开后再逐块剥去印模材料脱出模型。

2. 修整模型 模型刚脱出时，石膏内含有水分，尚未达到最大强度，比较松软，便于修整。因此，脱模后应及时地利用模型修整机磨去或用直剪刀剪去模型多余部分，用石膏刀修去咬合障碍和黏膜转折处的边缘，使模型整齐、美观，便于义齿的制作。

【注意事项】

1. 印模内的残留物一定要用自来水清洗干净。
2. 印模内的水一定要吹干才准灌模。
3. 藻酸盐和水胶体印模最好在取出后 5 ～ 10 分钟就灌注印模，如不按时灌注，不加处理的放置不得超过 20 分钟。
4. 弹性体印模最好在取出后 3 ～ 6 小时进行模型灌注。
5. 在处理印模过程中要小心，不能损坏基牙的边缘。
6. 石膏搅拌水粉比例要按厂商说明书来操作。
7. 石膏不能两种混合搅拌使用。
8. 搅拌石膏最佳的方式是使用真空搅拌。
9. 灌注石膏时要使用振荡器，而且振荡器要调至最低档使用。
10. 灌注石膏时，基牙部位要用探针小心地灌入牙齿部位。
11. 一定要等石膏膨胀稳定后才准脱模（45 ～ 60 分钟）。

【实训作业】

1. 工作模型一般灌注法的步骤？
2. 模型的分离及修整。

（李丽沙）

实训五　铸造金属全冠牙体预备

学习目标

掌握铸造金属全冠牙体预备的车针选择、铸造金属全冠的具体步骤及注意事项。

案例导入

【案例】

患者，男，35 岁。46、47 原铸造镍铬金属冠破损，要求重新修复。

病例展示：如图 10-47 和图 10-48 所示。

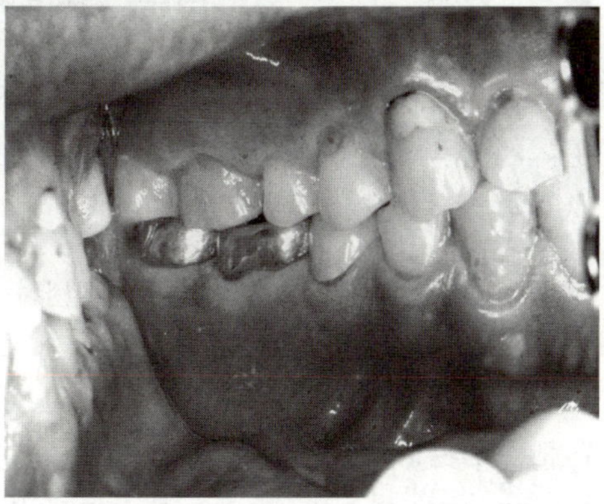

图 10-47　46、47 金合金铸造金属全冠侧面

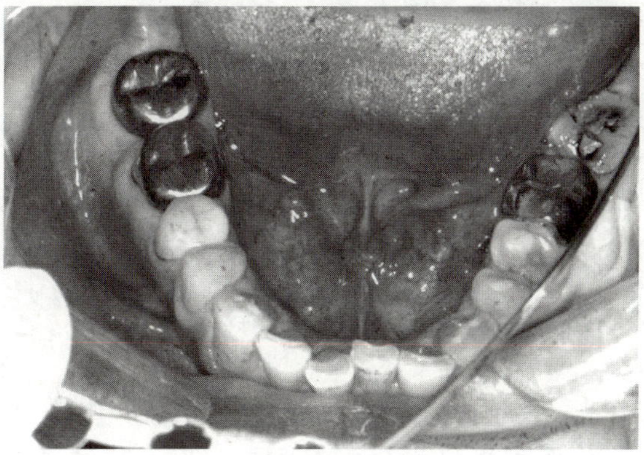

图 10-48　46、47 金合金铸造金属全冠䶧面

【思考】

1. 铸造金属全冠的适应证有哪些？
2. 铸造金属全冠牙体预备的车针选择和预备过程？

【实训方法】

1. 教师对铸造金属全冠的牙体预备过程进行示教（仿头模上标准模型预备）。
2. 学生练习：每名同学按铸造金属全冠牙体预备的顺序和内容要求在仿头模上进行模拟练习。
3. 结束后完成实训报告。

【实训器材】

一次性口腔器械盘、高速涡轮手机、仿头模、可拆换标准模型、金刚砂车针、火焰状车针、肩台车针、抛光车针或铸造冠牙体预备车针套装等。

【实训内容】

1. 铸造金属全冠牙体预备的车针选择　准备铸造金属全冠预备套装（图 10-49）。

2. 铸造金属全冠的牙体预备　步骤如下。

（1）䶧面预备：䶧面空间一般为 0.8 ～ 1.5mm。先用直径为 1.0mm 的柱状车针在䶧面在沟上磨出 5 个 1.0mm 的定深窝（图 10-50），然后依此沟为参照，按照䶧面的解剖形态均匀磨除，保持䶧面解剖形态。验证正中𬌗、前伸𬌗及侧方𬌗空间是否充足。

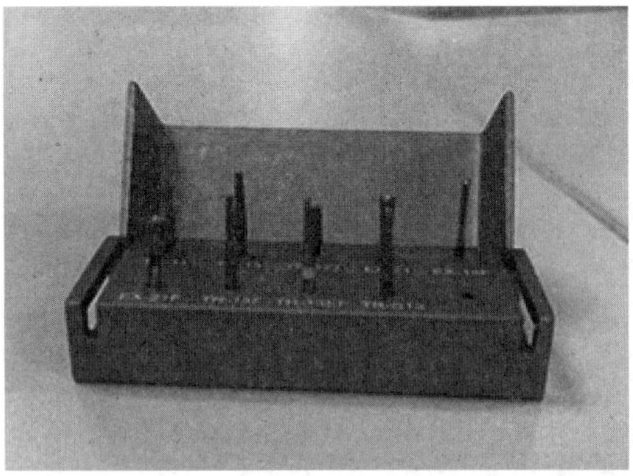

图 10-49　铸造金属全冠车针选择

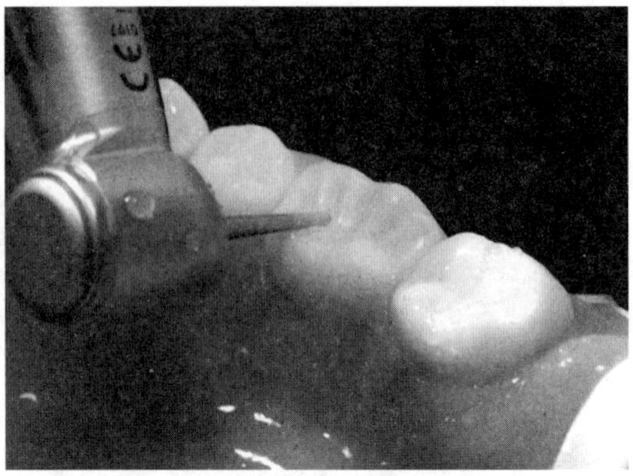

图 10-50　铸造金属全冠定深沟

（2）颊舌面预备：颊舌面消除倒凹，并提供金属全冠需要的厚度。预备时分两阶段进行（图 10-51），先用金刚砂车针预备引导沟，消除全冠边缘外到颊舌面外形最高点之间的倒凹，使轴壁与就位道平行，并保证冠边缘处应有的修复间隙。均匀预备出 1.0mm 的间隙，尽量保持牙冠的基本外形，颊舌轴面的向聚合度一般为 2°～ 5°。

（3）邻面预备：消除邻面的倒凹，并预留出全冠修复材料所要求的邻面空隙。先用型号为 TR11 的金刚砂车针将邻轴面角处预备出足够的间隙，然后以此间隙为标志再用鱼雷型金刚砂车针沿患牙邻面颊舌向磨切，直至预备出足够的间隙，将冠边缘线降至龈缘，消除龈缘以上的倒凹。磨切时应注意邻面方向与戴入道一致，聚合度以 2°～ 5°为宜。采用间歇提拉磨切手法，选择好支点，可选用邻面楔刀防止损伤邻牙（图 10-52）。

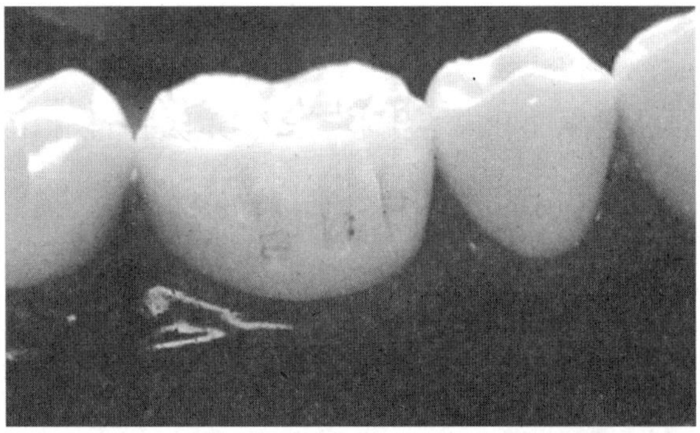

图 10-51　铸造金属全冠颊侧预备

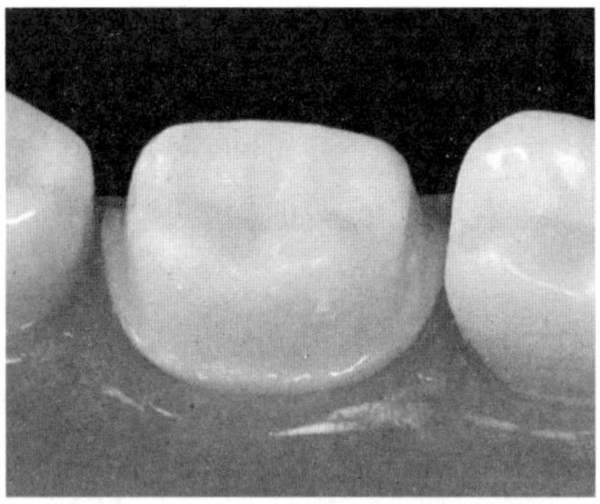

图 10-52　铸造金属全冠近远中预备

（4）轴角预备：轴面角预备就是用金刚砂车针切割消除四个轴面角，使轴面角处有足够的修复间隙；在颊舌面近根分叉处，也要磨切足够的修复间隙，以便让该处的全冠边缘与根分叉协调一致（图 10-53）。

（5）颈部肩台预备：以一定的顺序按照设计的颈缘位置沿牙体颈缘线逐步进行预备，通常颈缘线的位置有三种：①齐龈。②龈上 1.0mm。③龈缘下 0.5 ～ 0.8mm。铸造金属全冠牙体预备边缘形式最常见的为浅凹形肩台，用金刚砂车针沿牙颈部均匀磨切。非贵金属铸造全冠颈部肩台宽度通常为 0.5 ～ 0.8mm；贵金属铸造全冠颈部肩台宽度通常为 0.35 ～ 0.50mm。边缘应连续一致、平滑

（图 10-54）。

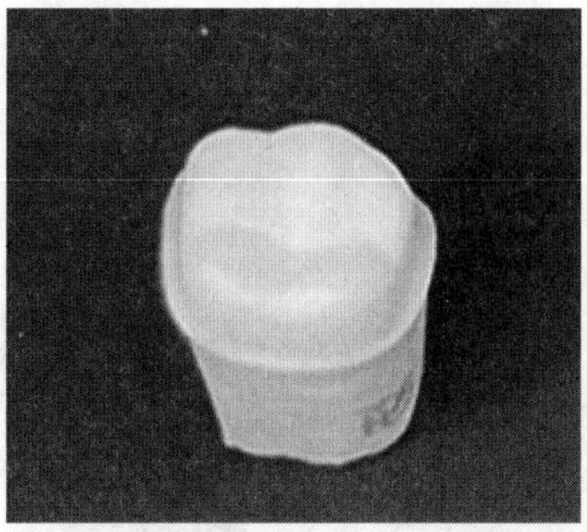

图 10-53 轴角预备

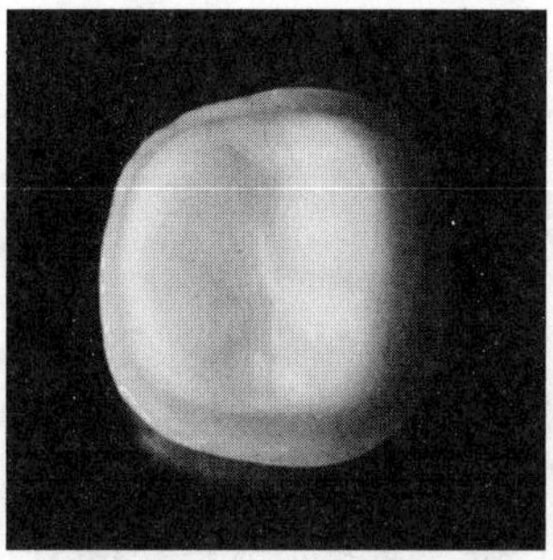

图 10-54 颈缘肩台的预备

（6）精整完成：对上述步骤进行检查和精修，以保证全冠的高质量。

检查的主要内容：①𬌗面在三个不同颌位上的𬌗面间隙及基本形态。②轴壁有无倒凹。③邻面及颊舌面𬌗向聚合度。④颈部预备的宽度及颈缘线的连续性。⑤各个轴面角及𬌗缘嵴是否圆滑等。

精修是用粒度小的金刚砂抛光车针将轴面角、边缘嵴处的线角磨圆钝，抛磨各切割面，不得出现尖锐的轴线和局部的粗糙面；也可用细砂圆片或橡皮轮在低速下将所有预备的牙面光滑，完成牙体的预备。

【注意事项】

1．铸造金属全冠牙体预备时具体要求。

【实训作业】

1．铸造金属全冠牙体预备的适应证是什么？
2．预备的步骤与方法是什么？

（张海洋 李红霞 修旭东）

实训六 前牙烤瓷金属全冠牙体预备

学习目标

掌握前牙金属烤瓷全冠的牙体预备步骤及注意事项。

案例导入

【案例】

患者，女，28 岁。11、21 牙体牙髓科行 RCT 治疗后要求全冠修复。

病例展示如图 10-55 ～图 10-62。

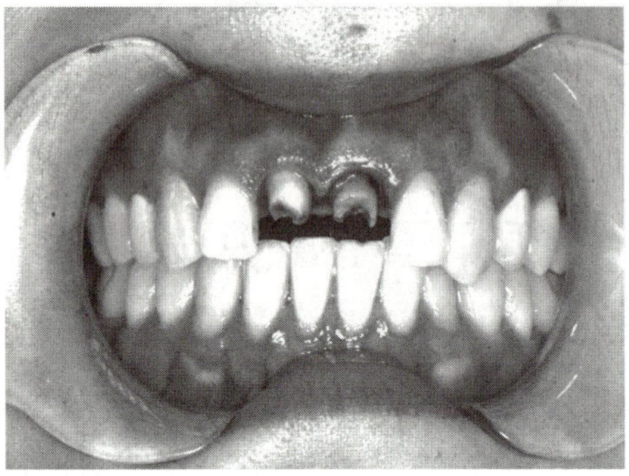

图 10-55　11、21　根管治疗后

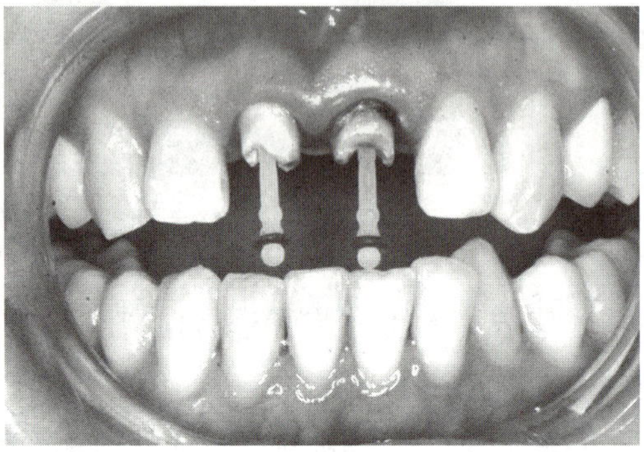

图 10-56　11、21　玻璃纤维桩

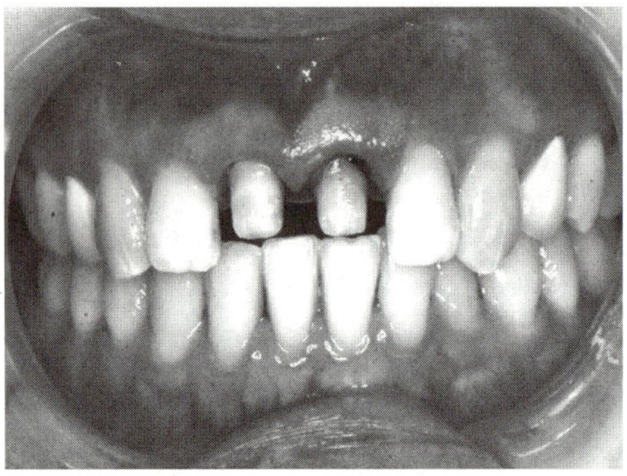

图 10-57　11、21 玻璃纤维桩核完成

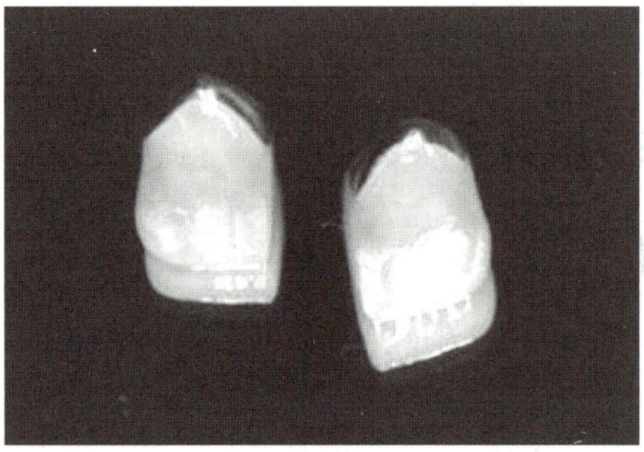

图 10-58　11、21 金合金金瓷冠

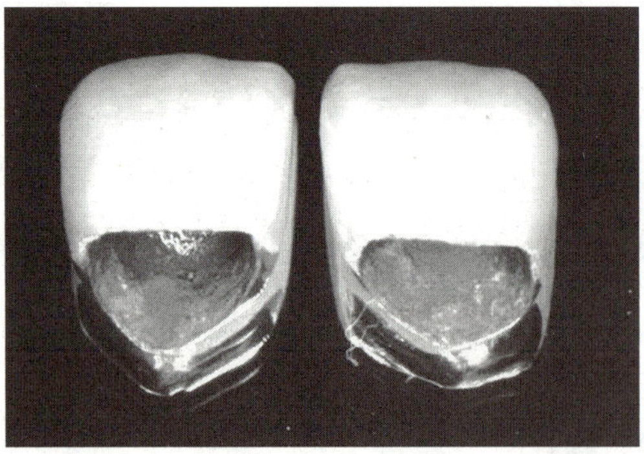

图 10-59　11、21　金瓷冠（内冠）

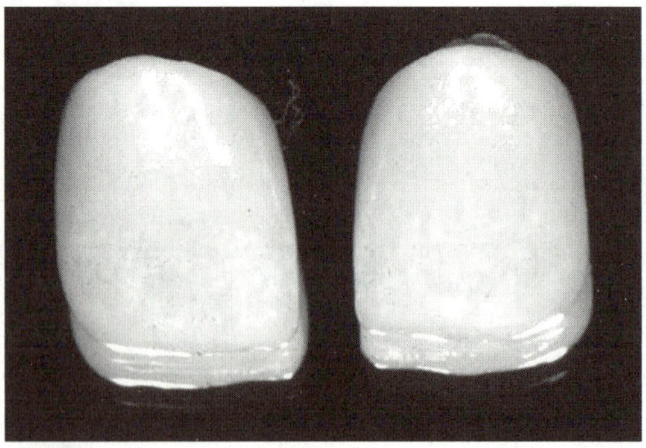

图 10-60　11、21　金瓷冠（唇面观）

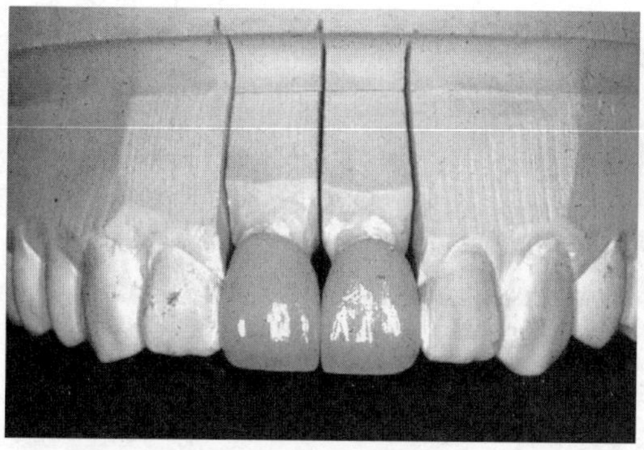

图 10-61 11、21 金瓷冠石膏代型

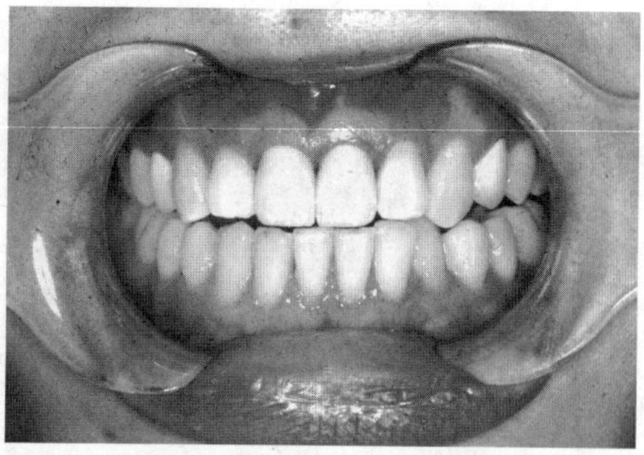

图 10-62 11、21 金瓷冠粘固后

（图片来源：秦皇岛第二医院王俊峰）

【思考】

1．前牙金属烤瓷全冠的适应证有哪些？

2．前牙金属烤瓷全冠牙体预备的方法步骤有哪些？

【实训方法】

1．教师对前牙金属烤瓷全冠的牙体预备过程进行示教。

2．学生练习：按前牙金属烤瓷全冠牙体预备的顺序和内容要求在牙列模型上进行 11 金属烤瓷全冠的牙体预备。

3．结束后成实训报告。

【实训器材】

一次性口腔器械盘、高速涡轮手机、模拟教学系统、全牙列仿头模型、轮状车针、火焰状车针、金刚砂车针等。

【实训内容】

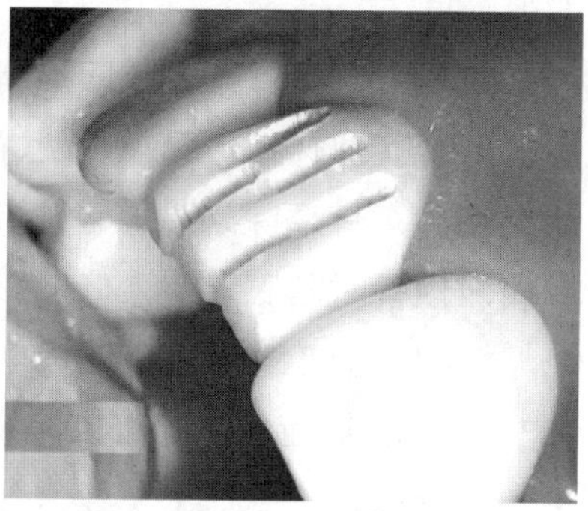

图 10-63 唇面的定深沟预备

1．切缘部预备 在切端预备时，金刚砂车针与牙轴成 90°，切缘预备出 1.5 ～ 2.0mm 的间隙，上前牙切缘与牙长轴成 45°且向腭侧形成小斜面（斜面在腭侧），下前牙切缘斜面在唇侧，但切缘斜面斜向唇侧。近远中方向与牙弓平行。用直径为 1.0mm 的柱状车针在牙体唇面及切端预备出 2 ～ 3 条定深沟。

2．唇侧和切缘制备定深沟

（1）用金刚砂车针（图 10-63）在唇侧和切端部均预备出

2 ～ 3 条与牙面平行的定深沟，定深沟深度为 1.0 ～ 1.3mm（图 10-64）。

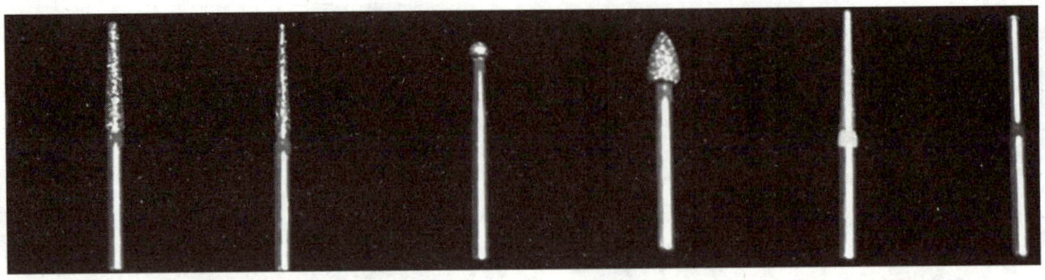

图 10-64　车针选择

（2）用金刚砂车针在牙颈缘部与牙体长轴平行处，预备出 3 条定深沟，定深沟深度为 1.0 ～ 1.3mm，作为唇面预备的参照。

3. 唇侧及邻面预备（图 10-65） 根据定深沟预备唇侧的切缘和牙颈部，在唇侧面预备的同时把牙颈部的肩台预备完成。为了美观要求，金瓷冠的唇侧颈缘一般都放在龈下 0.5 ～ 0.8mm 处。

（1）用柱状金刚砂车针按唇面解剖外形均匀磨除 1.2 ～ 1.5mm 牙体组织，但牙冠切 1/4 向舌侧倾斜 10°～ 15°，保证前伸验不受干扰，并在牙冠唇面切 1/3 磨除少许，以保证切缘瓷层厚度和透明度。

（2）预备牙颈部的肩台，并向邻接面移行，肩台跨过邻接接触点到达舌侧的凹形肩台。

4. 舌轴壁和舌侧凹形肩台预备（图 10-66）

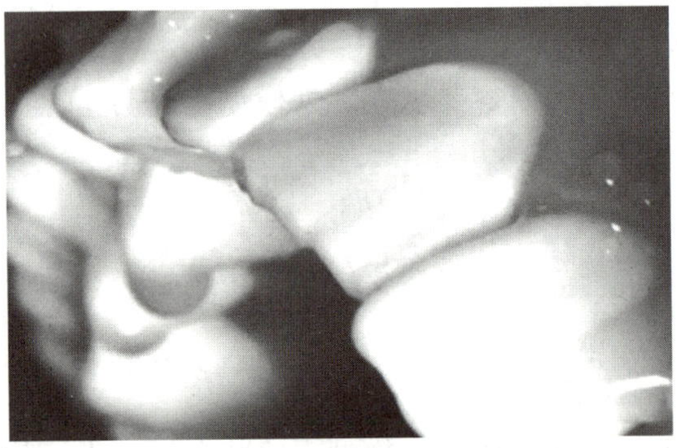

图 10-65　唇面及邻面的预备

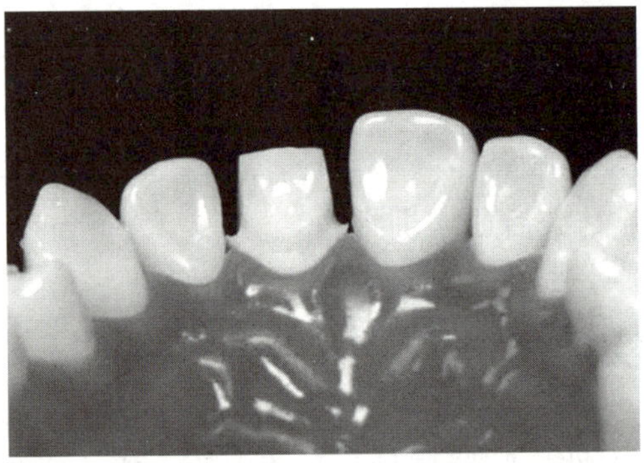

图 10-66　舌轴壁的预备

（1）用柱状金刚砂车针磨除舌隆突至龈缘处的牙体组织，舌轴壁和唇侧的颈缘部轴壁预备成 6°的聚合度。

（2）舌侧边缘预备成凹形肩台，边缘线向邻接面移行。

5. 舌侧咬合面预备 考虑到对验牙咬合时，下颌牙对上颌修复体舌侧咬合面强度的影响，用轮状金刚砂车针磨除切端至舌隆突处的牙体组织，舌侧面预备出 0.6 ～ 0.7mm 间隙的量。注意，如果舌侧面预备时基底结节太低会影响修复体的固位（图 10-67，图 10-68）。

6. 唇侧切缘部的再形成 用柱状金刚砂车针磨切冠唇侧切 1/4 的部分，最后形成腭向倾斜 10°～ 15°的斜面，这样可以防止切缘部透明瓷较多而暴露遮色瓷，切 1/4 完成后注意使唇面呈圆滑、平整的表面。

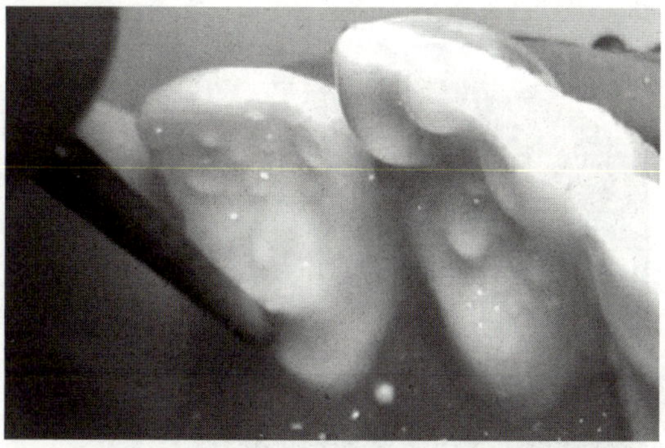

图 10-67 前牙舌侧咬合面预备

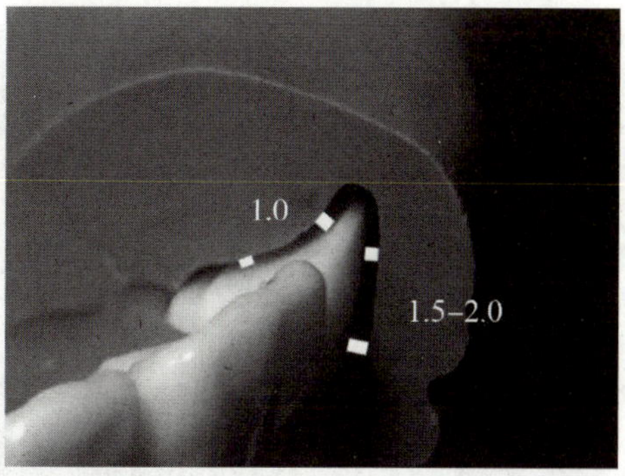

图 10-68 牙体预备量的控制

7. 边缘形态精修完成

（1）检查各预备面是否符合要求，如不符合，应该予以修改。

（2）用抛光车针将各轴面、轴线角及肩台边缘进行最后磨光。

【注意事项】

1. 活髓牙进行预备时应在局麻下进行。
2. 预备时注意支点稳固，避免损伤牙龈及其他口腔组织。
3. 应采用间歇磨切方法，喷水降温。
4. 检查预备间隙时应该同时检查正中及非正中颌的情况，防止磨除牙体组织过多或者不足。
5. 牙体预备后，表面应光滑圆钝，无任何尖锐棱角。

（张海洋　修旭东　李丽沙）

实训七　后牙邻𬌗面金属嵌体的牙体预备

学习目标

掌握后牙邻𬌗面金属嵌体牙体预备的方法和步骤。

案例导入

【案例】

患者，男，40 岁。46 缺失，缺牙时间长间隙小，邻牙健康，患者要求用最小的损伤达到修复效果。

病例展示：如图 10-69 所示。

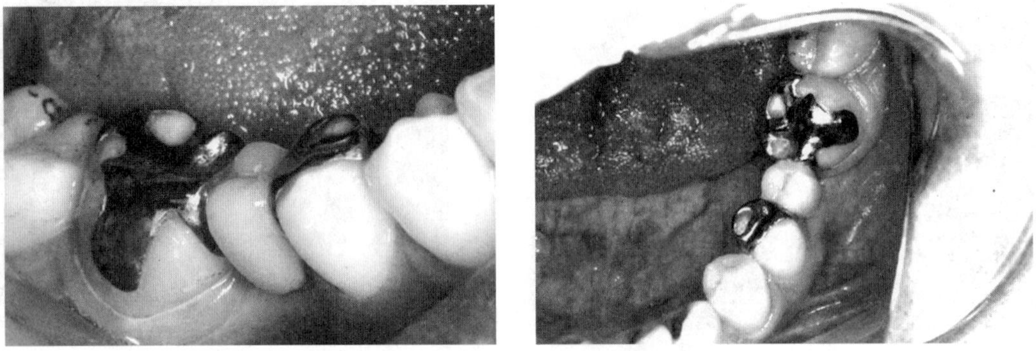

A　　　　B

图 10-69　45、46、47 嵌体粘接

A. 𬌗面观；B. 颊侧观。

【思考】

1．该患者最适合选择哪种修复体？

2．为什么不选择全冠桥？

【实训方法】

1．教师对后牙邻𬌗面金属嵌体的牙体预备过程进行示教。

2．学生练习：按后牙邻𬌗面金属嵌体牙体预备的顺序和内容要求，在仿头模牙列模型上进行后牙邻𬌗面金属嵌体的牙体预备。

3．结束后完成实训报告。

【实训器材】

仿头模实验牙列模型、高速涡轮手机、器械盘、涡轮钻（TR-11，TR-13，TF-S23）。

【实训内容】

一、设计

在实验牙列模型上设计 46 近中邻𬌗面铸造金属嵌体的部位和范围。

二、牙体预备

1．𬌗面洞形的预备　①首先去净腐质，垫底护髓，填倒凹。②用 TF-S23 预备𬌗面洞形，洞深为 2 ～ 3mm，洞形要底平、壁直，点、线、角清晰圆钝。所有轴壁保持向外展 2°～ 5°，与嵌体就位道一致。洞形由缺损处进行适当的预防性扩展，包括邻近的点隙、沟等，消除无基釉，避开咬合接触点 1mm。③制备鸠尾固位形，防止水平脱位：鸠尾的峡部放在两个相对牙尖三角嵴之间，宽度至少为 1.5mm，一般不大于颊舌尖间距径的 1/2。

2. 邻面洞形的预备（图 10-70、图 10-71） 用 TF-S23 根据邻面缺损的宽度制备邻面箱状洞形。在预备时为了保护邻牙，在邻面洞形制备到接近邻牙时先保留一釉质薄片，然后用 TR-11 打开邻面，用探针去除釉质薄片。再用 TR-13 预备龈阶后再用 TF-S23 修整，后用 TR-11 修整完成两颊舌轴壁，制备中注意保护邻牙。

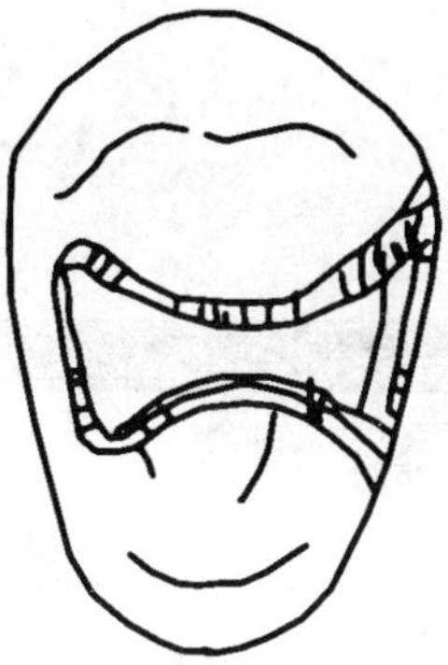

图 10-70　邻面洞形预备

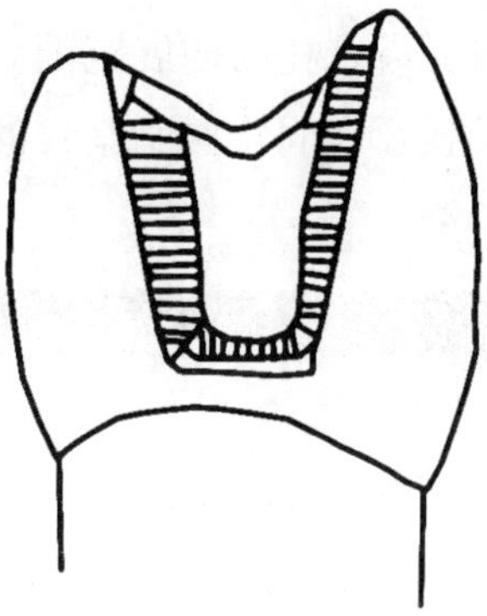

图 10-71　邻𬌗面嵌体牙体预备后最终洞形

邻面箱状洞形的颊舌轴壁和龈阶应离开邻面接触点，位于自洁区。两颊舌轴壁应外展 2°～ 5°，龈阶应底平，宽 1mm，与髓壁近垂直。

3. 洞形修整及洞缘斜面的预备 用金刚砂车针精修窝洞，去除倒凹及无基釉，最后在所有的洞缘处预备成与洞壁成 45°，宽 0.5 ～ 1.0mm 的洞缘短斜面，使最终的嵌体边缘外形连续准确而完整。

【注意事项】

1. 支点稳妥，用力要适当，注意保护颊、舌、牙龈等软组织。
2. 预备时注意保护邻牙。
3. 预备时采用间歇磨切手法，避免产热而损伤牙髓。

【实训作业】

邻𬌗面金属嵌体的洞形和Ⅱ类洞充填洞形有什么不同，与高嵌体有什么区别？

（李红霞　张海洋　赵　越）

实训八　全口义齿基托的制作

学习目标

（1）掌握：全口义齿基托的伸展范围。

（2）熟悉：蜡基托及光固化树脂基托的制作要求及制作方法。

案例导入

【案例】

患者，男，68 岁。全口牙列缺失 3 个月，下颌牙槽嵴低平，要求修复治疗（复杂病例）。

病例展示：如图 10-72 ～图 10-81 所示。

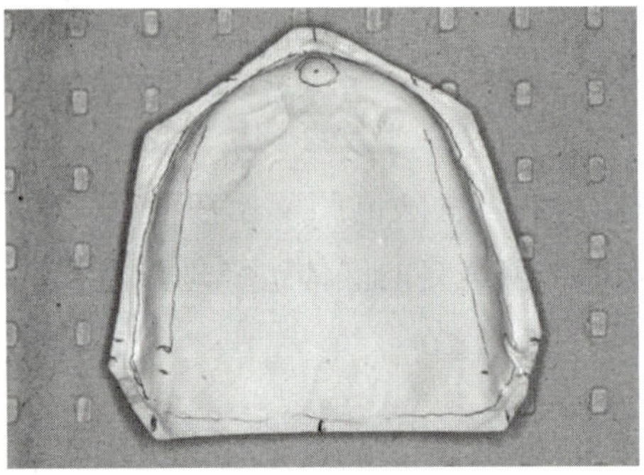

图 10-72　终印模（上颌）

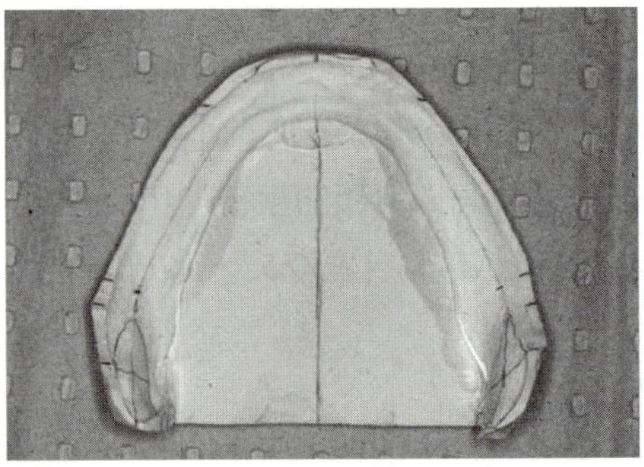

图 10-73　终印模（下颌）

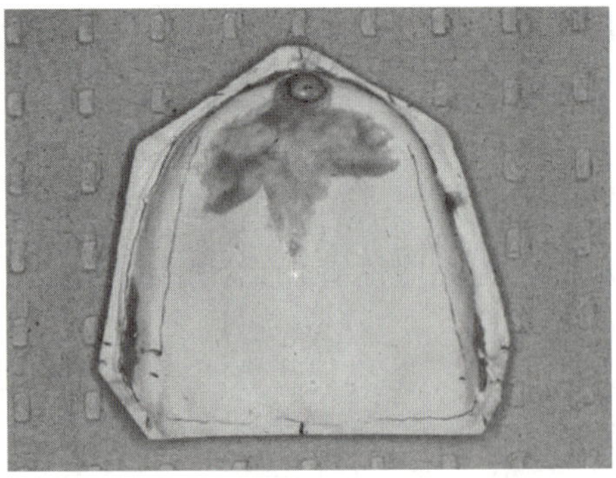

图 10-74　划线、填倒凹（上颌）

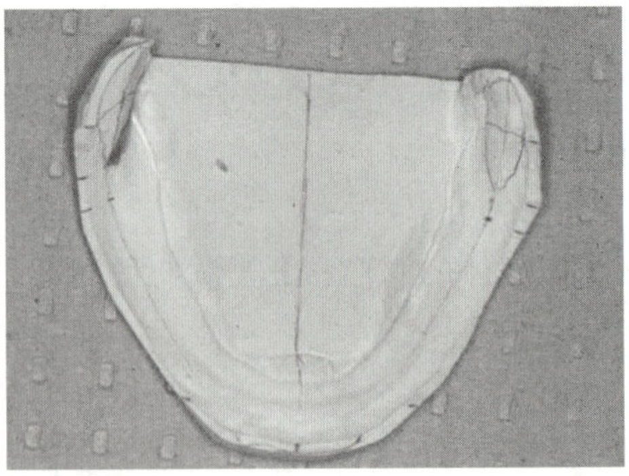

图 10-75　划线、填倒凹（下颌）

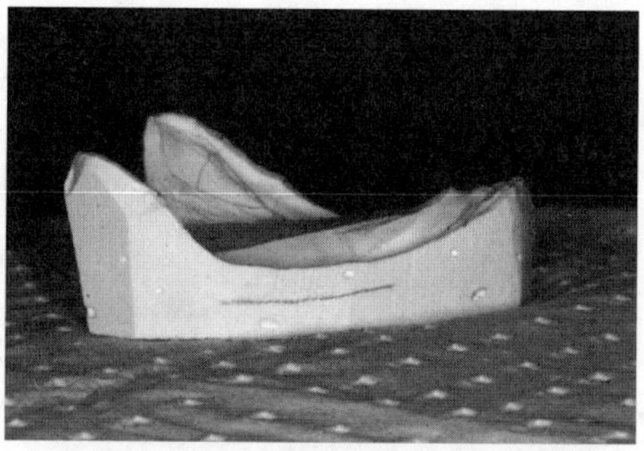

图 10-76　牙槽嵴划线（下颌右侧）

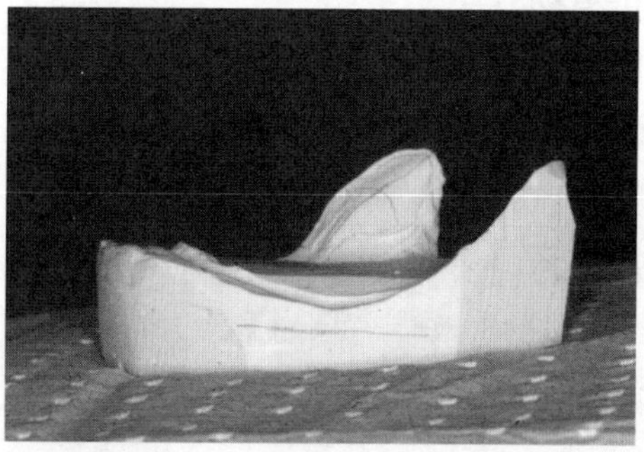

图 10-77　牙槽嵴划线（下颌左侧）

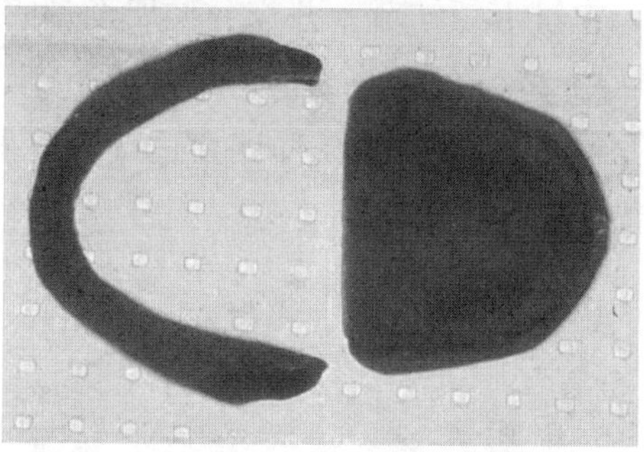

图 10-78　光固化暂基托组织面

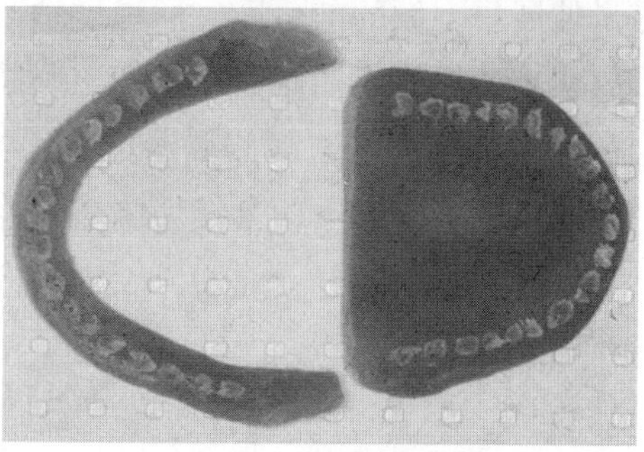

图 10-79　光固化暂基托外表面

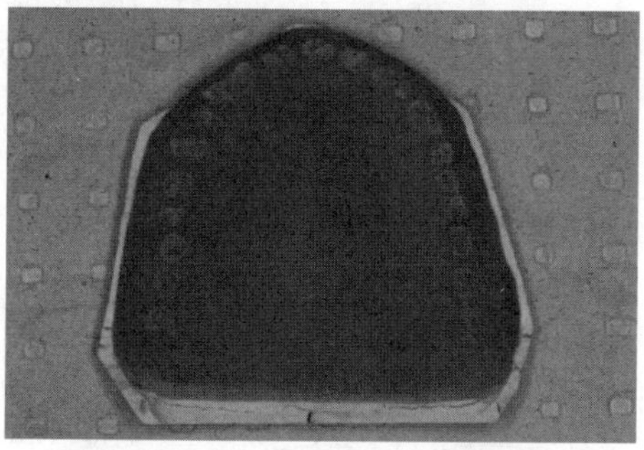

图 10-80　光固化暂基托（上颌）

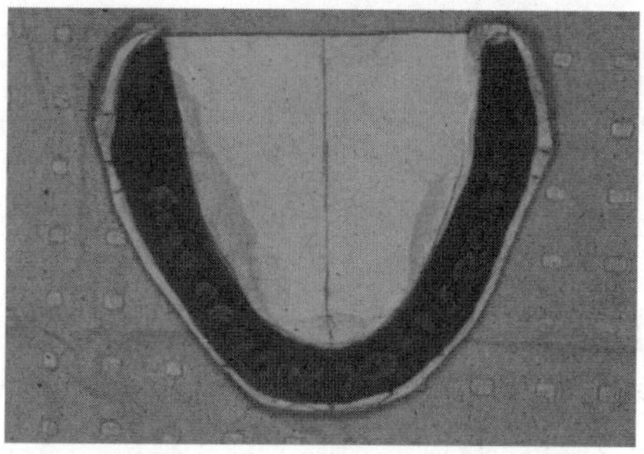

图 10-81　光固化暂基托（下颌）

（图片来源：天津市口腔医院杜斌）

【思考】

1. 牙列缺失修复时基托的伸展范围是什么？
2. 基托划线都有哪些？

【实训方法】

1. 教师对蜡基托制作的步骤及注意事项进行讲解并展示制作过程。
2. 同学分别在石膏模型上练习制作蜡基托。
3. 结束后进行如实记录。

【实训器材】

上下无牙颌标准石膏模型一副、基托蜡片、酒精灯、雕刻刀、蜡刀等。

【实训内容】

一、确定基托范围

在标准上、下无牙颌模型上用红笔画出基托伸展范围。基托范围应当在不影响周围组织功能的前提下，尽量伸展。上颌的前弓区、后弓区适当伸展，包过上颌结节，并充分伸展至颊间隙内。唇、颊系带处形成切迹，后缘以两侧翼上颌切迹与腭小凹后约 2mm 的连线为准。下颌唇、颊、舌系带形成与之相应的切迹。前弓区、颊侧翼缘区要适当伸展，舌侧翼缘区基托伸展要适度，以不妨碍舌及口底软组织功能活动为宜，下颌基托后缘盖过磨牙后垫前 1/2 或全部。

二、制作后堤区

1. 后堤区的形态及要求 后堤区是上颌全口义齿后缘的边缘封闭区，为一条凹陷的宽窄、深浅不同的浅沟，在腭中缝及两侧翼上颌切迹区浅而窄，在腭中缝区及翼颌切迹之间加宽、加深（图 10-82）。

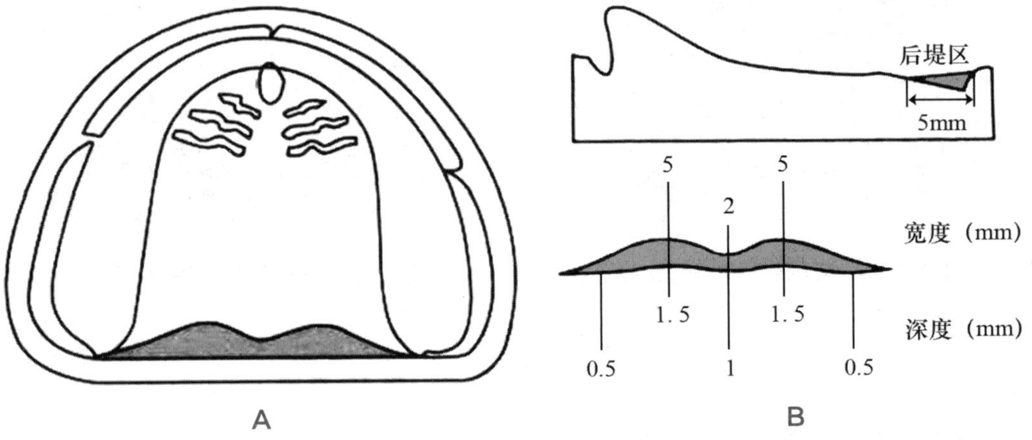

图 10-82 后堤区的形式和刮除法

A. 后堤区呈弓形；B. 模型上后堤区的处理（箭头间为后堤区最宽处）。

2. 制作方法 从腭小凹后约 2mm 到两侧翼上颌的切迹，用铅笔画一条线，作为后堤区的后界。然后从腭中缝开始，在此线前方 2mm 向两侧各画一条弓形曲线至翼上颌切迹，两条线之间最宽处为 5mm，围成的区域就是后堤区的位置。然后用雕刻刀沿后缘线刻入模型，刻入深度为：腭中缝两侧区 2mm 左右，翼上颌切迹区 1mm 左右，腭中缝区 0.5mm 左右。然后按不同部位、不同的宽度（腭中缝处约 2mm，两侧上颌切迹处宽约 1mm，在两处之间的区域宽 4 ～ 5mm），以后界为最深处，向前逐渐变浅，雕刻成斜坡状。

三、制作基托蜡或自凝、光固化

暂基托用于制作托，排列人工牙和形成蜡模，其最后为热凝树脂所取代，所以称之为暂基托。常用的暂基托材料有基托蜡片、自凝树脂和光固化基托树脂板。

1. 蜡基托的制作方法　修整模型，用红蓝铅笔在模型上画出上、下颌基托的伸展范围。将模型浸泡后取出放于治疗巾上，根据牙弓形态，点燃酒精灯，取大小适宜的红蜡片在酒精灯上烤软，将其放于模型上。上颌从腭中心开始、下颌从舌侧开始向牙槽嵴及唇颊侧方向推压，使蜡基托与模型表面紧密贴合，用雕刻刀沿基托伸展范围将多余蜡片切除，取下蜡基托，用热蜡刀将基托边缘烫光滑待用。

2. 自凝树脂基托的制作方法　基托划线，用烤软的蜡填塞于模型的唇、颊、舌侧的倒凹区，消除组织倒凹，以免基托取下及戴上时损伤模型，涂布分离剂。取适量牙托水及牙托粉于调拌杯内，黏丝期时将自凝树脂涂塑于模型上形成基托，厚度约2mm；树脂固化后，用小刀在基托边缘轻轻翘动，使基托与模型分离，取下基托，将基托边缘打磨抛光后备用。

3. 光固化树脂基托的制作方法　基托划线，在终模型上用蜡适当填倒凹，便于基托取出。将预成的光固化树脂基托放在模型上，按压成型。用雕刻刀切除多余材料，使用光固化灯照射固化，将固化后的基托从模型上取下，磨光备用。

【实训作业】

1. 后堤区是如何制作的？
2. 上下颌基托的伸展范围是什么？

（张孝霞　张海洋）

实训九　全口义齿𬌗堤的制作

学习目标

（1）掌握正确的𬌗堤制作方法和技术。
（2）熟悉全口义齿𬌗堤制作的原理和步骤。

能力目标

（1）能够独立完成全口义齿𬌗堤的制作。
（2）具备临床实践能力，能为患者提供优质的全口义齿服务。

案例导入

【案例】

患者，男，72 岁。全口牙列缺失 5 个月，下颌牙槽嵴低平，要求修复治疗（复杂病例）。

【思考】

1. 在为这位 72 岁全口牙列缺失的男性患者制作全口义齿时，如何根据患者的面部美学和口腔结构，精确确定𬌗堤的宽度和形态，以确保义齿的美观性和功能性？

2. 在𬌗堤制作过程中，应如何选择合适的材料和工艺，以确保𬌗堤的精度、稳定性和耐用性，从而满足这位患者的长期需求？

【实训方法】

1. 教师对𬌗堤制作的步骤及注意事项进行讲解并展示制作过程。
2. 同学分别在石膏模型上练习制作𬌗堤。
3. 结束后进行如实记录。

【实训器材】

上下无牙颌标准石膏模型一副、做好的上下颌基托各一副、铅笔、尺子、蜡片、酒精灯、雕刻刀、蜡刀等。

【实训内容】

一、制作𬌗堤

1. 𬌗堤的形态要求（图 10-83 ～图 10-88）

（1）前部形态：𬌗堤的前部通常位于上唇下缘以下约 2mm 的位置，这一设计旨在确保义齿在佩戴时既能提供足够的支撑，又能保持自然美观的外观。

（2）后部形态：𬌗堤的后部从侧面观察时，应与鼻翼耳屏线平行。这一设计有助于确保义齿在佩戴时能够保持稳定的咬合关系，同时提高患者的舒适度。

（3）整体形态：𬌗堤的唇面应充分衬托出上唇，使上唇显得丰满而自然，同时保持与面部其他部分的协调一致。

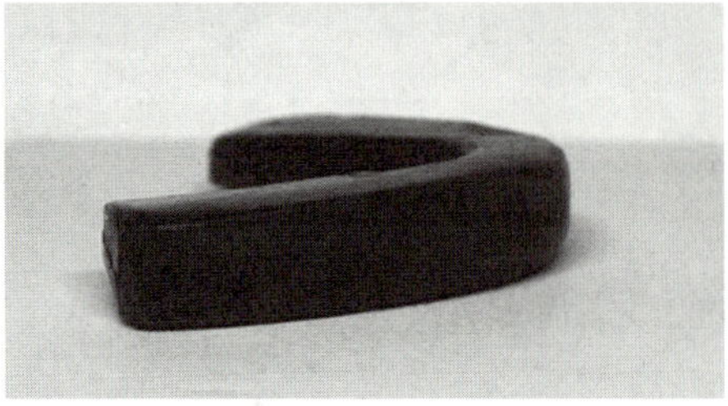

图 10-83　𬌗堤侧面观（上颌）

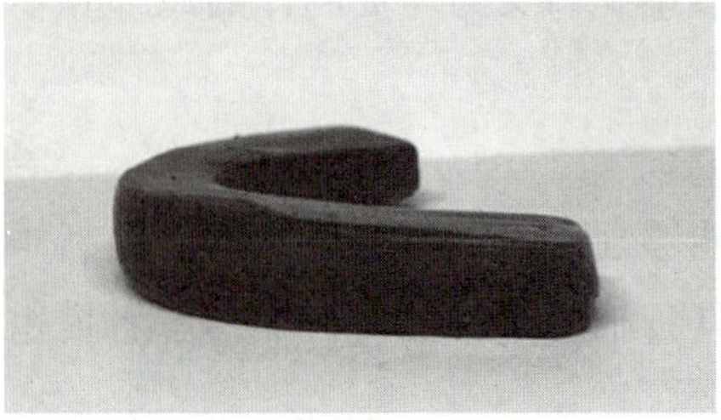

图 10-84　𬌗堤侧面观（下颌）

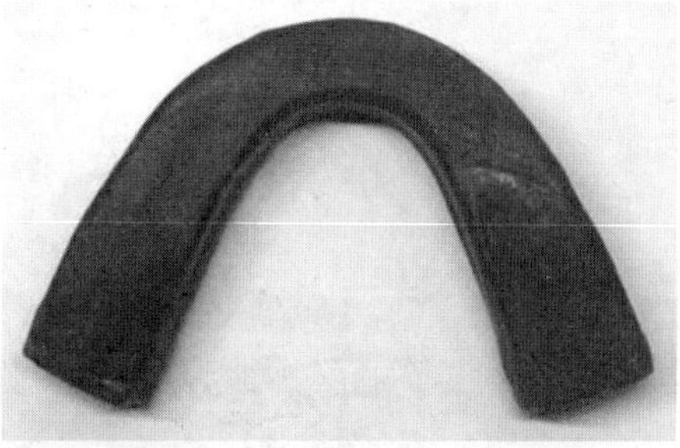

图 10-85 𬌗堤𬌗面观（上颌）

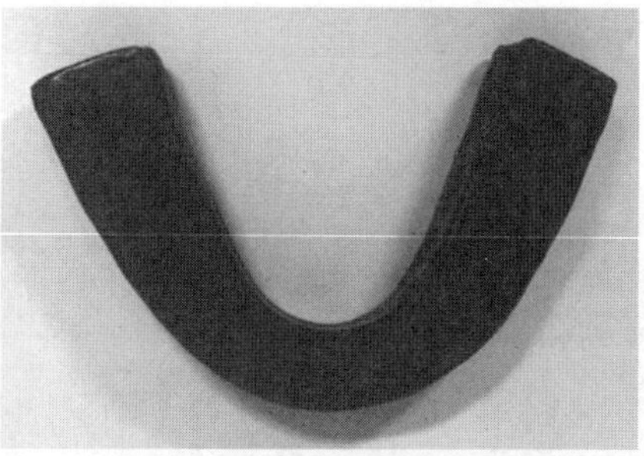

图 10-86 𬌗堤𬌗面观（下颌）

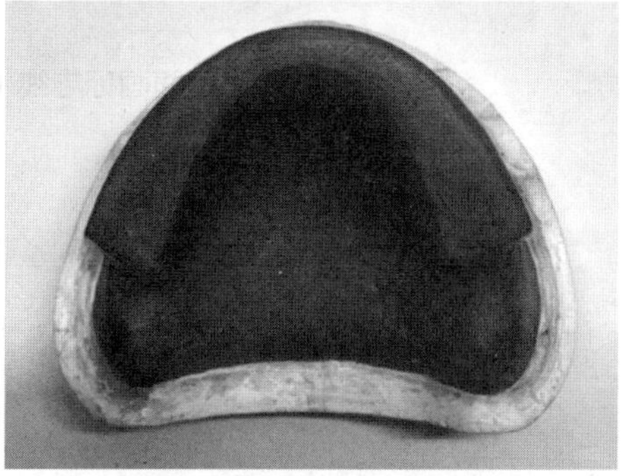

图 10-87 𬌗托𬌗面观（上颌）

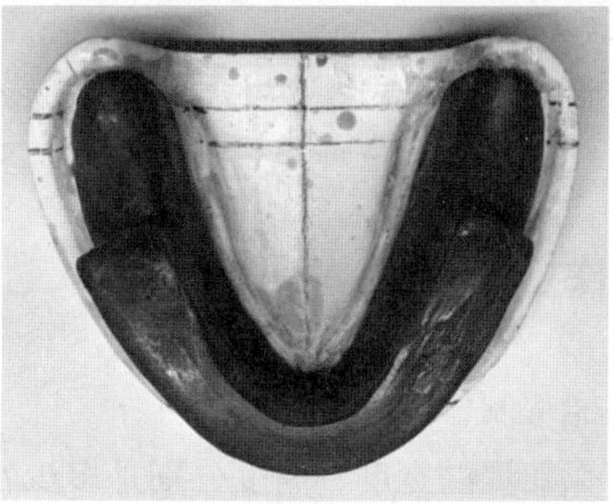

图 10-88 𬌗托𬌗面观（下颌）

（图片来源：张泽盈）

2. 制作方法 从蜡片烤软，用“折扇子”的方法折成蜡条，上颌折 8 次，下颌 7 次，再根据牙槽嵴顶转成马蹄形，并置于上下颌基托上，用蜡勺将蜡堤与基托烫牢。确定颌平面，要求与瞳孔连线平行在唇下约 2mm，侧面与鼻翼耳屏连线平行，同时颌堤的唇面要衬托上唇，使其丰满。修整颌平面宽度，前牙区约 6mm，后牙区 8 ～ 10mm，𬌗堤后端修成斜坡状。

二、确定颌位关系

1. 测量垂直距离 让患者处于放松状态，测量息止颌时鼻底至颏底的距离。根据测量结果，减去 2 ～ 3mm 作为垂直距离的数据。

2. 放置𬌗托 将上下颌蜡托分别放置在患者的上下颌牙槽嵴上，确保蜡堤与患者的咬合面接触。用手指扶住下颌蜡托，让患者下颌退回正中关系位。

3. 咬合与调整 让患者轻轻咬合至合适的垂直距离，同时观察咬合关系是否协调。根据咬合情况，对蜡堤进行微调，确保咬合关系正确。

三、刻出标志线

1. 确定中线 用铅笔在蜡基托上画出中线，确保中线与患者的面部中线一致（图 10-89）。

2. 确定口角线 让患者轻轻开口，用铅笔在蜡基托上画出口角线，确保口角线与患者的口角位置一致（图 10-90）。

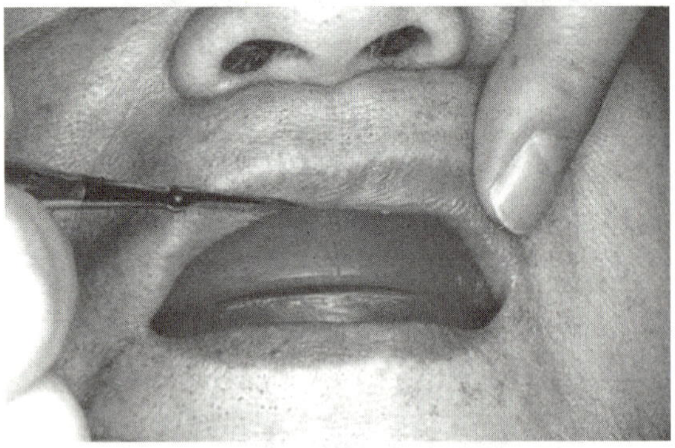

图 10-89　𬌗堤唇面画标志线（中线、唇高线、唇低线）

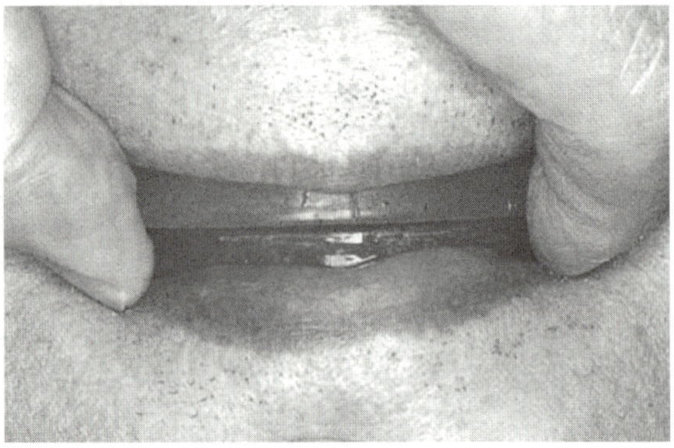

图 10-90　𬌗堤唇面画标志线（口角线）

【实训作业】

1．简述𬌗堤制作流程。

2．上下颌𬌗堤的宽度、高度分别是多少？

（张孝霞　白　银）

实训十　全口义齿上𬌗架

学习目标

（1）掌握：全口义齿上𬌗架的基本方法。

（2）熟悉：各类𬌗架的区别与临床使用要点。

案例导入

【案例】

患者，男，68 岁。3 个月前已进行全口义齿修复，但修复完成后佩戴义齿常觉咬合不适，颞下颌关节区偶有弹响现象（复杂病例）。

【思考】

1．如何正确进行颌位关系记录？

2．如何将记录好的垂直距离及水平距离的𬌗堤转移到𬌗架上？

3．全口义齿的患者大多是老年人，对全口义齿期望值高，我们如何与患者进行有效沟通？

【实训方法】

1. 教师对全口义齿上𬌗架的步骤及注意事项进行讲解并展示制作过程。
2. 学生进行全口义齿上𬌗架的实验操作。
3. 结束后进行如实记录。

【实训器材】

上下无牙颌标准石膏模型一副、蜡堤基托、雕刻刀、蜡刀、尺子、石膏等。

【实训内容】

一、检查上𬌗架相关器具，处理模型

为防止排牙、牙龈雕刻等操作过程中，𬌗托从模型上脱落，用蜡刀封闭上下颌𬌗托四周（图10-91）。以模型底面前牙区为起点，模型后缘平面的中点为终点，绘制模型中线（图10-92）。为防止石膏模型与上𬌗架的石膏分离、移位，需在模型底面预备固位孔。固位孔应预备在模型较厚处，预备固位孔时，不得击穿模型。为加强石膏的结合，需让上下颌模型底部吸水5分钟。由于石膏溶于水，模型浸水时间不宜过长，吸水后，𬌗托不能脱落（图10-93）。

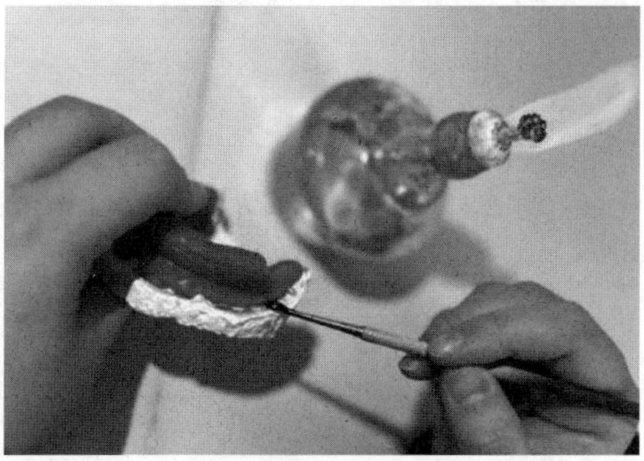

图10-91　封闭𬌗托

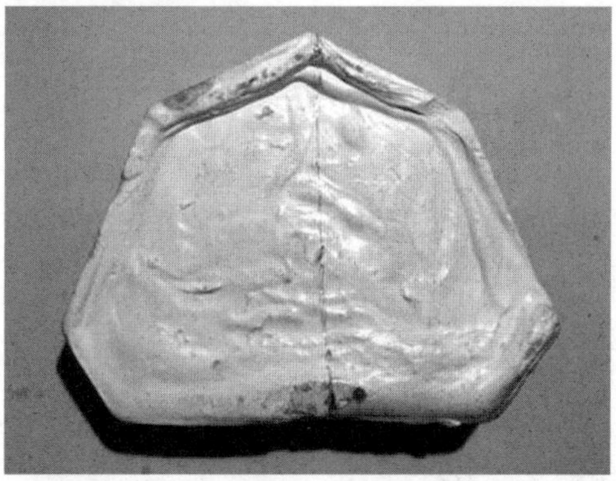

图10-92　模型画线

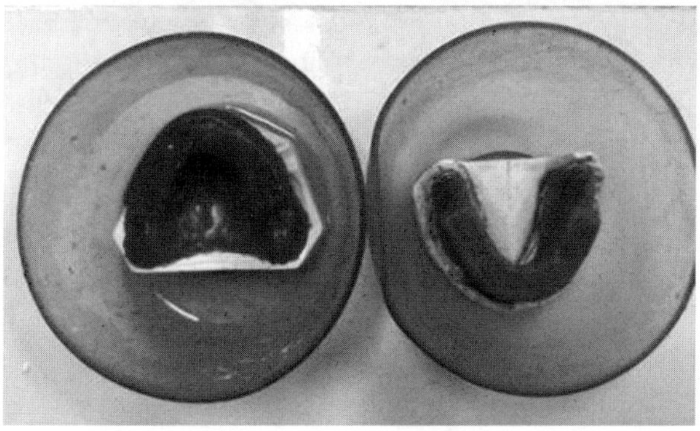

图10-93　模型泡水

二、上颌𬌗架安装

1. 正确设置𬌗架 需拧紧𬌗架上所有锁杆和螺丝，检查侧方运动后，观察切道针能否回到切道盘中央位置。检查切道针是否弯曲，𬌗架的切道针必须回零位，𬌗架和𬌗平面板需擦拭干净（图 10-94）。

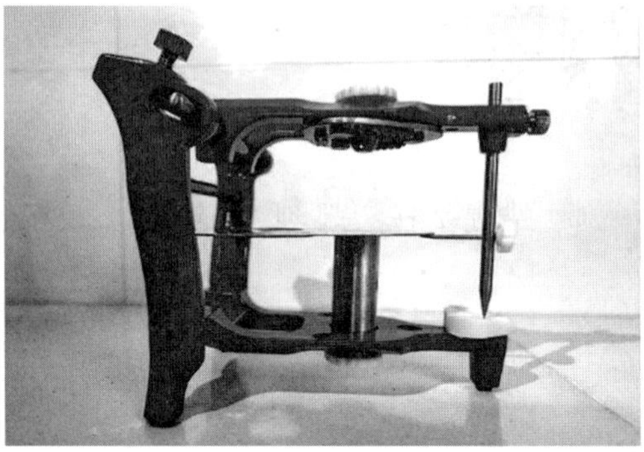

图 10-94 调节𬌗架

𬌗平面板上的中线应与𬌗架中线及模型中线一致，正中线指针对准𬌗平面板上的中线，上颌𬌗平面板与正中线指针相接触。

2. 上颌模型放置 用石膏充分填压铁片下的倒凹，将石膏填入固位孔（图 10-95）。在模型上涂抹适量石膏后，合拢𬌗架，使切导针触及切导盘。用橡皮筋固定上下颌体，待石膏稍凝固时，在流水下去除多余的石膏（图 10-96），完全暴露架环四周的棱角（图 10-97）。

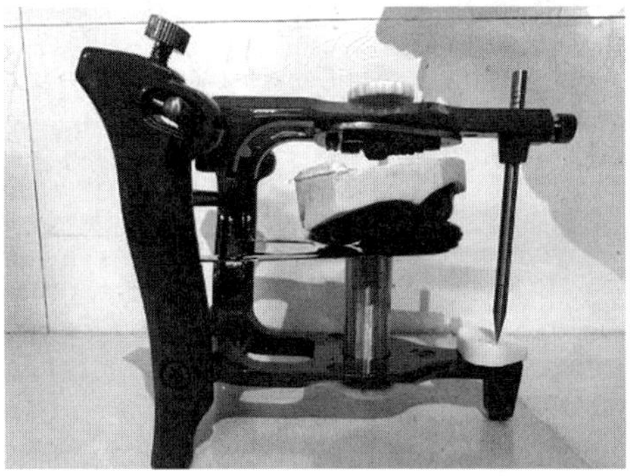

图 10-95 调节上颌模型位置

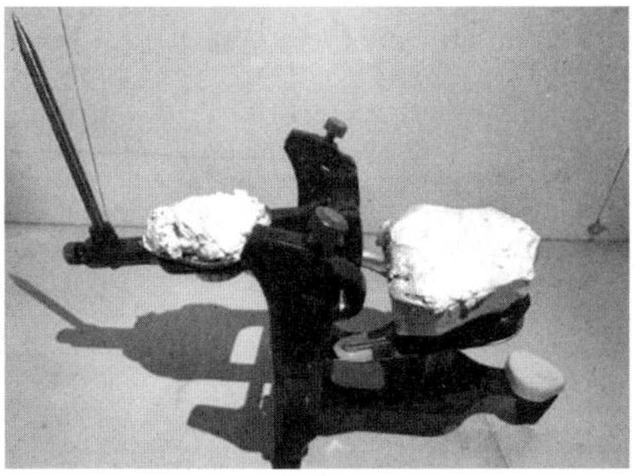

图 10-96 涂抹石膏

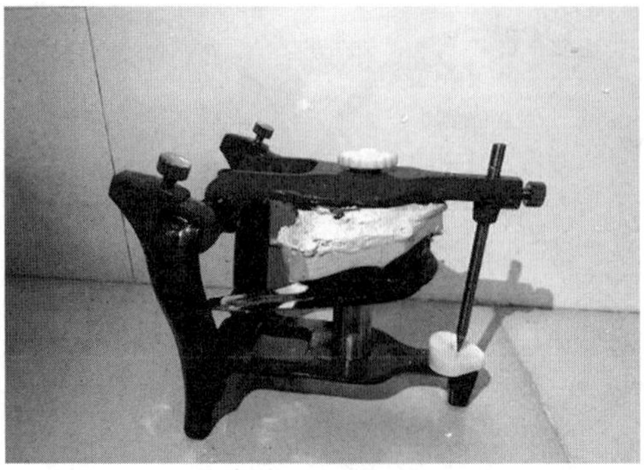

图 10-97 安装上颌模型

三、下颌殆架安装

下颌模型吸水 5 分钟，按照上下颌中线及殆托边缘，对齐下颌殆托，对齐后，上下颌殆托之间完全咬合，不能留有台阶（图 10-98）。

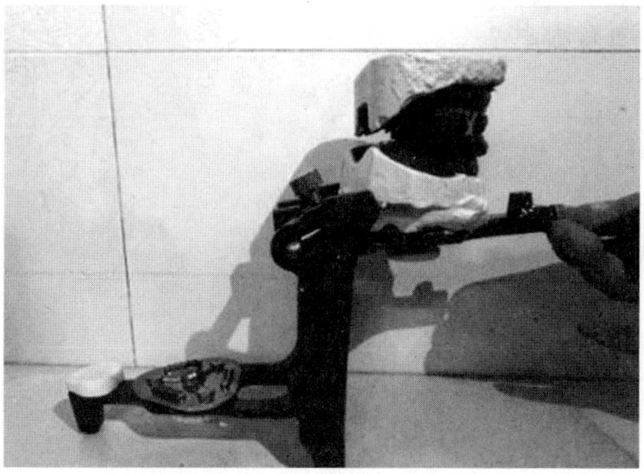

图 10-98　固位上下颌模型

用订书针固定上下颌殆托，此时，确定上下颌殆托位置关系不再改变。

用石膏充分填压铁片下的倒凹，将石膏填入固位孔。在模型上涂抹适量石膏后，合拢殆架，使切导针触及切导盘。用橡皮筋固定上下殆体，待石膏稍凝固时，在流水下去除多余的石膏，应完全暴露架环四周的棱角（图 10-99，图 10-100）。

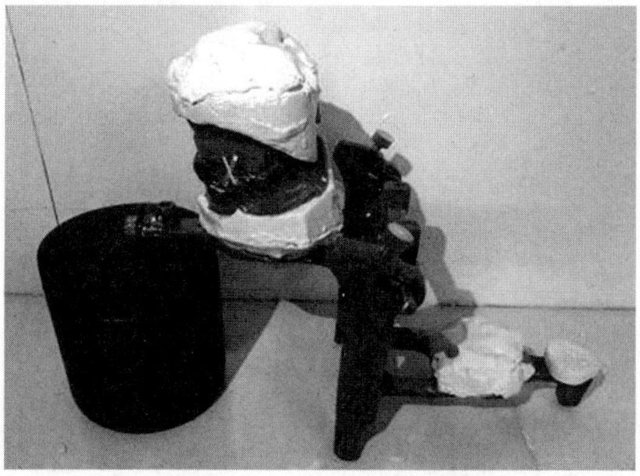

图 10-99　安装下颌模型

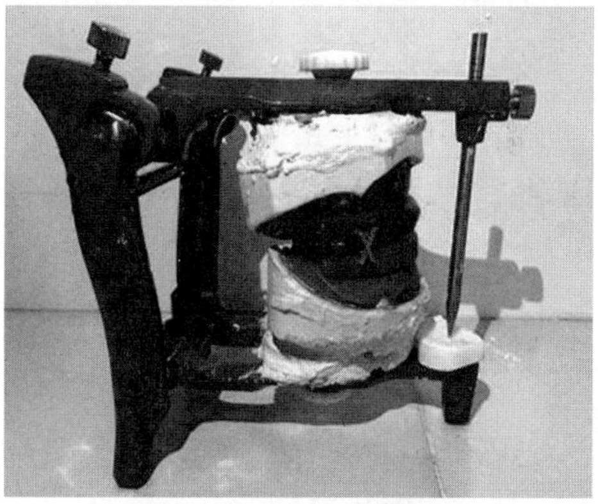

图 10-100　上殆架完成

【注意事项】

上殆架操作注意事项如下。

1．模型上的中线必须正确。

2．为防止操作过程中上下颌模型从殆架上脱落，必须在上下颌模型底面切实形成利于固位的倒凹。

3．上殆架时，上颌模型的中线必须与殆架的中线、殆平面的中线一致。上下颌殆托对齐时，中线必须对齐，𬌗托上下缘必须吻合固定。

【实训作业】

1. 上𬌗架的操作流程是什么？
2. 上𬌗架的操作注意事项有哪些？

（白　银）

参考文献

[1] 陈江. 机器人在口腔种植领域的应用[J]. 中国口腔种植学杂志，2022，27(5)：274-279.

[2] 陈永进，王迎捷. 系统性疾病对口腔诊疗的影响与风险防范[J]. 中华口腔医学杂志，2022，57(5)：474-480.

[3] 陈卓凡，黄跃. 生物功能性全口义齿修复常见问题与解析[M]. 北京：人民卫生出版社，2020.

[4] 道格拉斯，布利菲尔德，伊斯特. 全口义齿教科书[M]. 6版. 宿玉成，译. 北京：人民卫生出版社，2020.

[5] 杜士民. 口腔修复学[M]. 3版. 北京：科学出版社，2023.

[6] 范磊. 正畸治疗在口腔修复前的临床应用效果分析[J]. 中国现代药物应用，2021，15(24)：29-31.

[7] 韩慧芳，黎红，蔡尧昊，等. 龈下牙体缺损获得良好修复预后的术式选择——牙周生物学宽度引发的思考[J]. 现代口腔医学杂志，2024，38(2)：132-135.

[8] 况金鑫，吴昊泽，田宇，等. 计算机辅助设计与辅助制作全瓷嵌体冠修复无髓后牙效果的5年回顾性研究[J]. 中华口腔医学杂志，2022，57(10)，1043-1047.

[9] 李刚. 口腔颌面锥形束CT在根折诊断中的应用[J]. 口腔疾病防治，2023，31(10)：685-691.

[10] 陆伟，陈晞，冀堃，等. 一体化双色3D打印聚醚醚酮口腔修复体的初步临床报告[J]. 实用口腔医学杂志，2020，36(03)：548-552.

[11] 陆伟，李涤尘，吴国锋. 3D打印聚醚醚酮口腔修复体的初步临床报告[J]. 实用口腔医学杂志，2020，36(01)：136-140.

[12] 罗宾·威尔丁. 全口和部分义齿修复病例指南[M]. 牟雁东，译. 北京：中国科学技术出版社，2024.

[13] 强森，伍德. 全口义齿修复技术[M]. 董岩，马赛，译. 北京：世界图书出版有限公司，2024.

[14] 王云鹏，王延秀，王慧明，等. 全口义齿修复技术的研究进展[J]. 口腔颌面修复学杂志，2021，22(2)：117-121.

[15] 王勇. 全口义齿数字化技术分析[J]. 国际口腔医学杂志，2020，47(1)：3-6.

[16] 小林哲也，宫田真司，谷口义人，等. 全口义齿制作标准：医师设计与技师制作的相互配合[M]. 毛勇，译. 沈阳：辽宁科学技术出版社，2021.

[17] 袁泉. 老龄患者的口腔种植治疗[J]. 华西口腔医学杂志，2020，38(6)：616-621.

[18] 赵铱民. 口腔修复学[M]. 8版. 北京：人民卫生出版社，2021.

[19] 中华口腔医学会口腔种植专业委员会. 上颌窦底提升中骨增量材料的专家共识：自体骨[J]. 中国口腔种植学杂志，2022，27(5)：269-273.

[20] 周永胜. 现代口腔修复学规范诊疗手册[M]. 北京：北京大学医学出版社，2022.